基础医学与临床(一)

主　编　李嘉琳　曲文芙
副主编　夏　宁　战明侨　徐晓霞
　　　　崔虎威　瞿学烨　李忠良

山东大学出版社

图书在版编目(CIP)数据

基础医学与临床. 1/李嘉琳,曲文芙主编. —济南:山东大学出版社,2014. 8

ISBN 978-7-5607-5106-1

Ⅰ. ①基… Ⅱ. ①李… ②曲… Ⅲ. ①基础医学 ②临床医学 Ⅳ. ①R3②R4

中国版本图书馆 CIP 数据核字(2014)第 187836 号

责任策划:滕希功
责任编辑:唐　棣
封面设计:张　荔

出版发行:山东大学出版社
　　社　址　山东省济南市山大南路 20 号
　　邮　编　250100
　　电　话　市场部(0531)88364466
经　　销:山东省新华书店
印　　刷:山东省英华印刷厂
规　　格:720 毫米×1000 毫米　1/16
　　　　28.75 印张　498 千字
版　　次:2014 年 8 月第 1 版
印　　次:2014 年 8 月第 1 次印刷
定　　价:36.00 元

前　言

本书是为了适应高等职业技术教育护理学专业“三·二连读”大专段教学而编写。全书分为人体结构学和生理学两篇。其中人体结构学的内容包括绪论、细胞、基本组织、运动系统、消化系统、呼吸系统、泌尿系统、生殖系统、脉管系统、感觉器官、神经系统、内分泌系统、人体胚胎学概要；生理学内容包括绪论、细胞的基础功能、血液、血液循环、呼吸、消化与吸收、能量代谢与体温、尿的生成和排放、感觉器官的功能、神经系统、内分泌、生殖。

本书系统地介绍了护理专业应掌握的人体的形态结构，各器官、系统的基本知识及功能。本书具有以下特点：①紧扣知识目标，在全面掌握知识点的基础上进行精简及优化；②增添知识链接，紧密联系临床医疗护理应用；③针对护理专业特点，着重讲解护理相关知识，使之更具实用性；④体现课程的基础性，为后续课程做好铺垫，并一定程度地进行简单介绍。本书除可作为高等职业教育护理学专业教材外，还可供在职医护工作人员职称考试参考使用。

由于教材编写时间较紧，编者的编写经验和水平有限，不足之处在所难免，敬请各位同仁批评指正，以便修正使之日趋完善。

李嘉琳

2014 年 7 月

目　录

第一篇　人体结构学

第二篇　生理学

第一篇

人体结构学

第一章 绪论

知识目标:

1. 理解人体结构学的定义与地位。
2. 理解人体的组成和分部。
3. 掌握解剖学专业术语。

一、人体结构学的定义及其在护理学科中的地位

人体结构学(body structure)是一门研究正常人体形态、结构、发生、发展规律的基础科学,隶属生物科学中的形态学范畴。本篇主要叙述系统解剖学、组织学、胚胎学三个学科。

在医学领域,人体结构学是一门重要的基础课程,其任务是揭示人体各系统器官的形态和结构特征,各器官、结构间的毗邻关系,生长发育规律及其功能意义,为进一步学习后续的医学基础课程和临床医学课程奠定坚实牢固的形态学基础。

二、学习人体结构学的基本观点

(一)进化发展的观点

19 世纪,达尔文提出了进化论,认为人是由类人猿进化而来,人与动物比较有许多相似之处,又有不同之处。同时,人体的细胞、组织等一直处于新陈代谢、分化、发育的动态之中。此外,受体内外各种因素作用,人体形态也在不断变化。

(二)形态和功能相联系的观点

形态结构是功能活动的物质基础,功能活动反过来影响形态的变化。比

如由骨骼肌细胞构成的肌肉收缩能完成运动，加强体育锻炼，可使骨骼肌细胞变粗，肌肉发达，而长期卧床的病人骨骼肌细胞细弱，肌肉萎缩。

（三）局部和整体统一的观点

人体由许多器官和系统组成，学习时往往从某一局部入手，循序渐进，但必须时时注意局部与整体的统一，整体和局部二者既相互区别又相互联系。比如红细胞数量减少有多种原因，可能是骨髓造血功能障碍，也可能是造血原料或成熟因子缺乏，还可能是肝脾破坏增多导致。

（四）理论联系实践的观点

人体结构学是一门形态科学，学习时必须多联系实际，多看标本、模型、挂图、电教片和课件，多读，多写，多解剖尸体，多联系，将解剖学知识与临床实际应用结合起来，理论联系实际。

三、人体的组成和分部

（一）人体的组成

人体的组成包括细胞、组织、器官、系统。细胞（cell）是人体结构和功能的基本单位。组织（tissue）是指由许多结构相似、功能相近的细胞借细胞间质组成的细胞群，人体组织有四类，包括上皮组织、结缔组织、肌组织、神经组织。几种不同的组织构成具有一定形态、担负一定功能的结构称器官。由若干个功能相关的器官组合起来，完成某一方面的生理功能，构成系统，包括运动系统、消化系统、呼吸系统、生殖系统、泌尿系统、内分泌系统、脉管系统、感觉器官和神经系统。人体内的各系统和器官虽都有各自特定的功能，但它们在神经体液的调节下，彼此联系、相互协调、紧密配合，共同构成一个完整的有机体。

（二）人体的分部

人体可分为头、颈、躯干和四肢四部分。头可分为前方的面部和后上方的颅部；颈可分为前方的颈部和后方的项部；躯干的前面由上至下分为胸部、腹部、盆部和会阴，后面分为上方的背部和下方的腰部；四肢分上肢和下肢，上肢由上至下分为肩部、臂部、前臂和手，下肢由上至下分为臀部、股部、小腿和足。

四、常用的解剖学术语

（一）解剖学姿势

身体直立，两眼平视前方，上肢自然下垂于躯干两侧，掌心向前，下肢并拢，足尖向前。

(二)方位术语

1. 上(superior)和下(inferior) 近头者为上,近足者为下。如鼻位于口的上方,眼的下方。胚胎学中称头侧(cranial)和尾侧(caudal)。

2. 前(anterior)和后(posterior) 靠近身体胸腹面者为前,靠近身体腰背面者为后。胚胎学中称腹侧(ventral)和背侧(dorsal)。在描述手时则常用掌侧(palmar)和背侧。

3. 内侧(medial)和外侧(lateral) 以身体的中线为准,距中线近者为内侧,距中线远者为外侧。如手的拇指在外侧而小指在内侧。在描述上肢的结构时,由于前臂尺骨、桡骨并列,尺骨在内侧,桡骨在外侧,故可用尺侧(ulnar)代替内侧,用桡侧(radial)代替外侧。下肢小腿有胫骨、腓骨并列,胫骨在内侧,腓骨在外侧,故可用胫侧(tibial)代替内侧,腓侧(fibular)代替外侧。

4. 内(internal)和外(external) 用以表示某些结构和腔的关系,腔内或近腔为内,腔外或远腔为外,应注意与内侧和外侧区分。

5. 浅(superficial)和深(profundal) 近体表的部分为浅,相对深入、潜居于内部的部分为深。

6. 近侧(distal)和远侧(proximal) 多用于四肢,靠近躯干的根部为近侧,而相对距离较远或末端的部位为远侧。

(三)轴(见图 1-1-1)

1. 矢状轴(sagittal axis) 矢状轴为前后方向与人体长轴相垂直的水平轴。

2. 冠状轴(coronal axis) 冠状轴为左右方向与人体长轴相垂直的水平轴。

3. 垂直轴(vertical axis) 垂直轴为上下方向垂直于水平面,与人体长轴平行的轴。

(四)面(见图 1-1-1)

1. 矢状面(sagittal plane) 矢状面是沿矢状轴方向所做的切面,它是将人体分为左右两部分的纵切面,如该切面恰通过人体的正中线,则称为正中矢状面(median sagittal plane)。

2. 冠状面(coronal plane) 冠状面是沿冠状轴方向所做的切面,它是将人体分为前后两部的纵切面,与矢状面和水平面相垂直。

3. 水平面或横切面(horizontal plane or transverse plane) 水平面为沿水平线所做的横切面,它将人体分为上下两部,与上述两个纵切面相垂直。

器官的切面一般不以人体的长轴为准而以其本身的长轴为准,即沿其长轴所做的切面称纵切面(longitudinal section)，而与长轴垂直的切面称横切面(transverse section)。

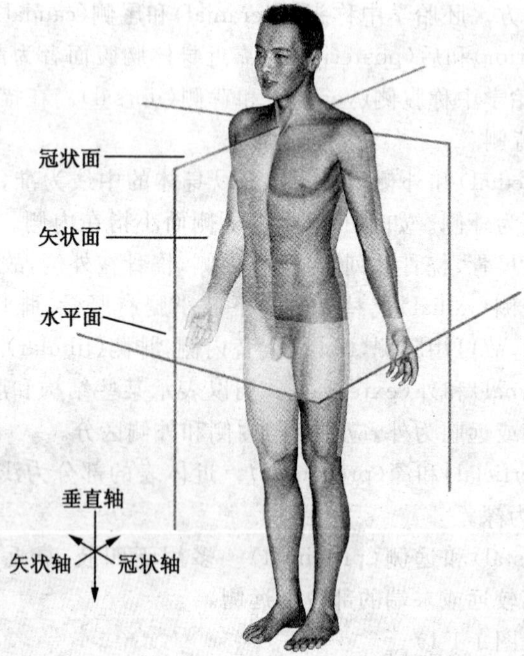

图 1-1-1　人体的轴和面

复习题

1. 名词解释：组织、器官、系统、解剖学姿势。
2. 描述人体结构学常用的方位术语。

（李嘉琳）

第二章　细　胞

知识目标：

1. 理解细胞的形态和基本功能。
2. 掌握重要细胞器的功能。
3. 了解细胞核的组成和功能。

一、细胞的形态

细胞是人体结构和功能的基本单位。构成人体的细胞大小不一，多数细胞直径为 6～30 μm，形态千差万别，功能也各不相同(见图 1-2-1)。

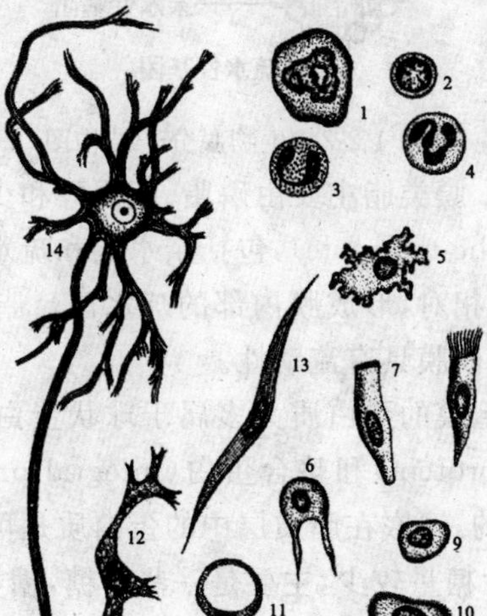

图 1-2-1　细胞种类图

1～4－血细胞　5～10－上皮细胞　11、12－结缔组织细胞　13－肌细胞　14－神经细胞

二、细胞的结构

人体细胞具有共同的基本结构，在光学显微镜下可分为细胞膜（cell membrane）、细胞质（cytoplasm）和细胞核（nuclear）三部分。在电子显微镜下可分为膜相结构和非膜相结构。

（一）细胞膜

细胞膜（cell membrane）是细胞表面的一层薄膜，也称质膜（plasmalemma），主要由类脂、蛋白质和糖类组成，其中类脂和蛋白质为主要成分。目前多以液态镶嵌模型（fluid mosaic model）学说来解释细胞膜结构，该学说认为：膜的分子结构以液态的类脂双分子层为支架，其中镶嵌着各种不同生理功能的球状蛋白质（见图 1-2-2）。

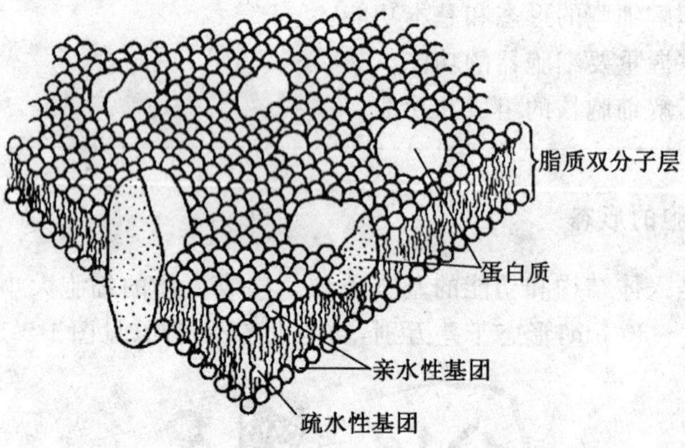

图 1-2-2　生物膜分子结构图

1. 类脂双分子层　膜类脂主要由磷脂、胆固醇和少量糖脂构成，它们都是双嗜性分子（amphiphilic molecule），包括亲水端和疏水端，亲水端朝向细胞外液或胞质，疏水端彼此相对，形成膜内部的疏水区。脂质的熔点较低，在一般体温条件下呈液态，因而膜具有流动性。

2. 膜蛋白质　细胞膜的蛋白质大多属于球状蛋白质，根据位置可以分为表面蛋白（peripheral protein）和整合蛋白（integral protein）两种形式。由于脂质双分子层是液态的，镶嵌在脂质层中的蛋白质是可移动的。

3 膜糖　细胞膜含糖量较少，主要是一些多糖，糖类以共价键的形式和膜类脂及膜蛋白结合，形成糖脂（glycolipid）和糖蛋白（glycoprotein）。糖链常裸露在膜的外侧，具有受体或抗原的功能。

(二)细胞质

细胞质由基质、细胞器和内含物组成(见图 1-2-3)。

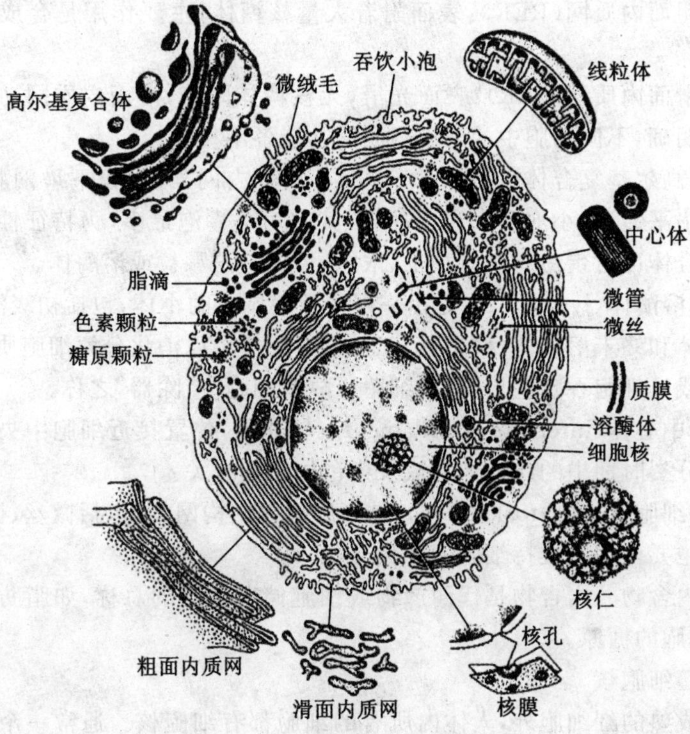

图 1-2-3 细胞的电镜结构

1. 基质 基质是透明黏稠半流动的无定型胶状物质。

2. 细胞器 细胞器是指悬浮于细胞质基质中具有特定形态、执行一定生理功能的结构。

(1)线粒体(mitochondria):光镜下,线粒体呈线状或颗粒状,电镜下,线粒体呈长椭圆状,由内外两层单位膜构成,外膜表面光滑,内膜稍薄,并向内褶形成板状或管状结构,称线粒体嵴,为线粒体的标志性结构。线粒体的主要功能是对营养物质进行氧化,释放能量(ATP),供细胞活动之需,故有细胞"供能站"之称。

(2)核糖体(ribosome):又称核蛋白体,呈颗粒状,包括游离核糖体和附着核糖体两种形式,均是蛋白质的合成场所。游离核糖体主要合成细胞"内销型"结构蛋白质,供细胞本身使用。附着核糖体主要合成细胞"外销型"输出蛋白质,向细胞外输出。

(3)内质网(endoplasmic reticulum)：是由一层单位膜围成的囊状或小管状结构。根据表面有无核糖体附着分为粗面内质网和滑面内质网。

1)粗面内质网(RER)：表面附着大量核糖体，主要作用是合成和输送蛋白质。

2)滑面内质网(SER)：表面光滑，无核糖体附着，滑面内质网功能至今尚不完全明确，不同细胞中的滑面内质网功能各不相同。

(4)高尔基复合体(Golgi complex)：又称内网器，光镜下呈网状，电镜下可分为扁平囊泡、小泡和大泡三部分，其中扁平囊泡最多，为特征性部分。高尔基复合体可对蛋白质进行加工、浓缩，形成分泌颗粒或溶酶体。

(5)溶酶体(lysosome)：是由一层单位膜围成的小体，包括初级溶酶体、次级溶酶体和终末溶酶体(残余体)三种。溶酶体可以消化分解细胞质内衰老的细胞器或被细胞吞噬的异物(如细菌)，故有细胞“清除器”之称。

(6)中心体(intermediate filament)：呈球形，位置接近细胞中央。中心体在细胞分裂时期中的纺锤体形成及染色体移动有关。

(7)细胞骨架(cytoskeleton)：是指细胞内结构网架，包括微丝、微管、中间丝等。主要作用是维持细胞的各种形状。

3. 内含物　内含物是代谢产物或细胞储存物质的总称，如脂肪细胞的脂滴、肝细胞的糖原。

(三)细胞核

除成熟的红细胞外，人体内所有的细胞都有细胞核。通常一个细胞只有一个细胞核，也有两个或更多，如骨骼肌细胞核可有几十个甚至几百个。细胞核的形态各异，一般为圆形或卵圆形，也有杆状、分叶状或马蹄状细胞核。

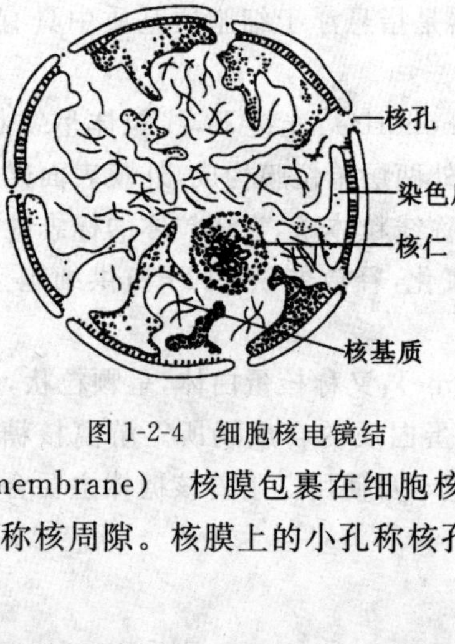

图 1-2-4　细胞核电镜结

1. 核膜(nuclear membrane)　核膜包裹在细胞核表面，由两层单位膜构成，两层膜之间的间隙称核周隙。核膜上的小孔称核孔，是细胞核和细胞质之间进行物质交换的通道。

2. 核仁(nucleolus)　核仁是细胞核内的细胞器，呈球形，无膜包裹，主要化学成分是 RNA 和蛋白质，核仁是合成核糖体的场所。

3. 染色质与染色体　染色质(chromatin)是细胞间期细胞核内能被碱性染料染色的物质，主要化学成分是 DNA 和蛋白质，DNA 是人体细胞遗传的物质基础。

染色体(chromosome)的数目是恒定的。人体细胞有 46 条染色体，两两配对，组成 23 对，其中 22 对常染色体，1 对性染色体(男性为 XY，女性为 XX)，染色体是遗传物质的载体。分裂中期的染色体，按其形态特征顺序地排列成图案，称染色体组型，男性为 46，XY，女性为 46，XX。

知识链接：某些先天性遗传病与染色体组型变化有关，染色体异常可导致生殖功能障碍、第二性征异常、先天畸形和智力低下等。检查胎儿细胞的染色体组型，可以早期发现某些先天性遗传病，并给予处理。

4. 核基质(nuclear matrix)　核基质也称核骨架，是指细胞核内由纤维蛋白构成的网架体系，与 DNA 复制、RNA 转录和加工、染色体组装及病毒复制等生命活动密切相关。

复习题

1. 名词解释：液态镶嵌模型学说、染色质。

2. 简述重要细胞器的功能。

(曲文芙)

第三章 基本组织

知识目标：

1. 理解被覆上皮的结构特点、分类、分布及功能。
2. 掌握疏松结缔组织的细胞和纤维形态特点、分类、分布及功能。
3. 理解血细胞形态及功能。
4. 理解肌组织的结构特点、分类及分布。
5. 掌握神经元的形态结构和分类。
6. 掌握突触、神经纤维的结构及功能。

组织由细胞和细胞间质组成，可分为上皮组织、结缔组织、肌组织、神经组织四种。

第一节 上皮组织

上皮组织(epithelial tissue)是由大量密集排列的细胞和少量的细胞间质构成。

一、概述

(一)上皮组织的结构特点

1. 细胞排列密集、细胞间质少。

2. 细胞呈现明显的极性(polarity)，即细胞的两端在结构和功能上具有明显的差别。上皮细胞的一面朝向身体表面或有腔器官的腔面，称游离面；与游离面相对的另一面朝向深部的结缔组织，称基底面。上皮细胞基底面附着于基膜，基膜是一薄膜，上皮细胞借此膜与结缔组织相连。

3. 上皮组织中没有血管，细胞所需的营养依靠结缔组织内的血管透过基膜供给。

（二）上皮组织的分类与功能

依功能的不同，上皮组织可以分为被覆上皮、腺上皮和感觉上皮，被覆上皮（covering epithelium）分布于体表，或内衬于体内各管、腔及囊的内表面。有保护、分泌、吸收、排泄的功能。腺上皮构成腺，以分泌功能为主。

二、被覆上皮

（一）被覆上皮的类型和结构

被覆上皮是按照上皮细胞层数和细胞形状进行分类的。单层上皮（simple epithelium）由一层细胞组成，所有细胞的基底端都附着于基膜，游离端可伸到上皮表面。复层上皮（stratified epithelium）由多层细胞组成，最深层的细胞附着于基膜。上皮又根据细胞的形状（单层上皮）或浅层细胞的形状（复层上皮）进一步分类。将细胞的层数和细胞形状两个因素结合在一起，被覆上皮可分为：

1. 单层扁平（鳞状）上皮（见图 1-3-1）　单层扁平上皮（simple squamous epithelium）很薄，只由一层扁平细胞组成。由表面看，细胞呈不规则形或多边形，核椭圆形，位于细胞中央，细胞边缘呈锯齿状或波浪状，互相嵌合。由上皮的垂直切面看，细胞核呈扁形，胞质很薄，只有含核的部分略厚。

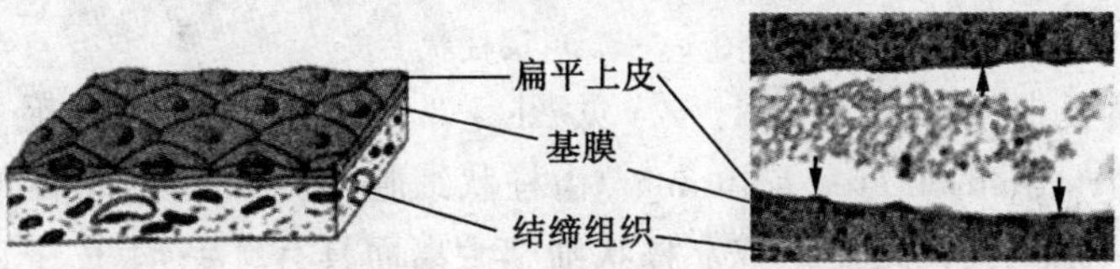

图 1-3-1　单层扁平上皮

分布于心、血管和淋巴管内表面的单层扁平上皮称内皮（endothelium）。游离面光滑，有利于血液和淋巴液流动及物质透过。分布在胸膜、腹膜和心包膜表面的单层扁平上皮称间皮（mesothelium），细胞游离面湿润光滑，便于内脏运动。

2. 单层立方上皮（见图 1-3-2）　单层立方上皮（simple cuboidal epithelium）由一层立方形细胞组成。从上皮表面看，每个细胞呈六角形或多角形；由上皮的垂直切面看，细胞呈立方形。细胞核圆形，位于细胞中央。这种上皮见于肾小管等处，主要具有分泌功能。

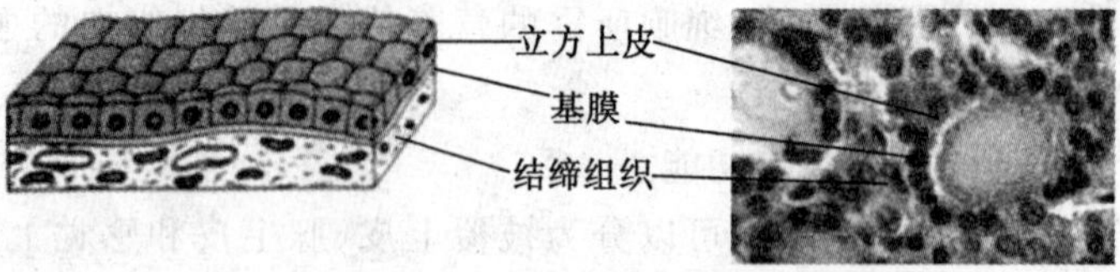

图 1-3-2　单层立方上皮

3. 单层柱状上皮(见图 1-3-3)　单层柱状上皮(simple columnar epithelium)由一层棱柱状细胞组成。从表面看，细胞呈六角形或多角形；由上皮垂直切面看，细胞呈柱状，细胞核长圆形，多位于细胞近基底部。此种上皮大多有吸收或分泌功能。在小肠和大肠腔面的单层柱状上皮中，柱状细胞间有许多散在的杯状细胞(goblet cell)。杯状细胞形似高脚酒杯，细胞顶部膨大，充满黏液性分泌颗粒，基底部较细窄。胞核位于基底部，常为较小的三角形或扁圆形，染色质浓密，着色较深。杯状细胞是一种腺细胞，分泌黏液，有滑润上皮表面和保护上皮的作用。被覆在子宫和输卵管等腔面的单层柱状上皮，细胞游离面具有纤毛，称单层纤毛柱状上皮(simple ciliated columnar epithelium)

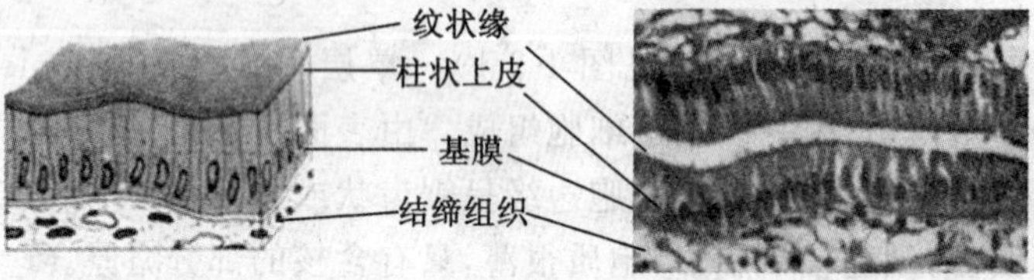

图 1-3-3　单层柱状上皮

4. 假复层纤毛柱状上皮(见图 1-3-4)　假复层纤毛柱状上皮(pseudostratified ciliated columnar)由柱状细胞、梭形细胞和锥体形细胞等几种形状、大小不同的细胞组成。柱状细胞游离面具有纤毛，上皮中也常有杯状细胞。由于几种细胞高矮不等，只有柱状细胞和杯状细胞的顶端伸到上皮游离面，细胞核的位置也深浅不一，故从上皮垂直切面看很像复层上皮。但这些高矮不等的细胞基底端都附在基膜上，故实际仍为单层上皮。这种上皮主要分布在呼吸管道的腔面。

5. 复层扁平(鳞状)上皮(见图 1-3-5)　复层扁平上皮(stratified squamous epithelium)由多层细胞组成，是最厚的一种上皮。复层扁平上皮具有很强的机械性保护作用，分布于口腔、食管和阴道等的腔面和皮肤表面，具有耐摩擦和阻止异物侵入等作用。受损伤后，上皮有很强的修复能力。

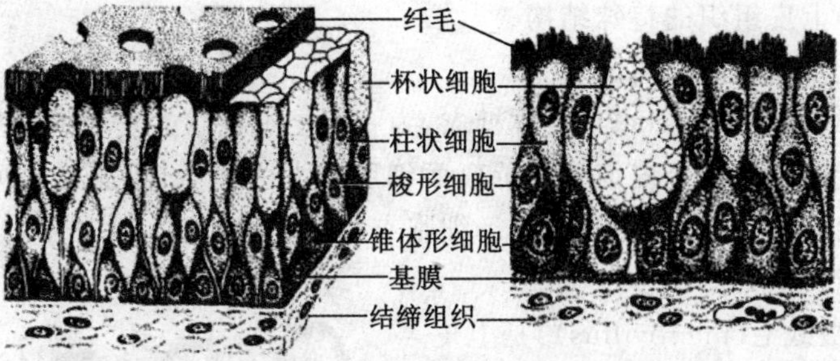

图 1-3-4 假复层纤毛柱状上皮

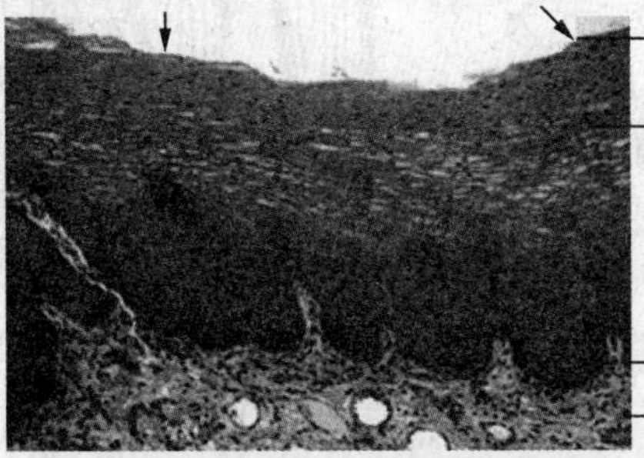

图 1-3-5 非角化的复层扁平上皮

6. 变移上皮(见图 1-3-6、图 1-3-7) 变移上皮(transitional epithelium)又名移行上皮,衬贴在排尿管道(肾盏、肾盂、输尿管和膀胱)的腔面。变移上皮的细胞形状和层数可随所在器官的收缩与扩张而发生变化。

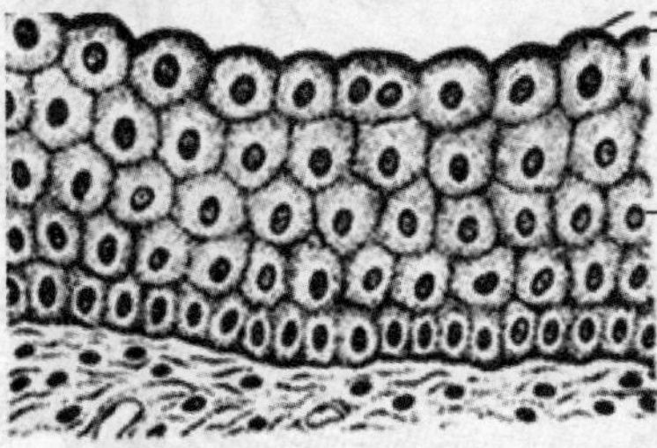

图 1-3-6 变移上皮(膀胱空虚时)

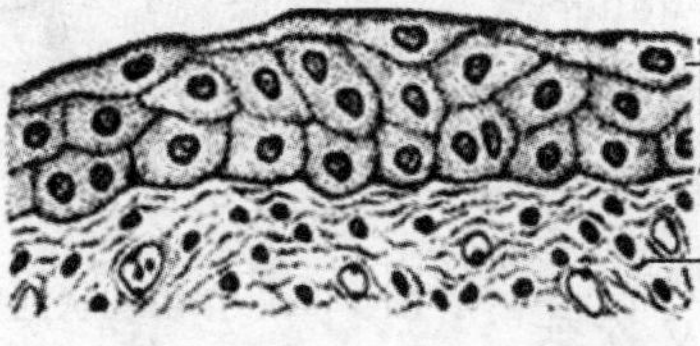

图 1-3-7 变移上皮(膀胱充盈时)

（二）上皮组织的特殊结构

1. 上皮细胞的游离面

（1）细胞衣（cell coat）：又称糖衣，为一薄层绒毛状的复合糖，包括糖蛋白、糖脂及蛋白多糖。上皮细胞的游离面细胞衣尤为显著，细胞基底面及侧面也有类似细胞衣结构，但不甚明显。细胞衣具有黏着、支持、保护、物质交换及识别等功能。

（2）微绒毛（microvillus）：是上皮细胞游离面伸出的细小指状突起，在电镜下才能清楚辨认，微绒毛扩大了细胞的表面积，利于细胞的吸收。

（3）纤毛（cilium）：是细胞游离面伸出的能摆动的较长的突起，比微绒毛粗且长，在光镜下能看见。纤毛具有朝一定方向节律性摆动的能力。

2. 上皮细胞的侧面　在细胞紧密的组织，如上皮组织和其他某些组织，细胞排列密集，细胞间隙很窄，一般宽 15～20 nm。细胞连接由相邻细胞间局部特化的细胞膜、细胞质和细胞间隙组成（见图 1-3-8）。

（1）紧密连接（tight junction）：又称闭锁小带（zonula occludens）。紧密连接除有机械连接作用外，更重要的是封闭细胞顶部的细胞间隙，阻挡细胞外的大分子物质经细胞间隙进入组织内。

（2）中间连接（intermediate junction）：又称黏着小带（zonula adherens）。这种连接多为长短不等的带状，位于紧密连接下方，环绕上皮细胞顶部。

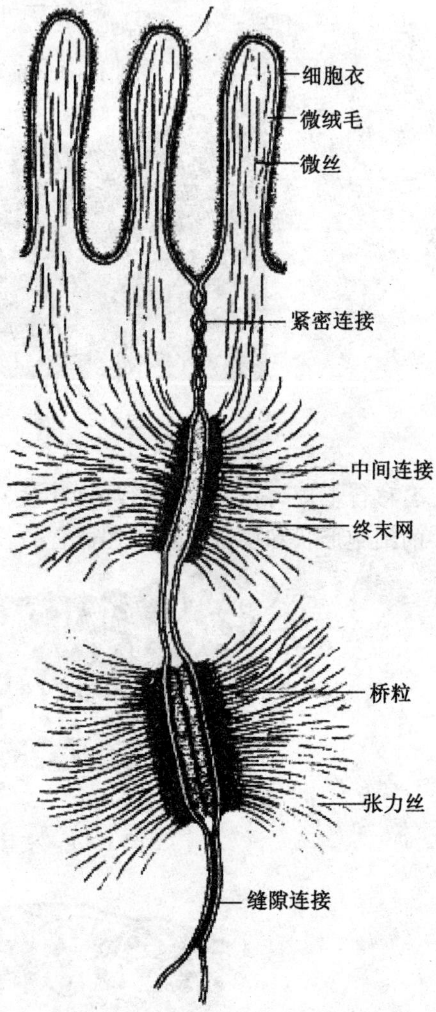

图 1-3-8　单层柱状上皮细胞间的连接

（3）桥粒（desmosome）：又称黏着斑（macula adherens）。呈斑状连接，大小不等，位于中间连接的深部，主要存在于上皮细胞间。在某些上皮细胞的基底面，即与深层结缔组织的相邻面，还可见半桥粒(hemidesmosome)。半桥粒为上皮细胞一侧形成桥粒一半的结构，将上皮细胞固着在基膜上。

(4)缝隙连接(gap junction)：又称通讯连接(communication junction)。这种连接呈斑状，位于柱状上皮深部。这种连接可供细胞相互交换某些小分子物质和离子，借以传递化学信息，调节细胞的分化和增殖。

以上四种连接，一般只要有两个或两个以上的连接挨在一起，即可称连接复合体(junctional complex)。

3.上皮细胞的基底面

(1)基膜(basement membrane)：又称基底膜，是上皮基底面与深部结缔组织间的薄膜。基膜含有Ⅳ型胶原蛋白、层粘连蛋白和硫酸乙酰肝素蛋白多糖，有的部位基膜含纤维粘连蛋白。电镜下可将基膜分为三层：紧贴在上皮细胞基底面的一层为透明板(lamina lucida)，为电子致密度低的薄层，厚10～50 nm；其下面为电子致密度高的均质层，称致密板(lamina densa)，又称基板，不同部位致密板厚度不等，为20～300 nm；第三层为网织板(lamina fibroreticularis)，又称网板，位于致密板之下，由网状纤维和基质构成，有时可有少许胶原纤维。基膜厚薄不一，薄者仅由透明板和致密板组成。基膜除有支持和连接作用外，还是半透膜，有利于上皮细胞与深部结缔组织进行物质交换。基膜还能引导上皮细胞移动并影响细胞的分化。

(2)质膜内褶(plasma membrane infolding)：是上皮细胞基底面的细胞膜折向胞质所形成的许多内褶。质膜内褶的主要作用是扩大细胞基底部的表面积，有利于水和电解质的迅速转运。由于转运过程中需要消耗能量，故在质膜内褶附近的胞质内，含有许多纵行排列的线粒体。

三、腺上皮和腺

以分泌机能为主的上皮称腺上皮；以腺上皮为主要成分所组成的器官称腺(gland)。腺可分为外分泌腺和内分泌腺。

腺体有导管通过器官腔面或身体表面，分泌物经导管排出，称外分泌腺(exocrine gland)，也称有管腺；腺体没有导管，分泌物经血液或淋巴液输送，称内分泌腺(endocrine gland)，也称无管腺。

按组成的细胞数目，外分泌腺可分为单细胞腺(unicellular gland)和多细胞腺(multicellular gland)，前述的杯状细胞就是单细胞腺。多细胞腺大小不等，一般由分泌部和导管两部分组成。根据分泌部的形状，外分泌腺可分为管状腺(tubular)、泡状腺(acinar gland)和管泡状腺(tubuloacinar gland)。根据分泌物的性质,外分泌腺可分为浆液性腺(serous gland)、黏液性腺(mucous gland)和混合腺(mixed gland)。

第二节　结缔组织

结缔组织(connective tissue)由细胞和大量细胞间质构成,结缔组织的细胞间质包括基质、纤维和组织液,具有重要功能意义。结缔组织可分为固有结缔组织、软骨组织、骨组织和血液。其中固有结缔组织按结构和功能的不同,又可分为疏松结缔组织、致密结缔组织、脂肪组织、网状组织。结缔组织在体内广泛分布,具有连接、支持、营养、保护等多种功能。

一、固有结缔组织

(一)疏松结缔组织(见图 1-3-9)

疏松结缔组织(loose connective tissue)又称蜂窝组织(areolar tissue),其特点是细胞种类较多,纤维较少,排列稀疏。疏松结缔组织在体内广泛分布,位于器官之间、组织之间以至细胞之间,起连接、支持、营养、防御、保护和修复等功能。

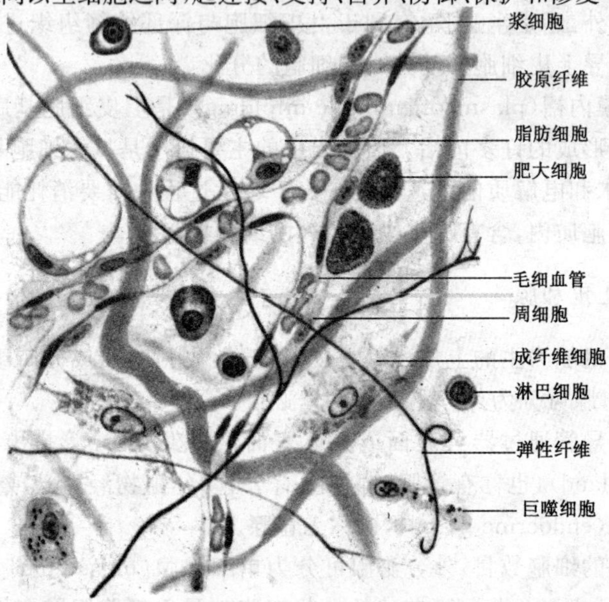

图 1-3-9　疏松结缔组织切片

1. 细胞

(1)成纤维细胞:成纤维细胞(fibroblast)是疏松结缔组织的主要细胞成分。细胞扁平,多突起,呈星状,胞质较丰富呈弱嗜碱性。胞核较大,扁卵圆形,染色质疏松着色浅,核仁明显。在电镜下,胞质内富于粗面内质网、游离核糖体和发达的高尔基复合体,表明细胞合成蛋白质功能旺盛。成纤维细胞既合成和分泌胶原蛋白、弹性蛋白,生成胶原纤维、网状纤维和弹性纤维,也合成和分泌糖胺多糖和糖蛋白等基质成分。在创伤修复过程中起重要作用。

(2)巨噬细胞:巨噬细胞(macrophage)是体内广泛存在的具有强大吞噬功能的细胞。胞核较小,卵圆形或肾形,多为偏心位,着色深,核仁不明显,胞质丰富,多呈嗜酸性,含空泡和异物颗粒,电镜下,细胞表面有许多皱褶、小泡和微绒毛,胞质内含大量初级溶酶体、次级溶酶体、吞噬体、吞饮小泡和残余体。细胞膜附近有较多的微丝和微管。

巨噬细胞有重要的防御功能,它具有趋化性定向运动、吞噬和清除异物及衰老伤亡的细胞、分泌多种生物活性物质以及参与和调节人体免疫应答等功能。

(3)浆细胞:浆细胞(plasma cell)通常在疏松结缔组织内较少,而在病原菌或异性蛋白易于入侵的部位如消化道、呼吸道固有层结缔组织内及慢性炎症部位较多。细胞呈卵圆形或圆形,核圆形,多偏居细胞一侧,染色质成粗块状沿核膜内面呈辐射状排列。胞质丰富,嗜碱性,核旁有一浅染区。电镜下,胞质内含有大量平行排列的粗面内质网和游离的多核糖体。发达的高尔基复合体和中心体位于核旁浅染区内。浆细胞具有合成、储存与分泌抗体(antibody)即免疫球蛋白(immunoglobulin,Ig)的功能,参与体液免疫应答。浆细胞来源于B淋巴细胞。在抗原的反复刺激下,B淋巴细胞增殖、分化,转变为浆细胞,产生抗体。抗体能特异性地中和、消除抗原。

(4)肥大细胞:肥大细胞(mast cell)较大,呈圆形或卵圆形,胞核小而圆,多位于中央。胞质内充满异染性颗粒,颗粒易溶于水。电镜下,颗粒大小不一,圆形或卵圆形,表面有单位膜包裹,内部结构常呈多样性,在深染的基质内含螺状或网格状晶体,或含细粒状物质。肥大细胞分布很广,常沿小血管和小淋巴管分布。主要参与机体的过敏反应。肥大细胞合成和分泌多种活性介质,包括组胺(histamine)、嗜酸性粒细胞趋化因子(ECF-A)、白三烯(leukotriene)和肝素(heparin)等。组胺、白三烯能使细支气管平滑肌收缩,使微静脉及毛细血管扩张,通透性增加。嗜酸性粒细胞趋化因子能吸引嗜酸性粒细胞到变态反应的部位,肝素则有抗凝血作用。

(5)脂肪细胞：脂肪细胞(fat cell)体积大，常呈圆球形或相互挤压成多边形。胞质被一个大脂滴推挤到细胞周缘，包绕脂滴。核被挤压成扁圆形，连同部分胞质呈新月形，位于细胞一侧。在HE标本中，脂滴被溶解，细胞呈空泡状。脂肪细胞有合成和储存脂肪、参与脂质代谢的功能。

(6)未分化的间充质细胞：未分化的间充质细胞(undifferentiated mesenchymal cell)是保留在成体结缔组织内的一些较原始的细胞，它们保持着间充质细胞的分化潜能，在炎症与创伤时可增殖分化为成纤维细胞、脂肪细胞。间充质细胞常分布在小血管尤其是毛细血管周围，并能分化为血管壁的平滑肌和内皮细胞。

2. 纤维

(1)胶原纤维：胶原纤维(collagenous fiber)数量最多，新鲜时呈白色，有光泽，又名白纤维。HE染色切片中呈嗜酸性，着浅红色。纤维粗细不等，并互相交织。胶原纤维由直径20～200 nm的胶原纤维黏合而成。胶原纤维的韧性大，抗拉力强。

(2)弹性纤维：弹性纤维(elastic fiber)新鲜状态下呈黄色，又名黄纤维。在HE标本中，着色轻微，不易与胶原纤维区分。但醛复红(aldehyde-fuchsin)能将弹性纤维染成紫色或棕褐色。弹性纤维较细，直行，分支交织，粗细不等，表面光滑，断端常卷曲。弹性纤维富于弹性而韧性差，与胶原纤维交织在一起，使疏松结缔组织既有弹性又有韧性，有利于器官和组织保持形态位置的相对恒定，又具有一定的可变性。

(3)网状纤维：网状纤维(reticular fiber)较细，分支多，交织成网。纤维表面被覆蛋白多糖和糖蛋白，故PAS反应阳性，并具嗜银性。用银染法，网状纤维呈黑色，故又称嗜银纤维(argyrophil fiber)。网状纤维多分布在结缔组织与其他组织交界处，如基膜的网板、肾小管周围、毛细血管周围。在造血器官和内分泌腺，有较多的网状纤维，构成它们的支架。

3. 基质　基质(ground substance)是一种由生物大分子构成的胶状物质，具有一定黏性。构成基质的大分子物质包括蛋白多糖和糖蛋白。

蛋白多糖(proteoglycan)是由蛋白质与大量多糖结合成的大分子复合物，是基质的主要成分。其中多糖主要是透明质酸(hyaluronic acid)，其次是硫酸软骨素A(chondroitin sulfate A)、硫酸软骨素C等。蛋白多糖复合物的立体构型形成有许多微孔隙的分子筛，小于孔隙的水和溶于水的营养物、代谢产物、激素、气体分子等可以通过，便于血液与细胞之间进行物质交换。大于孔隙的大分子物质，如细菌等不能通过，使基质成为限制细菌扩散的防御屏障。

溶血性链球菌和癌细胞等能产生透明质酸酶，破坏基质的防御屏障，致使感染和肿瘤浸润扩散。

（二）致密结缔组织

致密结缔组织（dense connective tissue）是一种以纤维为主要成分的固有结缔组织，纤维粗大，排列致密，以支持和连接为其主要功能。

主要构成肌腱和腱膜。大量密集的胶原纤维顺着受力的方向平行排列成束，基质和细胞很少，位于纤维之间。细胞主要是成纤维细胞。

（三）脂肪组织（见图 1-3-10）

脂肪组织（adipose tissue）主要由大量群集的脂肪细胞构成，由疏松结缔组织分隔成小叶。黄色脂肪组织主要分布在皮下、网膜和系膜等处，约占成人体重的 10%，是体内最大的储能库，参与能量代谢，并具有产生热量、维持体温、缓冲保护和支持填充等作用。

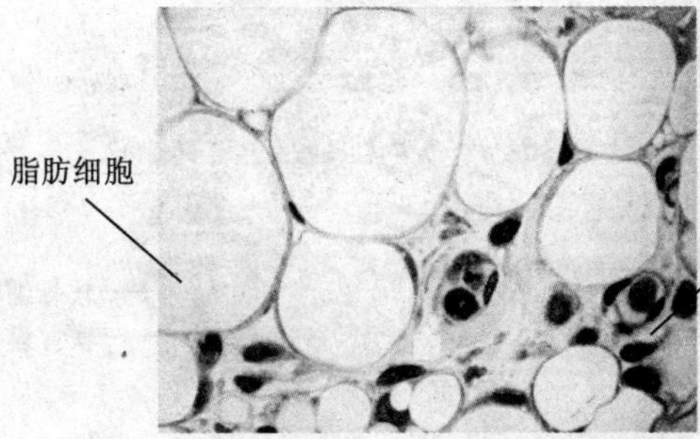

图 1-3-10　脂肪组织

（四）网状组织

网状组织（reticular tissue）是造血器官和淋巴器官的基本组织成分，由网状细胞、网状纤维和基质构成。网状细胞是有突起的星状细胞，相邻细胞的突起相互连接成网。胞核较大，圆或卵圆形，着色浅，常可见 1～2 个核仁。胞质较多，粗面内质网较发达。网状细胞产生网状纤维。网状纤维分支交错，连接成网，并可深陷于网状细胞的胞体和突起内，成为网状细胞依附的支架。网状组织为淋巴细胞发育和血细胞发生提供适宜的微环境。

二、软骨组织与软骨

软骨组织（cartilage tissue）由软骨细胞和细胞间质构成。软骨细胞位于软骨基质内的小腔——软骨陷窝中。陷窝周围有一层含硫酸软骨素较多的基质，称软骨囊，染色时呈强嗜碱性。软骨细胞在软骨内的分布有一定规律，靠近软骨膜的软骨细胞较幼稚，体积小，呈扁圆形，单个分布；位于软骨中部的软骨细胞接近圆形，成群分布，每群有2～8个细胞，它们是由一个细胞分裂增生而成，故称同源细胞群。软骨(cartilage)由软骨组织及其周围的软骨膜构成。软骨是固态的结缔组织，略有弹性，能承受压力和耐摩擦，有一定的支持和保护作用，软骨仅分布于关节面、椎间盘、某些骨连接部位、呼吸道及耳郭等处。软骨组织由软骨细胞、基质及纤维构成。根据软骨组织所含纤维的不同，可将软骨分为透明软骨、纤维软骨和弹性软骨三种。

（一）透明软骨（见图1-3-11）

透明软骨(hyaline cartilage)分布较广，成体的关节软骨、肋软骨及呼吸道的一些软骨均属这种软骨。新鲜时呈半透明状，较脆，易折断。透明软骨间质中的纤维为胶原纤维，含量较少，基质较丰富。

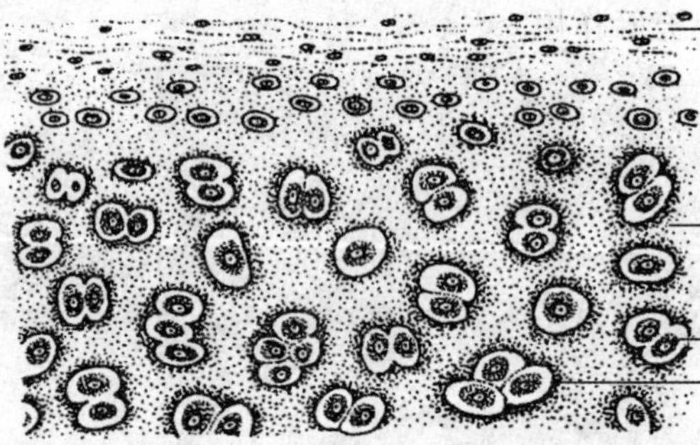

图1-3-11　透明软骨

（二）纤维软骨（见图1-3-12）

纤维软骨(fibrous cartilage)分布于椎间盘、关节盘及耻骨联合等处。结构特点是有大量呈平行或交错排列的胶原纤维束，软骨细胞较小而少，常成行分布于纤维束之间。

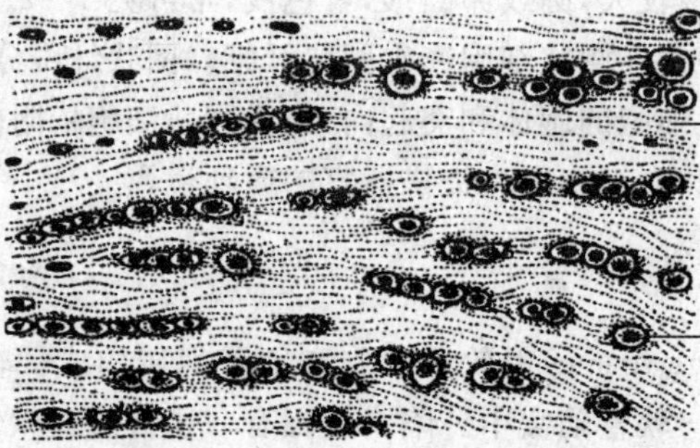

图1-3-12　纤维软骨

(三)弹性软骨(见图 1-3-13)

弹性软骨(elastic cartilage)分布于耳郭及会厌等处。结构特点是间质中有大量交织分布的弹性纤维,软骨中部的纤维更为密集。弹性软骨具有较强的弹性。

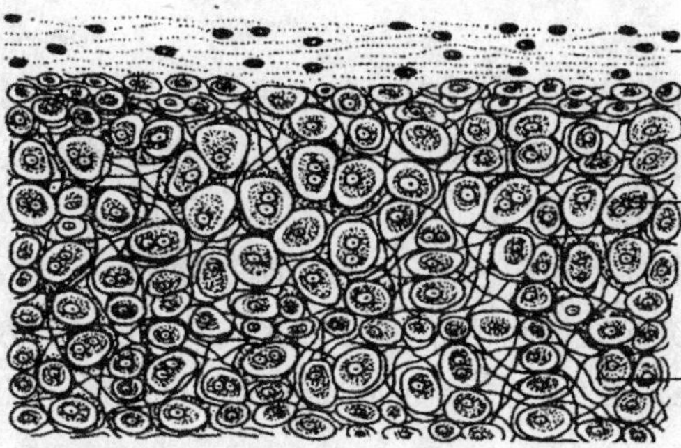

图 1-3-13　弹性软骨

三、骨组织与骨

骨由骨组织、骨膜及骨髓等构成。骨组织是坚硬而有一定韧性的结缔组织。

(一)骨组织的结构

骨组织(osseous tissue)由大量钙化的细胞间质及数种细胞组成。细胞有骨原细胞、成骨细胞、骨细胞及破骨细胞四种。骨细胞最多,位于骨基质内,其余三种细胞均位于骨组织的边缘。

1.骨基质　骨基质即骨的细胞间质,由有机成分和无机成分构成,含水极少。有机成分由成骨细胞分泌形成,包括大量胶原纤维(占有机成分的95%)及少量无定形基质。无定形基质为凝胶,内含中性或弱碱性糖胺多糖,有黏着胶原纤维的作用。基质中还含有两种钙结合蛋白:骨钙蛋白和骨磷蛋白。钙结合蛋白与钙化及钙的运输有关。无机成分又称骨盐(bone mineral),主要为羟磷灰石结晶,属不溶性中性盐,呈细针状。骨基质结构呈板层状,称为骨板(bone lamella),成层排列的骨板犹如多层木质胶合板。同一骨板内的纤维相互平行,相邻骨板的纤维则相互垂直,这种结构形式有效地增强了骨的支持力。

2.骨组织的细胞

(1)骨细胞:单个分散于骨板内或骨板间。骨细胞是有许多细长突起的细胞,胞体较小,呈扁椭圆形,其所在空隙称骨陷窝,突起所在的空隙称骨小管。

相邻骨细胞的突起以缝隙连接相连，骨小管则彼此连通。骨陷窝和骨小管内含组织液，可营养骨细胞和输送代谢产物。骨陷窝周围的薄层骨基质钙化程度较低，并可不断更新，在机体需要时，骨细胞的溶骨作用可溶解此层骨基质，使 Ca^{2+} 释放入骨陷窝的组织液中，继而进入血液，对维持血钙的恒态水平有一定作用。

(2)骨原细胞：是骨组织中的干细胞，位于骨外膜及骨内膜贴近骨处。细胞较小，呈梭形，核椭圆形，细胞质少，弱嗜碱性。当骨组织生长或改建时，骨原细胞能分裂分化为成骨细胞。

(3)成骨细胞：分布在骨组织表面，成年前较多，常排成一层，成年后较少。成骨细胞是具有细小突起的细胞，胞体呈矮柱状或椭圆形，其突起常伸入骨质表层的骨小管内，与表层骨细胞的突起形成连接。核圆形，多位于细胞的游离端。

(4)破骨细胞：主要在骨组织表面，数目较少。破骨细胞是一种多核的大细胞，直径约 100 μm，含有 2～50 个核。光镜下，破骨细胞贴近骨基质的一侧有纹状缘，胞质呈泡沫状，在 HE 染色的切片中胞质易为伊红染色。电镜下，可见其贴近骨基质一侧有许多不规则的微绒毛，称为皱褶缘，皱褶缘可增大吸收面积，破骨细胞有溶解和吸收骨基质的作用。

(二)骨的结构(见图 1-3-14)

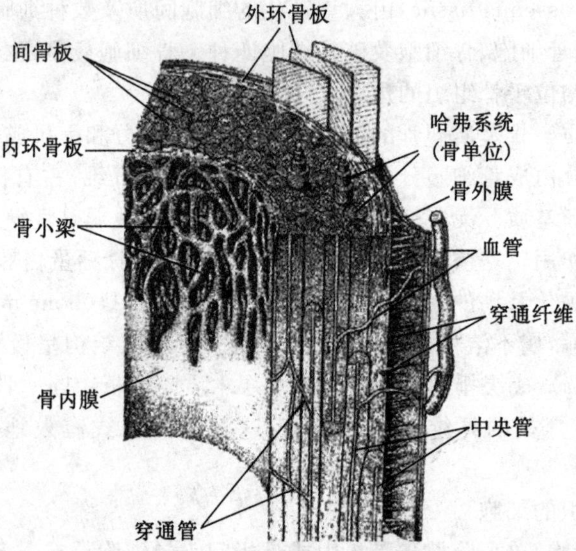

图 1-3-14　长骨结构模式图

1.骨松质　骨松质(spongy bone)分布于长骨的骨骺和骨干的内侧份，是大量针状或片状骨小梁相互连接而成的多孔隙网架结构，网孔即骨髓腔，其中充满骨髓。骨小梁厚度一般为0.1～0.4 mm，由数层平行排列的骨板和骨细胞构成。骨小管穿行表层骨板开口于骨髓腔，骨细胞从中获得营养并排出代谢产物。

2.骨密质　骨密质(compact bone)分布于长骨骨干和骨骺的外侧份。骨密质内的骨板排列很有规律，按骨板排列方式可分为环骨板、骨单位和间骨板。

(1)环骨板：分布于长骨干的外侧面及近骨髓腔的内侧面，分别称为外环骨板及内环骨板。外环骨板较厚，有10～40层，较整齐地环绕骨干排列。内环骨板较薄，仅由数层骨板组成，排列不甚规则。

(2)骨单位(osteon)：又称哈弗系统(Haversian system)，是长骨干起支持作用的主要结构单位。骨单位位于内外环骨板之间，数量较多，呈筒状，直径30～70 μm，长0.6～2.5 mm，由10～20层同心圆排列的骨板(哈弗骨板)围成。各层骨板之间有骨细胞。各层骨细胞的突起经骨小管穿越骨板相互连接。骨单位的中轴有一中央管，或称哈弗管(Haversian canal)，内含骨膜组织、毛细血管(有的是微动静脉)和神经。

(3)间骨板：是填充在骨单位之间的平行骨板，是原有的骨单位或内外环骨板未被吸收的残留部分。

3.骨膜　骨膜是覆盖在骨除关节面以外的内、外表面的薄膜，分骨外膜和骨内膜。骨外膜分两层，外层较厚，为致密结缔组织，起固定骨膜和韧带的作用；内层较薄，为疏松结缔组织，含骨原细胞和成骨细胞。

四、血液

血液(blood)由血细胞和血浆组成。

(一)血浆

血浆(plasma)相当于结缔组织的细胞间质，约占血液容积的55%，其中99%是水，其余为血浆蛋白、无机盐、维生素等。若血液凝固后，可析出淡黄色澄清透明液体，称血清。血清中不含纤维蛋白原，但增加了血液凝固中产生的一些新物质。

(二)血细胞

血细胞(blood cell)约占血液容积的45%，包括红细胞、白细胞和血小板。

1.红细胞　红细胞(red blood cell，RBC)直径7.5～8.5 μm，呈双面凹的

圆盘状，血涂片中显示中央染色较浅，周边较深。这种形态特点可增加红细胞的表面积。红细胞的正常值，男性是$(4.5\sim5.5)\times10^{12}/L$；女性是$(3.5\sim4.5)\times10^{12}/L$。成熟红细胞无细胞核，也无细胞器。细胞质内主要成分是血红蛋白，有结合 O_2 和 CO_2 的功能。血红蛋白(Hb)正常值，男性是 120～150 g/L；女性是 100～130 g/L。

红细胞少于$3.0\times10^{12}/L$和(或)血红蛋白低于 100 g/L，则为贫血。

2.白细胞　白细胞(white blood cell，RBC)为无色有核的球形细胞，正常值为$(4\sim10)\times10^{9}/L$。在光镜下，根据白细胞基质内有无特殊颗粒，可分为有粒白细胞和无粒白细胞两类。粒细胞根据其特殊颗粒的嗜色性，分为中性粒细胞、嗜酸性粒细胞和嗜碱性粒细胞。无粒细胞可分为单核细胞和淋巴细胞。

(1)中性粒细胞：中性粒细胞占白细胞总数的 50%～70%。细胞呈球形，直径 10～12 μm，核呈杆状或分叶状，一般 2～5 个叶，中间有细丝相连，核染色质浓密而染色深。核分叶越多越衰老。胞质染成粉红色，含许多细小的、分布均匀的中性颗粒，可分为嗜天青颗粒和特殊颗粒两种。嗜天青颗粒占 20%，多位于细胞边缘，体积稍大，染成紫色，它是一种溶酶体，含过氧化物酶和酸性磷酸酶，能消化分解吞噬的异物。特殊颗粒占 80%，体积较小，淡红色。内含碱性磷酸酶、吞噬素、溶菌酶等，能杀灭细菌。中性粒细胞具有活跃的变形运动和吞噬功能。具有趋化性，能以变形运动穿出血管，集中到细菌感染部位，吞噬细菌，形成吞噬体，再与溶酶体结合，将其分解消化。中性粒细胞吞噬细菌后，自身也常坏死，成为脓细胞。

(2)嗜酸性粒细胞：嗜酸性粒细胞占白细胞总数的 0.5%～3%。呈球形，直径 10～15 μm。核呈分叶状，多为 2 叶，胞质内充满粗大的，分布均匀的嗜酸性颗粒。颗粒含酸性磷酸酶、芳基硫酸酯酶、过氧化物酶和组胺酶等。嗜酸性粒细胞也有变形运动，并具有趋化性，可吞噬异物或抗体抗原复合物，灭活组织胺，从而减轻过敏反应。还有抗寄生虫作用。

(3)嗜碱性粒细胞：嗜碱性粒细胞占白细胞总数的 0%～1%。细胞呈球形，直径 10～12 μm。胞核分叶或呈 S 形，染色浅。胞质内含大小不等、分布不匀的嗜碱性颗粒，可覆盖在核上。颗粒含组胺、肝素、白三烯等。这些物质可使平滑肌收缩、小血管通透性增高，可引起过敏反应。

(4)单核细胞：单核细胞占白细胞总数的 3%～8%。呈圆球形，直径 14～20 μm。胞核呈肾形或马蹄形，核染色质呈细网状，染色浅。胞质丰富呈灰蓝色，含有许多嗜天青颗粒。颗粒是溶酶体，内含过氧化物酶、酸性磷酸酶、溶菌酶等。单核细胞具有活跃的变形运动和明显趋化性。它在血液中停留 1～5 天后，穿出血管进入组织，分化为巨噬细胞。单核细胞与巨噬细胞均能吞噬异物，杀灭病原微生物，清除体内衰老病变的细胞，参与调节免疫应答，分泌多种活性物质。

(5)淋巴细胞：淋巴细胞占白细胞总数的 20%～30%。分大、中、小三种，外周血以小淋巴细胞为主，直径 6～8 μm；中淋巴细胞直径 9～12 μm；大淋巴细胞直径 13～20 μm。其细胞核圆形，一侧常有一小凹陷，染色质浓密成块状，染色深。胞质很少，在核周形成一窄缘，染成天蓝色，含少量嗜天青颗粒。电镜下其胞质内有丰富的核糖体。淋巴细胞可分为三类，T 淋巴细胞占淋巴细胞总数的 75%，参与细胞免疫，并有调节免疫应答的作用。B 淋巴细胞占总数的 10%～15%，受抗原刺激后增殖分化为浆细胞，产生抗体，参与体液免疫。大颗粒细胞包括 K 细胞和 NK 细胞，K 细胞借助其 FC 受体，与抗体的 FC 段结合而杀伤靶细胞；NK 细胞可自然杀伤某些肿瘤细胞。

3. 血小板　血小板(blood platelet)又称血栓细胞，正常数值为(100～400)$\times 10^9$/L。是骨髓巨核细胞脱落的小片胞质，直径 2～4 μm。

血小板参与止血和凝血过程。当血管受损或破裂时，血小板黏附在受损的胶原纤维上，经一系列变化后，聚集成团形成止血栓并堵塞破损的血管；还可在表面Ⅳ因子的作用下，使血浆凝血酶原转变成凝血酶，凝血酶又催化纤维蛋白原变为纤维蛋白，形成凝血块。

第三节　肌组织

肌组织(muscle tissue)主要由肌细胞组成。肌细胞之间有少量的结缔组织以及血管和神经，肌细胞呈长纤维形，又称为肌纤维(muscle fiber)。肌纤维的细胞膜称肌膜(sarcolemma)，细胞质称肌浆(sarcoplasm)，肌浆中有许多与细胞长轴相平行排列的肌丝，它们是肌纤维舒缩功能的主要物质基础。按其存在部位、结构和功能不同，可分为骨骼肌、平滑肌和心肌三种。

一、骨骼肌

骨骼肌(skeletal muscle)是分布于躯干、四肢的肌，大多附着于骨骼上。肌的外面是由结缔组织构成的肌外膜(epimysium)，肌外膜内含血管和神经，伸入肌内将肌分隔为若干肌束，构成包裹肌束的肌束膜(perimysium)，进而伸入到每条肌纤维的周围，构成富含毛细血管和神经纤维的肌内膜(endomysium)。骨骼肌受躯体神经支配，受意识控制，属随意肌，收缩快速、有力，但易疲劳。

（一）骨骼肌纤维的光镜结构（见图 1-3-15）

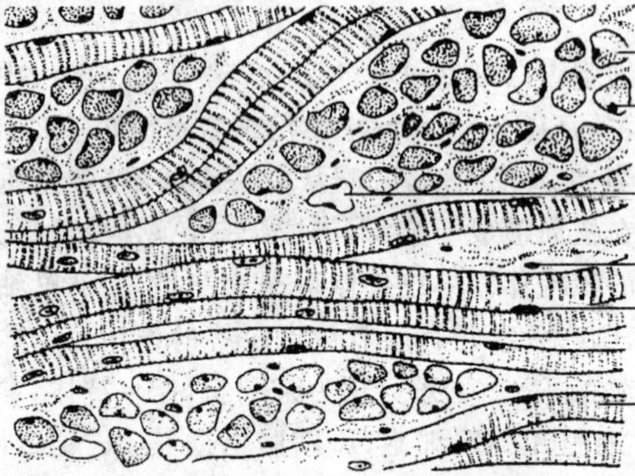

图 1-3-15　骨骼肌

肌纤维呈细长圆柱状，长 1～40 mm，直径 10～100 μm。有多个甚至数百个细胞核，位于纤维的周缘部。肌纤维的肌浆内含许多与细胞长轴平行排列的肌原纤维(myofibril)，每条肌原纤维均由明带（I 带）和暗带（A 带）相间的结构构成，各条肌原纤维的明带和暗带又排列于同一水平上，因而，肌纤维显示出明暗交替的横纹，所以又称横纹肌(striated muscle)。两条相邻 Z 线之间的一段肌原纤维称为肌节，每个肌节由$\frac{1}{2}$ I 带＋A 带＋$\frac{1}{2}$ I 带组成，是骨骼肌纤维结构和功能的基本单位。

（二）骨骼肌纤维的超微结构

1. 肌原纤维　肌原纤维由粗肌丝与细肌丝构成，两种肌丝沿肌细胞长轴排列，肌原纤维明暗相间，明暗带就是由粗肌丝、细肌丝有规律排列而形成的。粗肌丝的成分是肌球蛋白，位于 A 带，中央固定于 M 线，两端游离；细肌丝的主要成分是肌动蛋白，辅以原肌球蛋白和肌钙蛋白，一端固定于 Z 线，另一端伸入粗肌丝之间。

2. 横小管　横小管(transverse tubule)又称 T 小管，是肌膜向肌质内凹陷形成的小管，其走向与肌纤微垂直，位于明带与暗带交界处。可将肌膜的兴奋迅速传导至肌纤维内部。

3. 肌浆网　肌浆网又称为肌质网、纵小管，是肌纤维内特化的滑面内质网，位于横小管之间，纵行包绕每条肌原纤维周围。两端扩大呈扁囊状，称终池。每条横小管及其两侧的终池组成三联体。肌浆网的功能是储存钙离子并调节肌浆中 Ca^{2+} 的浓度。

二、心肌

心肌(cardiac muscle)主要分布于心脏壁，也存在于大血管的近心端。心肌纤维呈短柱状，分支并互相吻合成网，连接处有一条染色较深的带状结构，称为闰盘。核呈卵圆形位于肌纤维中央，可见双核并偶见多核。肌原纤维也有明带和暗带，因而也具有横纹。但心肌受内脏神经支配，属不随意肌。心肌收缩慢、有节律而持久，不易疲劳。

三、平滑肌

平滑肌(smooth muscle)主要分布于内脏和血管的壁，所以又称内脏肌(visceral muscle)。平滑肌纤维呈梭形，无横纹，细胞核位于肌纤维中央。纤维的长短不一，长者可达 200 μm，短者仅 20 μm，前者见于肠壁肌层，后者见于小血管壁，一些生理上伸缩大的器官，如妊娠子宫的肌纤维可长达 600 μm。平滑肌受内脏神经支配，不受意识控制，属于不随意肌。内脏平滑肌的特点是具有自动性，即肌纤维在脱离神经支配或离体培养的情况下，也能自动地产生兴奋和收缩。

第四节　神经组织

神经组织(nerve tissue)由神经细胞(nerve cell)和神经胶质细胞(neuroglial cell)组成，神经细胞又称神经元(neuron)，是神经系统的结构和功能单位，通过突触相连接形成复杂的神经网络，具有感受内外刺激、传导整合信息的能力。神经胶质细胞对神经元起支持、保护、分隔和营养的作用。

一、神经元

(一)神经元的形态结构(见图 1-3-16)

1. 胞体　神经元的胞体(soma)位于脑和脊髓的灰质及神经节内，其形态各异，常见的形态为星形、锥体形、梨形和圆球形状等。胞体大小不一，直径 4～120 μm。胞体是神经元的代谢和营养中心。胞体内除含一般的细胞器外，还有丰富的尼氏体和神经原纤维。

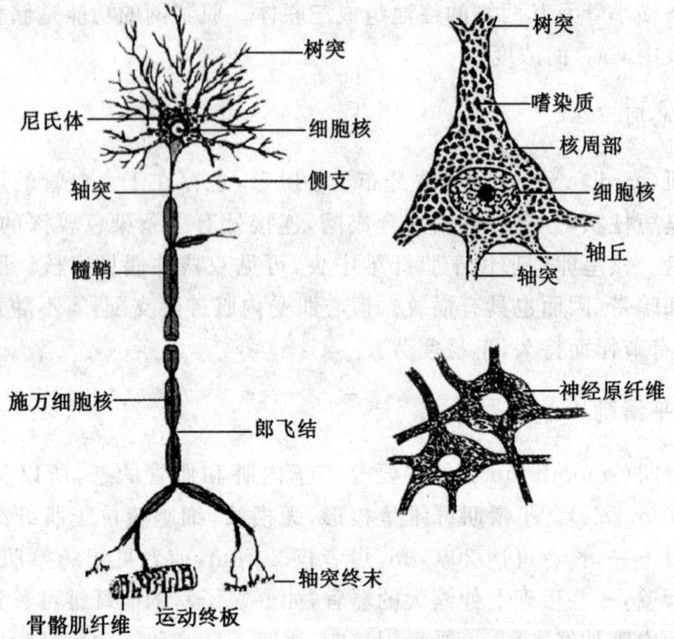

图 1-3-16　神经元和神经纤维结构模式图

(1)尼氏体(Nissl body)：又称嗜染质、虎斑小体，为嗜碱性物质，光镜下呈斑块状或细粒状散在均匀分布。电镜下，尼氏体由大量平行排列的粗面内质网和其间的游离核糖体组成。

(2)神经原纤维：神经原纤维是由平行排列成束的神经丝和微管构成，它们构成神经元的细胞骨架，参与物质的运输。

2.突起

(1)树突：有一个或多个，表面常见树突棘。树突的主要功能是接受刺激，并将神经冲动传送给胞体。

(2)轴突：只有一个，表面光滑，细长，分支少，轴突末端分支较多，形成轴突终末。胞体发出轴突的部位称轴丘。轴突的主要功能是将神经冲动由胞体传向其他神经元或效应器。

(二)神经元的分类(见图 1-3-17)

1.按神经元突起的数目分类　①多级神经元；②双极神经元；③假单极神经元。

2.按神经元的功能分类　①感觉神经元/传入神经元；②运动神经元/传出神经元；③联络神经元/中间神经元。

3. 按神经元释放的神经递质分类 ①胆碱能神经元；②肾上腺素能神经元；③肽能神经元。

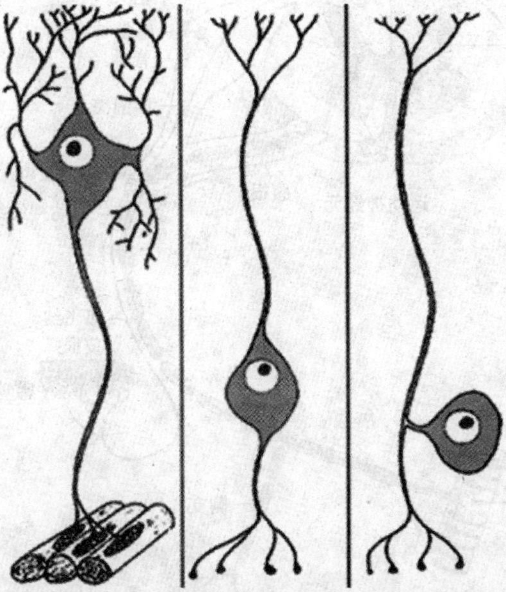

图 1-3-17 各类神经元

（三）突触

神经元与神经元之间，或神经元与非神经细胞（肌细胞、腺细胞等）之间传递信息的接触部位，称为突触（synapse）（见图 1-3-18、图 1-3-19）。突触可分为两类，即化学性突触（chemical synapse）和电突触（electrical synapse）。通常所说的突触是指前者而言。

1. 化学性突触 光镜下，多数突触的形态是轴突终未呈球状或环状膨大，附在另一个神经元的胞体或树突表面，其膨大部分称为突触小体（synaptic corpuscle）或突触结（synaptic bouton）。

根据突触部位不同可分为轴-体突触（axo-somatic synapse）、轴-树突触（axo-axonal synapse）、轴-棘突触（axo-spinous）、轴-轴突触（axo-axonal synapse）和树-树突触（dendroden-driticsynapse）等。通常一个神经元有许多突触，可接受多个神经元传来的信息，如脊髓前角运动神经元有 2000 个以上的突触，大脑皮质锥体细胞约有 30000 个突触，小脑浦肯野细胞可多达 200000 个突触。突触在神经元的胞体和树突基部分布最密，树突尖部和轴突起始段最少。

电镜下，突触由三部分组成：突触前部、突触间隙和突触后部。突触前部

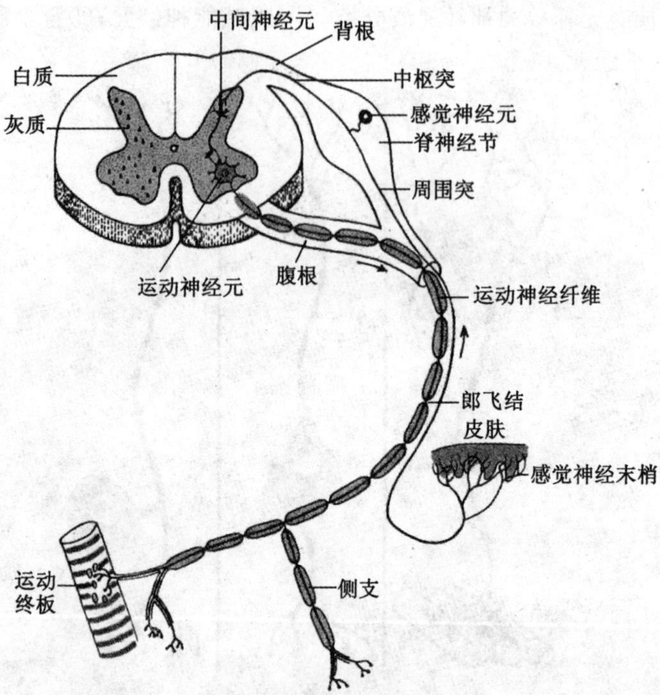

图 1-3-18　突触

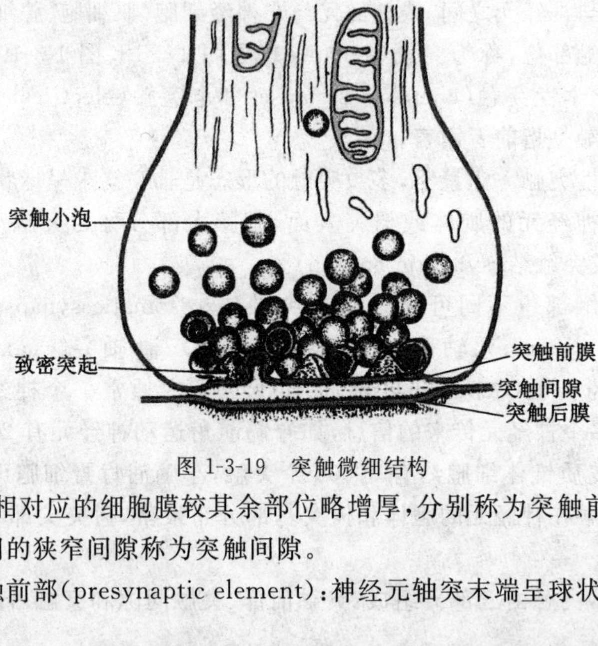

图 1-3-19　突触微细结构

和突触后部相对应的细胞膜较其余部位略增厚，分别称为突触前膜和突触后膜，两膜之间的狭窄间隙称为突触间隙。

(1)突触前部(presynaptic element)：神经元轴突末端呈球状膨大，轴膜增厚形成突触前膜(presynaptic membrane),厚 6～7 nm。在突触前膜部位的胞浆内,含有许多突触小泡(synaptic vesicle)、线粒体、滑面内质网和一些微丝和微管等。突触小泡是突触前部的特征性结构,小泡内含有化学物质,称为神经递质(neurotransmitter)。

(2)突触后部(postsynaptic element):多为突触后神经元的胞体膜或树突膜,增厚形成突触后膜(postsynaptic membrane),厚 20～50 nm。突触后膜上具有受体和化学门控的离子通道。

(3)突触间隙(synaptic space):是位于突触前后膜之间的细胞外间隙,宽 20～30 nm,其中含糖胺多糖和糖蛋白等,这些化学成分能和神经递质结合,促进递质由前膜移向后膜,使其不向外扩散或消除多余的递质。

2. 电突触　在突触前神经元与突触后神经元之间存在着电紧张偶联(electrotonic coupling),突触前产生的活动电流一部分向突触后流入,使兴奋性发生变化,称为电突触。突触前膜与突触后膜间以缝隙连接相连,神经冲动直接通过。

二、神经胶质细胞

神经胶质细胞(neuroglia cell)简称神经胶质(neuroglia),广泛分布于中枢和周围神经系统。神经胶质细胞一般较神经细胞小,突起多而不规则,数量约为神经细胞的 10 倍。多分布在神经元胞体、突起以及中枢神经毛细血管的周围。

(一)中枢神经系统的神经胶质细胞(见图 1-3-20)

1. 星形胶质细胞(astrocyte)　星形胶质细胞是最大的一种神经胶质细胞,胞体呈星形,核大呈圆形或椭圆形,染色较浅。胞质内有交织走行的神经胶质丝(neuroglial filament)。由胞体伸出许多呈放射状走行的突起,部分突起末端膨大形成脚板(end foot),附着在毛细血管基膜上,或伸到脑和脊髓的表面形成胶质界膜(glia limitans)。星形胶质细胞约占全部胶质细胞的 20%,对维持神经细胞微环境的稳定和调节代谢过程起重要作用。当中枢神经系统损伤时,星形胶质细胞迅速分裂增殖,以形成胶质瘢痕形式进行修复。

2. 少突胶质细胞　少突胶质细胞体积较小,突起也少而短,细胞核圆而小,富含线粒体、核糖体和微管。主要构成中枢神经系统有髓神经纤维的髓鞘。

3. 小胶质细胞　小胶质细胞是最小的一种神经胶质细胞,来源于血液中的单核细胞,具有吞噬功能。

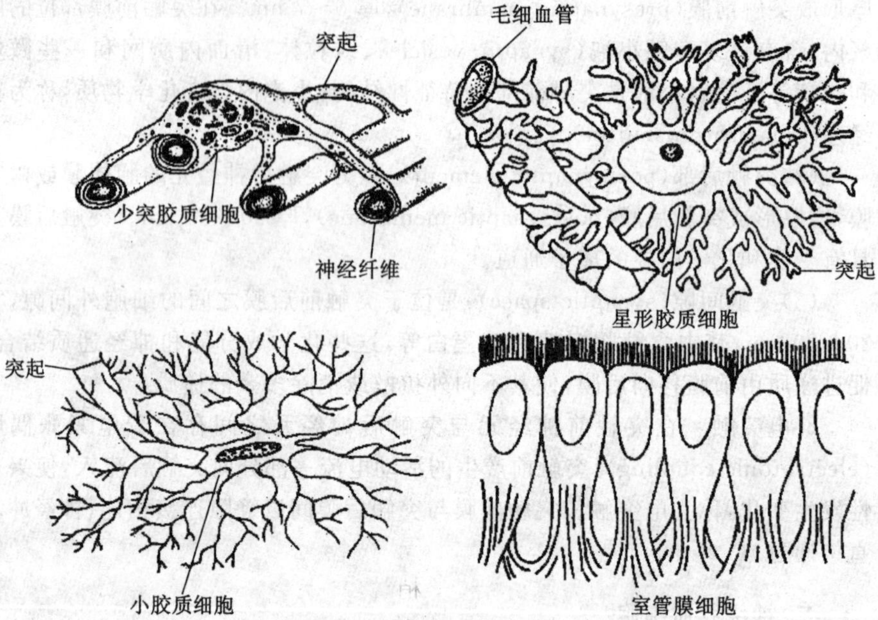

图 1-3-20　中枢神经系统的神经胶质细胞

4. 室管膜细胞　室管膜细胞起支持和保护作用；参与脑脊液形成。

（二）周围神经系统的神经胶质细胞

1. 神经膜细胞（neurilemmal cell）　神经膜细胞又称施万（schwann）细胞，细胞核呈长椭圆形，位于髓鞘边缘的少量胞质内。主要构成周围神经系统的髓鞘，由于施万细胞的外表面有基膜，能分泌神经营养因子，所以能促进受损的神经元的存活及其轴突的再生。

2. 卫星细胞（satellite cell）　卫星细胞又称被囊细胞，是神经节内包囊神经元胞体的一层扁平或立方形细胞。能产生神经营养因子，维持神经元的生长和发育。

三、神经纤维

神经纤维（nerve fiber）是以神经细胞的突起（包括轴突与树突）为中轴，外包神经胶质细胞（施万细胞或少突胶质细胞），主要功能是传导神经冲动。根据神经纤维有无髓鞘包裹，分为有髓神经纤维和无髓神经纤维两种。

（一）有髓神经纤维

有髓神经纤维（myelinated nerve fiber）由轴突（或树突）、髓鞘、神经膜构成。髓鞘(myelin sheath)及神经膜(neurolemma)呈鞘状包裹在轴突的周围。在轴突的起始部无髓鞘包裹,称此部为起始段(initial segment),起始段远侧的轴突部分,髓鞘呈节段包卷轴突,形似藕节,其间断部位,轴膜裸露,可发生膜电位变化,此部位称为神经纤维节(node of nerve fiber),又称郎飞结(Ranvier node)。两个相邻结之间的一段,称结间体(internode)。有髓神经纤维的神经冲动传导,是从一个郎飞结到相邻郎飞结的跳跃式传导,结间体长,传导速度快。反之,传导速度慢。

(二)无髓神经纤维

无髓神经纤维(nonmyelinated nerve fiber)由较细的轴突及施万细胞构成,无髓鞘,无郎飞结。无髓神经纤维的神经冲动传导是沿着轴突进行的连续性传导,其传导速度比有髓神经纤维慢得多。

四、神经末梢

神经末梢为神经纤维的末端部分,分布在各种器官和组织内。按其功能不同,分为感觉神经末梢和运动神经末梢。感觉神经末梢又称传入神经末梢,接受外界和体内的刺激。运动神经末梢又称传出神经末梢,把神经冲动传布到肌肉和腺体组织上,使它们产生运动和分泌活动。

(一)感觉神经末梢(感受器)

1.游离神经末梢　游离神经末梢(free nerve ending)广泛分布于表皮、角膜、浆膜、肌肉和结缔组织中,结构较简单。周围突在接近终末端处髓鞘消失,其裸露细支又反复分支,游离分散在上皮细胞或结缔组织中,能感受疼痛和冷热的刺激。

2.有被囊的神经末梢

(1)触觉小体(tactile corpuscle):又称梅氏小体(Meissner corpuscle),分布在皮肤的真皮乳头内,以手指掌面和足趾底面最多。小体呈椭圆形,直径30～100 μm,周围有结缔组织形成被囊,内有许多横列的扁平触觉细胞。主要功能是感受触觉。

(2)环层小体(lamellar corpuscle):又称潘申尼小体(Pacinian corpuscle),分布广泛,多见于真皮深层、皮下组织、肠系膜和胰腺的结缔组织中。小体多呈圆形或椭圆形,大小不一,直径为0.5～3 mm。小体的被囊是由扁平的结缔组织细胞和纤维形成的同心圆板层,板层间充满胶样物质,主要是感受压力、震动和张力觉等。

(3)肌梭(muscle spindle):广泛分布于全身骨骼肌中的细长梭形小体,长

2～5 mm，表面有结缔组织被囊，是感觉肌肉的运动和肢体位置变化的本体感受器。

（二）运动神经末梢（效应器）

1. 躯体运动神经末梢　躯体运动神经末梢又称运动终板（motor end plate），是来自脊髓前角或脑干的运动神经元的轴突末梢，到达骨骼肌纤维的肌膜处失去髓鞘，在骨骼肌纤维的表面形成椭圆形的板状隆起，直径 10～80 μm。轴突末端中含有乙酸胆碱，乙酰胆碱释放进入间隙，可作用于肌膜上的 N 受体，致使肌膜兴奋，引起肌纤维收缩。

每个运动神经元的轴突及其分支所支配的肌纤维，称为一个运动单位（motor unit）。运动单位大小，就是运动神经元支配纤维数量的多少，人体内每块肌肉的运动单位数量有很大差别。

2. 内脏运动神经末梢　内脏运动神经的节后神经纤维分布在内脏及血管的平滑肌、心肌和腺细胞上，形成内脏运动神经末梢（visceral motor nerve ending）。当神经兴奋沿内脏传出神经纤维至末梢时，导致神经递质的释放，引起平滑肌和心肌收缩以及腺体的分泌。

复习题

1. 名词解释：内皮、间皮、肌节、尼氏体、突触、神经纤维、运动终板。
2. 简述上皮组织的分类、分布及功能。
3. 简述疏松结缔组织细胞、纤维的分类、特点和各自功能。
4. 列表写出软骨的分类、结构和功能。
5. 简述血细胞的分类、正常值及功能。
6. 简述神经胶质细胞的分类、分布和功能。

（李嘉琳）

第四章　运动系统

知识目标：

1. 掌握骨的形态、分类、构造。
2. 掌握全身骨的名称、位置、形态、结构及骨性标志。
3. 掌握全身骨连接的组成、形态及功能。
4. 理解全身肌的名称、分布及功能。

运动系统(locomotor system)由骨、骨联结和骨骼肌三部分组成。骨借骨联结构成人体的支架，称骨骼。在运动过程中，骨起杠杆作用，关节是运动的枢纽，骨骼肌是动力器官。运动系统主要的功能是运动，还有支持、保护的功能。

在人体表面，常有骨或肌的某些部分形成的隆起或凹陷，可看到或摸到的，称为体表标志。临床上常利用这些标志作为确定深部器官的位置、判断血管和神经走向以及针灸取穴和穿刺定位的依据。

第一节　骨

一、概述

骨(bone)是由骨细胞、胶原纤维和骨基质构成，外被以骨膜和软骨，内有骨髓的器官。成人骨共 206 块(见图 1-4-1)，约占体重的 20%，依其部位可分为颅骨 29 块(包括 6 块听小骨)、躯干骨 51 块和四肢骨 126 块(其中上肢骨 64 块，下肢骨 62 块)。

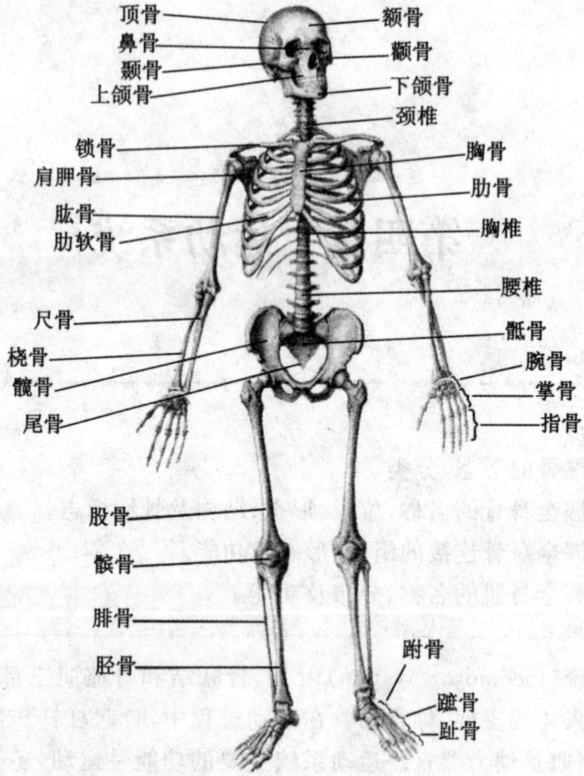

图 1-4-1　人体的骨骼

（一）骨的形态

人体的骨按其形态特点分为长骨、短骨、扁骨和不规则骨四种。

1.长骨(long bone)　长骨呈长管状，主要存在于四肢，可分为一体两端。体又称骨干，其外周部骨质致密，中央为容纳骨髓的骨髓腔。两端较膨大，称为骺。骺的表面有关节软骨附着，形成关节面，与相邻骨的关节面构成运动灵活的关节，以完成较大范围的运动。

2.短骨(short bone)　短骨呈短柱状或立方形，多成群分布于手腕、足的后半部和脊柱等处。短骨能承受较大的压力，常具有多个关节面与相邻的骨形成微动关节，并常辅以坚韧的韧带，构成适于支撑的弹性结构。

3.扁骨(flat bone)　扁骨呈板状，主要构成颅腔和胸腔的壁，以保护内部的脏器，扁骨还为肌肉附着提供宽阔的骨面，如肢带骨的肩胛骨和髋骨。

4.不规则骨(irregular bone)　不规则骨形状不规则且功能多样，有些骨内还生有含气的腔洞，称为含气骨，如构成鼻旁窦的上颌骨和蝶骨等。

（二）骨的构造

骨主要由骨膜、骨质、骨髓三部分组成（见图 1-4-2）。

1. 骨膜（periosteum）　骨膜由致密结缔组织构成，被覆于除关节面以外的骨质表面，并有许多纤维束伸入骨质内。骨膜富含血管、神经、淋巴管和成骨细胞，对骨的发生、生长、修复等具有重要意义。

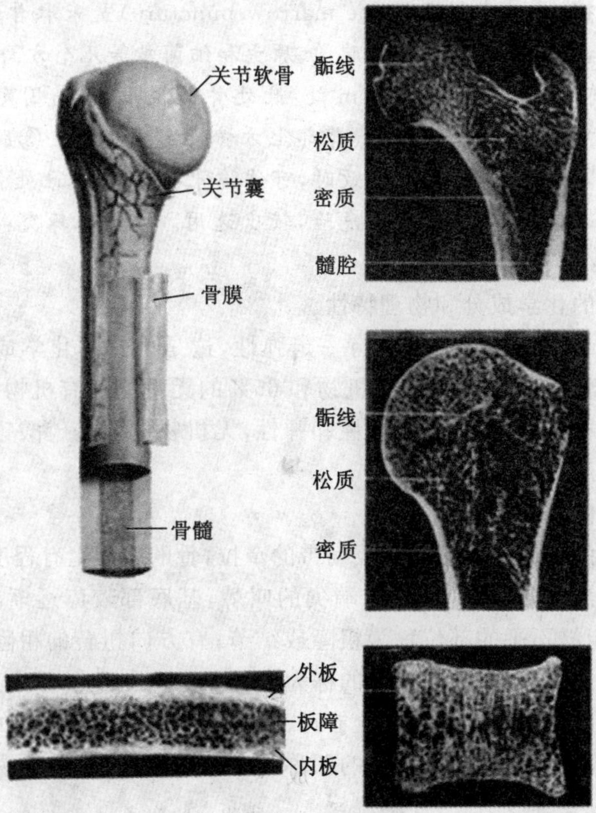

图 1-4-2　骨的构造

2. 骨质（bone substance）　骨质由骨组织构成，可分为骨密质和骨松质两种。骨密质由多层紧密排列的骨板构成；骨松质由薄骨板即骨小梁互相交织构成立体的网，呈海绵状。骨密质质地致密，抗压抗扭曲性很强；而骨松质则按力的一定方向排列，虽质地疏松但却非常坚固。不同形态的骨，由于其功能不同，在骨密质和骨松质的配布上也呈现出各自的特色。以保护功能为主的扁骨，其内外两面是薄层的骨密质，称为内板和外板，中间夹着大量的骨松质，称为板障。

3.骨髓(bone marrow)　骨髓是柔软的富含血管的造血组织，隶属于结缔组织。骨髓存在于长骨骨髓腔及骨松质的的网眼中，在胚胎时期和婴幼儿，所有骨髓均有造血功能，由于含有丰富的血液，肉眼观呈红色，故名红骨髓。约从 6 岁起，长骨骨髓腔内的骨髓逐渐为脂肪组织所代替，变为黄红色且失去了造血功能，叫作黄骨髓，黄骨髓具有造血潜能。

知识链接：骨髓穿刺术(bone marrow puncture)是采取骨髓液的一种常用诊断技术，其检查内容包括细胞学、原虫和细菌学等几个方面。穿刺部位常选择：①髂前上棘后上方 1～2 cm 处：此处骨面较平，容易固定，操作方便安全。②髂后上棘：位于骶椎两侧、臀部上方骨性突出部位。③胸骨柄：此处骨髓含量丰富，当上述部位穿刺失败时，可作胸骨柄穿刺，但此处骨质较薄，其后有心房及大血管，严防穿透发生危险，较少选用。④腰椎棘突：位于腰椎棘突突出处，极少选用。

（三）骨的化学成分和物理特性

成人的骨不仅坚硬而且具有一定弹性，这是由它的化学成分所决定的。成人骨的化学成分为 35％的有机物和 65％的无机物。有机物主要是骨胶原纤维和黏多糖蛋白，使骨具有韧性和弹性，无机物主要是磷酸钙和碳酸钙，使骨具有坚硬度。

（四）骨的表面标志

1.骨面的突起　由于肌腱或韧带的牵拉，骨的表面生有程度不同的隆起，其中明显突出于骨面的叫突；末端尖的叫棘；基底部较广逐渐凸隆的称为隆起；其表面粗糙不平的部位称为粗隆或结节；有方向扭转的粗隆称为转子；长线形的高隆起称为嵴；低而粗涩的称为线。

2.骨面的凹陷　由于与邻位器官、结构相接触或肌肉附着的影响而形成。大而浅的光滑凹面称为窝；略小的凹称为小窝或小凹；长的称为沟；浅的称为压迹。

3.骨的腔洞　由于容纳某些结构或空气，或由于某些结构穿行所形成。一般将较大的空间称为腔、窦、房，小者称为小房；长的骨性通道称为管；腔或管的开口称为口或孔，边缘不完整的孔称为裂孔。

4.骨端的标志　骨端圆形的膨大称为头或小头，多为被覆着软骨的关节面；头下方较狭细处称为颈；椭圆形的膨大称为髁；髁的最突出部分称为上髁。

二、躯干骨

躯干骨共51块,包括椎骨24块、骶骨1块、尾骨1块、胸骨1块、肋骨12对。

(一)椎骨

椎骨(vertebrate)包括颈椎7块,胸椎12块,腰椎5块,骶椎5块及尾椎3～5块。椎骨在幼年时期有32～34块,随着年龄增长,5块骶椎融合成1块骶骨,尾椎合成1块尾骨,因此,成人一般为26块。

1.椎骨的一般形态　椎骨由前方的椎体和后方的椎弓两部分组成。

(1)椎体(vertebral body):约呈短圆柱状,内部为骨松质,外为薄层骨密质。上下椎体以软骨连成柱状,是椎骨承重的主要部分。

(2)椎弓(vertebral arch):在椎体后方。与椎体相连的部分叫椎弓根,稍细,上下各有一切迹,分别称椎上切迹和椎下切迹,椎下切迹较明显。相邻椎骨之间在椎弓根处的上下切迹共同围成形成椎间孔(intervertebral foramina)。椎弓的后部呈板状,称椎弓板。左右椎弓板相连形成完整的椎弓。椎体和椎弓共同围成椎孔(vertebral foramen),各椎骨的椎孔连成贯穿脊柱的椎管(vertebral canal)以容纳保护脊髓。

椎弓上有7个突:向后方伸出的一个称棘突(spinous process),多数可在背部正中线摸到;左右各伸出一个横突(transverse process),棘突和横突都有韧带和肌肉附着;椎弓上下各有一对突起,叫上关节突(superior articular processes)和下关节突(inferior articular processes),相邻椎骨的上下关节突相对,以关节面组成关节突关节。

2.各部椎骨的主要形态特征

(1)颈椎(cervical vertebrae):共7个,第1、2颈椎属特殊椎骨。一般颈椎的椎体较小,近似长方形;上下关节突的关节面几乎呈水平位;椎孔大,呈三角形(见图1-4-3)。横突根部生有横突孔(transverse foramen),是颈椎最显著的特点。横突孔内有椎动脉和静脉穿行。横突末端分为前结节、后结节,第6颈椎横突的前结节较大,颈总动脉经其前面上行,故称为颈动脉结节(carotid tubercle),当头部受伤严重出血时,可在此压迫颈总动脉暂时止血。第2～6颈椎棘突短而分叉。第7颈椎棘突则长而水平,末端不分叉,容易扪到,故又名隆椎(vertebra prominens),是临床上计数椎骨序数和针灸取穴的标志。

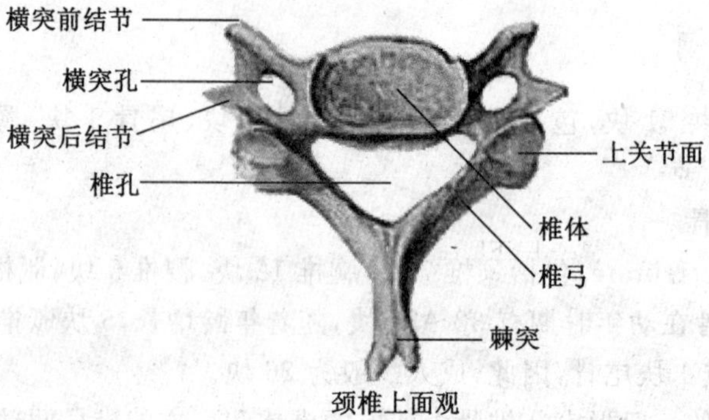

图 1-4-3 颈椎

第 1 颈椎又称寰椎(atlas)，呈环状(见图 1-4-4)。主要由前弓、后弓及侧块组成，侧块上面的椭圆形上关节面与枕骨髁相关节，下面稍凹的圆形下关节面与第 2 颈椎相关节，前弓后面有齿突凹。上关节凹后方有椎动脉沟，椎动脉出横突孔经此沟而入枕骨大孔。后弓长，中点略向后方突起，叫作后结节。寰椎无椎体、棘突和关节突。

第 2 颈椎又称枢椎(axis)，椎体向上有指状突起，称齿突，与寰椎的齿突凹相关节。

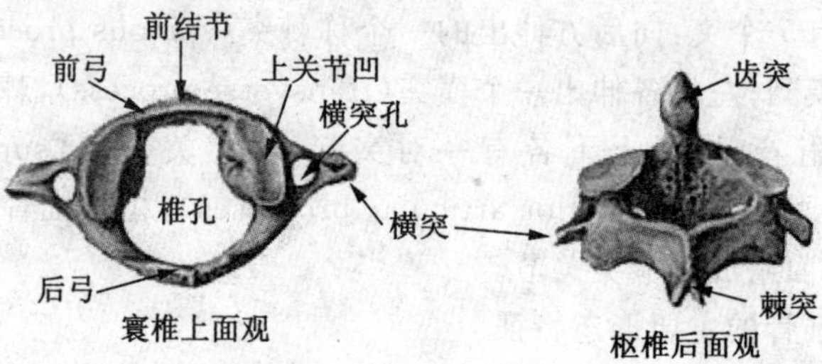

图 1-4-4 寰椎和枢椎

(2)胸椎(thoracic vertebrae)：共 12 个，从上向下椎体逐渐增大，横截面近三角形(见图 1-4-5)。椎体的后外侧上下缘处有与肋骨头相接的半关节面称肋凹，分为上肋凹和下肋凹。横突的前面也有横突肋凹，与肋结节形成关节。棘突长，伸向后下方，邻位椎骨的棘突依次掩叠，呈瓦楞状排列。关节突明显，其关节面位于冠状方向。

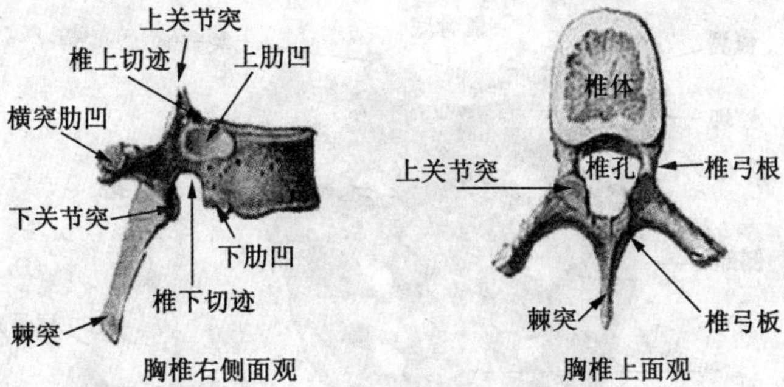

图 1-4-5　胸椎

(3)腰椎(lumbar vertebrae):共 5 个,椎体粗壮,横断面呈肾形,椎孔大而呈三角形,关节突关节面几呈矢状位,棘突宽而短,呈板状,几乎水平地伸向后(见图 1-4-6)。

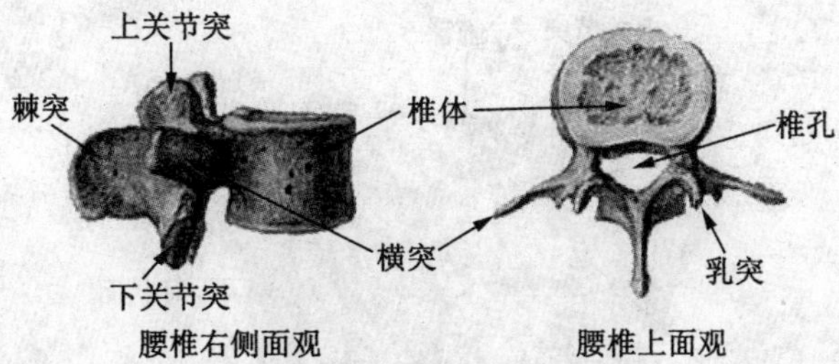

图 1-4-6　腰椎

(4)骶骨(sacrum):由 5 块骶椎融合而成,呈三角形(见图 1-4-7)。骶骨底前缘向前突出称骶岬,是产科骨盆测量的一个重要标志。骶骨前面有 4 对骶前孔。骶骨后面的骶正中嵴两旁有 4 对骶后孔。骶前后孔均与骶管相通,分别有骶神经的前支和后支通过。骶管为椎管的下段,其下端的裂孔称骶管裂孔(sacral hiatus)。裂孔两侧有向下突出的骶角,临床上,常以骶角作为确定骶管裂孔位置的标志进行骶管麻醉。骶骨的外侧面有耳状面与髂骨的耳状面相关节。

(5)尾骨(coccyx):由 3～4 块退化的尾椎融合而成(见图 1-4-7)。上接骶骨,下端游离为尾骨尖。

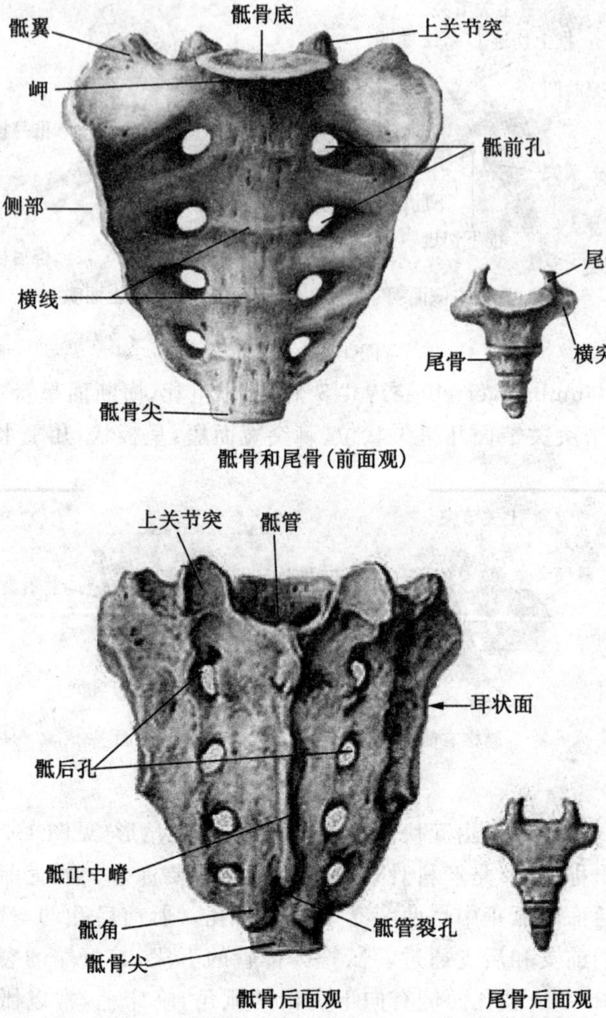

骶骨和尾骨（前面观）

骶骨后面观　　尾骨后面观

图 1-4-7　骶骨和尾骨

知识链接：腰椎穿刺既可用于诊断又可用于治疗。为了安全有效地实施这项操作，医师需了解腰椎穿刺的禁忌证、相关的解剖学和最大程度减少并发症发生危险的方法。虽然腰椎穿刺极少发生危险，但一旦发生，可以很严重，甚至有可能危及患者的生命。患者应采取侧卧位或坐位。为获得准确的开放压并减少穿刺后头痛的危险，侧卧位较好。不是所有患者都可以在任何体位接受腰椎穿刺，因此医生要学会在患者左侧卧位、右侧卧位以及直立位时进行该操作。患者的基本姿势一旦确定后，医师应指导患者采取胎儿体位或“像猫一样”弓起腰部，以增加棘突间的间隙。当患者为坐位时，腰椎应与桌面垂直。当患者为侧卧位时，腰椎应与桌面平行。

(二)胸骨

胸骨(sternum)位于胸前壁的正中，是一块上宽下窄、前凸后凹的扁骨，分胸骨柄、胸骨体和剑突三部分(见图 1-4-8)。

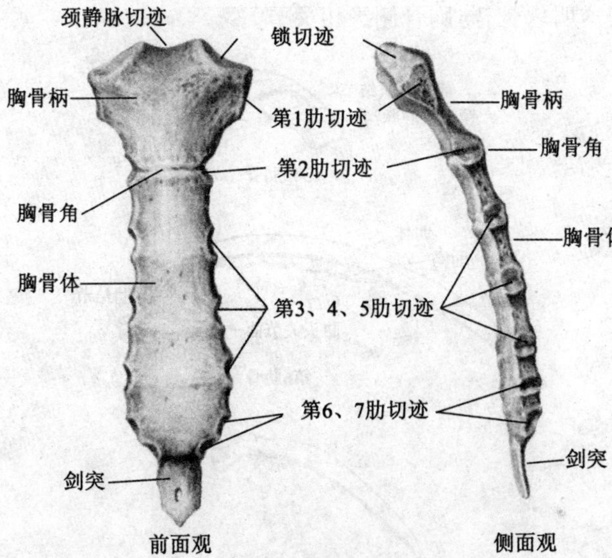

图 1-4-8　胸骨

1. 胸骨柄(manubrium sterni)　胸骨柄上宽下窄，中部微凹为颈静脉切迹，其两侧有与锁骨连接的锁切迹，与锁骨相关节。柄侧缘接第 1 肋软骨。

2. 胸骨体(body of sternum)　胸骨体扁而长，呈长方形，两侧有第 2～7 肋软骨相连接的切迹。

3. 剑突(xiphoid process)　剑突为胸骨体下端突出部分，扁而薄，呈三角形，底部与胸骨体相连接，下端游离。

4. 胸骨角(sternal angle)　胸骨角是胸骨柄与胸骨体由纤维软骨连接成微隆起的部分，又称 Louis 角。两侧分别与左右第 2 肋软骨相连，成为前胸壁计数肋骨的重要标志。

(三)肋骨

肋骨 12 对，左右对称，后端与胸椎相关节，前端仅第 1～7 肋借软骨与胸骨相连，称为真肋；第 8～10 肋不直接与胸骨相连，称为假肋；第 11、12 肋的前方游离，称为浮肋(见图 1-4-9)。

第 8～10 肋借肋软骨与上一肋的软骨相连，形成肋弓。

肋骨属扁骨，后端稍膨大，称为肋头，有关节面与胸椎体的肋凹形成关节，从肋头向后外变细，称为肋颈，再向外变扁成肋体，颈与体结合处的后面突起称为肋结节，有关节面与胸椎横突肋凹相关节。肋体向外转为向前的转弯处称为肋角，肋体下缘内面有容神经血管经过的肋沟。肋体前端粗糙，接肋软骨，肋软骨为透明软骨，与胸骨侧缘相关节。

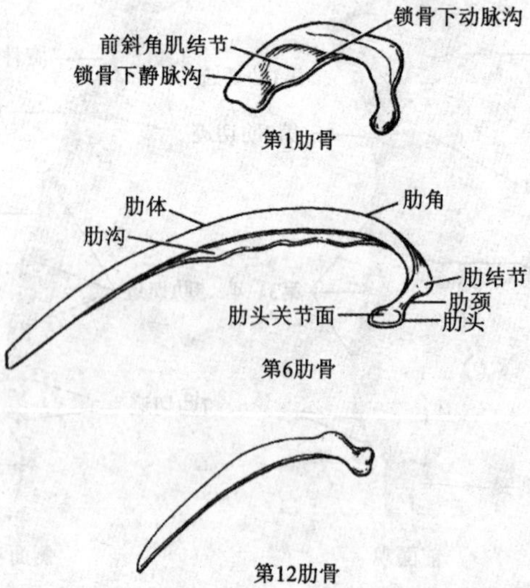

图 1-4-9　肋骨

知识链接：严重的闭合性胸部损伤导致多根多处肋骨骨折，使局部胸壁失去肋骨支撑而软化，并出现反常呼吸，即吸气时软化区胸壁内陷，呼气时外突，称为连枷胸。连枷胸常合并有肺挫伤，而且又是诱发急性呼吸窘迫综合征(ARDS)的重要因素。

三、颅骨

颅骨(skull)位于脊柱上方，由 23 块形状和大小不同的扁骨和不规则骨组成(中耳的 3 对听小骨未计入)。除下颌骨及舌骨外，其余各骨彼此借缝或软骨牢固联结，起着保护和支持脑、感觉器官以及消化器和呼吸器的起始部分的作用。颅分为脑颅和面颅两部分。

(一)脑颅骨

脑颅骨位于颅的后上部，内有颅腔，容纳脑，共 8 块。包括成对的顶骨和颞骨，不成对的额骨、枕骨、蝶骨和筛骨。

（二）面颅骨

面颅骨为颅的前下部分，包含眶、鼻腔、口腔等结构，构成面部的支架，共15块。包括成对的上颌骨、鼻骨、颧骨、泪骨、腭骨和下鼻甲，不成对的犁骨、下颌骨和舌骨。

（三）颅的整体观

1. 颅的顶面观　颅顶可见额骨和顶骨连接的冠状缝，两顶骨之间连接的矢状缝，两顶骨和枕骨之间的人字缝（见图1-4-10）。

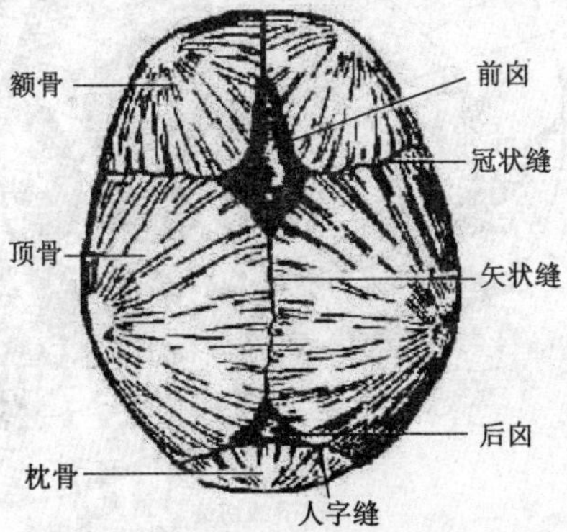

图1-4-10　颅的顶面观

2. 颅的侧面观　颅的侧面观可见中间的外耳门，外耳门前方的颧弓，颧弓上方大而浅的凹陷为颞窝（见图1-4-11）。额骨、顶骨、颞骨和蝶骨相交处呈“H”形的部位称翼点，此处骨质最薄，内有明显的沟，其中有脑膜中动脉前支通过，此处外伤或骨折容易损伤该血管，引起颅内血肿而危及生命。

3. 颅的前面观　颅的前面观可见眶、骨性鼻腔和骨性口腔（见图1-4-12）。

（1）眶：眶为四边锥体形，容纳眼球及其附属结构。眶分为眶尖、眶口和四壁。眶尖斜向后内侧，有视神经管通颅腔；底向前，形成四边形眶缘，开口对向面部。眶口向前，其上、下缘分别称眶上缘和眶下缘。在眶上缘中内1/3交界处有眶上切迹或眶上孔；眶下缘下方有眶下孔。眶的四壁厚薄不等，上壁的前外侧有泪腺窝，前内侧有滑车窝；内侧壁最薄，前方有泪囊窝，上缘有筛前孔和筛后孔；下壁上面可见眶下沟，向后延续达眶下裂，向前经眶下管出眶下孔；外侧壁最厚，其后部和眶下壁之间有眶下裂通颞下窝和翼腭窝，和眶上壁之间有眶上裂通颅中窝。左右眶腔的内侧壁相平行，外侧壁相垂直。

（2）骨性鼻腔：骨性鼻腔位于面部中部。前方的开口称梨状孔，通外界；后方的一对开口称鼻后孔，通咽腔。骨性鼻腔的顶为筛板，经筛孔通颅前窝。底为骨腭，与骨性口腔相隔。骨性鼻中隔将鼻腔分为左右两半。鼻腔外侧壁自上而下有三个向下卷曲的骨片，分别称上鼻甲、中鼻甲和下鼻甲。每一鼻甲下方的腔隙，分别称上鼻道、中鼻道和下鼻道。在上鼻甲后上方有一小空间，称蝶筛隐窝。

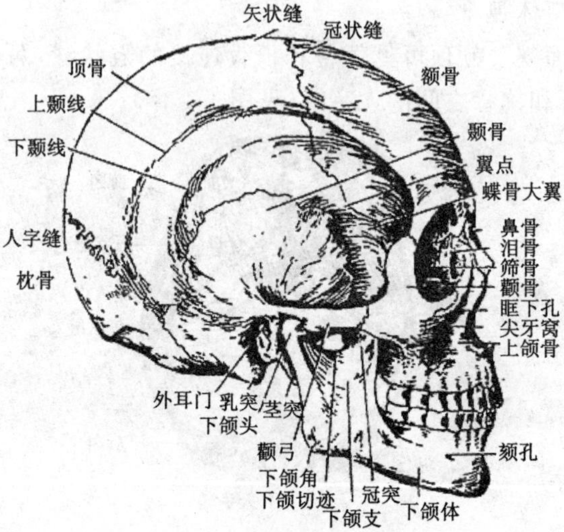

图 1-4-11　颅的侧面观

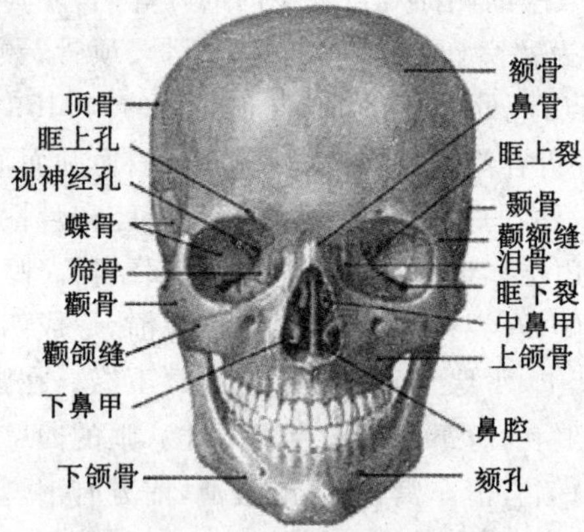

图 1-4-12　颅的前面观

(3)鼻旁窦：位于鼻腔周围，共有 4 对。上颌窦在上颌骨体内，开口在中鼻道，窦的最低处比开口低。额窦在额骨鳞部内，开口于中鼻道。筛窦即筛骨迷路中多数空泡，分三群通鼻腔，前群、中群开口于中鼻道，后群开口于上鼻道。蝶窦位于蝶骨体内，开口于蝶筛隐窝。鼻旁窦有减轻颅骨重量及对发音产生共鸣的作用。

4. 颅底内面观　颅底内面可分为颅前窝、颅中窝和颅后窝(见图 1-4-13)。

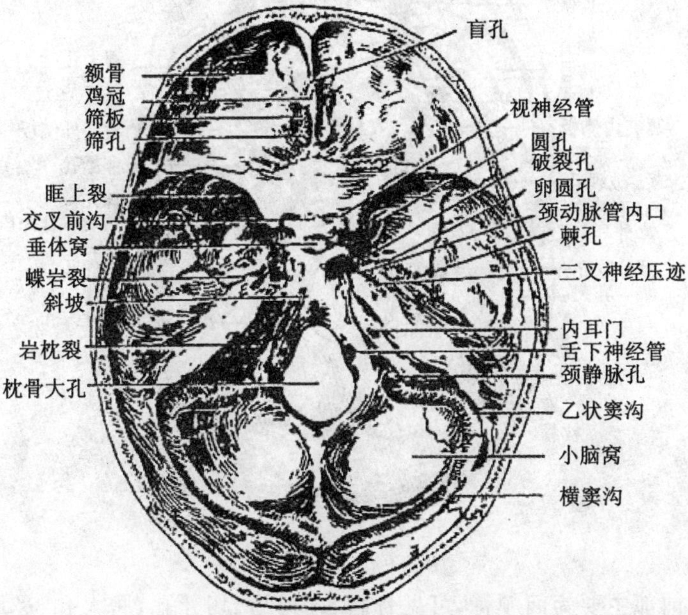

图 1-4-13　颅底内面观

(1)颅前窝(anterior cranial fossa):颅前窝体积较小,左右对称,容纳大脑半球的额叶。在凹下的正中央前方是被称为鸡冠的纵形骨嵴,两侧是筛骨的筛板,筛板中有许多筛孔,嗅丝从这里通向鼻腔。筛板外侧颅前窝的底由薄而不平的额骨眶板构成,它同时又是额窦和筛窦的顶以及眶顶。

(2)颅中窝(middle cranial fossa):颅中窝由蝶骨骨体、蝶骨大翼及颞骨岩部构成,分布着除枕骨大孔外几乎所有的开口。颅中窝中间狭窄,凹陷的两侧容纳大脑的颞叶。颅中窝可见垂体窝、视神经管、眶上裂、破裂孔、圆孔、卵圆孔和棘孔等空隙,为血管神经的通路。

(3)颅后窝(posterior cranial fossa):颅后窝由枕骨和颞骨岩部构成。容纳脑干和小脑。颅后窝可见枕骨大孔、横沟、枕内隆凸、乙状沟、颈静脉孔、斜坡等结构。

5. 颅底外面观　从外部观察时,颅底可分为前部和后部(见图 1-4-14)。

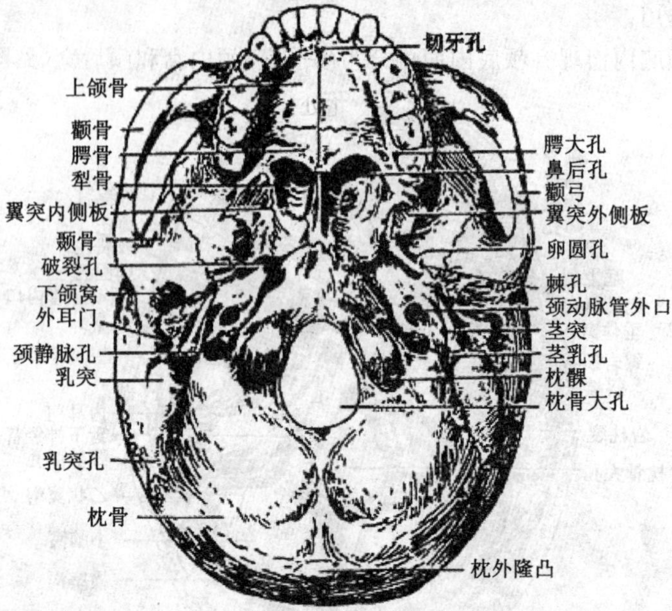

图 1-4-14　颅底外面观

(1)前部主要为面颅骨，可见骨腭、牙槽弓、切牙孔、腭大孔、鼻后孔、颧弓等结构。

(2)后部主要为脑颅骨，可见枕骨大孔、枕骨髁、髁孔、舌下神经管外口、颈动脉管外口等结构。

(四)新生儿颅骨的特征

新生儿颅的特征：①脑颅大于面颅(8:1)；②新生儿各骨尚未发育完全，骨与骨之间的间隙由结缔组织膜封闭，较大者称为脑囟，包括前囟、后囟、乳突囟、蝶囟；③上下颌不发达，鼻旁窦未发育，乳突不明显。

知识链接：囟门的闭合是反映大脑发育情况的窗口，如果在 6 个月之前闭合，说明孩子可能小头畸形或脑发育不全；在 18 个月后仍未闭合，可能有脑积水、佝偻病和呆小病；囟门隆起表示颅内压增高，可能有脑膜炎、脑炎和维生素 A 中毒；囟门凹陷的孩子则有可能是因为脱水和营养不良。

四、四肢骨

(一)上肢骨

1. 锁骨(clavicle)　锁骨位于颈部和胸部之间，全长均可摸到，是重要的骨性标志。锁骨呈“～”形，上面平滑，下面粗糙，分为一体两端(见图 1-4-15)。

内侧端粗大，称胸骨端，与胸骨柄相连形成胸锁关节。外侧端扁平，称肩峰端，与肩峰相关节。锁骨体有两个弯曲，内侧 2/3 凸向前，外侧 1/3 凸向后。锁骨外中 1/3 交界处较细，骨折易发生于此处。

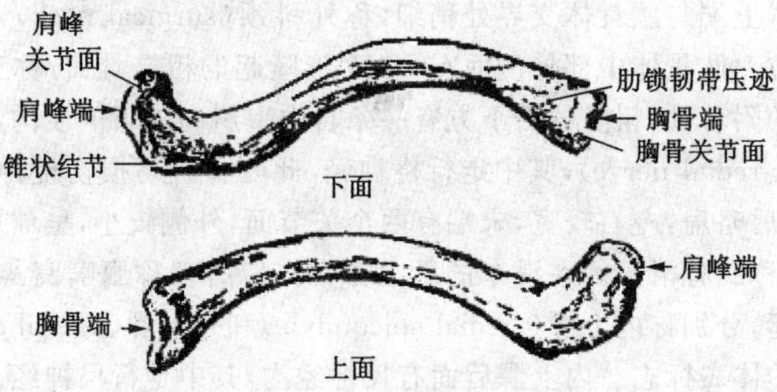

图 1-4-15　锁骨

2. 肩胛骨(scapula)　肩胛骨位于胸廓后面外上方，是三角形的扁骨，有三缘、三角及两面(见图 1-4-16)。内侧缘靠近脊柱，又称脊柱缘。外侧缘较厚，对向腋窝，又称腋缘。上缘近外侧角处有一小切迹，称肩胛切迹，自切迹的外侧向前伸出一手指状突起称喙突(coracoid process)。外侧角膨大，有一梨形的关节面，称关节盂，与肱骨头构成肩关节，关节盂上下分别有盂上结节和盂下结节。上角与第 2 肋对应，下角与第 7 肋对应，易于摸到，是确定肋骨序数的体表标志。肩胛骨的前面微凹，称肩胛下窝。后面有横行隆起的骨嵴，称肩胛冈。冈的外侧端扁平，称肩峰(acromion)，肩峰是肩部最高点。肩胛冈的上下方凹陷，分别称冈上窝和冈下窝。

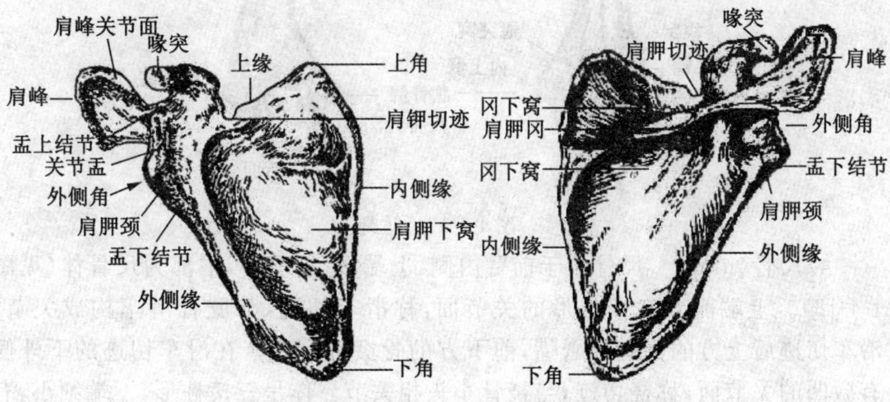

图 1-4-16　肩胛骨

3. 肱骨(humerus)　肱骨位于上臂，是典型的长骨，分一体两端(见图 1-

4-17）。上端有朝向后上内侧的半球形肱骨头（head of humerus），其外侧的突起称大结节。大结节前方的突起，称小结节。两结节向下延伸的骨嵴，分别称为大结节嵴和小结节嵴。两结节之间的纵沟称结节间沟，其中有肱二头肌长头腱经过。上端与肱骨体交界处稍细，称外科颈（surgical neck），是较易发生骨折的部位。肱骨体中部外侧面有一“V”形隆起的粗糙骨面，称三角肌粗隆，是三角肌的附着处，粗隆的后下方有一条自内上斜向外下的浅沟，称桡神经沟（sulcus for redial nerve），其中走行桡神经，此处骨折易损伤桡神经。下端略向前弯，前后略扁，左右较宽，末端有两个关节面，外侧较小，呈球形，称肱骨小头，内侧的称肱骨滑车。在滑车的后上方，有一深窝，称鹰嘴窝。下端的两侧各有一突起，分别称内上髁（medial epicondyle）和外上髁（lateral epicondyle）。均为重要的体表标志。内上髁后面有尺神经沟，其中走行尺神经。

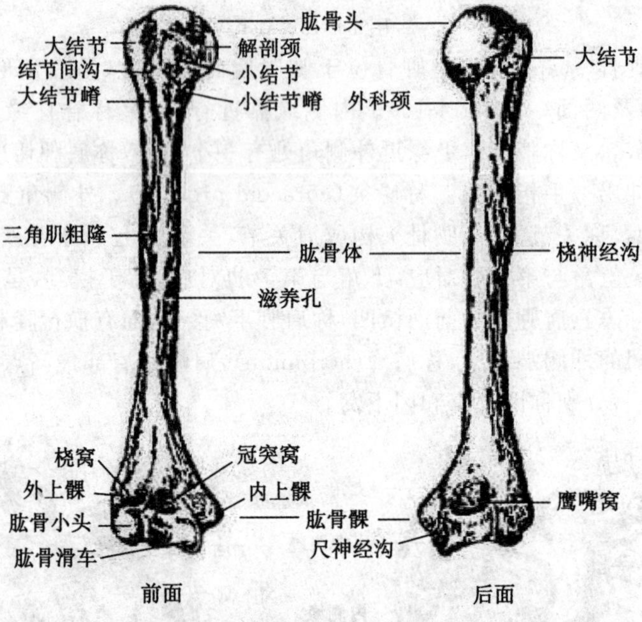

图 1-4-17　肱骨

4. 尺骨（ulna）　尺骨位于前臂内侧，上端大，下端小，中部为尺骨体（见图1-4-18）。上端前方有半月形的关节面，称滑车切迹，与肱骨滑车构成关节。滑车切迹后上方的突起称鹰嘴，前下方的骨突称冠突。在滑车切迹的下外侧有微凹的关节面，称桡切迹，与桡骨小头相关节。体呈三棱柱形，下端细小，有球形膨大的尺骨头（head of ulna），与桡骨的尺切迹相关节，头后方内侧有向下的突起，称尺骨茎突。

5. 桡骨(radius)　桡骨位于前臂外侧，上端小，下端大，中部为桡骨体(见图 1-4-18)。上端有圆柱形的桡骨头(head of radius)，其上面有关节凹，它与肱骨小头相关节。头的周围有环状关节面，与尺骨上端相关节。桡骨头下方缩细的部分为桡骨颈(neck of radius)，下方有向前内侧突出的桡骨粗隆。呈三棱形，下端粗大，内侧有尺切迹与尺骨头相关节。下端外侧向下突出的部分称桡骨茎突，是重要的体表标志，临床上常在此附近计数桡动脉搏动。桡骨下端有腕关节面，它与腕骨形成桡腕关节。

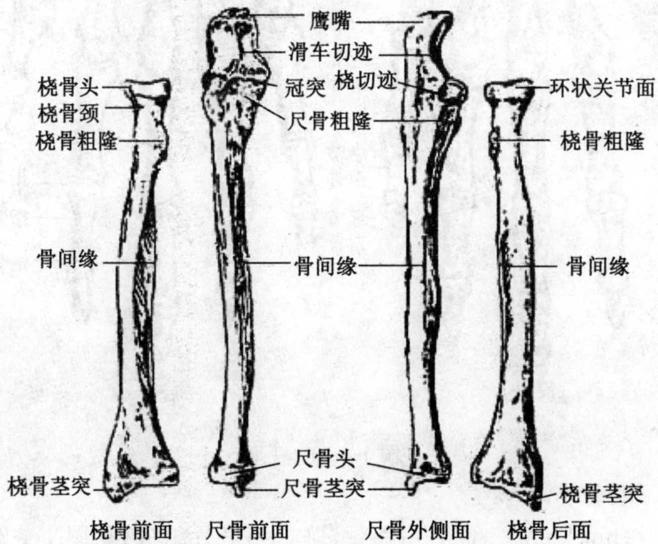

图 1-4-18　尺骨和桡骨

6. 手骨(bones of hand)　手骨由腕骨、掌骨、指骨组成(见图 1-4-19)。

(1)腕骨(carpal bones)：位于手腕部，均属于短骨，共 8 块，排成近侧、远侧两列：近侧列由桡侧向尺侧依次为手舟骨、月骨、三角骨和豌豆骨；远侧列依次为大多角骨、小多角骨、头状骨和钩骨。

(2)掌骨(metacarpal bone)：属长骨，共 5 块。从外侧向内侧依次排列为第 1～5 掌骨。

(3)指骨(phalanges of fingers)：属长骨，共 14 块，除拇指为 2 节外，其他各指均为 3 节，由近侧至远侧依次为近节指骨、中节指骨和远节指骨。

7. 上肢重要的骨性标志　锁骨、肩胛冈、肩峰、喙突、肩胛骨上角和下角、肱骨大结节、肱骨小结节、肱骨内上髁、肱骨外上髁、尺骨茎头、桡骨茎突、尺骨鹰嘴、舟骨和豌豆骨等。

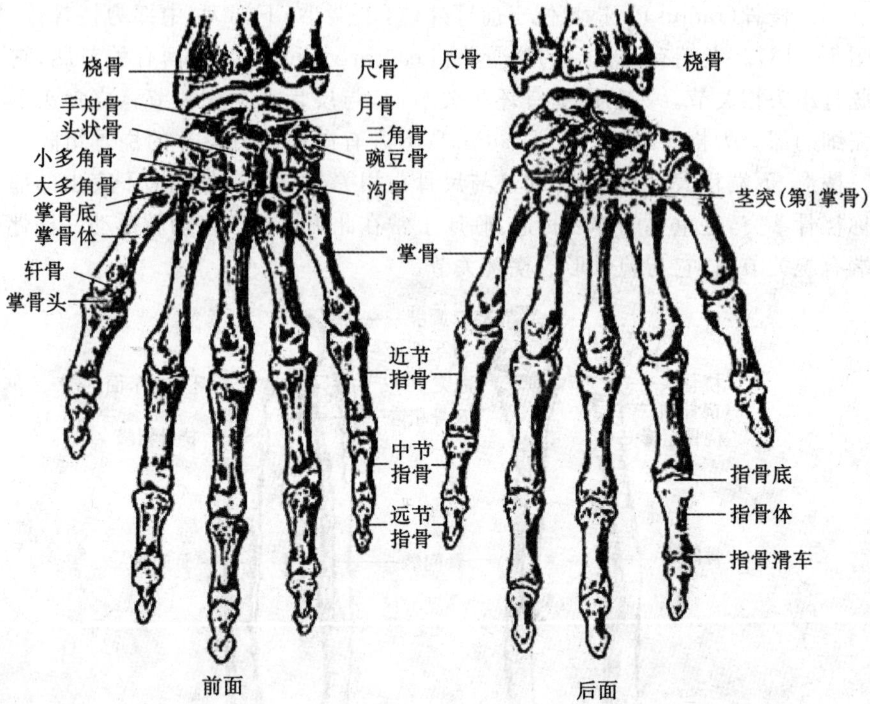

图 1-4-19 手骨

（二）下肢骨

1. 髋骨(hip bone) 髋骨由髂骨、耻骨和坐骨组成(见图 1-4-20)，一般在 15 岁前后融合成一块骨。在融合处外侧面有一深窝，称髋臼(acetabulum)，髋臼内有一半月形关节面，与股骨头形成髋关节。髋臼下缘缺口处称髋臼切迹，左右髋骨与骶骨连接成骨盆。髋臼前下方的卵圆形孔称闭孔(obturator foramen)，由耻骨与坐骨围成。

(1)髂骨(ilium)：位于髋骨的后上部，其上缘称髂嵴(iliac crest)，髂嵴的前中 1/3 交界处向外侧突出，称髂结节(tubercle of iliac crest)，临床上常在此处进行骨髓穿刺，抽取红骨髓检查其造血功能。两侧髂嵴最高点的连线约平对第 4 腰椎棘突，是确定椎骨序数的方法，临床上腰椎穿刺多用此法定位。髂嵴的前后突起分别称为髂前上棘和髂后上棘，它们的下方各有一突起，分别称为髂前下棘和髂后下棘。髂骨内面稍凹处称髂窝(iliac fossa)，窝的下界为突出的弓状线(arcuate line)，窝的后下方有耳状面，与骶骨的耳状面形成骶髂关节。

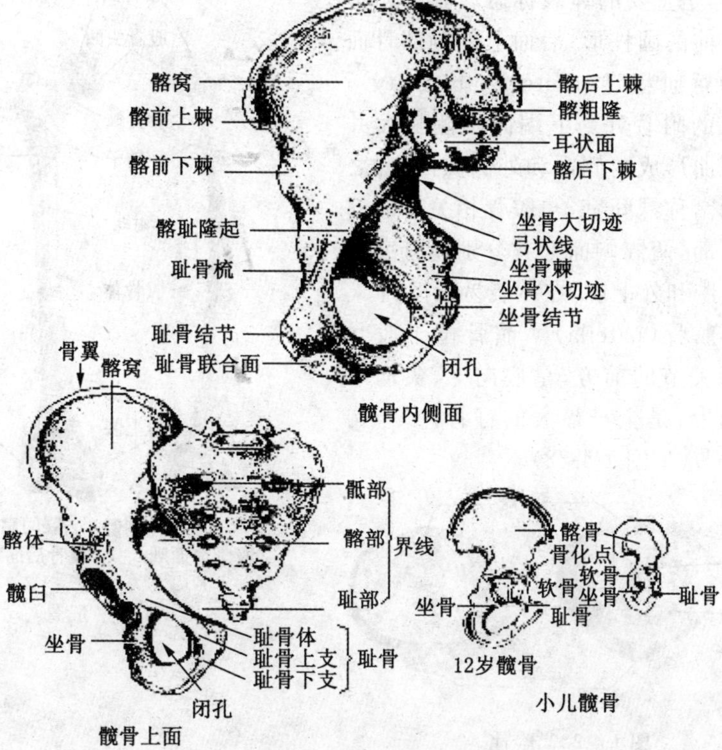

图 1-4-20 髋骨

(2)坐骨(ischium):位于髋骨的后下部,下端肥厚粗糙,称坐骨结节(ischial tuberosity),坐骨结节后上方有一三角形的锐棘,称坐骨棘(ischial spine),棘的上方为坐骨大切迹,下方为坐骨小切迹。

(3)耻骨(pubis):位于髋骨前下部,分为耻骨体、耻骨上支和耻骨下支。耻骨体构成髋臼的前下部,向前下延伸为耻骨上支,转向后下方为耻骨下支。左右耻骨相连接的面称耻骨联合面(symphysial surface),耻骨联合面外上方的突起称耻骨结节(pubic tubercle),自耻骨结节向后上延伸到髂耻隆起为一条锐嵴,称耻骨梳(pecten pubis)。

2. 股骨(femur) 股骨位于股部,是人体最粗大的长骨,约占身长的 1/4,可分为一体两端(见图 1-4-21)。上端弯向内上方,末端的半球形膨大为股骨头(femoral head),其上有股骨头凹,股骨头韧带附于此凹。头下方缩细部分为股骨颈(neck of femur),颈与体交界处的上外侧和后内侧各有一突起,分别称为大转子(greater Trochanter)和小转子(lesser trochanter),大转子可在体表摸到，是重要的体表标志。股骨体呈略凸向前的圆柱形，后面上外侧部骨面粗糙为臀肌粗隆（gluteal tuberosity），是臀肌的附着处。下端向两侧膨大并向后弯曲形成内侧髁和外侧髁，两髁之间的深窝称髁间窝，与髌骨相关节的部位称髌面，两髁侧面上方分别还有突出的内上髁和外上髁，在体表易于摸到。

3.髌骨（patella） 髌骨位于股骨下端膝关节的前方，呈底向上、尖向下的三角形，是全身最大的籽骨，参与构成膝关节（见图 1-4-22）。

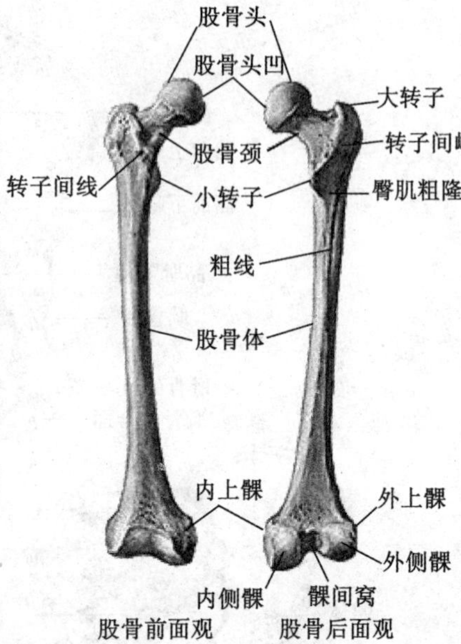

图 1-4-21 股骨

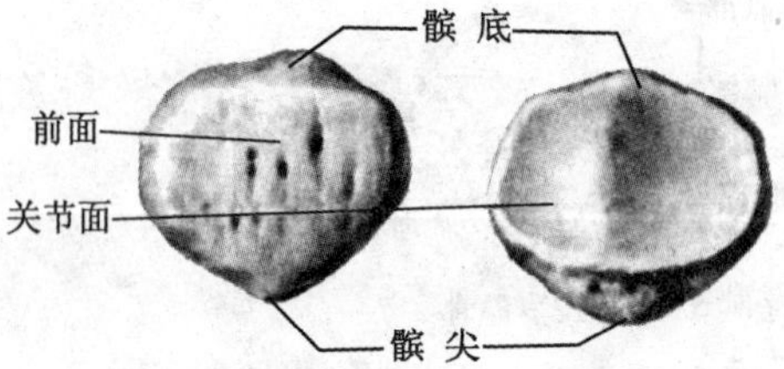

图 1-4-22 髌骨

4.胫骨（tibia） 胫骨位于小腿内侧，上端膨大，形成内侧髁和外侧髁，其关节面与股骨的内外侧髁相关节（见图 1-4-23）。两髁之间有向上的隆起，称髁间隆起，胫骨上端有一个三角形的粗糙骨面，称胫骨粗隆（tibial tuberosity），它是股四头肌肌腱的附着处。胫骨体呈三棱柱形，前缘锐利，内侧面平坦，紧贴皮下在体表可摸到，下端向内下方的突起称内踝（medial malleolus）。

5.腓骨（fibula） 腓骨位于小腿的后外侧，上端膨大称腓骨头（fibular head），向下缩细部分为腓骨颈（neck of fibula），下端膨大为外踝（lateral malleolus），为重要的体表标志（见图 1-4-23）。

6.足骨（bones of foot） 足骨由跗骨、跖骨、趾骨组成（见图 1-4-24）。

（1）跗骨（tarsal bones）：共 7 块，包括距骨、跟骨、足舟骨、骰骨、内侧楔骨、中间楔骨、外侧楔骨。

（2）跖骨（metatarsal bones）：共 5 块，属长骨，由内侧向外侧依次为第 1～5 跖骨。

（3）趾骨（phalanges of toes）：共 14 块，形态、命名与指骨相同。

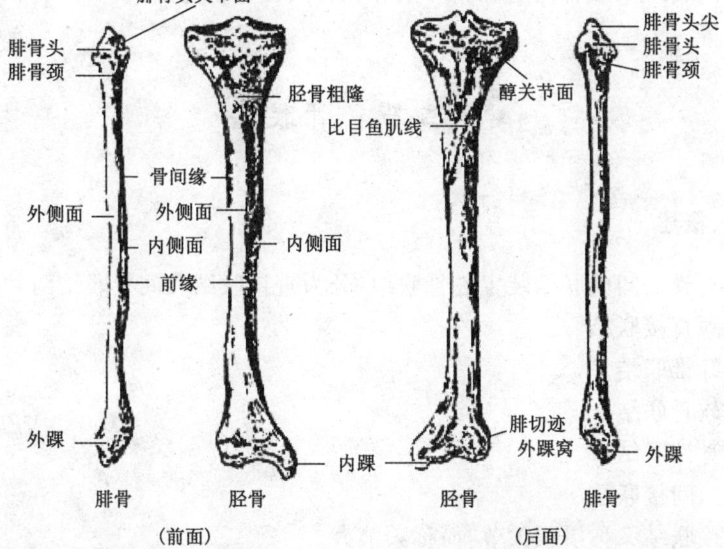

图 1-4-23　胫骨与腓骨

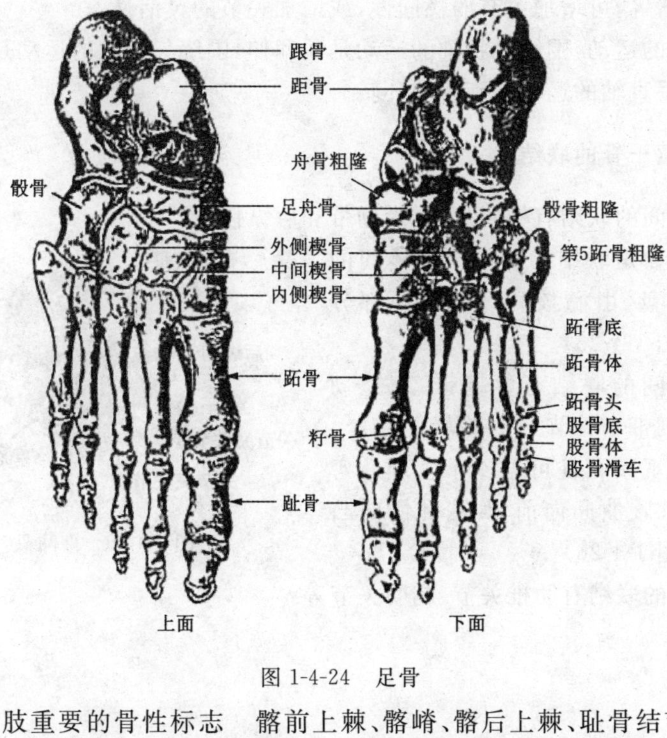

图 1-4-24　足骨

7. 下肢重要的骨性标志　髂前上棘、髂嵴、髂后上棘、耻骨结节、坐骨结节、股骨大转子、股骨内上髁和外上髁、髌骨、胫骨粗隆、腓骨小头、内踝、外踝、跟结节等。

第二节　骨联结

一、概述

骨与骨之间的联结装置称骨联结，分为直接联结和间接联结两种。

(一)直接联结

1. 纤维联结。

2. 软骨联结。

3. 骨性联结。

(二)间接联结

间接联结又称滑膜关节，简称关节。

关节都具有关节面、关节腔和关节囊等基本结构，辅助结构有韧带、关节盘、关节唇等，可增加关节的稳固性，或增加关节的灵活性。

关节的运动：围绕冠状轴的运动是屈和伸，围绕矢状轴的运动是内收和外展，围绕垂直轴的运动是旋转和环转。

二、躯干骨的联结

椎体间的联结有椎间盘、前纵韧带和后纵韧带。

椎间盘是联结相邻两个椎体间的纤维软骨盘，由髓核和纤维环两部分组成(见图 1-4-25)。

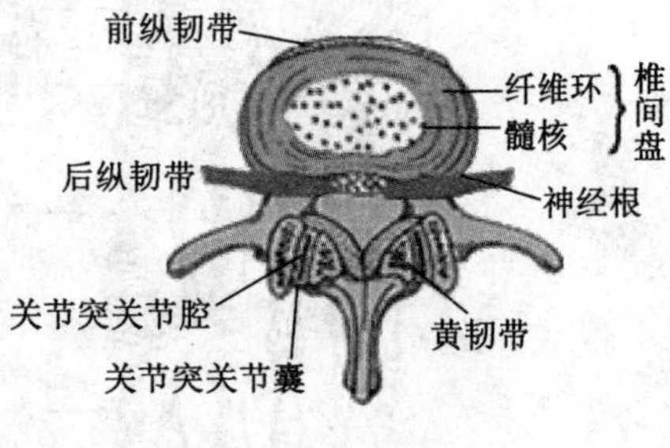

图 1-4-25　椎间盘

椎弓间的联结有黄韧带、棘上韧带、棘间韧带和关节突关节等。

侧面观察脊柱可见 4 个生理性弯曲，颈曲和腰曲凸向前，胸曲和骶曲凸向后(见图 1-4-26)。

胸廓的联结有肋椎关节、胸肋关节等。

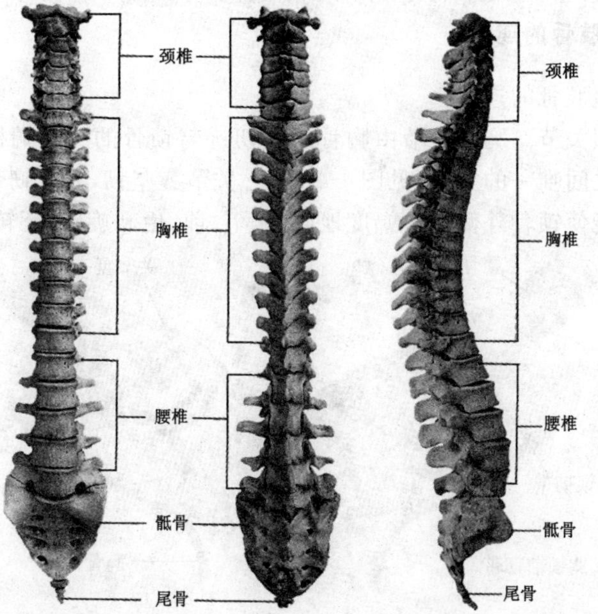

图 1-4-26　脊柱

三、颅骨的连接

颅骨的关节只有颞下颌关节，简称下颌关节，由颞骨的下颌窝和关节结节与下颌头构成(见图 1-4-27)。此关节属于联合关节。

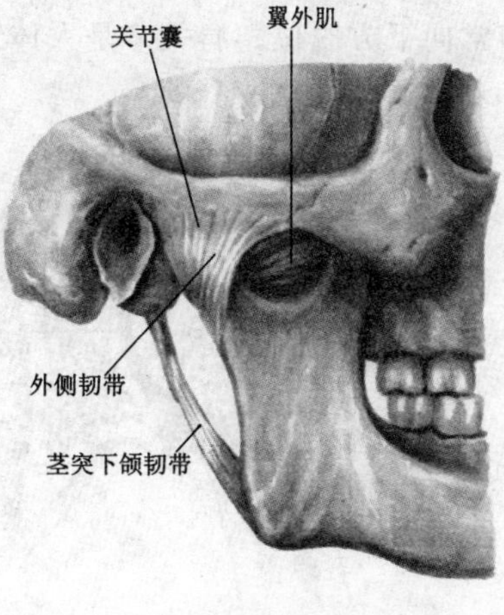

图 1-4-27　颞下颌关节

四、四肢骨的连接

（一）上肢骨的连接

1. 胸锁关节　胸锁关节由胸骨的锁切迹与锁骨的胸骨端构成，是上肢骨与躯干骨之间唯一的关节（见图 1-4-28）。关节囊坚韧，并有韧带加强，囊内有关节盘。能使锁骨外侧端小幅度地向上、下、前、后和旋转、环转运动。

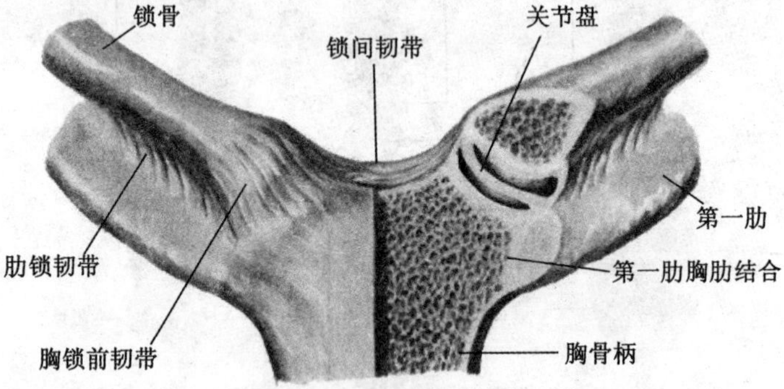

图 1-4-28　胸锁关节

2. 肩锁关节　肩锁关节由肩胛骨的肩峰与锁骨的肩峰端构成，属微动关节。

3. 肩关节（shoulder joint）　肩关节由肱骨头与肩胛骨的关节盂构成（见图 1-4-29），肱骨头大，关节盂浅而小，关节囊薄而松弛，因而肩关节不仅运动灵活，而且运动幅度也较大。关节囊的前部、上部和后部因有肌腱和肌加强而下壁薄弱，所以肩关节常向下方脱位。肩关节是人体最灵活的关节，可做屈、伸、内收、外展、旋转和环转运动。

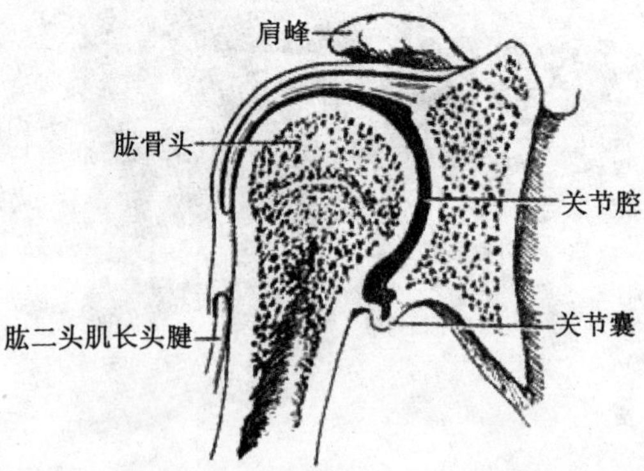

图 1-4-29　肩关节

4.肘关节(elbow joint)　肘关节由肱骨下端与桡骨、尺骨上端共同组成，包括肱尺关节、肱桡关节和桡尺近侧关节三个关节(见图 1-4-30)。

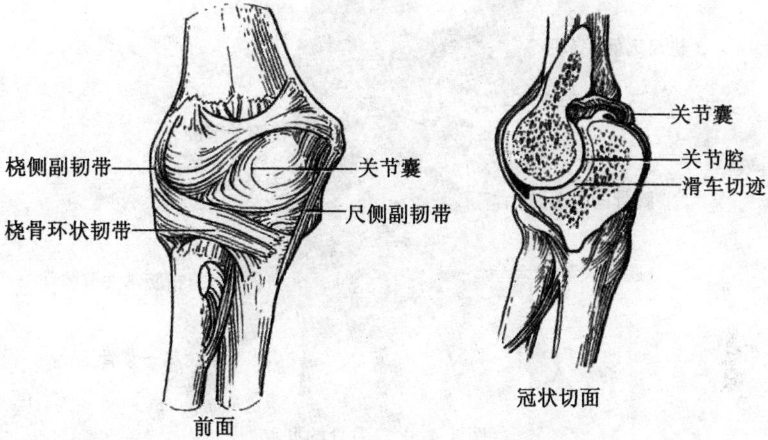

图 1-4-30　肘关节

5.前臂骨联结　前臂骨联结包括前臂骨间膜、桡尺近侧关节和桡尺远侧关节(见图 1-4-31)。

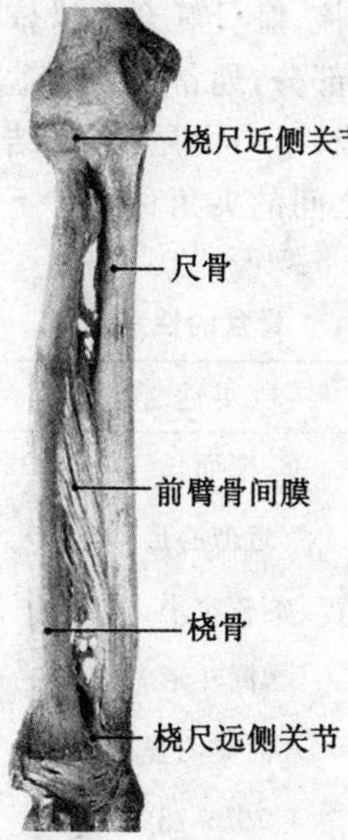

图 1-4-31　前臂骨联结

6.手骨的联结　包括桡腕关节、腕骨间关节、腕掌关节、掌指关节和指骨间关节(见图 1-4-32)。

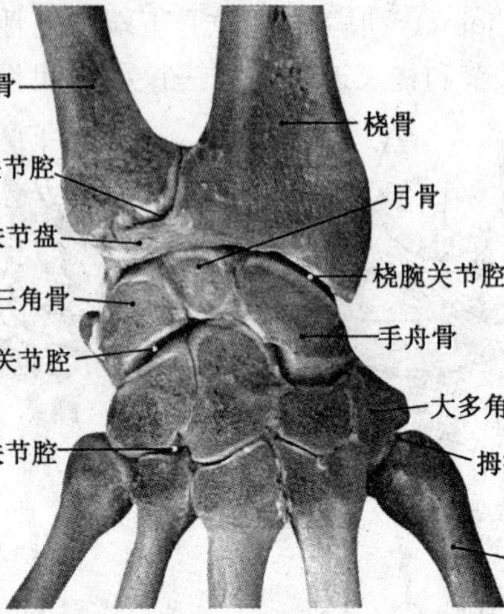

图 1-4-32　手骨的联结

(二)下肢骨的连接

1. 骨盆　骨盆由骶骨、尾骨和左右髋骨及其骨联结构成，具有保护盆腔内器官和传导重力的作用，女性骨盆还是胎儿娩出的产道(见图 1-4-33)。骨盆被骶骨岬、两侧弓状线、耻骨梳、耻骨联合上缘依次连接而成的界线分为大小骨盆。大骨盆腔是腹腔的一部分，通常所说的盆腔是指小骨盆腔。小骨盆腔有上下两口，上口由界线围成，下口由尾骨、骶结节韧带、坐骨结节、坐骨支和耻骨下支围成，两耻骨下支之间的夹角称耻骨下角。男女性骨盆的形态有所不同(见表 1-4-1)。

表 1-4-1　**骨盆的性别差异**

比较项目	男性	女性
骨盆外形	窄而长	宽而短
骨盆上口	近似心形	近似圆形
骨盆下口	较窄小	较宽大
骨盆内腔	漏斗形	圆桶形
骶骨岬	前突明显	前突不明显
耻骨下角	70°～75°	90°～100°

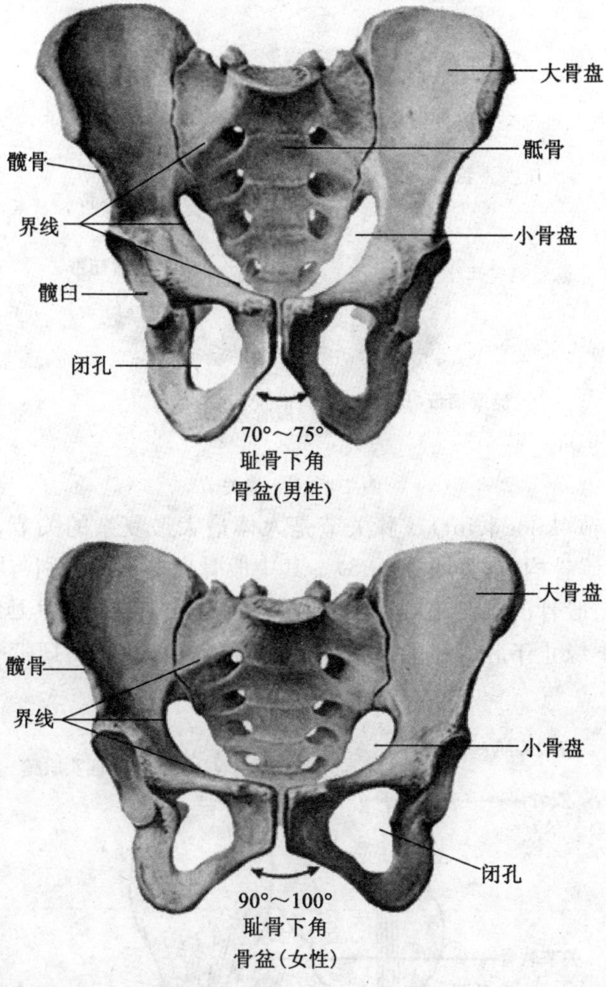

图 1-4-33　男女骨盆

2. 髋关节(hip joint)　髋关节由髋臼与股骨头构成，髋臼深陷(见图 1-4-34)。股骨头全部纳入髋臼内，关节囊厚而坚韧，股骨颈除其后面的外侧部之外，都被包入囊内，故股骨颈骨折，有囊内和囊外之分。关节囊周围均有韧带加强，其中以前方的髂股韧带最为强厚，它限制髋关节过度后伸，对维持人体直立有一定的作用。关节囊内有连于股骨头与髋臼的股骨头韧带，内有营养股骨头的血管通过。

髋关节可做屈、伸、内收、外展、旋转和环转运动，其运动的幅度都较肩关节小。但具有较大的稳固性，以适应下肢负重行走功能的需要。

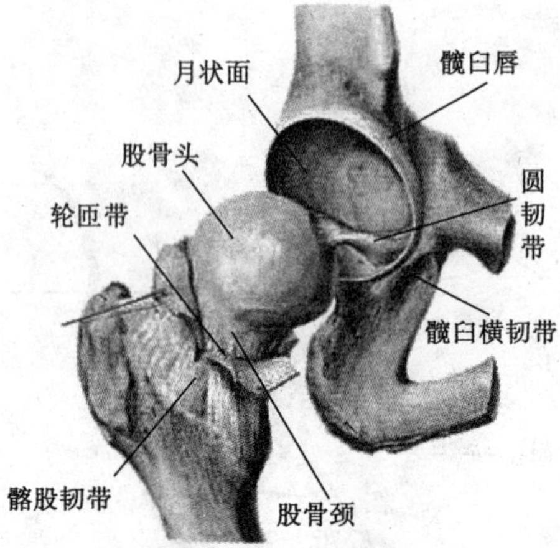

图 1-4-34　髋关节

3. 膝关节(knee joint)　膝关节是人体最大最复杂的关节，由股骨下端、胫骨上端和髌骨构成(见图 1-4-35)。其中股骨内外侧髁分别与胫骨内外侧髁相对，髌骨与股骨的髌面相对，膝关节前方有股四头肌腱及其延续而成的髌韧带，从髌骨下缘止于胫骨粗隆。膝关节两侧分别有胫侧副韧带和腓侧副韧带加强。

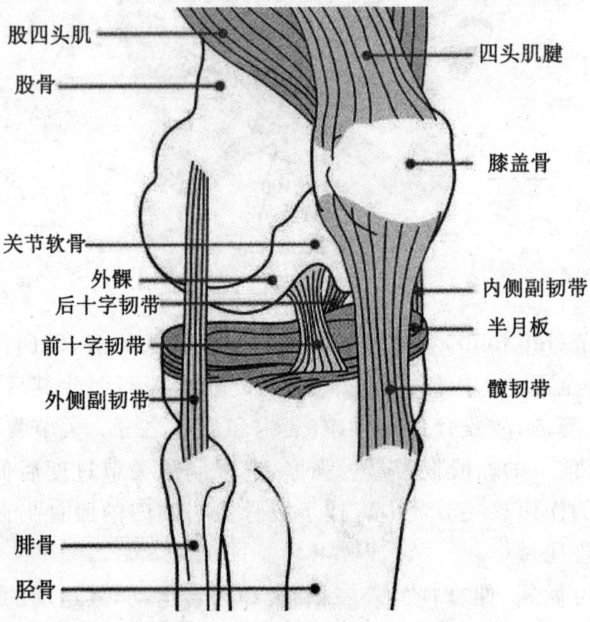

图 1-4-35　膝关节

在关节囊内有膝交叉韧带和关节半月板，膝交叉韧带联结胫骨和股骨，分前后交叉韧带，分别限制胫骨向前后移位，起稳定关节的作用。在股骨与胫骨的关节面之间垫有两块半月板，分别称内侧半月板和外侧半月板，内侧半月板呈C形；外侧半月板呈O形，每块半月板周缘较厚，内缘较薄，上面微凹，下面平坦，从而使股骨和胫骨的相邻关节面更加适应，以增强膝关节的稳固性。膝关节周围的滑膜囊较发达，其中最大的是髌上囊。它位于髌骨上方，股骨和股四头肌腱之间。髌上囊和下部与膝关节的关节腔相通，故常把它看成是关节囊的滑膜向上突出的部分。

膝关节可做屈伸运动，在半屈位时，还可做轻度的旋内和旋外运动。

4.小腿骨的联结　腓骨的上端形成微动的胫腓关节，腓骨体和下端分别以小腿骨间膜和韧带相连，因此两骨之间的运动极微弱(见图1-4-36)。

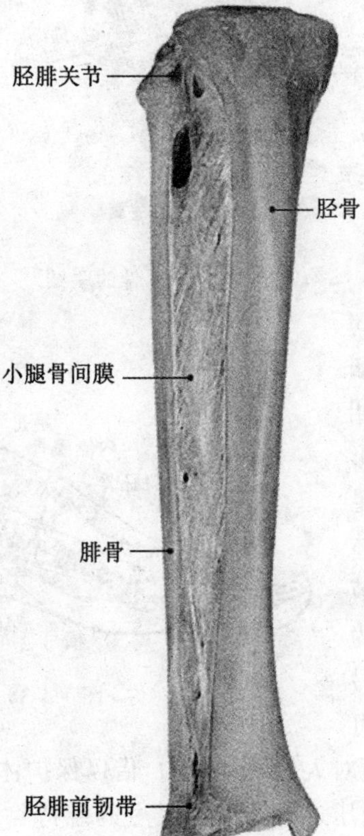

图1-4-36　小腿骨的联结

5.足骨的联结　足骨的联结包括距小腿关节、跗骨间关节、跗跖关节、跖趾关节和趾骨间关节(见图 1-4-37)。

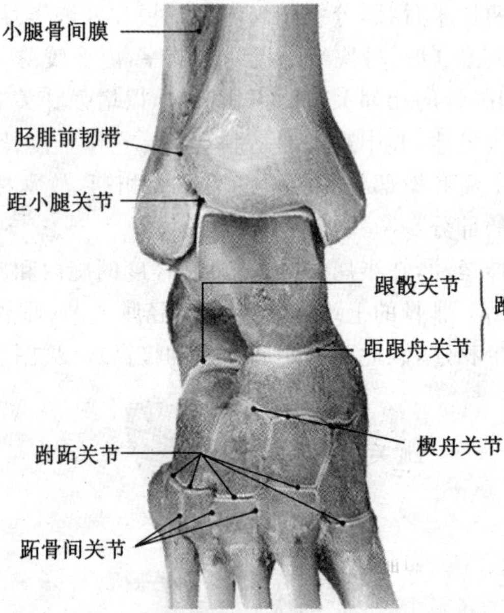

图 1-4-37　足骨的联结

6.足弓(arches of foot)　足弓是跗骨与跖骨借关节和韧带紧密相连,在纵横方向上都形成凸向上的弓形,称足弓(见图 1-4-38)。人体站立时,足以跟骨结节和第 1、5 跖骨头三处为主要受力点着地。足弓具有弹性缓冲作用,可减轻行走或跑跳时地面对人体的冲击力,借以保护体内的脏器,同时也具有保护足底血管和神经免受压迫的功能。足弓的维持除联结各骨的韧带外,足底肌和小腿长肌腱的牵拉也起重要作用。如果这些韧带、肌和腱发育不良,萎缩松弛或损伤,便可造成足弓塌陷,足底平坦,影响正常功能,临床上称扁平足。

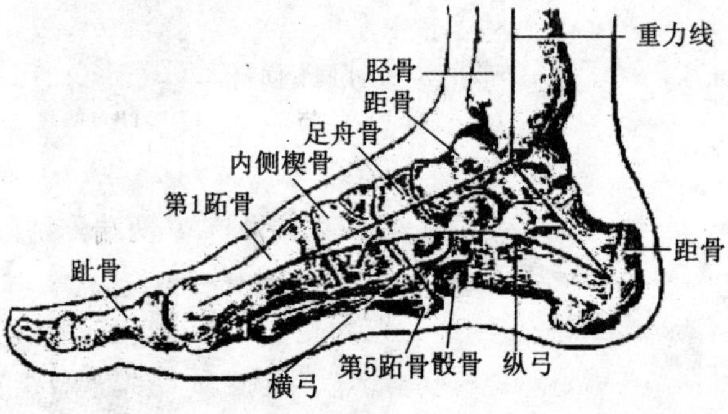

图 1-4-38　足弓

第三节 骨骼肌

一、概述

运动系统的肌均属于骨骼肌，多附着于骨上，在神经系统的支配下产生随意运动，亦称随意肌。骨骼肌数量众多，分布广泛，有600余块，占体重的40%左右。每块肌都是一个器官，都具有一定的形态、结构和功能，有丰富的血管分布和一定的神经支配，当肌的血液供应障碍或神经支配阻断时，将会引起肌坏死或瘫痪。

（一）肌的分类和构造

根据肌的形态，可将肌分为长肌、短肌、扁肌和轮匝肌。

长肌呈长梭形或带状，多分布于四肢，收缩时能产生大幅度的运动，短肌多见于躯干的深层，收缩时运动幅度小。扁肌又称阔肌，扁薄宽阔，多分布于胸、腹壁，除运动功能外，还有保护体内器官的作用。轮匝肌呈环形，位于孔裂周围，收缩时能关闭孔裂，如眼轮匝肌。

根据肌的作用，肌可分为屈肌、伸肌、收肌、展肌、旋内肌和旋外肌等。

根据肌所在部位，可分为头肌、颈肌、躯干肌和四肢肌。每块肌由肌腹和肌腱构成。肌腹主要由肌纤维组成，色红，位于肌的中部，有收缩能力。肌腱主要由致密结缔组织构成，色白，位于肌腹的两端，坚韧、无收缩能力。长肌的腱多呈条索状；扁肌的腱多薄而宽阔，呈膜片状，称腱膜。

（二）肌的起止和作用

肌通常都越过一个或多个关节，其两端分别附于一块或数块骨的表面，肌收缩时，一骨的位置相对固定，另一骨相对移动，肌在固定骨上的附着点称为起点，移动骨上的附着点称止点。一般而言，靠近人体正中线或四肢近侧端的附着点称定点，反之为动点。肌在骨上的起止点是固定的，而定点或动点，在一定的功能状态下可以互换。

（三）肌的配布

多数肌都成群配布在关节的周围，它的配布形式与关节的运动轴密切相关，通常把配布在运动轴同一侧，完成同一运动的肌或肌群称协同肌，如分布在肘关节前面的各肌群。而在每一个运动轴的两侧都配布有作用相反的两群肌，这两个互相对抗的肌或肌群称为拮抗肌，例如肘关节前方的屈肌群和后方的伸肌群，两者互相对抗，又互相依存，在神经系统支配下，彼此协调，使动作准确有序。例如屈肌收缩时，伸肌必须同时相应地舒张，才能产生屈；反才能完成伸。

（四）肌的辅助结构

肌的辅助结构有筋膜、滑膜囊和腱鞘。

1. 筋膜(fascia)　筋膜分浅、深两种。

(1)浅筋膜(superficial fascia)：位于真皮之下，又称皮下筋膜，主要由疏松结缔组织构成，其内含有脂肪、浅动脉、静脉、神经、淋巴管等。临床上常用的皮下注射，即将药物注入浅筋膜内。

(2)深筋膜(deep fascia)：位于浅筋膜深面，又称固有筋膜。分布广泛，由致密结缔组织构成，在四肢深筋膜插入肌群之间，并附着于骨上形成肌间隔，深筋膜包绕肌群形成筋膜鞘包裹大血管、神经，构成血管神经鞘。

2. 滑膜囊(synovial bursa)　滑膜囊是由结缔组织构成的密闭小囊，扁薄，内含少量滑液，多存在于肌、韧带与皮肤或骨面之间，具有减少相邻结构之间摩擦的作用。

3. 腱鞘(tendinous sheath)　腱鞘套在长肌腱外面，为密闭的双层圆筒形结构。外层为纤维层，内层是滑膜层，滑膜层又分为脏、壁两层，脏层贴附于肌腱外表面，壁层衬于纤维层的内表面，两层在腱的深面相互移行，围成一密闭的腔隙，内有少量滑液，可减少腱与骨面之间的摩擦。

二、头颈肌

（一）头肌

头肌分为面肌和咀嚼肌两部分。

1. 面肌　面肌为扁薄的皮肌，位置表浅，大多数起自颅骨的不同部位，止于面部皮肤，多分布于眼裂、口裂和鼻孔周围，有环行肌和辐射状肌两种。收缩时使孔裂开大或闭合，同时牵动皮肤，显示出各种不同的表情，故又称表情肌(见图1-4-39)。

在颅盖中线的两侧各有一块枕额肌，有两个肌腹(枕腹和额腹)，分别位于额部和枕部的皮下。二者之间连有帽状腱膜。颅顶皮肤、浅筋膜和帽状腱膜共同构成头皮。它与深部组织连接疏松。额腹收缩能提睑扬眉，形成额纹。

在睑裂、口裂周围分别有眼轮匝肌和口轮匝肌，收缩时能使睑裂、口裂闭合。

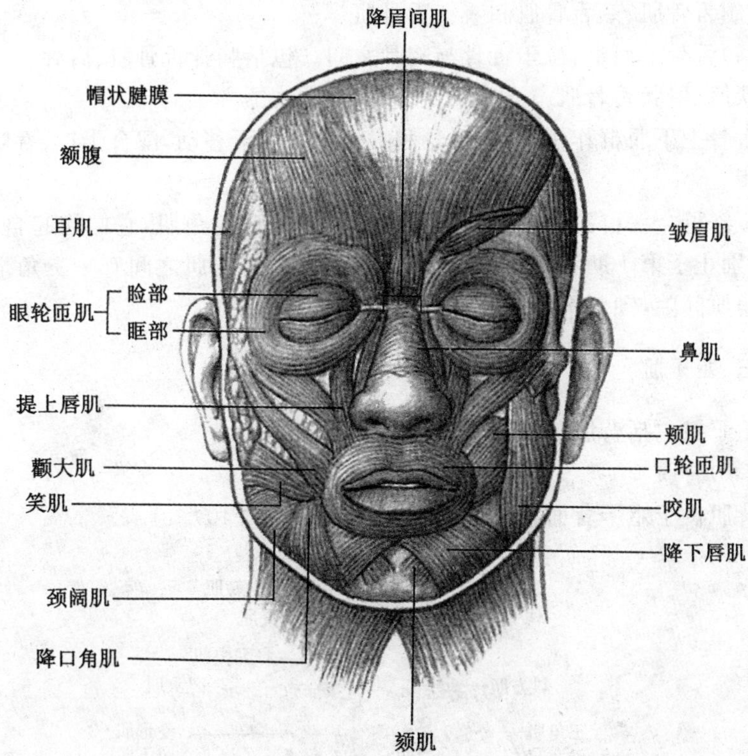

图 1-4-39　面肌

2. 咀嚼肌　咀嚼肌是运动颞下颌关节参与咀嚼运动的肌肉，共 4 对，即咬肌、颞肌、翼内肌和翼外肌。

咀嚼肌收缩均能上提下颌骨，使牙咬合。翼外肌两侧同时收缩使下颌向前，助张口；两侧翼内外肌交替收缩使下颌骨向左右移动。

（二）颈肌

胫肌位于颅和胸廓之间，分为浅、深两群。

1. 浅群　浅群包括颈阔肌、胸锁乳突肌、舌骨上肌群、舌骨下肌群。

（1）颈阔肌：位于颈前部两侧浅筋膜中，为扁阔的皮肌。作用：收缩时降口角，并使颈部出现皱褶。

（2）胸锁乳突肌：位于颈外侧部，两头分别起自胸骨柄和锁骨的胸骨端，两头会合后，斜向后上方止于颞骨乳突。作用：一侧收缩使头向同侧倾斜，面转向对侧，两侧同时收缩，使头后仰。

（3）舌骨上肌群：位于下颌骨与舌骨之间，参与口腔底的构成。包括二腹肌、下颌舌骨肌、颏舌骨肌和茎突舌骨肌。

(4)舌骨下肌群：位于舌骨与胸骨之间。包括胸骨舌骨肌、肩胛舌骨肌、胸骨甲状肌、甲状舌骨肌。

舌骨上下肌群作用：固定舌骨和喉或使之上下移动，配合张口、吞咽、发音等作用。

2.深群　深群主要有前斜角肌、中斜角肌、后斜角肌，它们均起自颈椎横突，分别止于第1肋和第2肋。在前斜角肌、中斜角肌之间有一三角形间隙，称斜角肌间隙，锁骨下动脉和臂丛神经由此进入腋窝。

三、躯干肌

躯干肌包括背肌、胸肌、膈、腹肌和会阴肌。

(一)背肌

背肌位于躯干背面，分为浅、深两群(见图1-4-40)。

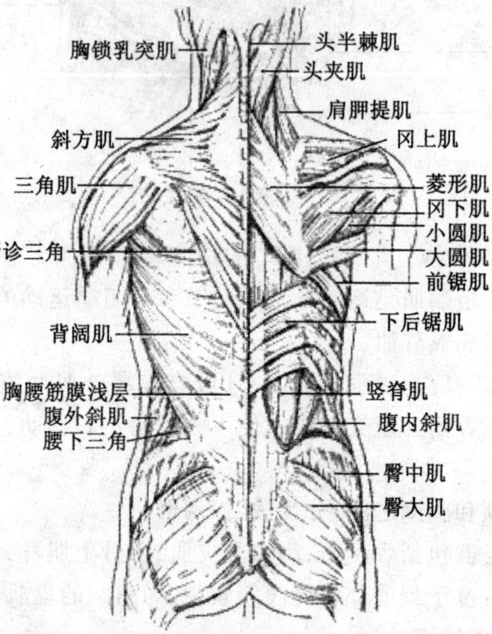

图1-4-40　背肌

1.浅群　浅群是连于躯干和上肢的肌，主要有斜方肌、背阔肌、肩胛提肌、菱形肌。

(1)斜方肌：位于项部和背上部，一侧呈三角形，两侧相合为斜方形，起自枕外隆凸、项韧带及全部胸椎棘突，肌束从外上、中、下三个方向分别止于锁骨、肩胛冈、肩峰等处。斜方肌收缩时拉肩胛骨向脊柱靠拢，上下部肌纤维收缩可分别上提或下降肩胛骨，肩胛骨固定，两侧上部肌纤维同时收缩可使头后仰。

(2)背阔肌：为全身最大的扁肌，位于背下部、腰部和胸侧壁，起自第 6 胸椎以下的全部椎骨棘突和髂嵴背面，肌束向外上集中止于肱骨小结节下方。该肌作用：使臂内收、旋内和后伸，如背手姿势。上肢上举固定时，可上提躯干。

(3)肩胛提肌：在斜方肌深面，作用：收缩时能上提肩胛骨。

(4)菱形肌：在斜方肌中部深面呈菱形，作用：收缩时拉肩胛骨移向内上方。

2. 深群　深群位于背深面棘突两侧，主要有竖脊肌。

竖脊肌又称骶脊肌，起自骶骨和髂骨后面，向上分出多条肌束，分别止于椎骨、肋骨及枕骨。作用：收缩时可伸脊柱和仰头。

(二)胸肌

胸肌参与构成胸壁，包括胸大肌、胸小肌、前锯肌和肋间肌等肌肉(见图 1-4-41)。

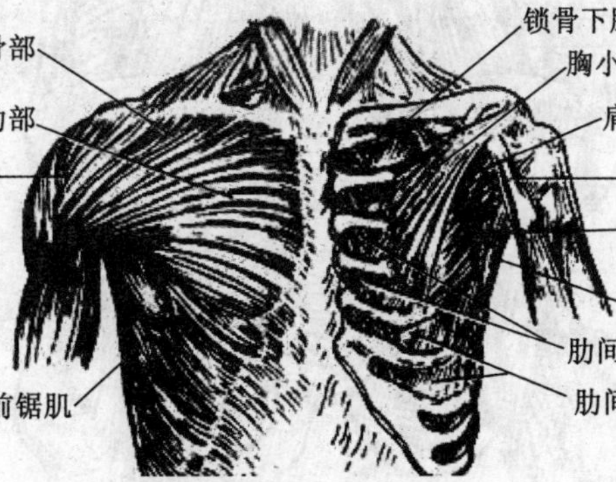

图 1-4-41　胸肌

1. 胸大肌　胸大肌位于胸前壁上部的浅层，起自锁骨内侧份、胸骨和第 1～6 肋软骨，肌束向外集中止于肱骨大结节嵴。作用：可使上臂内收、旋内和前屈，上肢上举固定时，可上提躯干并可提肋，助吸气。

2. 胸小肌　胸小肌位于胸大肌深面，三角形。作用：牵拉肩胛骨向前下。

3. 前锯肌　前锯肌位于胸廓外侧壁，起自第 1～8 肋外侧，肌束斜向后上方，止于肩胛骨内侧缘及下角。作用：向前牵引肩胛骨及协肋臂上举。

4. 肋间肌　肋间肌位于肋间隙内，共 11 对，分浅、深两层。浅层称肋间外肌，肌束斜向前下，止于下位肋骨上缘，收缩时可提肋助吸气。深层称肋间内肌，起自下位肋骨上缘肌束方向与肋间外肌相反，走向前上方，止于上位肋骨下缘，收缩时可降肋助呼气。

（三）膈

膈分隔胸腔和腹腔，是一块向上膨隆的穹隆状扁肌，膈的周围部由肌束构成，附着于胸廓下口及其附近的骨面；中央部称中心腱（见图 1-4-42）。膈上有三个裂孔：在第 12 胸椎前方，有主动脉裂孔，在主动脉裂孔的左前方，约在第 10 胸椎的高度有食管裂孔，在食管裂孔的右前方，约在第 8 胸椎的高度有腔静脉孔，分别有主动脉、食管和下腔静脉通过。

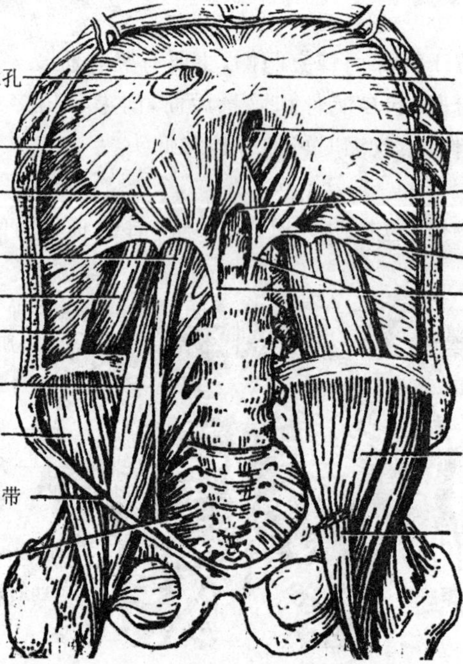

图 1-4-42　膈肌

膈肌收缩，膈顶下降，胸腔容积增大，引起吸气；膈肌舒张，膈顶复位，胸腔容积缩小，引起呼气。因此，膈肌是重要的呼吸肌。

（四）腹肌

腹肌位于胸廓下部与骨盆上缘之间，参与组成腹腔的前壁、侧壁和后壁，分为前外侧群和后群。

1. 前外侧群　前外侧群有腹直肌、腹外斜肌、腹内斜肌和腹横肌等（见图

1-4-43）。

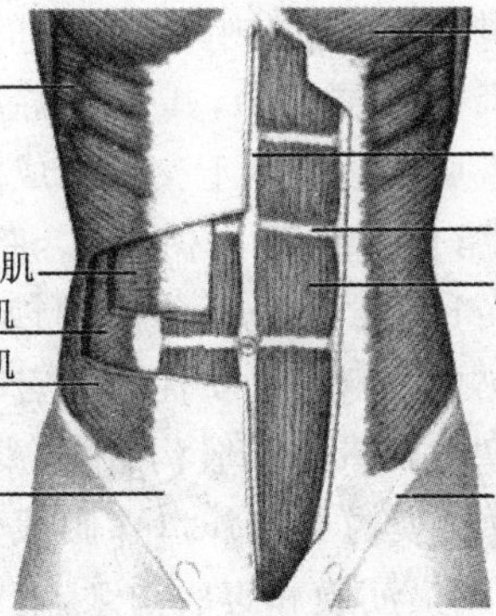

图 1-4-43 腹肌前群

(1)腹直肌：位于前正中线两侧，呈长带状，包于腹直肌鞘内，起自耻骨嵴，向上止于剑突和 5～7 肋软骨。腹直肌被 3～4 条横行的腱划分成多个肌腹。腱划与腹直肌鞘的前层结合紧密，不能分离。

(2)腹外斜肌：为腹前外侧壁最浅层的扁肌，起端呈锯齿状，起自下 8 肋外面，肌束斜向前下方，近腹直肌外缘移行为腱膜，参与组成腹直肌鞘的前层和腹前壁正中的白线。

腹外斜肌腱膜的下缘增厚卷曲，张于髂前上棘和耻骨结节之间，称为腹股沟韧带，在耻骨结节外上方，腱膜分裂形成一个略呈三角形的裂孔，称腹股沟管浅(皮下)环。

(3)腹内斜肌：位于腹外斜肌深面，起自胸腰筋膜、髂嵴和腹股沟韧带的外侧半，肌束呈扇形展开，其腱膜在腹直肌外侧缘分为前、后两层，包绕腹直肌，参与白线组成。

(4)腹横肌：位于腹内斜肌深面，起自下位 6 根肋骨内面，胸腰筋膜、髂嵴和腹股沟韧带外 1/3，肌束横行向前，延为腱膜，终于白线。贴附于腹横肌和腹直肌鞘深面的筋膜，称腹横筋膜，在耻骨梳附近参与腹股沟镰构成。腹内斜肌和腹横肌的部分肌纤维向下包绕精索和睾丸，称为提睾肌，收缩时可上提睾丸。

2.后群　后群主要有腰方肌，腰方肌位于腹后壁腰椎体两侧。

腹肌的作用：保护腹腔脏器，增加腹压，协助排便、排尿等，并可使脊柱前屈、侧屈和旋转运动。

3.腹前外侧壁的局部结构

(1)腹直肌鞘(sheath of rectus abdominis)：是由腹前外侧群三块扁肌的

腱膜包裹腹直肌而形成的腱膜鞘。其中腹外斜肌腱膜与腹内斜肌腱膜的前部结合构成鞘的前层，腹横肌腱膜与腹内斜肌腱膜的后部结合构成鞘的后层，但在脐下 3～4cm 处腹直肌鞘后层缺少，其下缘游离，呈弧形，称弓状线（半环线）。自弓状线以下，腹直肌的后面直上交织而成，自剑突直达耻骨联合，白线上宽下窄，坚韧，血管少，常作为腹部手术入口。脐周围的腱膜形成脐环。

（2）腹股沟管（inguinal canal）：位于腹股沟韧带内侧半的上方，为腹壁扁肌间的管道，长 4～5cm，男性的精索、女性的子宫圆韧带通过此管。

腹股沟管有两口、四壁：内口称腹股沟管深（腹）环，位于腹股沟韧带中点上方约 1.5cm 处，由腹横筋膜构成。外口即腹股沟管浅（皮下）环，管的前壁为腹外斜肌腱膜，后壁为腹横筋膜和腹股沟镰，上壁是腹内斜肌和腹横肌的弓形下缘，下壁是腹股沟韧带。腹股沟管是腹壁结构的薄弱区，是腹股沟斜疝的好发部位。

（3）腹股沟三角：位于腹前外侧壁下部，是腹直肌外侧缘、腹股沟韧带和腹壁下动脉之间的三角区，此区薄弱，是直疝的好发部位。

（五）会阴肌

会阴肌是指封闭小骨盆下口的诸肌，主要有肛提肌、会阴浅、深横肌、尿道括约肌等（见图 1-4-44）。

1. 肛提肌　肛提肌呈漏斗形，封闭小骨盆下口的大部分，起自小骨盆前、外侧壁的内面，肌束行向后内下方，其中小部分肌束止于直肠壁，大部分肌纤维止于阴道壁和尾骨尖，有承托盆腔脏器和协助括约肌紧缩肛门、阴道等作用。

2. 会阴深横肌　会阴深横肌位于小骨盆下口的前下部，肌束横行，两侧附着于坐骨支。

3. 尿道括约肌　尿道括约肌位于会阴深横肌的前方，肌束围绕尿道膜部，在女性则围绕尿道和阴道，称尿道阴道括约肌。

4. 会阴的局部结构

（1）盆膈：由两侧肛提肌以及覆盖在它上下面的筋膜构成，呈漏斗形，构成盆腔底的大部分。其中有直肠穿过。

（2）尿生殖膈：由会阴深横肌和尿道括约肌以及覆盖在它们上下面的筋膜共同构成。尿生殖膈呈三角形，在前下方封闭小骨盆下口，其中部有尿道穿过。在女性尿道的后方，尚有阴道穿过，尿生殖膈与盆膈共同封闭小骨盆下口，都有承托盆腔器官的功能。

（3）坐骨肛门窝：又称坐骨直肠窝，是盆膈外下方的凹窝，其内充填有脂肪，并有血管和神经等通过，是肛门周围脓肿的易发部位。

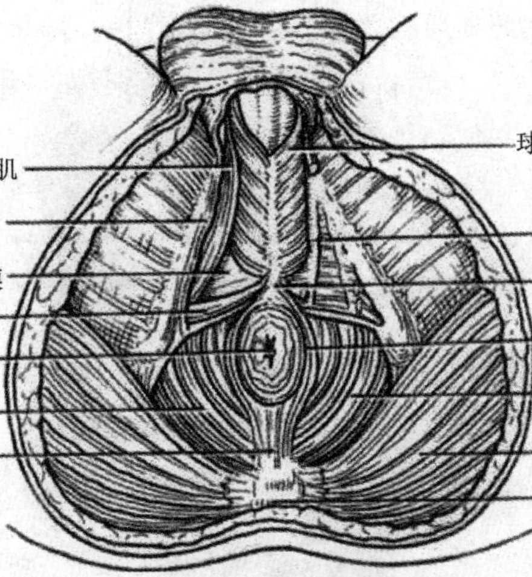

图 1-4-44　男性会阴

四、四肢肌

(一)上肢肌

上肢肌按部位分为肩肌、臂肌、前臂肌和手肌。

1. 肩肌　肩肌配布于肩关节周围，能运动肩关节，并能增强肩关节在运动时的稳固性(见图 1-4-45)。肩肌与深面的肩关节或附近的骨之间，滑膜囊较多，是滑囊炎的多发部位。

(1)三角肌(deltoid)：略呈三角形，起自锁骨外侧端、肩峰和肩胛冈，肌束从前、后和外侧三面包围肩关节，止于肱骨的三角肌粗隆。外部肌纤维收缩时使肩关节外展。前部收缩，肩关节前屈并旋内；后部收缩，肩关节后伸并旋外。其外上部较为肥厚，且无重要的神经和血管通过，是临床进行肌肉注射除臀部之外的常选部位。

(2)肩胛下肌(subscapularis)：起自肩胛下窝，止于肱骨小结节。作用：使肩关节内收和旋内。

(3)冈上肌(supraspinatus)：位于斜方肌深方，起自冈上窝经肩关节上方，止于肱骨大结节。作用：使肩关节外展。

(4)冈下肌(infraspinatus)：起自冈下窝，部分被斜方肌和三角肌覆盖，经肩关节后方，止于肱骨大结节。作用：使肩关节外旋。

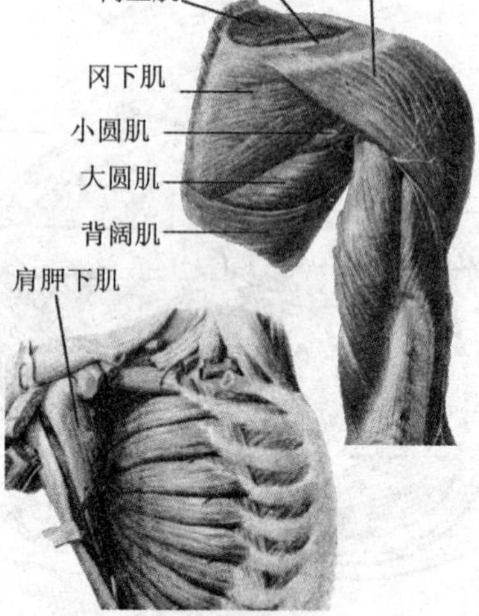

图 1-4-45　肩肌

2.臂肌　臂肌配布于肱骨周围，主要作用于肘关节，分为前、后两群，前群是屈肌，后群是伸肌(见图 1-4-46)。

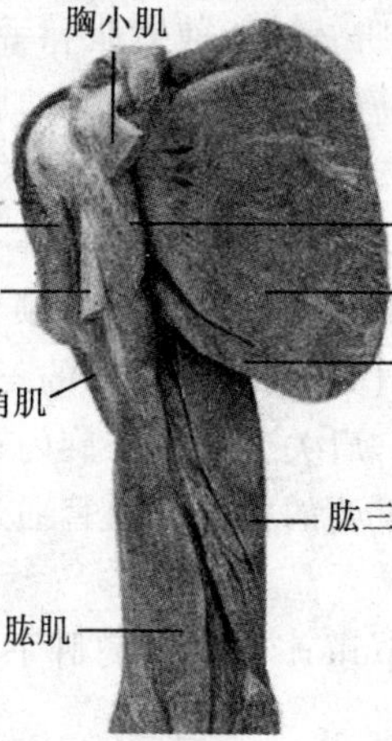

图 1-4-46　臂肌

(1)前群：主要有肱二头肌和肱肌。

1)肱二头肌(biceps brachii)：位于臂前部浅层，起端有长、短两个头，长头起自肩胛骨的盂上结节，长头腱穿过肩关节囊沿肱骨的结节间沟肩胛骨下降；短头起于肩胛骨喙突，两头向下合成一个肌腹，向下以扁腱止于桡骨粗隆。主要作用是屈前臂、前臂旋后，并可协助屈肩关节。

2)肱肌(brachialis)：位于肱二头肌下半部的深面，止于尺骨粗隆。作用：屈前臂。

(2)后群：主要有肱三头肌。肱三头肌(triceps brachii)位于臂后部，起端有三个头，长头起自肩胛骨盂下结节，内侧头和外侧头均起自肱骨背面，三头合并后以扁腱止于尺骨鹰嘴，作用：伸前臂。

3.前臂肌　前臂肌分布于桡骨、尺骨的周围，多数起于肱骨的下端，少数起自桡骨、尺骨和前臂骨间膜，止于腕骨、掌骨或指骨。前臂肌分为前、后两群，前群主要是屈肌和旋前肌，后群主要是伸肌和旋后肌，各肌的作用大致与其名称相一致，前臂肌的前后群都分为浅、深两层，每层内各肌的位置由桡侧向尺侧依次是(旋前方肌除外)：

(1)前群：

1)浅层：肱桡肌、旋前圆肌、桡侧腕屈肌、掌长肌、指浅屈肌、尺侧腕屈肌。

2)深层：拇长屈肌、指深屈肌、旋前方肌。

(2)后群：

1)浅层：桡侧腕长伸肌、桡侧腕短伸肌、指伸肌、小指伸肌和尺侧腕伸肌。

2)深层：旋后肌、拇长展肌、拇短伸肌、拇长伸肌和示指伸肌。

4.手肌　手肌短小，集中配布于手的掌面，主要运动手指。分外侧群、内侧群和中间群。

(1)外侧群：位于手掌拇指侧，由数块肌形成的丰满隆起，称鱼际(thenar)。此群肌可使拇指做内收、外展、屈和对掌运动(拇指指腹与其他各指指腹相对的动作称对掌)。

(2)内侧群：位于手掌小指侧，由数块肌共同形成，也较丰满，称小鱼际(hypothenar)。其主要作用是屈小指和使小指外展。

(3)中间群：包括蚓状肌和骨间掌(背)侧肌，分别位于掌心和掌骨之间。作用是使第2～4指做内收和外展等运动(手指向中指靠拢的动作称内收，反之称外展)。

5.上肢的筋膜和腱鞘　臂部的深筋膜在前后肌群之间插入，附着于肱骨上，形成臂内外侧肌间隔。前臂深筋膜在桡腕关节处增厚，分别形成腕掌侧韧带、腕背侧韧带和腕横韧带。手掌面中间的深筋膜，坚韧厚实，呈三角形，称掌腱膜。经过腕部的屈指肌腱、伸腕肌腱和伸指肌腱均有腱滑膜鞘包绕。手指的屈肌腱被指腱鞘包绕，对肌腱起约束和滑车作用。

6.上肢的局部结构

(1)腋腔(axillary cavity):位于胸外侧壁与臂上部之间,是一个四棱锥形的空隙,有尖、底和四壁。腋腔的尖由第1肋、锁骨和肩胛骨的上缘围成,腋窝借此与颈部相通。底被筋膜和皮肤所封闭。前壁为胸大肌、胸小肌。后壁为肩胛下肌、背阔肌。内侧壁为胸前壁上部和前锯肌。外侧壁为肱骨、肱二头肌。腋窝内有血管、神经和淋巴结等结构。

(2)肘窝(cubital fossa):为位于肘关节前方的三角形浅窝,内有血管、神经和肱二头肌、肌腱等结构。

(3)腕管(carpal canal):位于腕部掌侧,由腕骨和结缔组织连接而成,其内有屈指肌腱和正中神经从管内通过。

(二)下肢肌

下肢肌按部位分为髋肌、大腿肌、小腿肌和足肌。

1.髋肌　髋肌分布于髋关节周围,多数起自骨盆侧壁内外面,跨过髋关节,止于股骨上端(见图1-4-47)。主要运动髋关节,髋肌分为前、后两群。

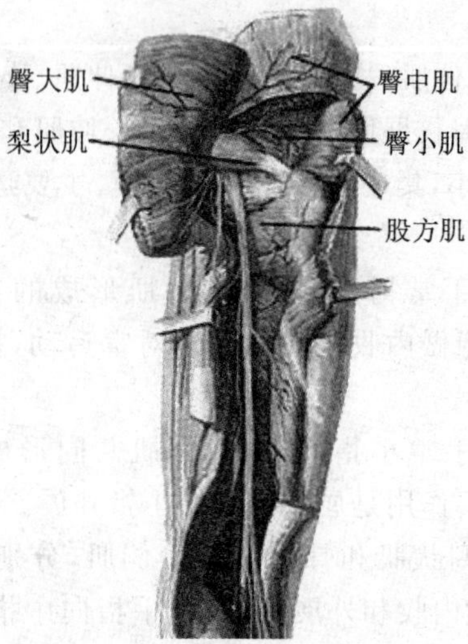

图1-4-47　髋肌

(1)前群:主要有髂腰肌,由髂肌和腰大肌结合而成,髂肌起自髂窝,腰大肌起自腰椎体侧面骶及横突,两肌会合向下,经腹股沟韧带后方,止于股骨小转子。作用:使髋关节前屈和旋外,下肢固定时,可使躯干前屈。

(2)后群:位于臀部,故又称臀肌,主要有臀大肌、臀中肌、臀小肌和梨状肌。

1)臀大肌(gluteus maximus)位于臀部浅层,呈四边形,大而肥厚,与皮下组织一起形成臀部隆起。起自髋骨和骶骨的背面,肌束斜向外下,止于股骨上部的臀肌粗隆。作用:伸大腿并旋外,在人体直立时,固定盆骨,防止躯干前倾,其外上部是肌肉注射最常选用的部位。

2)臀中肌(gluteus medius)和臀小肌(gluteus minimus):臀中肌呈扇形,位于臀部外上份,其下部被臀大肌覆盖,臀小肌在臀中肌的深面。两肌作用:使大腿外展和旋内。

3)梨状肌(piriformis):位于臀大肌深面,臀中肌下方起自骶骨前面,穿坐骨大孔出盆腔到臀部,止于大转子。作用:使大腿外展、外旋。

坐骨大孔被梨状肌分隔成梨状肌上孔和梨状肌下孔,孔内有血管、神经通过。

2.大腿肌 大腿肌配布在股骨周围,分前群、内侧群和后群(见图1-4-48)。

(1)前群:位于大腿前面,有缝匠肌和股四头肌。

1)缝匠肌(sartorius):呈长扁带状,起自髂前上棘,向内下方,止于胫骨上端内侧。作用:屈大腿,屈小腿。

2)股四头肌(quadriceps-femoris):特别发达,是人体中体积最大的肌,它有4个头,分别称为股直肌,股内侧肌、股外侧肌和股中间肌,除股直肌起于髂前下棘外,其余的均起于股骨干。4头合并向下移行为腱,包绕髌骨的周缘和前面,继而向下延续为髌韧带,止于胫骨粗隆。作用:伸膝关节,股直肌还可屈髋关节。

(2)内侧群:位于大腿内侧。其中位于缝匠肌中部内上方的称长收肌(adductor longus),在长收肌外上方的称耻骨肌(pectineus)。内侧群肌的作用主要是使大腿内收并内旋。

(3)后群:位于股骨后方,包括股二头肌、半腱肌和半膜肌。

1)股二头肌(biceps femoris)位于股后外侧,有长短两头,长头起自坐骨结节,短头起自股骨中段,两头会合后,以长腱止于腓骨头。作用:屈小腿,伸大腿。

2)半腱肌(semitendinosus)和半膜肌(semimembranosus):半腱肌位于股后内侧,其外下方深面为半膜肌。后群肌的作用:屈小腿,伸大腿。

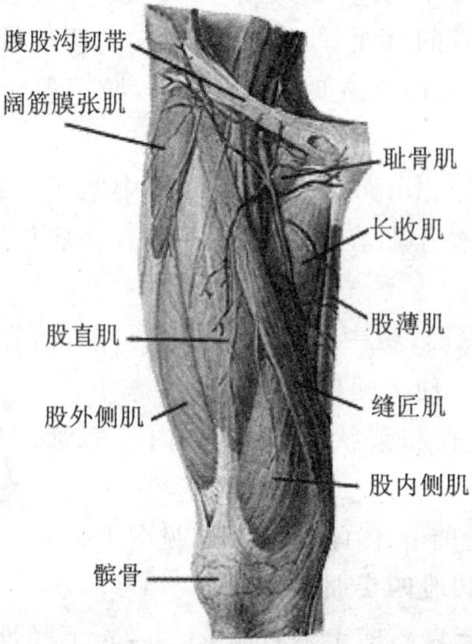

大腿前内侧面的肌肉(1)

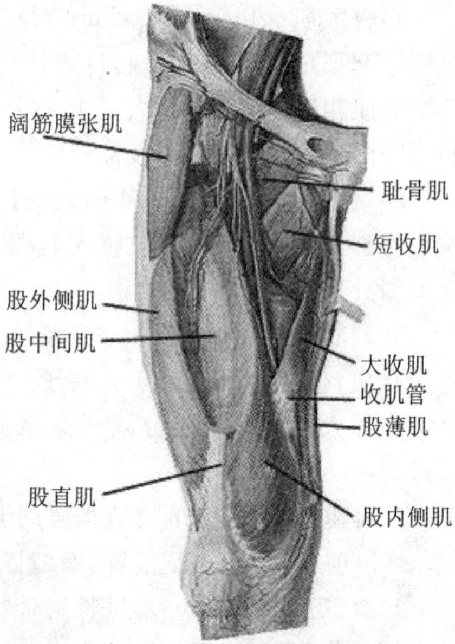

大腿前内侧面的肌肉(2)

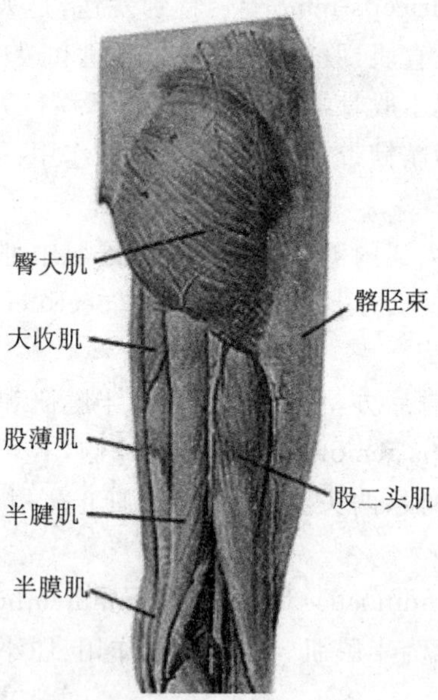

图 1-4-48　大腿肌

3. 小腿肌　小腿肌配布于胫骨、腓骨周围，分为前群、外侧群和后群（见图1-4-49）。

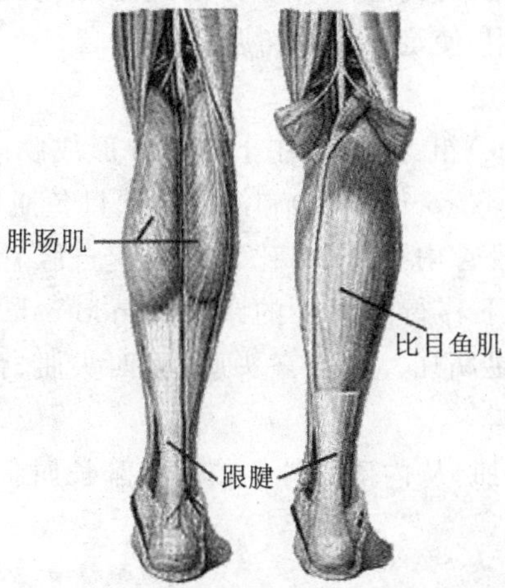

小腿后面的肌肉

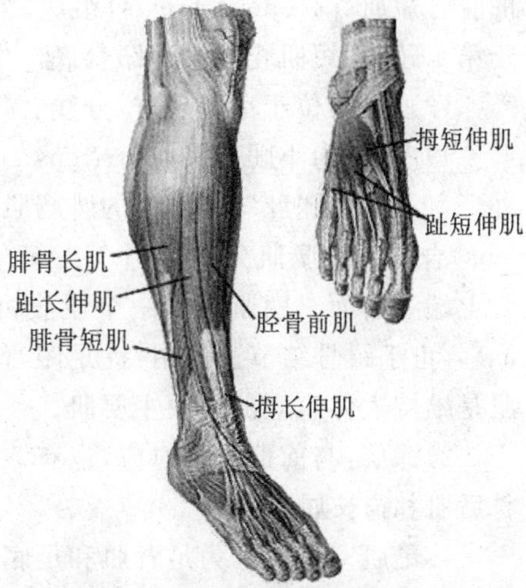

小腿前外侧面及足背的肌肉(1)

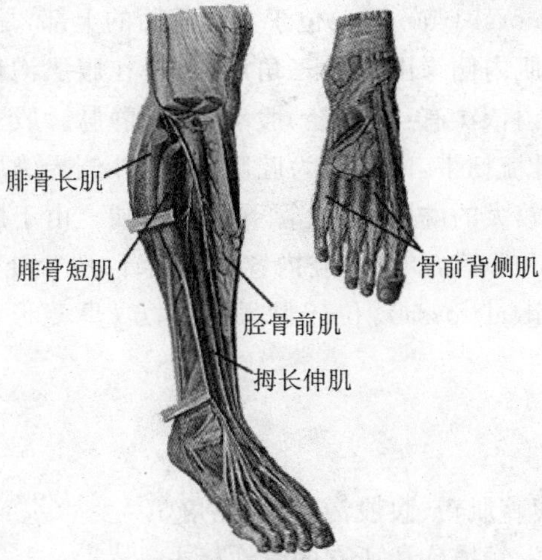

小腿前外侧面及足背的肌肉(2)

图 1-4-49　腿肌

(1)前群:位于小腿前面,有 3 块肌,从内侧向外侧,依次为胫骨前肌(tibialis anterior)、踇长伸肌(etensor hallucis longus)和趾长伸肌(extensor digitorum longus)。3 块肌均起于胫腓骨上端和骨间膜,下行至足背,胫骨前肌止于内侧楔骨和第一跖骨底,使足背屈和内翻。踇长伸肌止于踇趾远节趾骨,趾长伸肌分成四条长腱,止于第 2～5 趾。两肌均能使足背屈和伸趾。

(2)外侧群:位于腓骨外侧,由浅层的腓骨长肌(peroneus longus)和深层的腓骨短肌(peroneus brevis)组成。两肌的腱经外踝后方绕到足底，长肌止于第1跖骨，短肌止于第5跖骨底。作用：使足外翻和跖屈。

(3)后群：位于小腿后方，分浅、深两层。

1)浅层：为小腿三头肌(triceps surae)粗大肥厚，在小腿后方形成膨隆的外形，俗称“小腿肚”，由浅层的腓肠肌(gastrocnemius)和深层的比目鱼肌(soleus)合成。腓肠肌分别以两个头起自股骨内外侧髁，比目鱼肌起自胫骨、腓骨上端的后面。两肌合成一个肌腹，向下移行为粗壮的跟腱(tendo calcaneus)。止于跟骨结节。作用：提足跟，使足跖屈。小腿三头肌、股四头肌、臀大肌是维持人体直立的3块主要肌。

2)深层：与前群肌相对应，也有3块肌，从内侧向外侧依次为趾长屈肌、胫骨后肌和踇长屈肌。

4. 足肌　足肌分为足背肌和足底肌。

5. 下肢的局部结构

(1)股三角(femoral triangle)：位于大腿前面的上部，是由腹股沟韧带、缝匠肌内侧缘和长收肌内侧缘围成的三角形区域，在腹股沟韧带的下方。股三角内的结构由外向内依次有：股神经、股动脉、股静脉。股三角的前界为腹股沟韧带，后界为耻骨梳韧带，内侧界为腔隙韧带，外侧界为股静脉。股环处填有脂肪组织和一个较大的淋巴结，股管下端为盲端。由于股环与腹腔之间只隔很薄的腹横筋膜和腹膜，如果腹腔内容物经股环、股管处突出者，称股疝。

(2)腘窝(popliteal fossa)：位于膝关节后方，呈菱形，内有神经和血管通过。

复习题

1. 名词解释：腹直肌鞘、腹股沟管、股三角。
2. 在自身活体上触摸确认所有的骨性标志。
3. 简述各关节的组成、结构特点和运动形式。
4. 简述各肌的起止、走行和功能。

（崔虎威）

第五章 消化系统

知识目标：

1. 了解胸部标志线和腹部分区。
2. 掌握消化系统的组成，消化管的一般结构。
3. 掌握口腔分部、各器官的主要形态及结构。
4. 掌握咽、食管、胃、小肠、大肠的位置、分部、主要结构。
5. 掌握肝、胆囊、胰的位置、形态及微细结构。
6. 理解腹膜与脏器的关系及腹膜形成的结构。

第一节 概 述

一、消化系统的组成

消化系统(digestive system)由消化管和消化腺两大部分组成(见图 1-5-1)。

消化管包括口腔、咽、食管、胃、小肠(十二指肠、空肠、回肠)和大肠(盲肠、阑尾、结肠、直肠、肛管)等部。临床上常把口腔到十二指肠的这一段称上消化道，空肠以下的部分称下消化道。

消化腺有小消化腺和大消化腺两种。小消化腺散在于消化管各部的管壁内，大消化腺有三对唾液腺(腮腺、下颌下腺、舌下腺)、肝和胰。

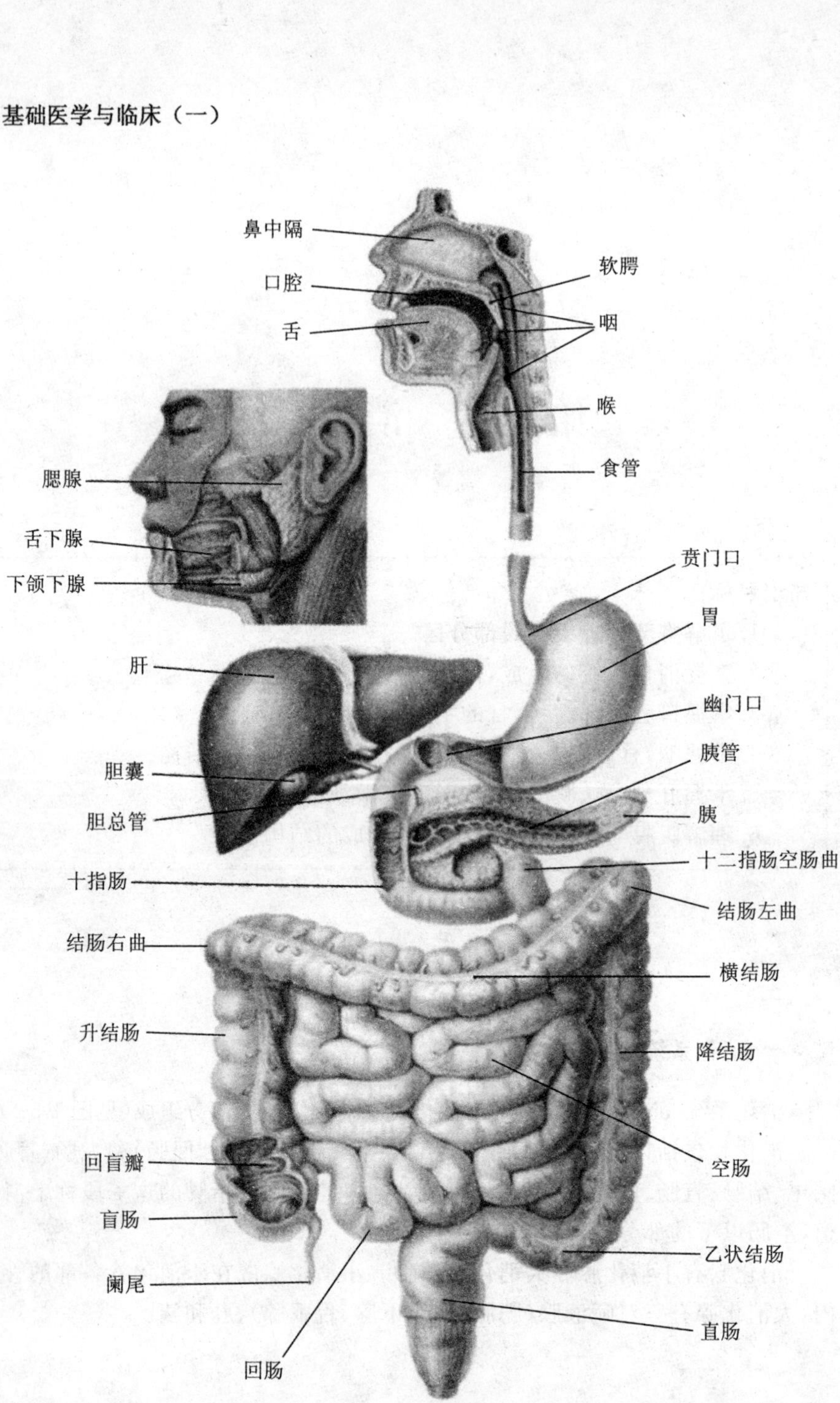
鼻中隔
软腭
口腔
咽
舌
喉
腮腺
食管
舌下腺
下颌下腺
贲门口
胃
肝
幽门口
胰管
胆囊
胰
胆总管
十二指肠空肠曲
十指肠
结肠左曲
结肠右曲
横结肠
升结肠
降结肠
空肠
回盲瓣
盲肠
乙状结肠
阑尾
直肠
回肠

图 1-5-1　消化系统概观

二、胸部标志线和腹部分区

(一)胸部标志线

1.前正中线　沿身体前面中线所作的垂线。

2.锁骨中线　通过锁骨中点所作的垂线。

3.腋前线　沿腋窝前缘(腋前襞)向下所作的垂线。

4.腋中线　沿腋窝中点向下所作的垂线。

5.腋后线　沿腋窝后缘(腋后襞)向下所作的垂线。

6.肩胛线　通过肩胛骨下角所作的垂线。

7.后正中线　沿身体后面中线(通过椎骨棘突)所作的垂线。

8.胸骨线　沿胸骨最宽处的外侧缘所作的垂直线。

9.胸骨旁线　经胸骨线和锁骨中线之间连线的中点所作的垂直线。

(二)腹部分区

1.腹部四区分法　经脐画一水平线与垂直线，两线相交将腹部分为四区，即左右上腹部和左右下腹部。临床多用此法[见图 1-5-2(1)]。

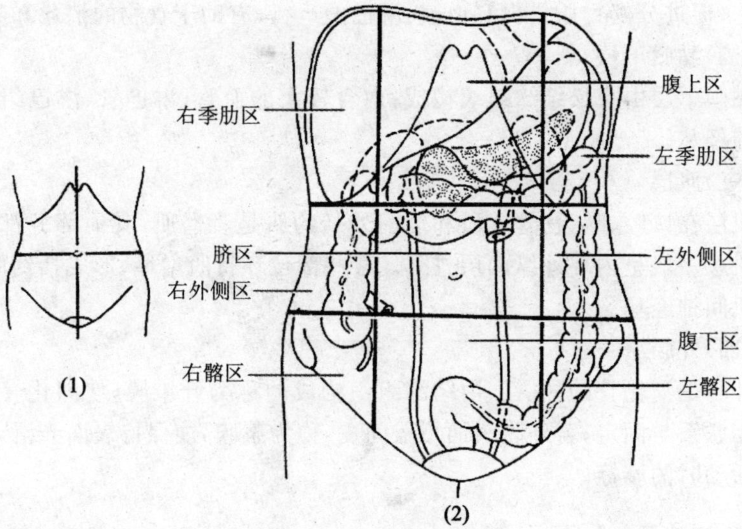

图 1-5-2　腹部分区

2.腹部九区分法　由两侧肋弓下缘连线和两侧髂前上棘连线为两条水平线，左右髂前上棘至腹中线连线的中点为垂直线，四线相交将腹部分为九区，即左右上腹部(季肋部)，左右侧腹部(腰部)，左右下腹部(髂窝部)及上腹部，中腹部(脐部)和下腹部(耻骨上部)。解剖学多用此法[见图 1-5-2(2)]。

第二节　消化管

一、消化管的一般结构

除口腔、肛门外，消化管壁从内向外由黏膜、黏膜下层、肌层和外膜四层组成。

（一）黏膜

黏膜位于管壁最内层，自内向外由上皮、固有层和黏膜肌层组成。

1. 上皮　上皮构成黏膜的表层。口腔、咽、食管、肛管的下部是复层扁平上皮，具有保护功能；消化管其他部分为单层柱状上皮，主要功能是消化、吸收。

2. 固有层　固有层由结缔组织构成。含有腺体、血管、淋巴管、淋巴组织。有些淋巴组织内的淋巴细胞密集成团，称为淋巴滤泡。

3. 黏膜肌层　黏膜肌层由1～2层平滑机构成。其收缩与舒张可改变黏膜形态，促进分泌物质排出和血液、淋巴的运行，有助于食物的消化和吸收。

（二）黏膜下层

黏膜下层由疏松结缔组织构成，内含较大的血管、淋巴管、淋巴组织和黏膜下神经丛。

（三）肌层

肌层在口腔、咽、食管上段和肛门外括约肌是骨骼肌，其他部分都是平滑肌。肌层一般呈内环外纵两层排列。某些部位环行肌增厚，形成括约肌，肌层间有肌间神经丛。

（四）外膜

外膜是消化管的外层。由结缔组织构成的称为纤维膜，使消化管与周围器官相联系与固定；若外膜表面覆盖间皮，称为浆膜，能保持表面光滑，减少消化管活动时的摩擦。

二、口腔

口腔（oral cavity）是消化管的起始部，以骨性口腔为基础，前经口裂与外界相通，后经咽峡与咽相续（见图1-5-3）。上壁（顶）是腭，下壁是口底软组织，前壁是唇。侧壁为颊。口腔被上下牙弓（包括牙槽突、牙龈和牙列）分隔为前、后两部；前部称口腔前庭，后部称固有口腔。上下牙咬合时，口腔前庭与固有口腔可经最后磨牙后方的间隙相通，临床病人牙关紧闭时可经此插管做急救灌药等。

（一）口唇和颊

口唇(oral lips)分为上唇和下唇，两唇围成口裂，左右结合处称口角。上唇两侧以弧形的鼻唇沟与颊部分界。正常人两侧鼻唇沟的深度对称，当面部瘫痪时，患者鼻唇沟变浅或消失。上唇外面正中有一浅沟，称人中，昏迷病人急救时，可在此处进行指压或针刺。

颊(cheek)位于口腔两侧。在正对上颌第二磨牙处的颊黏膜上有腮腺导管的开口。

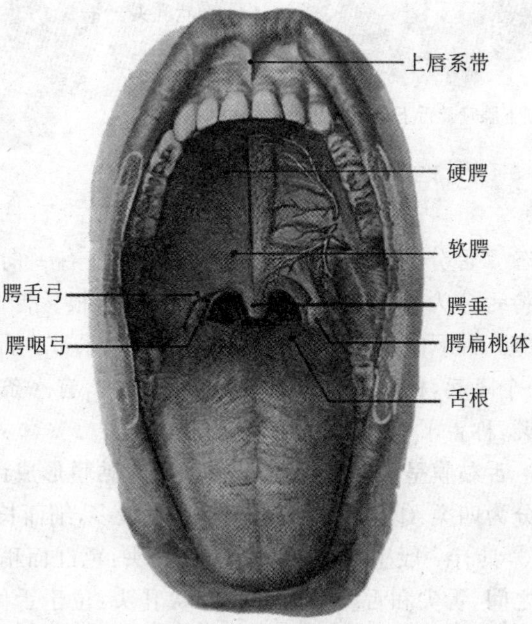

图 1-5-3　口与咽峡

（二）腭

腭(palate)构成口腔的顶。前 2/3 以骨腭为基础，表面覆以黏膜称硬腭，后 1/3 由肌和腱为基础外被黏膜构成，称软腭。软腭后缘游离，中央有一向下突起称腭垂。两侧各有一对弓形皱襞，前方的皱襞向下续于舌根，称腭舌弓，后方的皱襞向下延至咽侧壁，称腭咽弓。腭垂、左右腭舌弓和舌根共同围成咽峡，是口腔与咽的分界。

（三）舌

舌(tongue)位于口腔底，具有搅拌食物，协助吞咽，感受味觉，辅助发音的功能（见图 1-5-4、图 1-5-5）。

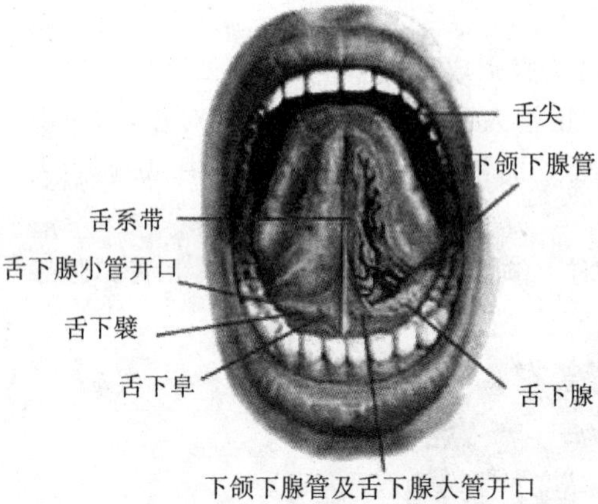

图 1-5-4　口腔底

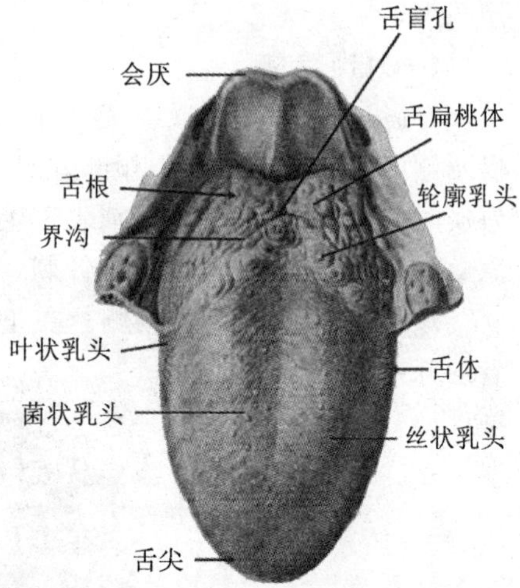

图 1-5-5　舌的背面

1. 舌的形态　舌分为上、下两面。上面称舌背，有一向前开放的“V”形沟，称为界沟，将舌分为前 2/3 的舌体和后 1/3 的舌根。舌体的前端称舌尖，舌根对向口咽部。舌下面正中线上的黏膜皱襞即舌系带。舌系带根部两侧的黏膜，各形成一个隆起，称舌下阜。舌下阜的后外方，有一条由口腔底部黏膜形成的斜行皱襞，称舌下襞，其深面有舌下腺等结构。

2. 舌黏膜　舌黏膜呈淡红色。位于舌背面的黏膜形成许多细小的突起，称舌乳头。可分为四类：①丝状乳头：较小，数量最多，细而长，呈白色丝绒状，布满舌背前 2/3，具有一般感觉功能。②菌状乳头：色红而稍大，呈圆点状，分布于丝状乳头之间，舌尖和舌缘较多。③叶状乳头：位于舌侧缘后部，呈皱襞状，人类不发达。④轮廓乳头：最大，排列在界沟的前方，乳头顶端特别膨大，呈圆盘状，周围有环状沟环绕。轮廓乳头、菌状乳头、叶状乳头内含味觉感受器称味蕾。

舌根部的黏膜内含有许多淋巴组织形成的隆起称舌扁桃体。

3. 舌肌　舌肌是骨骼肌，分为舌内肌和舌外肌两类。舌内肌起止都在舌内，构成舌的主体，由上下垂直、前后纵行和左右横行等不同方向的肌纤维束组成，收缩时可改变舌的形状。舌外肌是指起于舌外、止于舌内的肌肉，收缩时可改变舌的位置。舌外肌包括：①颏舌肌：起于下颌骨体后面的颏棘，肌纤维呈扇形向后上方止于舌中线两侧。两侧颏舌肌同时收缩，拉舌向前下方，即伸舌，该肌一侧收缩，舌伸出时舌尖偏向对侧。②舌骨舌肌：起于舌骨，收缩时牵舌向后下外侧。③茎突舌肌：起于颞骨茎突，可牵舌向后上方。

（四）牙

牙（teeth）是人体最坚硬的器官，呈弓状排列成上牙弓和下牙弓，镶嵌在上下颌骨的牙槽窝内，具有切断、磨碎食物和辅助发音的功能。

1.牙的形态和构造　每个牙的外形分为牙冠，暴露在口腔内；牙根，嵌入牙槽窝内；牙颈，介于牙冠与牙根之间被牙龈覆盖（见图 1-5-6）。牙的中央有牙腔。位于牙冠内较大的叫牙冠腔。位于牙根内的叫牙根管，其尖端有小孔与牙槽相通。

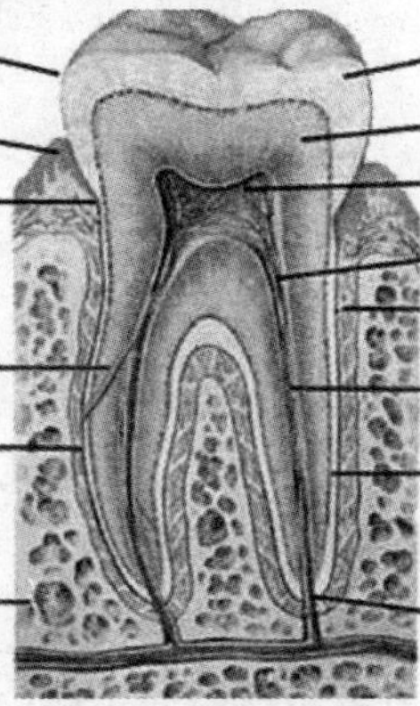

图 1-5-6　牙的构造模式图

牙主要由牙本质构成，另有釉质、牙骨质和牙髓。牙冠外面有光亮坚硬的釉质，牙根的表面有牙骨质。牙的神经、血管与结缔组织共同组成牙髓，位于牙腔。

2.牙周组织　牙周组织包括牙槽骨、牙周膜和牙龈三部分，对牙有保护、固定和支持的作用。

牙槽骨是牙根周围牙槽突的骨质。牙周膜是介于牙和牙槽骨之间的致密结缔组织，固定牙根，并能缓解咀嚼时的压力。牙龈是紧贴牙槽骨外面的口腔黏膜，富含血管，其游离缘附于牙颈。

3.牙的种类和排列　人的一生有两套牙。第一套牙称乳牙，可分为切牙、尖牙和磨牙三类，共 20 个，一般用罗马数字表示。第二套牙称恒牙，可分为切牙、尖牙、前磨牙和磨牙四类，共 32 个，一般用阿拉伯数字表示。

切牙适于咬切食物；尖牙适于撕扯食物；磨牙和前磨牙则适于研磨和粉碎食物。

4.牙的萌出　乳牙一般在出生后 6 个月开始萌出，至 1 周岁时萌出 8 个左右，3 周岁前出齐。6～13 岁期间，乳牙陆续脱落，恒牙先后萌出。恒牙中第一磨牙首先萌出，12～14 岁逐步出全。第三磨牙萌出最迟，称迟牙，一般在 17～25 岁才萌出，有的甚至终身不出。

（五）唾液腺

口腔内有两种唾液腺（salivary glands）。小唾液腺散在于各部口腔黏膜内(如唇腺、颊腺、腭腺、舌腺)。大唾液腺包括腮腺、下颌下腺和舌下腺三对(见图 1-5-7)。唾液有湿润口腔黏膜、帮助消化等功能。

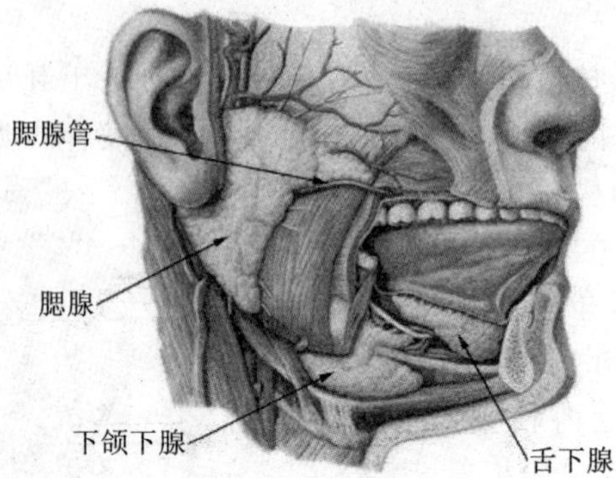

图 1-5-7 唾液腺

1. 腮腺(parotid gland) 腮腺最大，略呈三角形，位于外耳道前下方，上达颧弓，下至下颌角，前至咬肌后部的表面，腺的后部特别肥厚，深入到下颌后窝内。由腺的前部发出腮腺管，在颧弓下方一横指处经咬肌表面前行，穿过颊肌开口于上颌第二磨牙相对的颊黏膜处的腮腺管乳头。

2. 下颌下腺(submandibular gland) 下颌下腺略呈卵圆形，位于下颌下三角内，下颌骨下缘和二腹肌前、后之间。开口于舌下阜。

3. 舌下腺(sublingual gland) 舌下腺细长而略扁，位于口底舌下襞的深面。开口于舌下阜和舌下襞。

三、咽

咽(pharynx)是前后略扁的漏斗状肌性结构，位于颈椎前方，上起颅底，下至第 6 颈椎体下缘平面与食管相续，全长约 12 cm。咽的后壁和侧壁完整，主要由三对咽缩肌内衬黏膜外被纤维膜而成。前壁不完整，分别与鼻腔、口腔和喉腔相通，因而分为鼻咽、口咽、喉咽三部分。咽是消化道和呼吸道的共同通道(见图 1-5-8)。

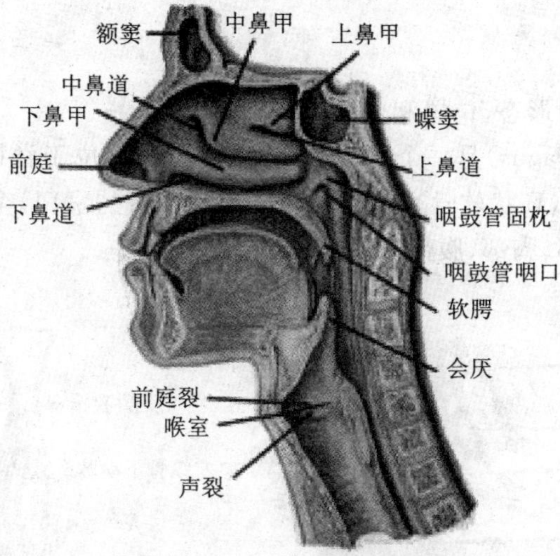

图 1-5-8　头颈部正中矢状切面

（一）鼻咽

鼻咽位于软腭平面以上，向前经鼻后孔通鼻腔。外侧壁上正对下鼻甲后端处，有咽鼓管咽口，通向鼓室，小儿的咽鼓管较短而宽。其后上方有一纵行深窝，称咽隐窝，是鼻咽癌的好发部。咽后上壁的黏膜内有丰富的淋巴组织，称咽扁桃体，在幼儿时期最为发达。

（二）口咽

口咽位于软腭与会厌上缘平面之间，向前经咽峡通口腔。外侧壁上腭舌弓与腭咽弓之间有一凹陷称扁桃体窝，容纳腭扁桃体。腭扁桃体主要由淋巴组织构成，呈卵圆形，内侧面朝向咽腔，表面被覆黏膜。黏膜上皮向深部陷入形成许多小凹，称扁桃体小窝，是食物残渣、脓液易于滞留的部位。

舌扁桃体、腭扁桃体、咽扁桃体等共同围成咽淋巴环，具有重要的防御功能。

（三）喉咽

喉咽在会厌上缘平面以下，至第 6 颈椎体下缘与食管相续连，向前经喉口与喉腔相通。在喉口两侧各有一个深窝，称梨状隐窝，是异物易于滞留的部位。

（四）咽肌

咽肌由咽缩肌和咽提肌组成。咽缩肌包括咽上缩肌、咽中缩肌、咽下缩肌。咽提肌位于咽缩肌的深部。

四、食管

（一）食管的形态、位置和分部

食管（esophagus）是一个前后略扁的肌性管道，位于脊柱前方，上端在第6颈椎下缘平面（环状软骨）与咽相续，下端续于胃的贲门，全长约25 cm。按行程可分为颈部、胸部、腹部三部分（见图1-5-9）。

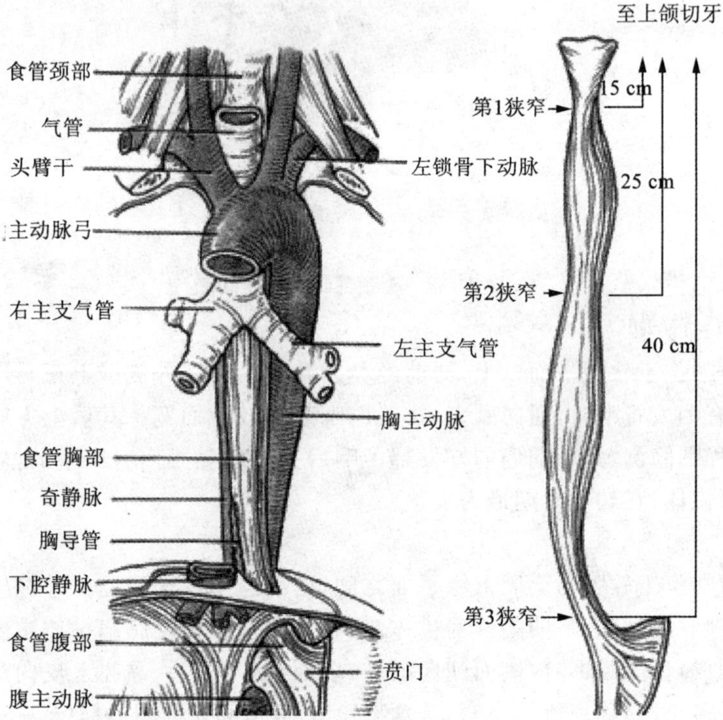

图1-5-9　食管的位置及三处狭窄

（二）食管的生理性狭窄

食管全程有三处生理性狭窄：第一个狭窄在食管起始处，距中切牙约15 cm；第二个狭窄位于食管与左支气管交叉处，相当于胸骨角平面，距中切牙约25 cm；第三个狭窄为穿经膈食管裂孔处，距中切牙40 cm。

（三）食管壁的形态和微细结构特点

食管具有消化管典型四层结构，由黏膜、黏膜下层、肌层和外膜组成。①黏膜层：有7～10条纵行的皱襞，食物通过时，食管扩张，皱襞展平，上皮是复层扁平上皮，具有保护功能。②黏膜下层：有食管腺，能分泌黏液，经导管开口于食管腔，有润滑作用。③肌层：上段为骨骼肌，下段为平滑肌，中段由骨骼肌和平滑肌混合构成。外膜是纤维膜。

五、胃

胃(stomach)是消化管中最膨大的部分，具有接纳和初步消化食物的功能。

（一）胃的形态和分部（见图 1-5-10）

胃有两壁、两口和两缘。两壁即前壁、后壁；入口称贲门，与食管相连，出口称幽门，与十二指肠相连；上缘小，凹向右上方，称胃小弯，其最低处形成一切迹，称角切迹，下缘大，凸向左下方，称胃大弯。

胃分为四部：①贲门部：在贲门附近。②胃底部，是贲门平面向左上方凸出的部分。③胃体部：胃的中间部分。④幽门部：自角切迹向右至幽门之间。幽门部临床上常称为胃窦。

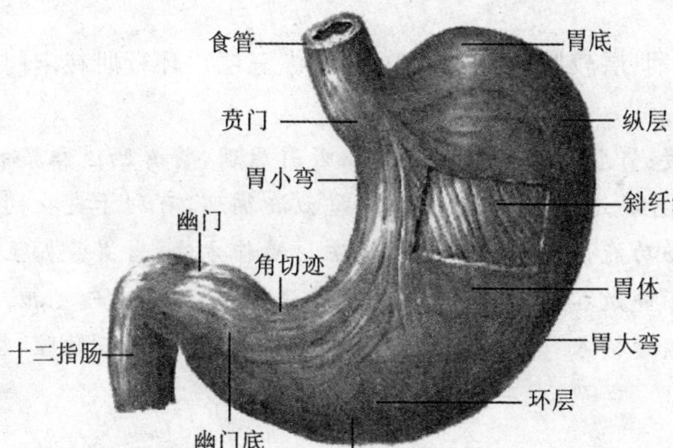

图 1-5-10　胃的形态和分部

（二）胃的位置和毗邻

胃大部分位于左季肋区，小部分位于腹上区。胃前壁右侧与肝右叶相邻；左侧与膈相邻，被左肋弓遮掩；剑突下直接与腹前壁相贴，是胃的触诊部位。胃后壁与左肾、左肾上腺、横结肠、胰和脾等器官相邻。

（三）胃壁的形态和微细结构特点

胃壁的结构特点主要在黏膜层和肌层。

1. 黏膜层　胃空虚或半充盈时黏膜形成许多皱襞，充盈时皱襞变低或消失。黏膜表面有许多针尖状小窝，称胃小凹，凹底有胃腺开口。

(1)上皮:为单层柱状上皮,上皮细胞分泌黏液,覆盖在上皮的游离面,与上皮细胞的紧密连接构成胃黏膜屏障。可阻止胃液内盐酸和胃蛋白酶对黏膜自身的消化。

(2)固有层:由结缔组织构成,内有许多管状腺,根据腺体所在部位和结构不同,位于贲门部的称贲门腺,位于幽门部的称幽门腺,它们分泌黏液、溶菌酶等。位于胃底和胃体部的称胃底腺,是分泌胃液的主要腺体,主要由两种细胞构成。

1)主细胞(chief cell,胃酶细胞):数量较多,多分布在腺的中下部。细胞呈柱状,核圆形,位于细胞的基底部,胞质呈嗜碱性。主细胞分泌胃蛋白酶原。胃蛋白酶原经盐酸激活成为有活性的胃蛋白酶,参与分解蛋白质。

2)壁细胞(parietal cell,盐酸细胞):在腺体的上中部较多。细胞呈圆形或锥形,核圆形,位于细胞中央,胞质呈嗜酸性。壁细胞分泌盐酸,盐酸有激活胃蛋白酶原和杀菌等作用。壁细胞还分泌内因子,能促进回肠对维生素 B_{12} 的吸收。

2. 肌层　肌层较厚,分内斜、中环、外纵三层。环行肌在幽门处增厚,形成幽门括约肌。

知识链接:胃肠减压术是利用负压吸引原理,将胃肠道积聚的气体和液体吸出,以降低胃肠道内压力,改善胃肠壁血液循环,有利于炎症的局限,促进伤口愈合和胃肠功能恢复的一种治疗方法。操作方法:当胃管插至咽部时,嘱病人头稍向前倾并做吞咽动作,同时将胃管送下。若恶心严重,嘱病人深呼吸,待平稳后再继续插入。若病人发生呛咳,则提示胃管误入喉腔,应立即退出。

六、小肠

小肠(small intestine)是消化管中最长的一段,成人全长 5～7 m。上端从幽门起始,下端在右髂窝与大肠相接,可分为十二指肠、空肠和回肠三部分。

(一)十二指肠(见图 1-5-11)

十二指肠(duodenum)是小肠的起始段,长约 25 cm。上端起自幽门,下端在第 2 腰椎体左侧,续于空肠,大部分紧贴腹后壁,位置深,几乎无活动度。十二指肠呈“C”形从右侧包绕胰头。十二指肠可分为四部。

1. 上部　上部在第 1 腰椎右侧起于幽门,斜向右上方至胆囊颈的附近急转向下移行为十二指肠降部。其起始部肠壁较薄,黏膜面较光滑,称十二指肠球,是十二指肠溃疡的好发部位。

2. 降部　降部在第 1 腰椎右侧下降至第 3 腰椎体下缘平面向左与水平部

相续。

3.水平部　水平部横行向左跨过下腔静脉至腹主动脉前方与升部相续。

4.升部　升部斜向左上至第2腰椎体左侧急转向前下方，形成十二指肠空肠曲，移行为空肠。此曲被十二指肠悬肌固定于腹后壁。十二指肠悬肌是手术中确认空肠始端的标志。

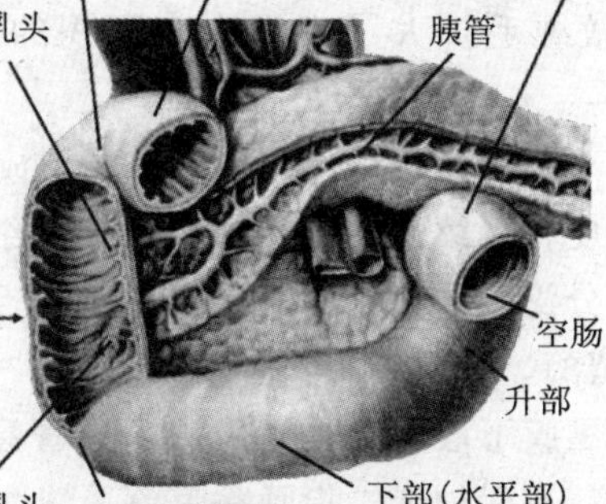

图 1-5-11　十二指肠、胰和胆道

(二)空肠和回肠(见图 1-5-12)

空肠(jejunum)和回肠(ileum)迂回盘曲在腹腔的中下部，相互延续呈袢状，称肠袢。通常将近侧 2/5 称空肠，位于腹腔左上部，管径较大，管壁较厚，血管较多，颜色较红；远侧 3/5 称回肠，位于腹腔右下部，管径较小，管壁薄，颜色较淡。空回肠均由系膜连于腹后壁，有较大的活动度。

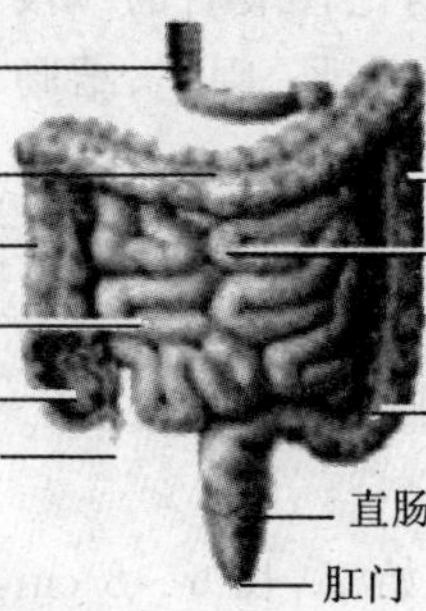

图 1-5-12　空肠、回肠与大肠

(三)小肠黏膜的形态和微细结构特点

小肠黏膜和结构特点主要是管壁腔面有皱襞、肠绒毛，固有层内有小肠腺。

1.皱襞　皱襞由黏膜和黏膜下层共同向肠腔突出形成。小肠内有许多环行皱襞，称环状襞，在小肠近段高而密，向远侧逐渐减少并变低。十二指肠降部后内侧壁上有一纵行皱襞，称十二指肠纵襞，其下端隆起称十二指肠大乳头，是胆总管和胰腺管的共同开口处。

2.肠绒毛　肠绒毛是上皮和固有层共同向肠腔形成的细小突起，是小肠黏膜特有的结构。上皮位于绒毛游离面，主要由吸收细胞和杯状细胞构成。环状襞、绒毛和微绒毛扩大了小肠内表面积约 600 倍，有利于小肠的吸收功能。

3.小肠腺　小肠腺是上皮下陷于固有层形成的管状腺，开口于绒毛根部。其上皮与绒毛上皮相延续。小肠腺主要由柱状细胞、杯状细胞和帕内特细胞构成。柱状细胞分泌多种消化酶；帕内特细胞位于肠腺底部，胞质内含有嗜酸颗粒，能分泌溶菌酶、二肽酶等。

十二指肠的黏膜下层有十二指肠腺。导管穿过黏膜肌，开口于肠腺的底部，分泌碱性黏液，有保护十二指肠黏膜免受酸性胃液侵蚀的作用。

4.淋巴组织　小肠固有层内有许多淋巴组织。是小肠壁内重要的防御装置，淋巴组织在十二指肠较少，排列疏散；在空肠较多并形成大小不一的孤立淋巴滤泡；在回肠最多，尤其是回肠末段，淋巴滤泡多聚集在一起形成集合淋巴滤泡。

七、大肠

大肠(large intestine)是消化管最后的一段，长约 1.5 m。起自右髂窝处的回肠末端，终于肛门，可分为盲肠、阑尾、结肠、直肠、肛管五部分(见图 1-5-12)。

盲肠和结肠外形有三个特征：①由肠壁纵行平滑肌聚集而成的三条带状结构称结肠带；②肠壁呈袋状向外膨出而成的结肠袋；③肠系膜上由脂肪组织聚集而成，大小不等的突起称肠脂垂。

(一)盲肠

盲肠(cecum)是大肠的开始部，长 6～8 cm，位于右髂窝内，左接回肠，上通升结肠。在回肠开口处，上下各有一唇状皱襞，称回盲瓣，此瓣的深部有增厚的环行肌，可控制小肠内容物进入盲肠的速度和防止大肠内容物逆流到回肠。盲肠末端的后内侧壁有阑尾的开口。

(二)阑尾

阑尾(vermiform appendix)为一蚓状盲管，位于右髂窝内，一般长 6～

8 cm。阑尾根部连于盲肠后内侧壁，较固定，是三条结肠带汇集处。手术时，可据此寻找阑尾。阑尾末端游离，位置变化较大。

阑尾根部的体表投影，约在脐与右髂前上棘中外 1/3 交界处，称麦氏(McBurney)点。急性阑尾炎时，此点附近常有明显的压痛。

（三）结肠

结肠(colon)围绕在空回肠的周围，呈向下开放的方框形。分为升结肠、横结肠、降结肠和乙状结肠四部分。升结肠与盲肠相连，位于右腹外侧区上升至肝右叶下方，弯向左前方移行于横结肠，弯曲部称结肠右曲（肝曲）。横结肠向左行至脾的下方，以锐角与降结肠相连，弯曲部称结肠左曲（脾曲）。横结肠活动度较大，常下垂成弓形，最低点可达脐平面或脐下方。降结肠在左腹外侧区下降，至左髂嵴处移行为乙状结肠。乙状结肠在左髂区内，呈乙字形弯曲，活动度较大，向下平第 3 骶椎平面，移行于直肠。

结肠黏膜平滑无肠绒毛，有半环行皱襞。黏膜上皮为单层柱状上皮，其间有大量杯状细胞。固有层内有密集排列的管状大肠腺，腺上皮内有大量杯状细胞。淋巴组织发达，常穿过黏膜肌，突入黏膜下层。

（四）直肠

直肠(rectum)位于小骨盆腔后部，骶、尾骨前方，全长 15～16 cm，上与乙状结肠相续，下与肛管相连。在矢状面上有两个弯曲，位于骶骨前方，凸向后的弯曲，称骶曲；位于尾骨尖前方转向后下，形成一凸向前的弯曲，称会阴曲。在冠状面上有三个弯曲，中间的弯曲较大，凸向左侧，上下两弯曲凸向右侧。

直肠下段肠腔膨大，称直肠腹壶。肠壁环行肌与黏膜共同形成 3 个半月形皱襞，称直肠横襞，其中最大、位置最恒定的位于直肠右前壁，距肛门约 7 cm。当做直肠镜、乙状结肠镜检查时，应注意直肠的横襞和弯曲，避免损伤肠管。

（五）肛管

肛管(anal canal)是盆膈以下的消化管，上续直肠，末端终于肛门，长 3～4 cm（见图 1-5-13）。肛管内有 6～10 条纵行的黏膜皱襞，称肛柱。肛柱下端之间有半月状的黏膜皱襞相连，称肛瓣。肛瓣与相邻肛柱下端共同围成向上开口的小隐窝，称肛窦。窦内如有粪便存留，易诱发感染。

肛瓣与肛柱下端共同连成锯齿状的环行线，称齿状线，是皮肤与黏膜分界线。齿状线以上为黏膜，以下为皮肤。在齿状线下方，有狭窄而隆起的光滑区，称肛梳。在肛门上方 1～1.5 cm 处，称白线，活体指诊可触到，肛柱的黏膜和肛梳的皮下组织中均有丰富的静脉丛。病理情况下静脉丛瘀血曲张，形成痔。

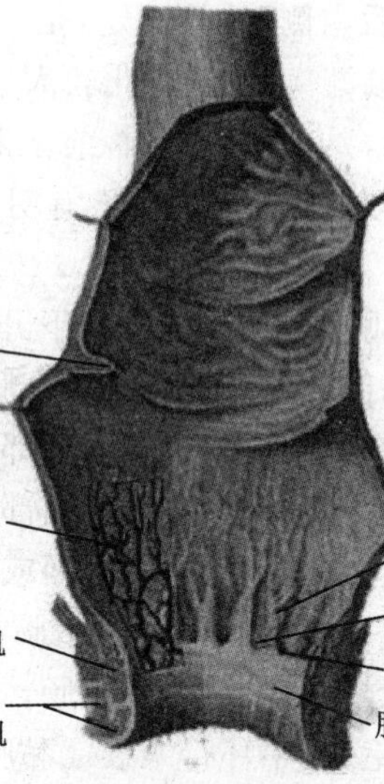

图 1-5-13　肛管纵切面

肛管周围有肛门内外括约肌环绕。肛门内括约肌属平滑肌，由直肠的环行肌在肛管上 3/4 处增厚而成，有协助排便的作用。肛门外括约肌为横纹肌，位于肛门内括约肌周围，有括约肛门功能。手术中应防止损伤此肌，以免造成大便失禁。肛门周围的皮肤富有汗腺和皮脂腺。

知识链接：痔是直肠下段黏膜下和肛管皮肤下的静脉丛瘀曲、扩张而形成的静脉团。痔的诱发因素很多，其中便秘、长期饮酒、进食大量刺激性食物和久坐久立是主要诱因。

第三节　消化腺

人体消化腺除唾液腺、胃肠道的消化腺外，还有肝和胰。消化腺的主要功能是分泌消化液，参与食物的消化。

一、肝

肝(liver)是人体最大的腺体，成人的肝约重 1.5 kg，具有分泌、代谢、解毒和防御等功能。

(一)肝的形态和位置

肝呈红褐色，质地脆软。一般分为前、后两缘，膈、脏两面(见图 1-5-14、图

1-5-15)。前缘锐薄,后缘钝圆。膈面隆突朝上与膈相贴,被矢状方向的镰状韧带分为厚而大的肝右叶和薄而小的肝左叶;脏面朝下与腹腔脏器相邻。脏面有两条矢状方向的左右纵沟和连于两纵沟间的横沟将其分为:右纵沟以右的肝右叶,左纵沟以左的肝左叶,横沟以前的肝方叶和以后的尾状叶。

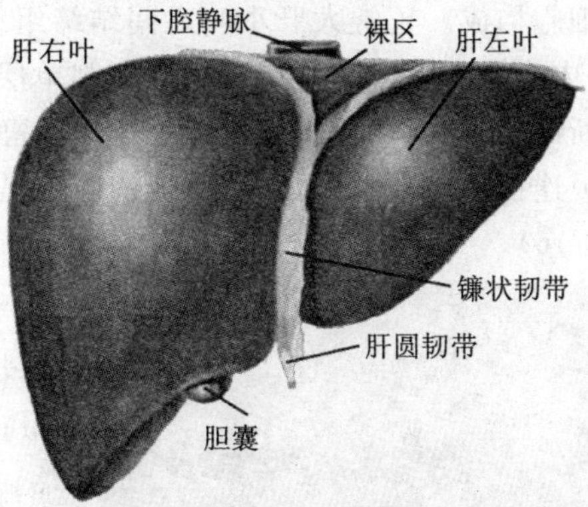

图 1-5-14　肝的膈面

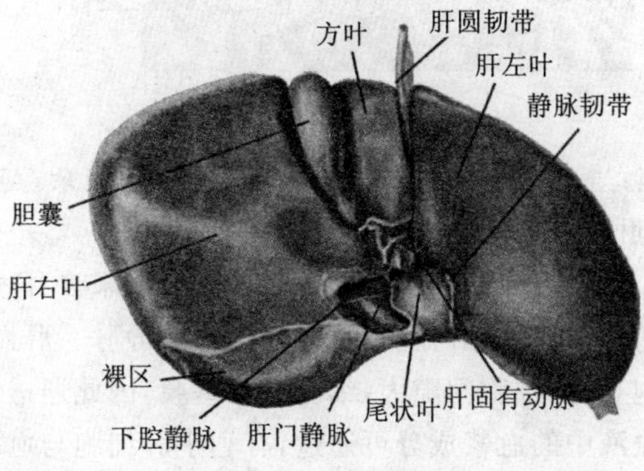

图 1-5-15　肝的脏面

右纵沟前部有一浅窝容纳胆囊,称胆囊窝,后部有下腔静脉通过。左纵沟前部有肝圆韧带,后部有静脉韧带。横沟称为肝门,是肝管、肝固有动脉、肝门静脉、神经等出入肝实质的部位。

肝大部分位于右季肋区及腹上区,小部分位于左季肋区。肝的上界与膈穹隆一致,右侧最高点在右锁骨中线与第五肋的相交处,左侧最高点在左锁骨中线与第五肋间隙相交处。肝下界右侧大致与肋弓一致,在腹上区可达剑突下方 3～5 cm。7 岁前的小儿,肝的下界可超出肋弓下缘 2cm 以内。肝的位置随膈的运动而上下移动,在平静呼吸时肝可上下移动 2～3 cm。

（二）肝的微细结构

肝表面有致密的结缔组织构成的被膜，内含较多的弹性纤维。在肝门处，结缔组织随血管、神经等深入肝实质，将其分隔成许多棱柱状的肝小叶。

1.肝小叶（hepatic lobule） 肝小叶是肝的基本结构和功能单位，呈多面棱柱体，主要由肝细胞构成。正常人肝小叶之间结缔组织较少，界限不明显。肝小叶中央有一条中央静脉，纵贯小叶长轴，肝细胞单层排列呈板状称肝板，在切片上，肝板的断面呈索状，又称肝索。肝板以中央静脉为中轴，大致呈放射排列，相邻的肝板连接呈网状，其间有不规则的腔隙是肝血窦，肝细胞之间有胆小管（见图1-5-16）。

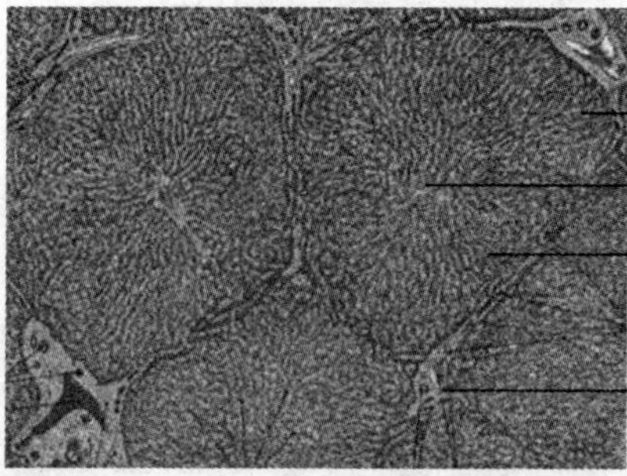

图1-5-16 肝的微细结构

（1）肝细胞：呈多边形，体积较大。肝细胞功能复杂，与肝细胞的分泌活动有关。此外，肝细胞内还含有糖原、脂滴等。

（2）肝血窦：位于肝板间的不规则腔隙。其内有来自肝固有动脉和肝门静脉的血液，血液自周边流入肝血窦，然后汇入中央静脉。肝血窦壁由内皮细胞构成。内皮细胞有孔，细胞间隙大，细胞外无基膜，因此通透性较大，肝细胞分泌的蛋白质和血液中的血浆成分可通过，有利于肝细胞与血液间的物质交换。肝血窦内散在多突起的肝巨噬细胞（Kupffer cell，库普弗细胞），能吞噬血液中的细菌、异物和衰老的红细胞等。

肝血窦的内皮细胞与肝细胞之间的狭窄间隙称窦周隙。其内充满由肝血窦渗出的血浆，肝细胞的微绒毛伸入其间浸润于血浆中，有利于肝细胞与血液间的物质交换。窦周间隙内有一种储脂细胞，有摄取及储存维生素A和产生胶原纤维的功能。

（3）胆小管：是位于肝细胞之间的微细管道，互相吻合成网状。管壁由相邻肝细胞邻接面的细胞膜局部向胞质内凹陷而形成。在胆小管的两侧，相邻的肝细胞形成紧密连接，阻止胆小管内容物渗出管外。肝细胞分泌的胆汁进入胆小管，从中央向周边流到小叶间胆管。当肝的病变引起肝细胞的紧密连接被破坏时，胆汁可经肝细胞之间的间隙，流入窦周隙和肝血窦，导致黄疸。

2.门管区(portal area) 门管区是相邻肝小叶间结缔组织较多的区域。内有小叶间胆管、小叶间动脉、小叶间静脉通过。小叶间胆管为胆小管汇集而成，管径小，管壁由单层立方上皮构成。小叶间动脉是肝固有动脉的分支，管径细，管壁厚，内皮细胞外面有数层平滑肌围绕。小叶间静脉是肝门静脉的分支，管腔大而不规则，管壁薄。

3.肝的血液循环 肝的血液有两个来源：①肝固有动脉，属于肝的营养血管；②肝门静脉，属于肝的功能血管。

肝固有动脉→小叶间动脉
肝门静脉→小叶间静脉
→肝血窦→中央静脉→小叶下静脉→肝静脉→下腔静脉

二、胆囊和输胆管道

(一)胆囊

胆囊(gallbladder)位于肝脏面的胆囊窝内，上面借结缔组织与肝相连，下面游离，与横结肠的起始部和十二指肠上部相邻。有储存和浓缩胆汁的作用。

胆囊呈梨形，分为四部分，前端钝圆称胆囊底，中间称胆囊体，后端变细称胆囊颈，颈弯向左下移行为胆囊管。

胆囊底常露出于肝的前缘，与腹前壁相贴，其体表投影在右锁骨中线与右肋弓交点处的稍下方。胆囊炎时，此处常有明显的压痛。

胆囊内衬黏膜，在胆囊管和胆囊颈处呈螺旋状突入管腔，形成螺旋襞，有调节胆汁进出的作用。胆囊结石易嵌顿于此处。

(二)输胆管道

输胆管道是将胆汁输送到十二指肠的管道，由肝内和肝外两部分组成。肝内胆道有胆小管、小叶间胆管。肝外胆道有肝左管和肝右管，肝左右管汇合成肝总管，肝总管下行与胆囊管汇合成胆总管(见图 1-5-17)。胆总管长 4～8 cm，直径 0.3 ～0.6 cm。在肝十二指肠韧带游离缘内下行，经十二指肠上部的后方，至十二指肠降部与胰管汇合，共同斜穿十二指肠降部的后内侧壁，两者汇合处形成略膨大的肝胰壶腹，开口于十二指肠大乳头。肝胰壶腹周围有增厚的环行平滑肌环绕，称肝胰壶腹括约肌(胆道口括约肌)，肝胰壶腹括约肌的收缩舒张，可控制胆汁和胰液的排出。

胆汁的排出途径：

肝细胞分泌→胆小管→小叶间胆管→肝左右管→肝总管→胆总管→十二指肠

↓↑

胆囊

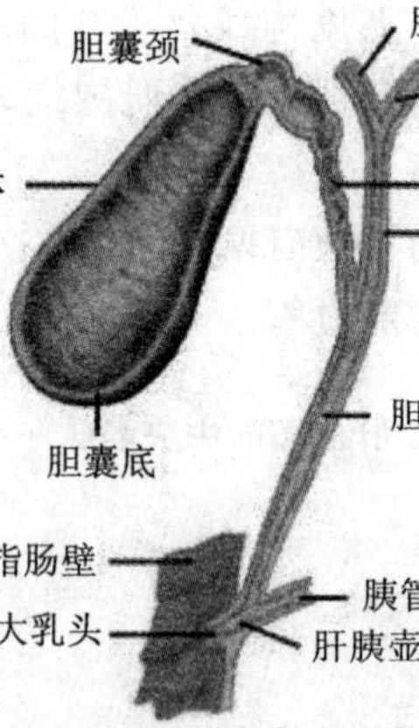

图 1-5-17　肝外胆道系统

三、胰

胰(pancreas)是人体第二大腺体，兼有内分泌、外分泌两部分，具有参与调节糖代谢和参与消化过程的重要作用。

(一)胰的位置与形态

胰位于胃的后方，在第 1、2 腰椎水平横贴于腹后壁，其前面被有腹膜。

胰质软，色灰红，胰右端膨大被十二指肠环抱的称胰头；中间部呈棱柱状，为胰体；左端较细，伸向脾门，称胰尾。

在胰实质内，有一条从胰尾至胰头的输出管，称胰管，它沿途收集许多胰支管，输送胰液，与胆总管汇合后，共同开口于十二指肠大乳头。

(二)胰的微细结构

胰的实质由外分泌部和内分泌部两部分构成。

1. 外分泌部　外分泌部占胰的大部分，由腺泡和导管组成。腺泡由浆液性细胞围成，细胞呈锥体形，细胞核圆，位于细胞基底部，基部胞质嗜碱性，顶部胞质嗜酸性。腺泡细胞具有分泌多种消化酶的作用。导管起始于腺泡腔，逐级汇合成小叶内导管、小叶间导管和胰管。导管上皮具有分泌碱性液体的功能，胰液经导管排入十二指肠腔，参与糖、蛋白质、脂肪的消化。

2.内分泌部　内分泌部是散在于腺泡之间大小不等的细胞团，又称胰岛(pancreas islet)。胰岛有A细胞、B细胞、D细胞、PP细胞四种内分泌细胞。A细胞约占20%，多分布于胰岛的周围部，分泌胰高血糖素，可促进肝糖原分解和抑制糖原合成，使血糖升高。B细胞数量最多，约占75%，多分布在胰岛中央，能分泌胰岛素，可促进血液中的葡萄糖进入细胞内作为细胞代谢的主要能源，同时也促进血液中的葡萄糖合成肝糖原而被储存起来，使血糖降低。D细胞数量较少，约占5%，分泌生长抑素，以调节A、B细胞的分泌活动。PP细胞数量极少，可分泌胰多肽，调节A、B、D细胞的分泌活动。

第四节　腹膜

腹膜(peritoneum)是一层薄而光滑的浆膜(见图1-5-18)。位于腹腔、盆腔壁内表面的部分称壁腹膜，被覆在腹腔、盆腔脏器表面的部分称脏腹膜。脏腹膜和壁腹膜相互延续移行，共同围成不规则潜在的腔隙，称腹膜腔。腔内有少量浆液。男性腹膜腔是封闭的，女性腹膜腔可借输卵管、子宫和阴道与体外间接相通。

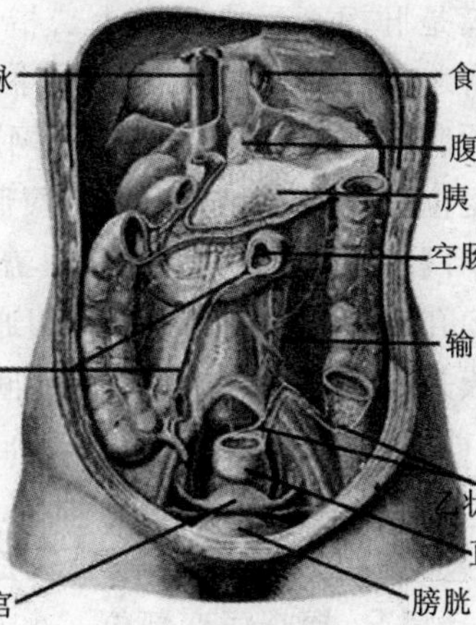

图1-5-18　腹膜

腹膜有分泌、吸收、保护、支持、修复等多种功能。正常腹膜分泌少量浆液，起润滑和减少脏器间摩擦的作用。腹膜吸收以上部最强，下部较弱，因此临床上对腹膜炎或腹部手术后的病人多采取半卧位，以减少对积液毒素的吸收。

一、腹膜与脏器的关系

根据腹腔、盆腔脏器被腹膜覆盖范围的不同，可将腹腔、盆腔脏器分为三类。

1. 腹膜内位器官　脏器表面均被腹膜覆盖。如胃，空、回肠，阑尾，横结肠，乙状结肠和脾等。活动度大。

2. 腹膜间位器官　脏器表面大部分或三面被腹膜覆盖。如升结肠、降结肠、肝、胆囊、子宫和膀胱等。活动度较小。

3. 腹膜外位器官　脏器一面被腹膜覆盖。如肾、输尿管、胰、十二指肠降部和下部等。其位置固定，几乎不能活动。

二、腹膜形成的主要结构

腹膜从腹腔、盆腔内面移行于脏器的表面或由一个脏器向另一个脏器移行的过程中，形成了网膜、系膜和韧带等结构。

(一)网膜

网膜包括小网膜、大网膜及网膜囊。

1. 小网膜　小网膜是肝门至胃小弯和十二指肠上部之间的双层腹膜结构。连于肝门和胃小弯之间的称肝胃韧带，构成小网膜的左半部；连于肝门和十二指肠上部之间的称肝十二指肠韧带，构成小网膜的右半部。

2. 网膜囊　网膜囊位于小网膜和胃后方的腹膜间隙，是腹膜腔的一小部分。网膜囊的前壁是小网膜和胃后壁，后壁是覆盖在胰、左肾、左肾上腺表面的腹膜。网膜囊经网膜孔与腹膜腔的其他部分相通。

3. 大网膜　大网膜是连于胃大弯与横结肠之间的四层腹膜结构。呈围裙状悬垂于横结肠、小肠前面。大网膜内有丰富的血管、脂肪等，其中含有许多巨噬细胞，具有重要的防御功能。大网膜下垂部常可移动位置，当腹腔器官有炎症时，可向病变处移动，并将病灶包裹，限制炎症蔓延。因此，在腹部手术时，可根据大网膜的移动情况，探查病变部位。小儿的大网膜较短，当下腹部器官炎症或阑尾炎穿孔时，病灶不易被包裹，炎症扩散的机会较多。

(二)韧带

1. 镰状韧带　镰状韧带呈矢状位，是腹膜自腹前壁上部移行至膈与肝的膈面之间的双层腹膜皱襞，其游离缘内含有肝圆韧带。

2. 冠状韧带　冠状韧带呈冠状位，连于肝和膈之间，由前、后两层腹膜构成。在左、右两端处，前后层相贴，其余部两层分开。前层与镰状韧带相移行。

3.胃脾韧带 胃脾韧带是连于胃底和脾门之间的双层腹膜结构,内有胃短血管,胃网膜左血管、脾和胰的淋巴管和淋巴结等。

(三)系膜

系膜是指将肠管连于腹后壁的双层腹膜结构。两层腹膜间有血管、神经、淋巴管和淋巴结等。包括空肠系膜、回肠系膜、横结肠系膜、乙状结肠系膜、阑尾系膜等。

(四)腹膜陷凹与隐窝

腹膜陷凹是腹膜在盆腔器官之间形成深浅不等的陷凹。男性在直肠与膀胱之间有直肠膀胱陷凹。女性在膀胱与子宫之间有膀胱子宫陷凹;直肠与子宫之间有直肠子宫陷凹。站立或者半卧位时,这些陷凹是腹膜腔的最低点,如腹膜腔内有积液时,易在这些陷凹内积存。

肝肾隐窝位于肝右叶下面与右肾和结肠右曲之间,仰卧时为腹膜腔最低处,为液体易于积聚的部位。

复习题

1.名词解释:咽峡、咽淋巴环、腹膜、腹膜腔、网膜囊。

2.简述各消化道的位置、分部及结构。

3.简述胆汁产生部位及排出途径。

(曲文芙)

第六章　呼吸系统

知识目标：

1. 掌握鼻的组成，鼻旁窦的位置、开口。
2. 掌握喉的构成、位置及分部。
3. 理解气管、支气管的位置、形态、区别及微细结构。
4. 掌握肺的位置、形态及微细结构。
5. 掌握胸膜、胸膜腔的概念及胸膜和肺的体表投影。

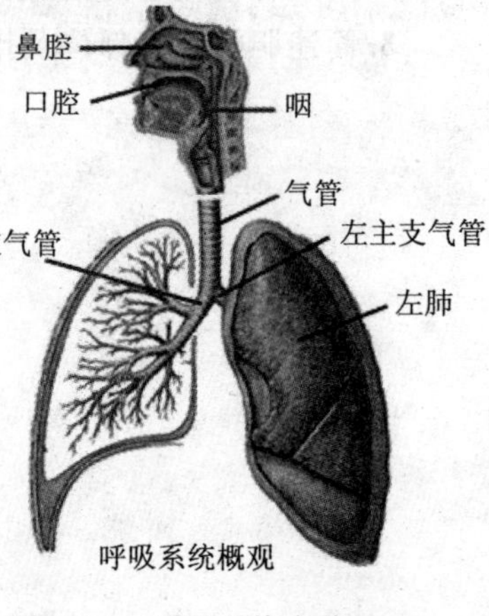

图 1-6-1　呼吸系统全貌

呼吸系统（respiratory system）是执行机体和外界进行气体交换的器官，由呼吸道和肺两部分组成（见图 1-6-1）。呼吸道包括鼻腔、咽、喉、气管和支气管，临床上将鼻腔、咽、喉称上呼吸道，气管和各级支气管称下呼吸道，呼吸道的壁内有骨或软骨支持以保证气流的畅通。肺主要由支气管反复分支及其末端形成的肺泡共同构成，气体进入肺泡内，在此与肺泡周围的毛细血管内的血液进行气体交换。吸入空气中的氧气，透过肺泡进入毛细血管，通过血液循环，输送到全身各个器官组织，供给各器官氧化过程的所需，各器官组织产生的代谢产物，如 CO_2 再经过血液循环运送到肺，然后经呼吸道呼出体外。

第一节　鼻

鼻是呼吸道的起始部分，能净化吸入的空气并调节其温度和湿度，它也是嗅觉器官，还可辅助发音。鼻包括外鼻、鼻腔和鼻旁窦三部分。

一、外鼻

外鼻是指突出于面部的部分，由骨和软骨为支架，外面覆以皮肤构成。上端较窄，位于两眼之间，称鼻根；下端高突的部分称鼻尖，中央的隆起部称鼻背，鼻尖两侧向外方膨隆的部分称鼻翼。

鼻尖和鼻翼处的皮肤较厚，富含皮脂腺和汗腺，与深部皮下组织和软骨膜连接紧密，容易发生疖肿，故发炎时，局部肿胀压迫神经末梢，可引起较剧烈疼痛。

二、鼻腔

鼻腔（nasal cavity）以骨性鼻腔和软骨为基础，表面衬以黏膜和皮肤而构成（见图 1-6-2）。鼻腔由鼻中隔分为左、右两腔，前方经鼻孔通外界，后方经鼻后孔通咽腔。每侧鼻腔可分为鼻前庭和固有鼻腔两个部分。

鼻前庭是指由鼻翼所围成的扩大的空间，内面衬以皮肤，生有鼻毛，有滞留吸入尘埃的作用。此处皮肤与软骨膜紧密相贴，所以发生疖肿时，疼痛甚剧。

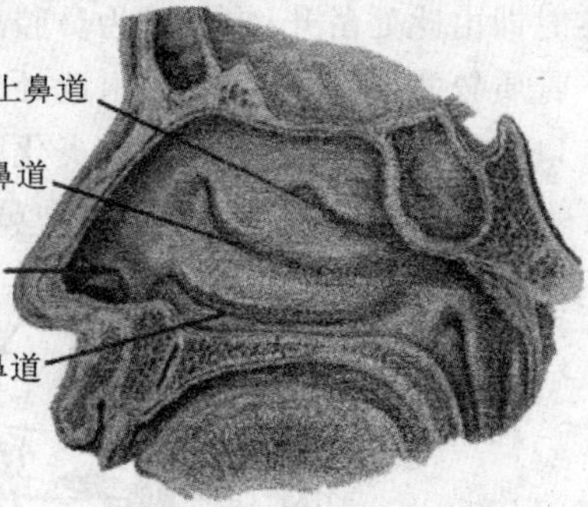

鼻甲及鼻道

图 1-6-2　鼻腔外侧壁

固有鼻腔是指鼻前庭以后的部分，借鼻后孔通咽，其形态与骨性鼻腔基本一致，由骨和软骨覆以黏膜而成。每侧鼻腔有上、下、内、外四个壁。上壁（顶）较狭窄，与颅前窝相邻，由鼻骨、额骨、筛骨筛板和蝶骨构成，筛板的筛孔有嗅神经穿过。下壁（底）即口腔顶，由硬腭构成。内侧壁为鼻中隔，由骨性鼻中隔和鼻中隔软骨共同构成，鼻中隔多偏向一侧，偏向左侧者多见。在鼻中隔前下部的黏膜内有丰富的血管吻合丛，约 90％的鼻出血（鼻衄）发生于此，临床上称易出血区。外侧壁上有三个突出的鼻甲，由上而下依次叫上鼻甲、中鼻甲和下鼻甲，各鼻甲下方的间隙分别称上鼻道、中鼻道和下鼻道。上鼻甲的后上方的凹窝称蝶筛隐窝。各鼻甲与鼻中隔之间的间隙称总鼻道。切除中鼻甲后，在中鼻道中部可见一个凹向上的弧形裂隙，称半月裂孔，裂孔上方的圆枕形隆起称筛泡。在中鼻道、上鼻道和蝶筛隐窝有鼻旁窦开口，下鼻道有鼻泪管开口。

固有鼻腔黏膜按其性质可分为嗅部和呼吸部。嗅部黏膜覆于上鼻甲以上及其相对的鼻中隔部分，呈淡黄色或苍白色，内含嗅细胞，能感受气味的刺激。其余部分覆以粉红色的呼吸部黏膜，黏膜内含丰富的毛细血管和黏液腺，上皮有纤毛，可净化空气并提高吸入空气的温度和湿度。

三、鼻旁窦

鼻旁窦由骨性鼻旁窦表面衬以黏膜构成，鼻旁窦黏膜通过各窦开口与鼻腔黏膜相续（见图 1-6-3）。鼻旁窦对发音有共鸣作用，也能协助调节吸入空气的温度和湿度。由于鼻腔和鼻旁窦的黏膜相延续，鼻腔炎症可引起鼻旁窦发炎。

四对鼻旁窦中上颌窦最大，位于上颌骨体内，上壁是眶下壁，较薄，当上颌窦炎或肿瘤时，常可破坏骨质侵入眶内；下壁邻近上颌磨牙，紧邻骨质菲薄的牙根，故牙根感染常波及上颌窦；前壁在眶下孔下方处较薄，进行上颌窦手术时即由此处凿开；内侧壁为鼻腔外侧壁，邻近中鼻道、下鼻道，在下鼻道前上部骨质较薄，上颌窦穿刺即由此处刺入。上颌窦开口于半月裂孔的后部，由于开口位置较高，所以上颌窦发炎化脓时引流不畅，易造成窦内积脓。额窦开口于半月裂孔前端。筛窦开口于中鼻道和上鼻道。蝶窦开口于蝶筛隐窝。

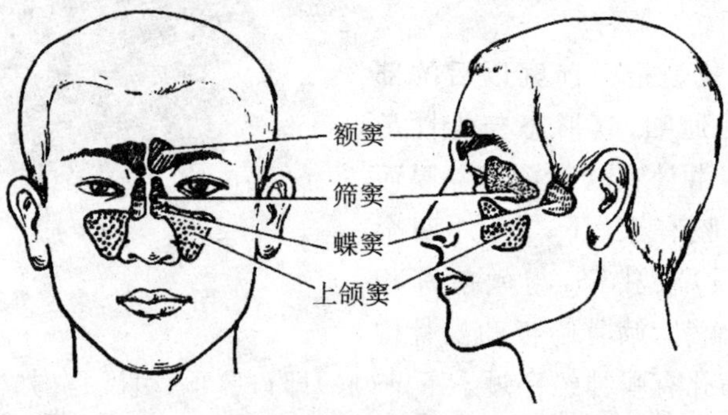

图 1-6-3　鼻旁窦

第二节　喉

喉(larynx)是呼吸道,也是发声器官,位于颈前部,相当于第 4～6 颈椎体范围。女性略高于男性,小儿略高于成人。上方以韧带和肌肉系于舌骨,下方续于气管,故吞咽时喉可向上移动。前面覆以皮肤、颈筋膜和舌骨下肌群。后方与咽紧密相连,其后壁即喉咽腔前壁。两侧有颈部血管、神经和甲状腺侧叶。

由于发声机能的分化,喉的结构比较复杂,它是以软骨支架为基础,贴附肌肉,内面衬以黏膜构成的。软骨支架围成喉腔,向上经喉口与咽相通,向下与气管内腔相续。喉腔的中部有上、下两对自外侧壁突入腔内的黏膜皱襞,下面的一对称声襞(声带),两侧声襞之间的窄隙叫声门裂,当两侧声襞并拢,由于气流冲击引起声襞振动而发声。

第三节　气管和主支气管

气管(trachea)和支气管(bronchi)均以软骨、肌肉、结缔组织和黏膜构成(见图 1-6-4)。软骨为"C"形的软骨环,缺口向后,各软骨环以韧带连接起来,环后方缺口处由平滑肌和致密结缔组织连接,保持了持续张开状态。管腔衬以黏膜,表面覆盖纤毛上皮,黏膜分泌的黏液可黏附吸入空气中的灰尘颗粒,纤毛不断向咽部摆动将黏液与灰尘排出,以净化吸入的气体。

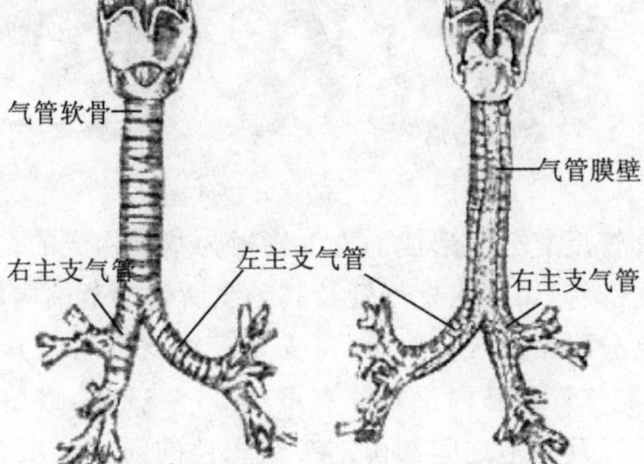

图 1-6-4　气管和主支气管

气管上端平第 6 颈椎体下缘与喉相连，向下至胸骨角平面分为左右支气管为止，成人全长 10～13 cm，含 15～20 个软骨环。分叉处称气管叉。根据行程，气管可分为颈、胸两段，颈段较浅表，在胸骨颈静脉切迹上方可以摸到。

左右支气管从气管分出后，斜向下外方进入肺门。两支气管之间的夹角为 65°～85°。左支气管细而长，比较倾斜；右支气管短而粗，较为陡直。因而异物易落入右支气管。

第四节　肺

肺(lung)是进行气体交换的器官，位于胸腔内纵隔的两侧，左右各一。肺上端钝圆称肺尖，向上经胸廓上口突入颈根部，底位于膈上面，对向肋和肋间隙的面称肋面，朝向纵隔的面称内侧面，该面中央的支气管、血管、淋巴管和神经出入处称肺门，这些出入肺门的结构，被结缔组织包裹在一起称肺根。左肺由斜裂分为上、下两个肺叶，右肺除斜裂外，还有一水平裂将其分为上、中、下三个肺叶。

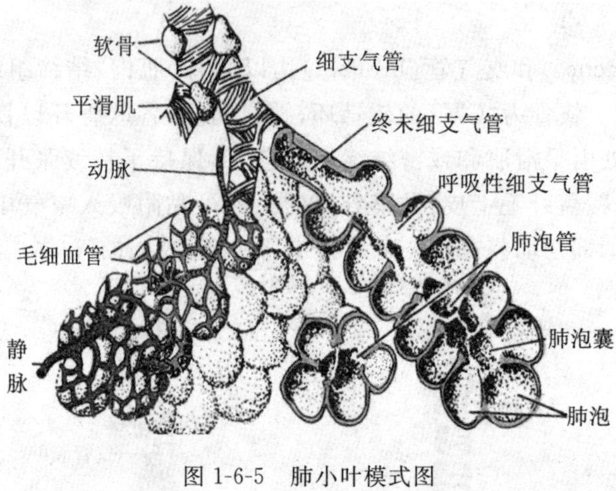

图 1-6-5　肺小叶模式图

肺是以支气管反复分支形成的支气管树为基础构成的。左右支气管在肺门分成第二级支气管，第二级支气管及其分支所辖的范围构成一个肺叶，每支第二级支气管又分出第三级支气管，每支第三级支气管及其分支所辖的范围构成一个肺段，支气管在肺内反复分支可达 23～25 级，最后形成肺泡。支气管各级分支之间以及肺泡之间都由结缔组织性的间质所填充，血管、淋巴管、神经等随支气管的分支分布在结缔组织内。肺泡之间的间质内含有丰富的毛细血管网，是血液和肺泡内气体进行气体交换的场所。肺表面覆被一层光滑的浆膜，即胸膜脏层(见图 1-6-6)。

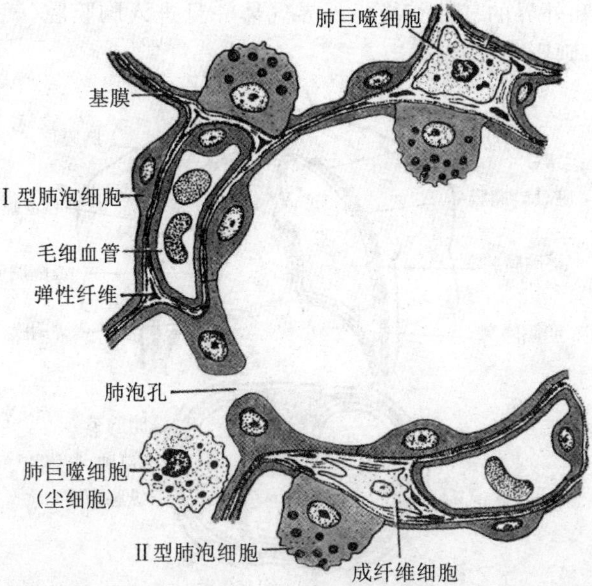

图 1-6-6 肺的微细结构

胎儿降生前，肺无呼吸功能，构造致密，比重大于 1(1.045～1.056)，入水则下沉。降生后开始呼吸，肺泡内充满空气，呈海绵状，比重小于 1(0.345～0.746)，故可浮于水中。法医常利用这一点，鉴定胎儿死亡的时间。

肺有两套血管系统：一套是循环于心和肺之间的肺动脉和肺静脉，属肺的机能性血管。肺动脉从右心室发出伴支气管入肺，随支气管反复分支，最后形成毛细血管网包绕在肺泡周围，之后逐渐汇集成肺静脉，流回左心房。另一套是支气管动静脉，属肺的营养性血管。支气管动脉发自胸主动脉，攀附于支气管壁，随支气管分支而分布，营养肺内支气管的壁、肺血管壁和脏胸膜。

第五节 胸膜

胸膜是一层光滑的浆膜，分别覆被于左右肺的表面、胸廓内表面、膈上面和纵隔外侧面，贴在肺表面的胸膜称脏胸膜，贴在胸廓内表面、膈上面和纵隔外侧面的胸膜称壁胸膜，脏胸膜和壁胸膜在肺根处互相延续，形成左右侧两个完全封闭的胸膜腔(见图 1-6-7)。腔内含少量浆液，其内压低于大气压(负压），由于腔内负压和浆液吸附，使脏胸膜、壁胸膜紧紧贴在一起，实际上胸膜腔只是一个潜在性腔。呼吸时，随着胸腔容积的变化，肺容积也在不断改变，从而完成肺和外界的气体交换。外界气体一旦进入胸膜腔（气胸）使脏胸膜、壁胸膜分开，则影响呼吸。

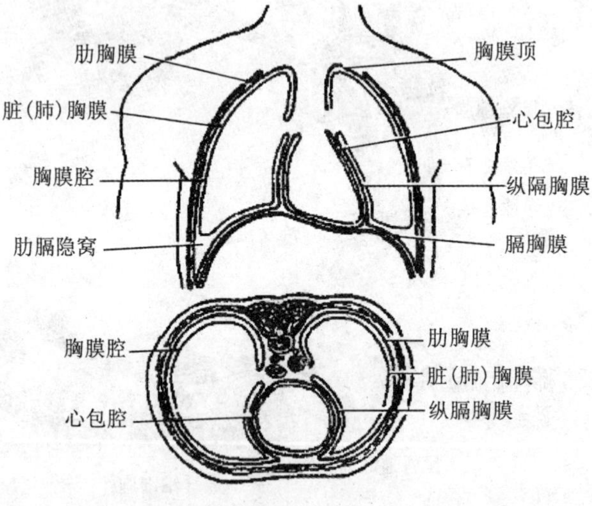

图 1-6-7　胸膜和胸膜腔示意图

壁胸膜各部相互转折之处形成胸膜的返折线，胸膜返折线在体表的投影位置，标志着胸膜腔的范围（见表 1-6-1）。

表 1-6-1　**肺和胸膜下界的体表投影**

分界	锁骨中线	腋中线	肩胛线	后正中线
肺下界	第 6 肋	第 8 肋	第 10 肋	第 10 胸椎棘突
胸膜下界	第 8 肋	第 10 肋	第 11 肋	第 12 胸椎棘突

复习题

1. 名词解释：上呼吸道、下呼吸道、易出血区、肺门、肺根、支气管肺段、纵隔、胸膜、胸腔、胸膜腔。

2. 试述鼻旁窦及其开口。

3. 试述胸膜与肺的体表投影。

（战明侨）

第七章　泌尿系统

知识目标：

1. 掌握肾的位置、形态和构造。

2 掌握肾的微细结构及肾血液循环。

3. 掌握输尿管的分段及狭窄。

4. 理解膀胱、尿道的位置、形态及结构。

泌尿系统由肾、输尿管、膀胱及尿道组成，是人体代谢产物的主要排泄系统。机体在新陈代谢过程中所产生的废物，如尿素、尿酸、多余的无机盐和水分等，随血液运送到肾，在肾内形成尿液，经输尿管流入膀胱暂时储存，当尿液达到一定量后，再经尿道排出体外。肾是人体最重要的排泄器官，同时也参与调节机体的体液总量、电解质和酸碱平衡，对保持人体内环境的相对稳定起重要作用。当肾功能发生障碍时，由于代谢产物的蓄积，破坏了机体内环境的相对稳定，从而影响正常新陈代谢的进行，严重时可出现尿毒症而危及生命。肾还具有内分泌功能，能分泌肾素、促红细胞生成素等多种激素。

第一节　肾

一、肾的位置和形态

（一）肾的位置

肾位于腰部脊柱两侧，紧贴腹后壁的上部，腹膜后方，是腹膜外位器官。肾的长轴向外下倾斜，左肾上端平第 12 胸椎上缘，下端平第 3 腰椎上缘，第 12 肋斜过左肾后面的中部；右肾由于受肝的影响比左肾低半个椎体，上端平第 12 胸椎下缘，下端平第 3 腰椎下缘，第 12 肋斜过右肾后面的上部(见图 1-7-1 至图 1-7-3)。

肾的位置有个体差异。一般女性略低于男性，儿童低于成人，新生儿肾的位置最低。成人的肾门约平第 1 腰椎平面，距正中线约 5 cm。在躯干背面，竖脊肌外侧缘与第 12 肋之间的部位称肾区(肋脊角)。当肾患某些疾病时，叩击或触压此区可引起疼痛。

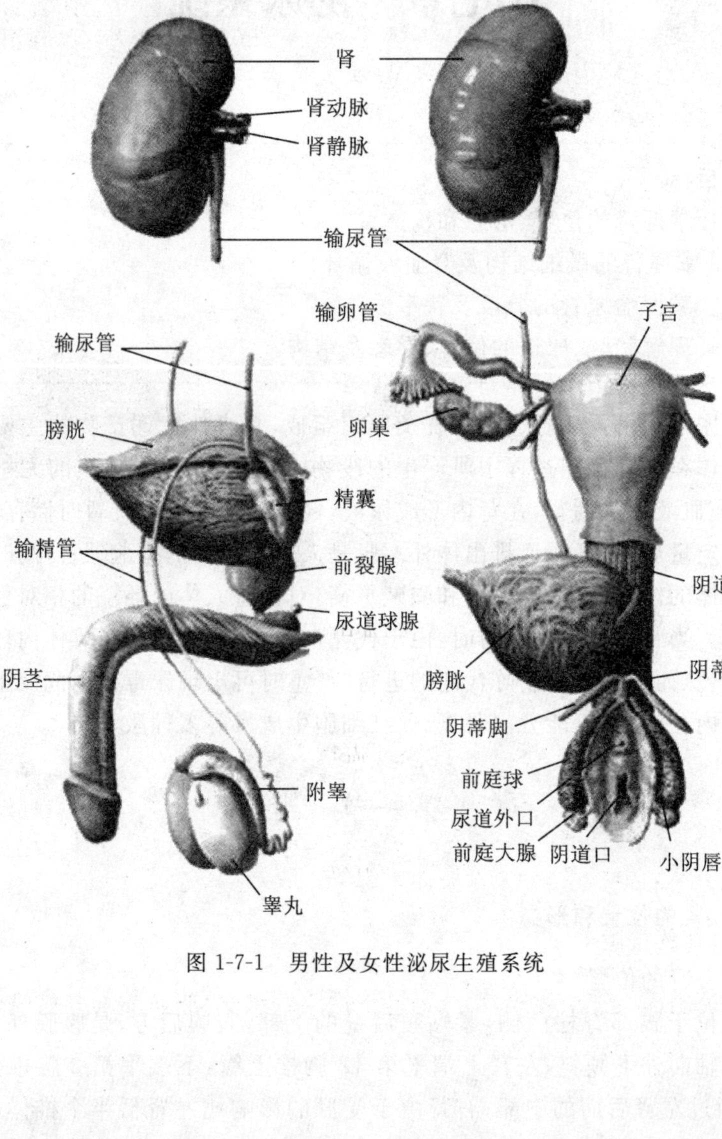

图 1-7-1　男性及女性泌尿生殖系统

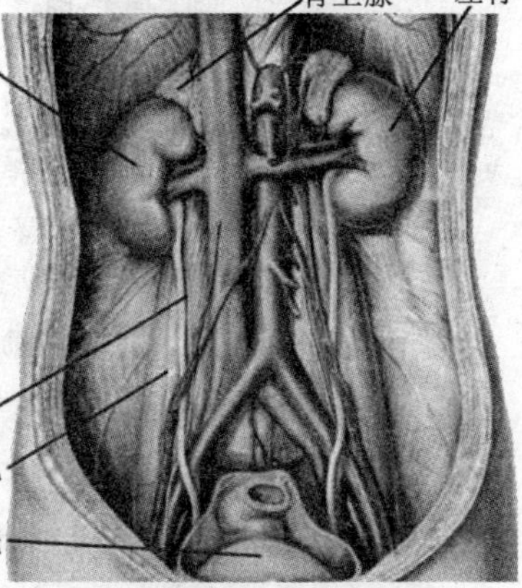

图 1-7-2　肾的位置(前面观)

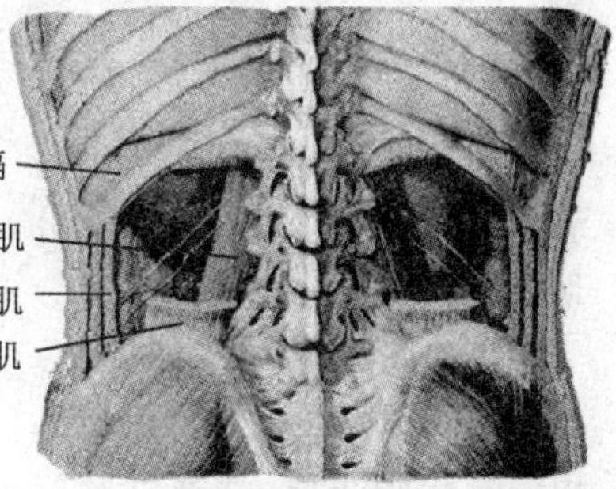

图 1-7-3　肾与椎骨、肋骨的位置关系

(二)肾的形态

肾为成对的实质性器官,形似蚕豆。成人的肾表面光滑,新鲜肾呈红褐色,质柔软。肾的大小因人而异,男性的肾略大于女性。肾可分上、下两端,前、后两面,内侧、外侧两缘。肾的上下端钝圆。肾的前面较凸,朝向前外侧,后面较扁平,紧贴腹后壁。外侧缘隆凸,内侧缘中部凹陷,称肾门,是肾的血管、神经、淋巴管和肾盂出入肾的部位,这些出入肾门的结构合称肾蒂(见图 1-7-4)。肾蒂主要结构的排列关系:由前向后依次为肾静脉、肾动脉和肾盂;从上向下依次为肾动脉、肾静脉和肾盂。右侧肾蒂较左侧者短,故右肾的手术难度较大。肾门向肾内凹陷形成一个较大的腔,称肾窦,内容有肾小盏、肾大盏、肾盂、肾血管、淋巴管、神经及脂肪组织等。

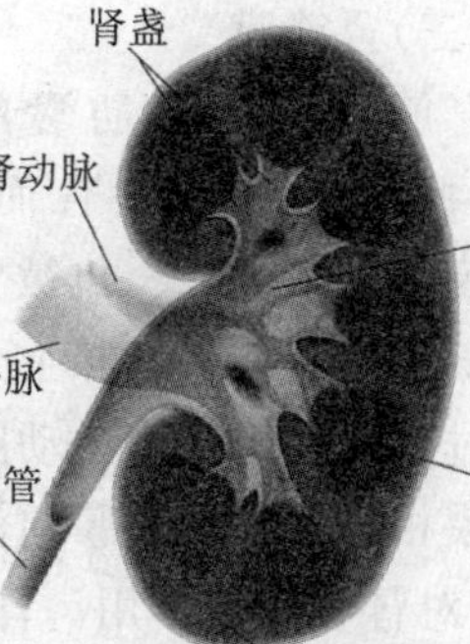

图 1-7-4　肾的剖面

二、肾的被膜

肾的表面有三层被膜,由内向外依次为纤维囊、脂肪囊和肾筋膜(见图 1-7-5)。

（一）纤维囊

纤维囊贴附于肾表面的薄层致密结缔组织膜，内含少量弹性纤维。纤维囊与肾联结疏松，易于剥离，但在病理情况下，则与肾实质发生粘连，不易剥离。在修复肾破裂或肾部分切除时，需缝合此膜。

（二）脂肪囊

脂肪囊是包被在纤维囊外周的囊状脂肪层，并通过肾门与肾窦内的脂肪组织相连续。脂肪囊对肾起弹性垫作用。肾囊封闭时，药物即注入此层。

（三）肾筋膜

肾筋膜位于脂肪囊的外面，由腹膜外组织发育而来。肾筋膜分前、后两层，包被肾及肾上腺。两层在肾上腺上方和肾的外侧缘互相吻合，向下仍分开，其间有输尿管通过。前层延至腹主动脉和下腔静脉的前面与对侧前层相续，后层与腰大肌筋膜相融合。肾筋膜向深部发出许多结缔组织小束，穿过脂肪囊与纤维囊相连，对肾有固定作用。肾的正常位置依赖于肾的被膜以及肾血管、肾的邻近器官、腹膜和腹内压等多种因素维持，当上述因素不健全时，则可引起肾下垂或游走肾。

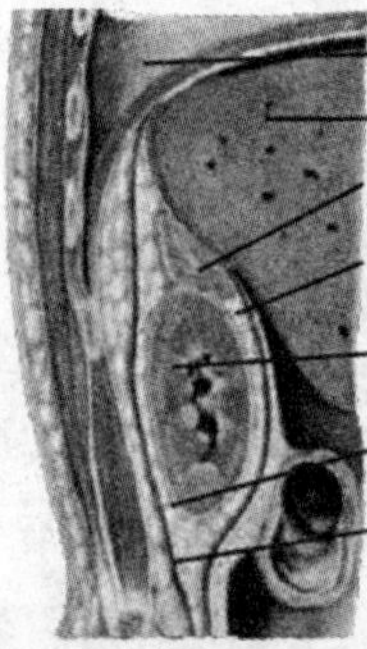

(1)冠状切面

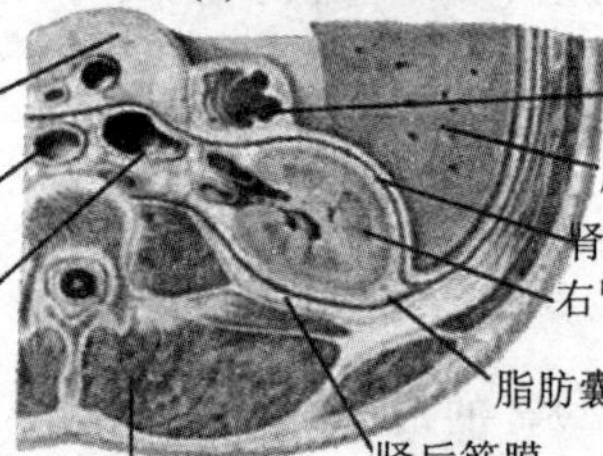

(2)水平切面

图 1-7-5　肾的被膜

三、肾的剖面结构

在肾的冠状切面上，可见肾实质分为皮质和髓质两部分。

（一）肾皮质

肾皮质位于肾的浅部，富含血管，新鲜标本呈红褐色，主要由肾小体和肾小管组成，前者肉眼可见，呈密布的细小红色颗粒。肾皮质伸入肾髓质内的部分称肾柱。

肾髓质位于肾皮质的深部，血管较少，色泽较浅，由许多密集的肾小管组成。肾髓质由 15～20 个肾锥体组成。肾锥体呈圆锥形，其底朝向皮质，尖端钝圆，稍伸入肾小盏，称肾乳头。肾乳头的尖端有许多乳头管的开口，尿液由此流入肾小盏。肾小盏是漏斗状的膜性管道，包绕肾乳头。2～3 个肾小盏合成一个肾大盏。每肾有 2～3 个肾大盏。它们共同汇合成肾盂。肾盂出肾门后逐渐变细，弯行向下，移行为输尿管。

四、肾的微细结构

肾实质含有大量泌尿小管，其间有少量的结缔组织、血管、淋巴管和神经等构成肾的间质。泌尿小管是形成尿的结构，它包括肾单位和集合小管两部分。

(一)肾单位

肾单位由肾小体和肾小管组成，是肾的结构和功能的基本单位，每个肾有 100 万～150 万个肾单位(见图 1-7-6)。

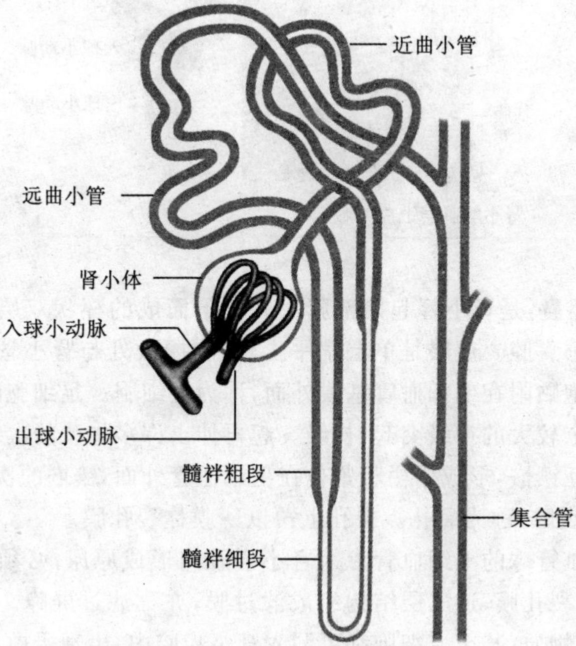

图 1-7-6　肾单位示意图

1. 肾小体　肾小体也称肾小球，位于肾皮质内，呈球形。每个肾小体分两个极：血管进出处为血管极，此处有两条小血管，一条为短而粗的入球微动脉，另一条为细而长的出球微动脉；与血管极相对的为尿极，同肾小管相连。肾小体由血管球与肾小囊两部分组成(见图 1-7-7)。

(1)血管球：是肾小体内入球微动脉与出球微动脉之间一团球状的毛细血管。入球微动脉从血管极进入肾小体后，经反复分支成若干条毛细血管，毛细血管之间互相吻合成毛细血管网。毛细血管再汇合成出球微动脉，从血管极离开肾小体。在电镜下，毛细血管壁由一层内皮细胞及其外面的基膜构成。内皮细胞有很多小孔，直径 50～100 nm，孔上大多无隔膜，有利于血液中小分子物质滤过。

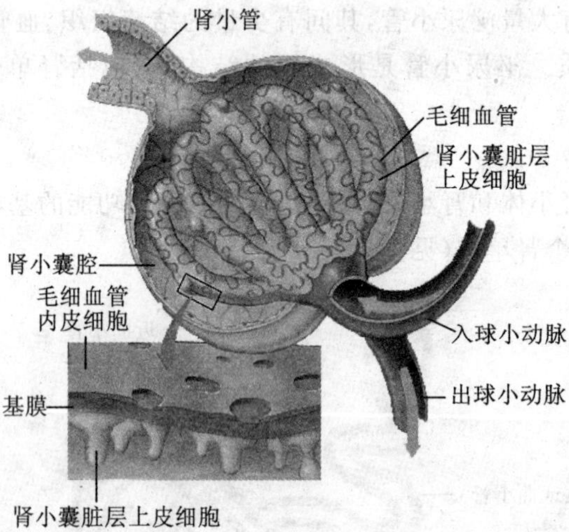

图 1-7-7　肾小体

(2)肾小囊：是肾小管起始部膨大并凹陷而成的杯状双层囊。两层之间的腔隙为肾小囊腔。壁层是单层扁平上皮，在尿极处与肾小管上皮相连。脏层的上皮细胞贴附在毛细血管基膜外面，称为足细胞。足细胞的胞体较大，从胞体伸出几个较大的初级突起，初级突起再伸出许多指状的次级突起，相邻的次级突起相互镶嵌，形成栅栏状紧包在毛细血管外面，镶嵌的次级突起间有宽约 25 nm 的裂隙，称为裂孔。裂孔上覆以薄膜称裂孔膜。

血液从血管球的毛细血管渗入肾小囊腔内形成原尿，必须通过毛细血管内皮、基膜和裂孔膜，这三层结构组成滤过膜，亦称滤过屏障。若滤过屏障受损，则大分子物质，甚至血细胞都可漏入肾小囊腔内，出现蛋白尿或血尿。

2.肾小管　肾小管是单层上皮性小管，有重吸收原尿中的某些成分和排泄等作用。肾小管由近侧端向远侧端依次分为近端小管、细段和远端小管三部分。

(1)近端小管：是肾小管的起始部，与肾小囊腔相连。按其行程和结构分为曲部和直部。

1)近端小管曲部(近曲小管):是肾小管最粗最长的一段。光镜下,见管壁厚,管腔小而不规则。管壁由单层立方形或锥体状细胞构成,细胞界限不清晰,胞质嗜酸性,核圆位于基底部,其游离面有刷状缘。电镜观察,刷状缘就是排列整齐的微绒毛。它们扩大了细胞的表面积,有利于近端小管对水、营养物质和部分无机盐的重吸收。

2)近端小管直部(近直小管):近侧端与曲部相续,远侧端管径突然变细移行为细段。其结构与曲部相似,但上皮细胞高度略低,微绒毛不如曲部发达,因而其重吸收功能也差于曲部。

(2)细段:呈"U"形,与近端小管直部和远端小管直部共同构成髓袢。髓袢的主要功能是减缓原尿在肾小管内的流速,吸收原尿中的水分和部分无机盐。细段管径是肾小管三部中最小的部分,由单层扁平上皮组成。

(3)远端小管:连接于细段和集合管之间,按其行程可分为直部和曲部。

1)远端小管直部(远直小管):近侧端与细段相续,远侧端与曲部相连,其管壁上皮的结构与近端小管直部相似。

2)远端小管曲部(远曲小管):远端小管的曲部比近端小管的曲部短,盘曲于肾小体的附近,管壁上皮细胞的游离面微绒毛短而少。远曲小管的功能是继续吸收水和钠离子,并向管腔内分泌钾离子、氢离子和氨,这对维持血液的酸碱平衡有重要作用。肾上腺皮质分泌的醛固酮和垂体后叶释放的抗利尿激素对此段有调节作用。

(二)集合小管

集合小管续接远端小管曲部,自肾皮质行向肾髓质,当到达髓质深部后,陆续与其他集合小管汇合,最后形成管径较粗的乳头管,开口于肾乳头。其管壁的上皮细胞由单层立方上皮渐变为单层柱状,乳头管处的上皮细胞为高柱状。上皮细胞的特点是:胞质清明,分界清楚,核圆或卵圆形,位于细胞中央,核染色较深。

(三)球旁复合体

球旁复合体由球旁细胞和致密斑等组成。

1.球旁细胞　球旁细胞是入球微动脉近血管极处,由中膜平滑肌细胞特化而成的上皮样细胞。细胞呈立方形或多边形,细胞核呈圆形,胞质内有分泌颗粒,颗粒内含有肾素。肾素是一种蛋白水解酶,在血液内经过复杂的生化反应后,能使血压升高。某些肾病伴有高血压,与肾素分泌有关。

2.致密斑　致密斑是远曲小管近血管极一侧的管壁上皮细胞变形所形成的椭圆形的结构。此处细胞变高变窄,排列紧密,细胞核多位于细胞的顶部。

它有调节球旁细胞分泌肾素的作用。

五、肾的血液循环

肾血液循环的作用包括营养作用和参与尿的生成。其特点有：①肾动脉直接起于腹主动脉，血管短粗，故血流量大且流速快，每4～5分钟流经肾的血量，约与全身的血量相当。②血管球的入球微动脉短粗，出球微动脉细长，因而使血管球内的压力较高，有利于血管球的滤过作用，可以及时清除血液中的废物和有害物质。③肾血循环中动脉两次形成毛细血管，第一次是入球微动脉形成血管球，第二次是出球微动脉在肾小管周围形成毛细血管网。前者有利于原尿的形成，后者有利于肾小管对原尿中水分和无机盐的重吸收。

第二节　输尿管

一、输尿管的位置与走行

输尿管是一对细长的肌性管道，长25～30 cm，直径0.5～0.7 cm。起于肾盂，沿腰大肌前面下降，于骨盆上口处跨越髂血管入盆腔，先沿盆壁向后下，再转向前内终于膀胱，开口于膀胱腔。输尿管的管壁内有较厚的平滑肌，可做节律性蠕动，使尿液不断流入膀胱。

二、输尿管的分段

输尿管按其行程分为三段，即腹段、盆段和壁内段。腹段位于腹膜后方，沿腰大肌的前面下行，至小骨盆上口处，左右输尿管分别跨越左髂总动脉末端和右髂外动脉起始部的前面，进入盆腔移行于盆段。盆段下行于腹膜后方，沿盆壁的血管神经表面行向前，男性输尿管与输精管交叉后转向前内侧斜穿膀胱底；女性输尿管入盆腔后，行经子宫颈两侧达膀胱底。壁内段为输尿管斜穿膀胱壁的部分，开口于膀胱内面。当膀胱充盈时，膀胱内压增高，压迫壁内段，使管腔闭合，起到瓣膜的作用，以阻止尿液逆流。由于输尿管的蠕动，尿液仍可不断地进入膀胱。

三、输尿管的狭窄

输尿管全长粗细不均，一般有三处较明显的狭窄：第一处在肾盂与输尿管移行处；第二处在输尿管与髂血管交叉处；第三处在输尿管穿过膀胱壁处。当尿路结石下降时，易嵌顿于狭窄处。

第三节　膀胱

膀胱是一个肌性囊状的储尿器官，其形状、大小、位置及壁的厚度均随尿液的充盈程度、年龄、性别不同而异。正常成人膀胱的容量一般为 300～500 mL，最大容量可达 800～1000 mL。新生儿膀胱的容量约为 50 mL。老年人由于膀胱肌的紧张力降低，容量增大。女性膀胱容量较男性为小。

一、膀胱的位置与毗邻

膀胱位于盆腔的前部，耻骨联合的后方。膀胱空虚时，其尖一般不超过耻骨联合上缘；充盈时，膀胱尖上升至耻骨联合以上，这时由于腹前壁返折向膀胱的腹膜也随之上移，使膀胱的前下壁直接与腹前壁相贴。因此，当膀胱充盈时在耻骨联合上缘进行膀胱穿刺，穿刺针可不经腹膜腔直接进入膀胱，以免损伤腹膜。

新生儿膀胱位置比成人的高，大部分位于腹腔内。随着年龄的增长和盆腔的发育逐渐入盆腔，至青春期达成人位置。老年人因盆底肌肉松弛，膀胱位置则更低。膀胱底在男性与精囊、输精管末端和直肠相邻（见图 1-7-8）；在女性则与子宫颈和阴道相邻。男性的膀胱颈与前列腺相邻，女性的膀胱颈直接与尿生殖膈相邻。

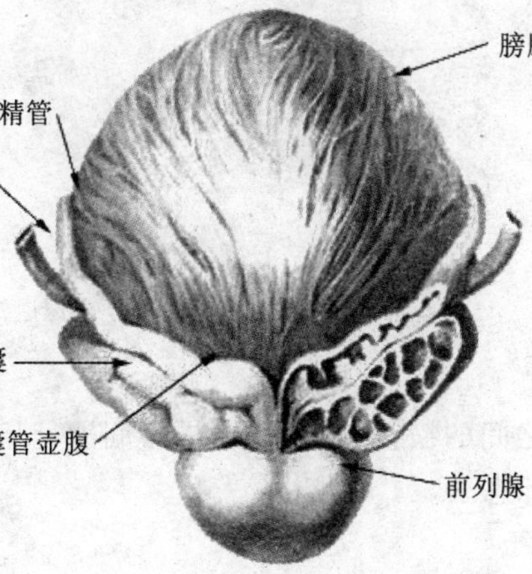

图 1-7-8　男性膀胱后面观

二、膀胱的形态与结构

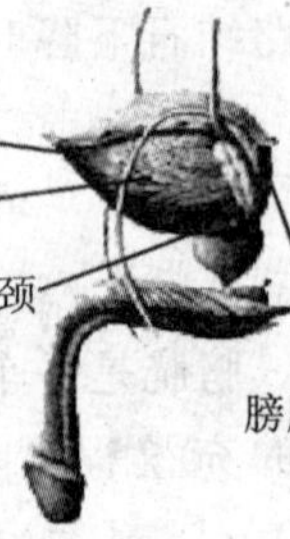

图 1-7-9　膀胱的形态

膀胱充盈时，略呈卵圆形；膀胱空虚时，呈三棱锥体形，可分为尖、底、体、颈四部（见图 1-7-9）。尖朝向前上方，称膀胱尖；底朝向后下方，称膀胱底；膀胱底与膀胱尖之间的部分称膀胱体；膀胱的最下部称膀胱颈。膀胱颈的下端有尿道内口与尿道相接。

三、膀胱壁的构造

膀胱壁分三层，由内向外依次为黏膜、肌层和外膜。

（一）黏膜

黏膜的上皮是变移上皮，空虚时黏膜由于肌层的收缩而形成许多皱襞，当膀胱充盈时皱襞则消失。膀胱底的内面，位于两输尿管口与尿道内口之间的三角形区域，黏膜光滑无皱襞，称膀胱三角（见图 1-7-10）。膀胱三角区是肿瘤好发部位。

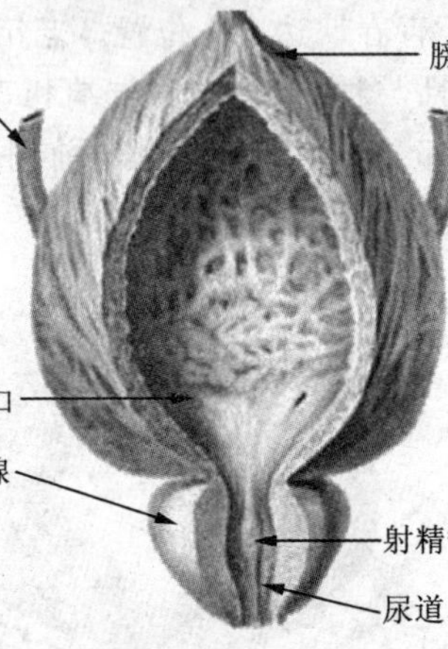

图 1-7-10　膀胱三角

两输尿管口之间的横行皱襞，称输尿管间襞，呈苍白色。膀胱镜检时，是寻找输尿管口的标志。

（二）肌层

肌层由平滑肌构成，可分为内纵、中环、外纵，三层肌束相互交错，共同构成逼尿肌。在尿道内口处，还有环行的膀胱括约肌。

(三)外膜

膀胱的上面为浆膜,其他部分为纤维膜。

第四节 尿道

尿道是膀胱与体外相通的一段管道。男性、女性的尿道有很大差异,男性尿道在男性生殖系统内叙述。

女性尿道短、宽而直,易于扩张,长 3~5 cm,仅有排尿功能。起自膀胱的尿道内口,经耻骨联合与阴道之间下行,穿过尿生殖膈以尿道外口开口于阴道前庭。穿过尿生殖膈时,周围有尿道阴道括约肌环绕,可控制排尿。由于女性尿道短、宽而直,故易引起逆行尿路感染。

复习题

1. 名词解释:肾单位、滤过膜、膀胱三角。
2. 简述肾单位的组成及各部作用。
3. 输尿管三处狭窄的部位及临床意义。

(李嘉琳)

第八章　生殖系统

知识目标：

1. 掌握男性生殖系统的组成。
2. 理解睾丸的位置、形态和微细结构。
3. 掌握男性尿道的分部、狭窄及弯曲。
4. 掌握卵巢的位置、形态和微细结构。
5. 理解子宫的位置、形态、分部及固定装置。
6. 了解阴道、乳房、会阴的位置及形态。

生殖系统(genital system)包括男性生殖系统和女性生殖系统。男女性生殖系统按部位都可分为内生殖器和外生殖器两部分。内生殖器多位于盆腔内，主要包括产生生殖细胞并分泌激素的生殖腺和输送生殖细胞的输送管道及附属腺；外生殖器则显露于体表，主要为性的交接器官。生殖器的主要功能是产生生殖细胞和分泌性激素。

第一节　男性生殖系统

男性内生殖器由生殖腺(睾丸)、输送管道(附睾、输精管、射精管)和附属腺体(精囊、前列腺、尿道球腺)三部分组成(见图 1-8-1)。男性外生殖器包括阴囊和阴茎。

一、内生殖器

(一)睾丸

睾丸是男性生殖腺，是产生精子和分泌雄激素的器官。

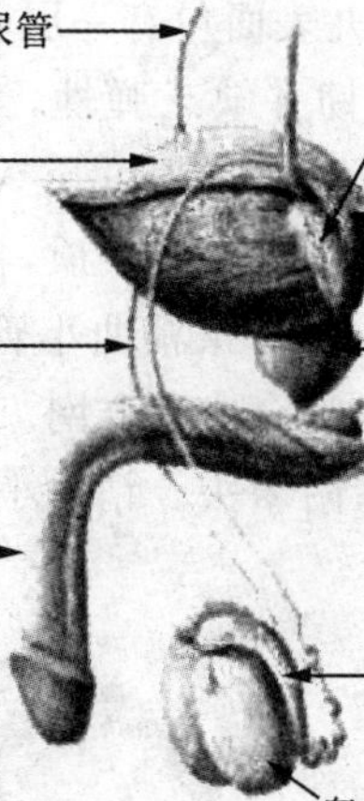

图 1-8-1　男性生殖系统概观

1. 睾丸的位置和形态　睾丸(testis)位于阴囊内,左、右各一。呈扁椭圆形,表面光滑,可分为上、下两端,前、后两缘和内侧、外侧两面(见图 1-8-2)。前缘游离,后缘和上端有附睾贴附,睾丸的血管、神经和淋巴管经后缘出入。睾丸除后缘外,均被有腹膜,称睾丸鞘膜。鞘膜分脏、壁两层,脏层紧贴睾丸的表面;壁层则附于阴囊的内面。脏、壁两层在睾丸后缘处相互移行,构成一个封闭的囊腔,称鞘膜腔。腔内含有少量浆液,起润滑作用。

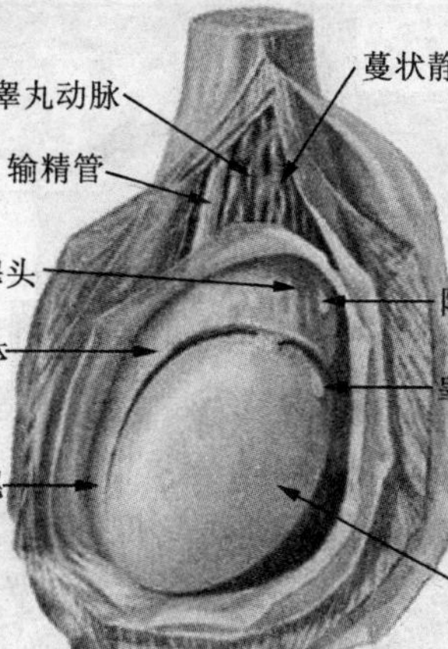

图 1-8-2　睾丸

2.睾丸的微细结构　睾丸表面包有一层坚厚的结缔组织膜，称白膜，白膜包被整个睾丸。由于白膜坚韧并缺乏弹性，当睾丸发炎肿胀，或受外力撞击时，可产生剧痛。白膜在睾丸后缘增厚并突入睾丸内形成睾丸纵隔。从睾丸纵隔发出许多小隔，呈放射状伸入睾丸实质，将其分为200多个锥体形的睾丸小叶。每个睾丸小叶内含有1～4条精曲小管。精曲小管在小叶的尖部汇合成精直小管，进入睾丸纵隔内吻合成睾丸网。由睾丸网发出12～15条睾丸输出小管，经睾丸后缘上部进入附睾头。精曲小管之间的疏松结缔组织，称睾丸间质(见图1-8-3)。

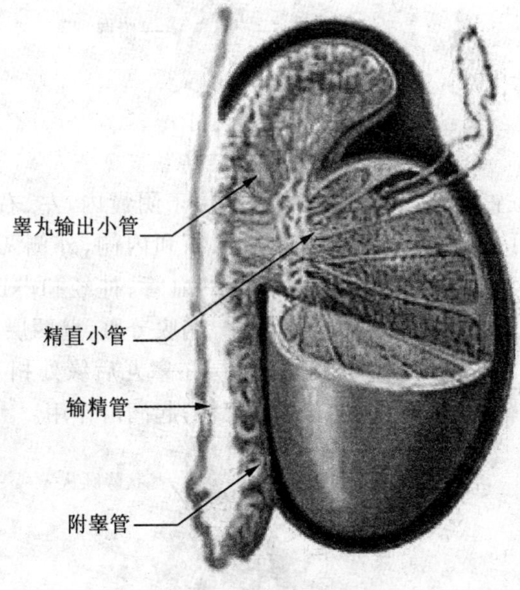

图1-8-3　睾丸的微细结构

(1)精曲小管：精曲小管的上皮由生精细胞和支持细胞组成，生精细胞是形成精子的细胞，支持细胞是起支持、营养和分泌等作用的细胞。

1)生精细胞：是一系列不同发育阶段的男性生殖细胞的总称。自精曲小管基底部至腔面，依次有精原细胞、初级精母细胞、次级精母细胞、精子细胞和精子。

精原细胞是最幼稚的生精细胞。位于基膜上，细胞呈圆形或卵圆形，体积较小，胞质染色较浅，核圆形，染色浅。自青春期开始，在垂体促性腺激素的作用下，精原细胞不断分裂增生，其中一部分多次分裂，体积增大，离开基膜向管腔面移动，形成初级精母细胞。另一部分体积不增大，保持在基膜上，并保留继续分裂产生新的精原细胞的能力。

初级精母细胞位于精原细胞内面，圆形，体积较大，核大而圆，常有数层。初级精母细胞进行第一次成熟分裂后，产生两个次级精母细胞。由于第一次成熟分裂的分裂前期历时较长，所以在精曲小管的切面中常可见到处于不同增殖阶段的初级精母细胞。

次级精母细胞位于初级精母细胞的内面，体积较小，核圆形，染色较深。次级精母细胞迅速进行第二次成熟分裂，产生两个精子细胞。由于分裂过程未经过 DNA 复制，所以细胞的染色体数目减少一半，为单倍体(22，X 或者 Y)。精子细胞位于精曲小管的近腔面，数量较多，核圆，染色质细密。精子细胞不再分裂，经过复杂的变态，由圆形逐渐转变为蝌蚪状的精子。

精子是一种形态很特殊的细胞，形似蝌蚪，分为头和尾两部分(见图 1-8-4)。新形成的精子，其头部往往仍镶嵌在支持细胞的顶部，尾部游离于管腔。头由精子细胞的细胞核浓缩而成，其前 2/3 部被顶体所覆盖。顶体是一囊状结构，囊内含有许多水解酶，如透明质酸酶、顶体蛋白酶、酸性磷酸酶等。在受精中起重要作用。精子的尾细而长，能摆动，使精子向前游动。

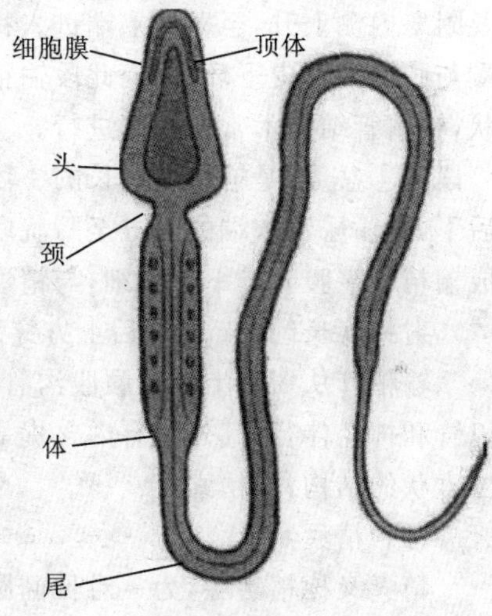

图 1-8-4　精子

2)支持细胞：较大，呈不规则的高锥体形，细胞基部附着在基膜上，顶部伸至精曲小管腔面。由于其侧面镶嵌着各级生精细胞，故光镜下细胞轮廓不清。核呈三角形或不规则形，染色浅，核仁明显。电镜下，胞质内有大量滑面内质网和一些粗面内质网，高尔基复合体发达，线粒体和溶酶体较多，并有许多脂滴和糖原等。成人的支持细胞不再分裂，数量恒定。支持细胞对生精细胞有支持和营养作用。

(2)睾丸间质：睾丸间质是指位于精曲小管之间的富含血管和淋巴管的疏松结缔组织，其内有睾丸间质细胞，细胞呈圆形或多边形，核圆居中，胞质嗜酸性，单个或成群分布。从青春期开始，睾丸间细胞在黄体生成素的刺激下，分泌雄激素。雄激素可起到促进男性生殖器官发育、精子形成以及激发和维持第二性征的作用。

(二)附睾

附睾紧贴睾丸的上端和后缘，为一长条状结构。上端膨大为附睾头，中部为附睾体，下部变细为附睾尾。附睾头由十多条睾丸输出小管盘曲而成。输出小管的末端汇合成一条附睾管。附睾管迂回盘曲而成附睾体和尾。附睾管尾向后上折转移行于输精管。

附睾的功能除暂时储存精子外，其分泌的液体可供精子营养，并促进精子继续发育成熟。

(三)输精管和射精管

输精管是附睾管的直接延续，管壁肌层较厚，管腔细小。输精管行程较长，全程可分为四部分：①睾丸部：为输精管的起始段，自附睾尾端沿睾丸后缘及附睾内侧上升，至睾丸上端进入精索移行为精索部。②精索部：介于睾丸上端与腹股沟管皮下环之间，此段输精管位置表浅，活体触摸时呈较硬的细圆索状，输精管结扎术常在此部进行。③腹股沟管部：是输精管位于腹股沟管内的一段。④盆部：是输精管最长的一段，穿过腹股沟管腹环，向下沿盆侧壁行向后下，经输尿管末端的前方至膀胱底的后面，在此两侧输精管逐渐靠近并扩大成输精管壶腹。其下端变细，与精囊的排泄管汇合成射精管。

射精管长约 2 cm，从后上方穿入前列腺实质，开口于尿道的前列腺部。

输精管从睾丸上端到腹股沟管深环这一段，有睾丸动脉、蔓状静脉丛、淋巴管和神经伴行，其外包有内含提睾肌的被膜。它们共同形成一条较柔软的圆索状的结构，称精索。

(四)精囊

精囊又称精囊腺，为一对长椭圆形的囊状腺，表面有许多囊状膨出，位于膀胱底的后方及输精管的外侧。其排泄管与输精管壶腹的末端汇合成射精管。精囊分泌的液体参与组成精液。

(五)前列腺

前列腺为不成对的实质性器官，位于膀胱与尿生殖膈之间，有尿道和射精管穿过。前列腺形似栗子，底向上，尖向下，后面与直肠邻近，且正中线处有一纵行浅沟，称前列腺沟，故经直肠指检可以触及前列腺及前列腺沟。前列腺主要分中叶、左叶、右叶和后叶四叶。中叶位于尿道和射精管之间；左右叶分别在尿道和中叶的两侧。中叶和左右叶与尿道关系密切，肥大时都可压迫尿道，引起排尿困难，后叶位于中叶和左右叶的后方，是前列腺癌的易发部位。

前列腺主要由腺组织、平滑肌和结缔组织构成，质地较坚实，前列腺的排泄管开口于尿道前列腺部。前列腺分泌的液体直接排入尿道，参与精液的组成。

小儿的前列腺甚小，腺组织不发育，性成熟期腺组织迅速生长，24 岁左右达高峰，老年期腺组织渐萎缩，整个腺体随之缩小，若腺内结缔组织增生，则形成前列腺肥大，压迫尿道引起排尿困难。图 1-8-5 所系为男性附属腺。

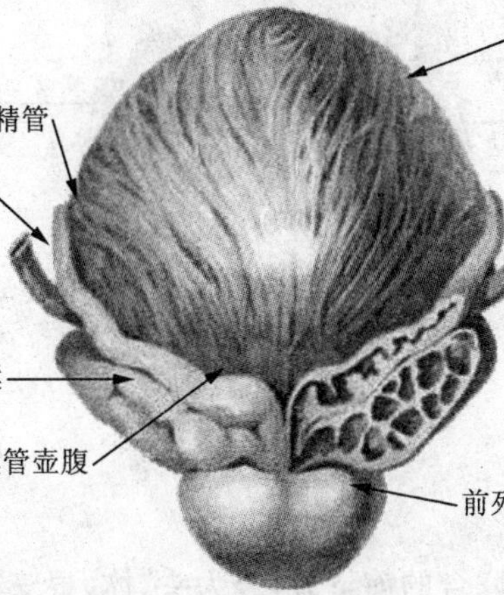

图 1-8-5　男性附属腺

（六）尿道球腺

尿道球腺为一对豌豆大的球形腺体，位于尿生殖膈内。尿道球腺分泌的液体经排泄管排入尿道球部，参与精液的组成。

精液由输精管和附属腺体的分泌物及精子共同构成，为乳白色的液体，呈弱碱性，适于精子的生存和活动。一次射精 2～5 mL，其中含有精子 3 亿～5 亿个。输精管结扎后，精子排出的道路被阻断，但各附属腺体分泌物的排出不受影响，因此射精时仍有无精子的精液排出体外。

二、外生殖器

（一）阴囊

阴囊位于阴茎的后下方，为一皮肤囊袋（见图 1-8-6）。阴囊壁主要由皮肤和肉膜组成。皮肤薄而柔软，色深暗，成人生有少量阴毛，正中有一纵行的阴囊缝。肉膜是阴囊的浅筋膜，内含平滑肌纤维。肉膜在正中线处向阴囊深处发出阴囊中隔，将阴囊分隔为左、右两部，分别容纳两侧的睾丸、附睾和输精管的起始部。肉膜平滑肌纤维的舒缩，可使阴囊皮肤松弛或皱缩，从而调节阴囊内的温度，以适应精子的生存和发育。

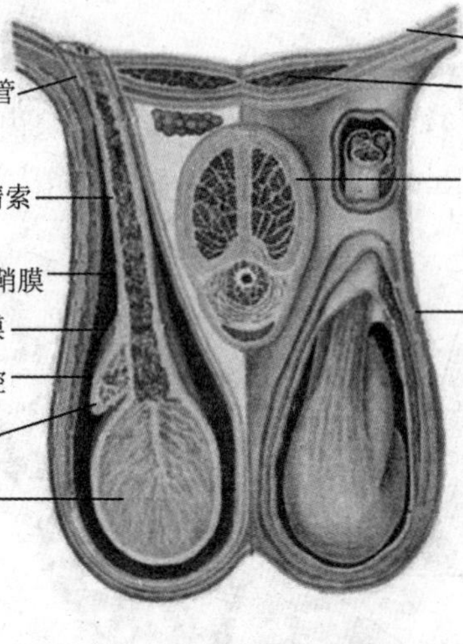

图 1-8-6 阴囊

（二）阴茎

阴茎悬垂于耻骨联合的前下方，分为头、体、根三部分（见图 1-8-7）。阴茎的前端膨大，称阴茎头，其尖端有尿道外口；后端埋于阴囊的深部，称阴茎根，附于耻骨下支、坐骨支及尿生殖膈；头、根之间的部分称阴茎体。

阴茎主要由两个阴茎海绵体和一个尿道海绵体组成，外面包以筋膜和皮肤。阴茎海绵体左、右各一，位于阴茎的背侧。左、右两侧紧密结合向前延伸，前端变细嵌入阴茎头后面的凹陷内。其后端分开，形成左右阴茎脚，分别附着于两侧的坐骨支和耻骨下支；尿道海绵体位于两阴茎海绵体的腹侧，尿道贯穿其全长。尿道海绵体中部呈圆柱形，其前、后膨大。前端的膨大部即阴茎头，后端的膨大部称尿道球。尿道球位于两阴茎脚之间，附于尿生殖膈的下面。

每个海绵体的表面均包有一层坚厚的纤维膜，称海绵体白膜。海绵体由许多海绵体小梁及其间的腔隙组成，腔隙是与血管相通的窦隙。当腔隙充血时，阴茎即变粗变硬而勃起。三个海绵体外面共同包有阴茎深浅筋膜和皮肤。阴茎浅筋膜疏松而无脂肪。阴茎的皮肤薄而柔软，富有延展性。它在阴茎体前端，向前形成双层游离的皱襞包绕阴茎头，称阴茎包皮。阴茎包皮与阴茎头的腹侧中线处连有一条皮肤皱襞，称包皮系带。包皮的长短因人而异，幼儿包皮较长，包着整个阴茎头，随着年龄的增长，包皮逐渐向后退缩。若成人仍包被阴茎头或不能退缩，称包皮过长或包茎，包皮腔内易积存包皮垢，可引起阴茎头包皮炎，也可刺激诱发阴茎癌。

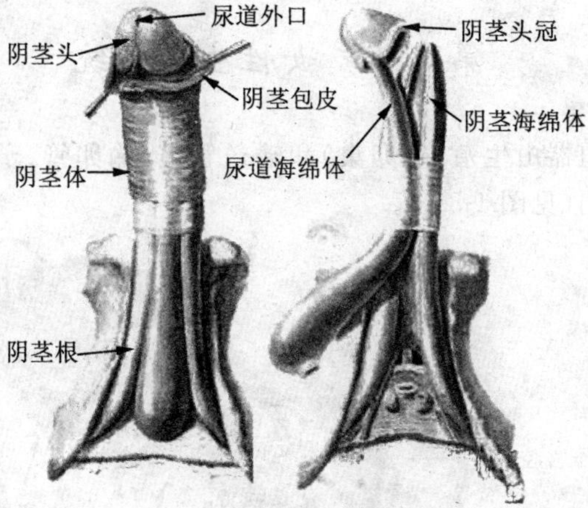

图 1-8-7　阴茎

（三）男性尿道

男性尿道兼有排尿和排精功能。起自膀胱的尿道内口，终于阴茎头的尿道外口，成年男性尿道长 16～22 cm。全长分为前列腺部、膜部和海绵体部三部分。临床上称前列腺部和膜部为后尿道，海绵体部为前尿道。

1. 前列腺部为尿道贯穿前列腺的部分，长约 2.5 cm，管腔中部扩大呈梭形。其后壁上有射精管和前列腺排泄管的开口。

2. 膜部为尿道贯穿尿生殖膈的部分，短而窄，长约 1.2 cm，其周围有尿道括约肌（骨骼肌）环绕，可控制排尿。

3. 海绵体部为尿道贯穿海绵体的部分，长约 15 cm，此部的后端位于尿道球内，管腔稍扩大，称尿道球部，尿道球腺管开口于此。在阴茎头内尿道扩大成尿道舟状窝。

男性尿道在行径中粗细不一，它有三处狭窄、三处扩大和两个弯曲。三处狭窄分别位于尿道内口、膜部和尿道外口。三处扩大分别位于前列腺部、尿道球部和尿道舟状窝。两个弯曲分别是耻骨下弯和耻骨前弯，耻骨下弯在耻骨联合下方，凹向前上方，位于前列腺部、膜部和海绵体部的起始端，此弯恒定无变化；耻骨前弯在耻骨联合前下方，凹向后下方，位于海绵体部，如将阴茎向上提起与腹壁呈 60°，此弯曲可以消失。

第二节 女性生殖系统

女性内生殖器由生殖腺（卵巢）和输送管道（输卵管、子宫和阴道）组成。外生殖器即外阴（见图 1-8-8）。

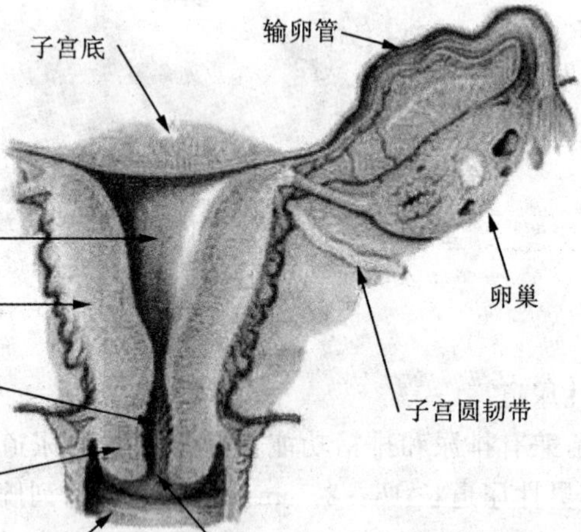

图 1-8-8 女性生殖系统概观

一、内生殖器

（一）卵巢

卵巢是女性生殖腺，是产生卵子和分泌雌激素和孕激素的器官。

1. 卵巢的位置和形态 卵巢位于子宫两侧、小骨盆侧壁由髂内动脉、髂外动脉所夹成的卵巢窝内。卵巢为成对的实质性器官，呈扁卵圆形。它分为内侧、外侧两面，前、后两缘和上、下两端。卵巢外侧面贴于盆腔侧壁的卵巢窝，内侧面朝向盆腔，大多与小肠邻接。上端借卵巢悬韧带连于盆壁。卵巢悬韧带为腹膜形成的皱襞，其内含有卵巢的血管、淋巴管和神经丛等。卵巢下端借卵巢固有韧带连于子宫底的两侧，此韧带由结缔组织和平滑肌构成，表面盖以腹膜。卵巢后缘游离，前缘借卵巢系膜连于子宫阔韧带，前缘中部有血管、神经等出入，称卵巢门。

卵巢的大小和形态随年龄而变化，幼女卵巢比较小，表面光滑，性成熟期卵巢最大。此后由于多次排卵，卵巢表面形成许多疤痕，显得凹凸不平。35～40 岁卵巢开始缩小，50 岁左右逐渐萎缩，月经随之停止。

2.卵巢的微细结构 卵巢表面被覆有浆膜,表面为单层立方或柱状上皮。深面为薄层致密结缔组织,称白膜。卵巢的实质分皮质和髓质两部分,皮质位于白膜深面,较厚,内有不同发育阶段的卵泡。髓质位于卵巢中央,富含血管。卵巢门处的结缔组织中有少量卵巢门细胞,其结构和功能类似睾丸间质细胞,可分泌雄激素。

(1)卵泡的发育:卵泡是由中央的卵母细胞及其周围的卵泡细胞组成的球状结构。根据结构特点,可人为地把卵泡的发育分为原始卵泡、生长卵泡和成熟卵泡三个阶段。出生时,两侧卵巢内约有100万个原始卵泡,青春期时两侧卵巢约有原始卵泡40万个。青春期后,在垂体分泌的促卵泡刺激素和黄体生成素刺激下,每个月经周期有数个卵泡发育,其中一般只有一个发育成熟并排卵。女性一生中可排400～500个卵,其余退化,称为闭锁卵泡。绝经期后,排卵停止。

1)原始卵泡:是由中央较大的初级卵母细胞及周围小而扁平的卵泡细胞组成。原始卵泡体积小,数量多,位于卵巢皮质浅层,它是相对静止的卵泡。初级卵母细胞为圆形,胞质嗜酸性,核大而圆,染色浅,核仁明显。卵母细胞是卵细胞的幼稚阶段,卵泡细胞对卵母细胞起支持和营养作用。

2)生长卵泡:从青春期开始,在垂体促性腺激素的作用下,部分原始卵泡开始生长发育,卵泡细胞分裂增生,由扁平变为立方形或柱状,由单层变为多层;初级卵母细胞逐渐增大,并在其表面出现一层厚度均匀的嗜酸性膜,称透明带。随着卵泡细胞的不断增殖,卵泡细胞之间出现一些含液体的小腔隙,卵胞继续发育,这些小腔相互融合,最终成为一个半月形的卵泡腔,腔内充满卵泡液。在卵泡腔的形成过程中,靠近卵母细胞的卵泡细胞逐渐变为柱状,围绕透明带呈放射状排列,称放射冠;其他的卵泡细胞主要构成了卵泡壁。随着卵泡的发育,卵泡周围的结缔组织也逐渐发生变化,形成富含细胞和血管的卵泡膜。

3)成熟卵泡:是卵泡发育的最后阶段,卵泡细胞停止增殖,但卵泡液仍继续增多,卵泡体积显著增大,并向卵巢表面隆起,在排卵前,初级卵母细胞完成第一次成熟分裂,产生一个次级卵母细胞和第一极体。第一极体很小,含极少量胞质,位于次级卵母细胞与透明带之间的间隙内。次级卵母细胞迅速进入第二次成熟分裂,停滞在分裂中期。

(2)排卵:成熟卵泡突出于卵巢表面,随着卵泡液剧增,内压的升高,使突出部分的卵巢组织愈来愈薄,最后破裂,次级卵母细胞连同周围的透明带、放射冠和卵泡液脱离卵巢,进入腹膜腔,这一过程称排卵。排出的卵细胞如在

24 小时内未受精，卵细胞即退化消失；若受精，次级卵母细胞很快完成第二次成熟分裂，产生一个成熟的卵细胞和一个第二极体。第二极体也位于卵细胞和透明带之间的腔隙内，由于第一极体也分裂，因此前后共有三个极体。卵母细胞经两次成熟分裂后，染色体数目减半。在生育年龄期，一般每隔 28 天排卵一次。

排卵发生于月经周期的第 12～16 天。一般是左右卵巢交替排卵，每次排卵一个，偶尔有同时排出两个或两个以上的情况。

卵泡细胞和卵泡膜的细胞与雌激素的生成和分泌有密切关系。雌激素不但能刺激女性生殖器官的发育和第二性征的出现和维持，而且能促使子宫内膜增生。

(3)黄体的形成与退化：排卵后，残留的卵泡壁塌陷，卵泡膜和血管也随之陷入，在黄体生成素的影响下，逐渐发育成一个体积较大而富有血管的细胞团。因细胞内含有较多脂色素，新鲜时呈黄色，故称黄体。黄体能分泌黄体酮及少量的雌激素。黄体酮有促进子宫内膜增生、子宫腺分泌、乳腺发育和抑制子宫平滑肌收缩等作用。黄体的大小、持续时间的长短完全取决于卵细胞是否受精，如果排出的卵细胞未受精，则黄体小，在排卵后 14 天左右开始退化，这种黄体称为月经黄体。如果排出的卵细胞受精，黄体继续发育，约维持到妊娠 6 个月后，才开始退化，这种黄体称妊娠黄体。黄体最后萎缩退化，并逐渐由结缔组织代替，形成瘢痕，称白体。

(二)输卵管

输卵管是一对输送卵子的弯曲管道，长 10～12 cm。

1. 输卵管的位置和分部　输卵管位于子宫底的两侧，包裹在子宫阔韧带上缘内。其外侧端游离以输卵管腹腔口开口于腹膜腔，内侧端连于子宫以输卵管子宫口开口于子宫腔。故女性腹膜腔经输卵管、子宫、阴道与外界相通。输卵管由内侧向外侧可分为四部分：

(1)子宫部：为输卵管贯穿子宫壁的部分。

(2)输卵管峡：紧接子宫底外侧，短直而狭细，壁较厚，水平向外移行于输卵管壶腹部。输卵管结扎术常在此部进行。

(3)输卵管壶腹：管径粗而较长，约占输卵管全长的 2/3。行程弯曲，卵子通常在此处受精。若受精卵未能移入子宫而在输卵管内发育，则为输卵管妊娠。

(4)输卵管漏斗：是输卵管外侧端膨大部分，呈漏斗状。漏斗中央有输卵管腹腔口开于腹膜腔，卵巢排出的卵由此进入输卵管。漏斗的游离缘，有许多指状突起，称输卵管伞，是手术时识别输卵管的标志。

2.输卵管壁的微细结构　输卵管的管壁由黏膜、肌层和浆膜组成。黏膜的上皮为单层柱状上皮，由两种细胞组成：分泌细胞和纤毛细胞。分泌细胞的分泌物参加输卵管液的组成，管内液体借纤毛细胞的纤毛摆动和肌层平滑肌的收缩，缓慢地向子宫方向流动，有利于受精卵的运行。肌层为平滑肌，大致可分为内环、外纵两层。浆膜即壁腹膜，故输卵管为腹膜内位器官。

（三）子宫

子宫是壁厚而腔窄的肌性器官，富有延展性，为胎儿生长发育的场所。

1.子宫的位置及固定装置　子宫位于盆腔的中央，在膀胱和直肠之间，下端突入阴道，两侧连有输卵管和子宫阔韧带。成年未孕的子宫底位于骨盆上口平面以下，子宫颈下端在坐骨棘平面上方。正常子宫呈前倾前曲位。前倾是指整个子宫向前倾斜，子宫的长轴与阴道的长轴形成一个向前开放的钝角；前曲是指子宫体与子宫颈之间凹向前的弯曲，亦呈钝角。当人体直立，膀胱空虚时，子宫体伏于膀胱上面，几乎与地面平行。膀胱和直肠的充盈程度可影响子宫的位置。临床上可经直肠检查子宫的位置和大小。子宫的正常位置依赖于盆底肌和阴道的承托以及周围韧带的牵拉和固定。如果子宫的固定装置薄弱或损伤，可导致子宫位置异常，形成不同程度的子宫脱垂，严重者子宫可脱出阴道。维持子宫正常位置的韧带有：

(1)子宫阔韧带：为子宫的两侧缘延伸至骨盆侧壁的双层腹膜皱襞。其上缘游离，内包输卵管。下缘和外侧缘连至盆壁移行于盆壁的腹膜。子宫阔韧带两层之间包有输卵管、卵巢、卵巢固有韧带、子宫圆韧带、血管、淋巴管、神经和结缔组织等。子宫阔韧带有限制子宫向两侧移动的作用。

(2)子宫圆韧带：由平滑肌和结缔组织构成，呈圆索状。其上端附着于输卵管穿行子宫壁处的稍下方，在子宫阔韧带前层腹膜的覆盖下向前外侧弯行，然后通过腹股沟管止于阴阜和大阴唇的皮下。此韧带是维持子宫前倾的主要结构。

(3)子宫主韧带：位于子宫阔韧带下方，两层腹膜之间，从子宫颈阴道上部连至骨盆侧壁。由结缔组织束和平滑肌构成。此韧带将子宫颈阴道上部连于骨盆侧壁。它有固定子宫颈，防止子宫下垂的作用。

(4)骶子宫韧带：由平滑肌和结缔组织构成，起于子宫颈阴道上部后面，向后绕过直肠的两侧，附着于骶骨的前面。此韧带对维持子宫呈前曲位有重要作用。

2.子宫的形态和分部　成年未产妇的子宫，呈前后略扁的倒置梨形，长 7

～8 cm，最宽径 4 cm，厚 2～3 cm。可分为底、体、颈三部分。两侧输卵管子宫口以上圆凸的部分为子宫底。子宫的下部缩细，呈圆柱状，称子宫颈，子宫颈是肿瘤的好发部位。子宫颈的下 1/3 伸入阴道内，称子宫颈阴道部；上 2/3 位于阴道上方，称子宫颈阴道上部。子宫颈与子宫底之间的部分，称子宫体。子宫颈阴道上部的上端与子宫体相接的部分稍窄细，称子宫峡。非妊娠期，子宫峡不明显，长仅 1 cm；妊娠末期可长达 7～11 cm。产科常在此实施剖腹取胎手术，可避免进入腹膜腔，减少感染的机会。

非妊娠期子宫的内腔较狭窄，分上、下两部。上部由子宫底、子宫体围成，称子宫腔，呈三角形，底向上，两侧角通输卵管；尖向下，通子宫颈管。子宫内腔的下部在子宫颈内，称子宫颈管。子宫颈管呈梭形，上口通子宫腔，下口通阴道称子宫口。未产妇的子宫口呈圆形，经产妇的子宫口则变为横裂状。

3. 子宫壁的微细结构　子宫壁很厚，由内向外依次分为子宫内膜、子宫肌层和子宫外膜。

(1)子宫内膜：即子宫的黏膜，由单层柱状上皮和固有层组成。上皮由分泌细胞和散在的纤毛细胞组成。固有层由增殖、分化能力较强的结缔组织组成，其内含有大量低分化的梭形或星形的基质细胞、网状纤维和子宫腺。子宫腺为单管状腺，由上皮下陷而成。

子宫内膜可分为表浅的功能层和深部的基底层。功能层上皮较厚，自青春期开始，在卵巢激素的作用下，发生周期性剥脱出血，即月经。基底层较薄，不参与月经形成，在月经期后能增生修复功能层。

(2)子宫肌层：子宫肌层很厚，由分层排列的平滑肌组成，方向较乱，各层之间有较大的血管穿行。子宫动脉的分支进入肌层的中间层后呈弓状走行，向子宫内膜发出许多分支。其主干进入功能层后呈螺旋走行，称螺旋动脉，它对卵巢激素极为敏感。螺旋动脉再分支形成毛细血管网和血窦，然后汇合为小静脉，穿过肌层后汇入子宫静脉。

(3)子宫外膜：大部分为浆膜，小部分为纤维膜。

4. 子宫内膜的周期性变化及其与卵巢周期性变化的关系　自青春期开始，子宫内膜在卵巢分泌的激素作用下呈现周期性变化，每隔 28 天左右发生一次子宫内膜功能层剥脱、出血、修复和增生，这种周期性变化，称月经周期。每一月经周期中，子宫内膜结构变化，一般分为三期：

(1)月经期：为月经周期的第 1～4 天，一般历时 3～5 天。由于卵子未受精，月经黄体退化，雌激素和孕激素急剧减少，使子宫内膜中的螺旋动脉收缩，导致子宫内膜功能层缺血坏死，子宫腺停止分泌，内膜萎缩。随后螺旋动脉又突然充血扩张，使毛细血管破裂以致出血，与坏死的功能层经阴道流出体外，即为月经。在月经期末，功能层全部脱落，基底层的子宫腺细胞及基质细胞迅速分裂增生，向表面铺展，修复内膜上皮，进入增生期。

(2)增生期：为月经周期的第5～14天，一般历时8～10天。此期卵巢内数个原始卵泡开始生长发育，故又称卵泡期。由于卵泡生长并开始分泌雌激素，在雌激素的作用下，脱落的子宫内膜的功能层由基底层增生修补，并逐渐增厚；子宫腺和螺旋动脉也逐渐增长和弯曲，至增生期末，卵巢内卵泡已趋于成熟；排卵后，子宫内膜进入分泌期。

(3)分泌期：为月经周期的15～28天，一般历时14天左右。此期卵巢内卵泡发育成熟，排卵后逐渐形成黄体，故又称黄体期。在黄体分泌的孕激素和雌激素作用下，子宫内膜继续增厚，子宫腺极度弯曲，腺腔膨胀，充满腺细胞的分泌物，内有大量糖原。固有层基质中含有大量组织液而呈现水肿。螺旋动脉增长、弯曲。此时的子宫内膜适于胚泡的植入和发育，如果卵子受精，子宫内膜在孕激素的作用下，继续发育、增厚。否则随着黄体的退化，孕激素量急剧下降，子宫内膜则于第28天开始脱落，进入月经期。

(四)阴道

阴道是连接子宫和外生殖器的肌性管道。它是导入精液、排出月经和娩出胎儿的通道。

1.阴道的位置和形态　阴道既是女性的交接器官，也是排出月经和分娩胎儿的通道。阴道为前后略扁的肌性管道，位于盆腔的中央，后壁邻直肠，前壁与膀胱和尿道相邻。如邻接部位损伤，可发生尿道阴道瘘或直肠阴道瘘，致使尿液或粪便进入阴道。阴道壁薄，富有伸展性，前壁较短，后壁较长，前后壁经常处于相贴状态。阴道上部较宽阔，呈穹隆状环抱子宫颈阴道部，两者之间形成环状间隙，称阴道穹。阴道穹分前部、后部和两侧部，其中阴道穹后部最深，并与直肠子宫陷凹紧密相邻，两者之间仅隔以阴道后壁和腹膜。当直肠子宫陷凹有积液时，可经阴道穹后部进行穿刺或引流。阴道的下部较窄，以阴道口开口于阴道前庭。未有性交女性的阴道口周围有处女膜。处女膜破裂后，阴道口周围留有处女膜痕。

2.阴道壁的微细结构　阴道壁由黏膜、肌层和外膜构成。

阴道黏膜平时呈淡红色，由上皮和固有层构成，黏膜突起形成许多环行皱襞。阴道下部的皱襞密而高，少女更为明显。黏膜的上皮为复层扁平上皮，在雌激素的刺激下，发生周期性变化，当雌激素分泌量增高时，阴道上皮角化细胞增多。上皮细胞合成大量糖原，阴道浅层上皮也不断脱落更新，脱落细胞内的糖原，游离于阴道腔，在阴道杆菌的作用下转变为乳酸，使阴道内保持酸性，有防止细菌侵入和繁殖的作用。

老年人血液雌激素的含量降低，上皮细胞内的糖原和阴道内的游离糖原均减少，可引起致病菌繁殖而感染。阴道中的脱落细胞还含有从子宫内膜和子宫颈脱落的上皮细胞，阴道脱落细胞涂片已广泛应用于临床检查生殖道的疾病，特别是发病率高的子宫颈癌。黏膜的固有层含有丰富的毛细血管和弹性纤维。

肌层较薄，为左右螺旋相互交织成格子状的平滑肌束，使阴道壁易于扩张；肌束间弹性纤维丰富。阴道外口为环行骨骼肌形成的尿道阴道括约肌。

外膜是富含弹性纤维的致密结缔组织。

二、外生殖器

女性外生殖器又称女阴，包括阴阜、大阴唇、小阴唇、阴道前庭、阴蒂、前庭球和前庭大腺等（见图 1-8-9）。

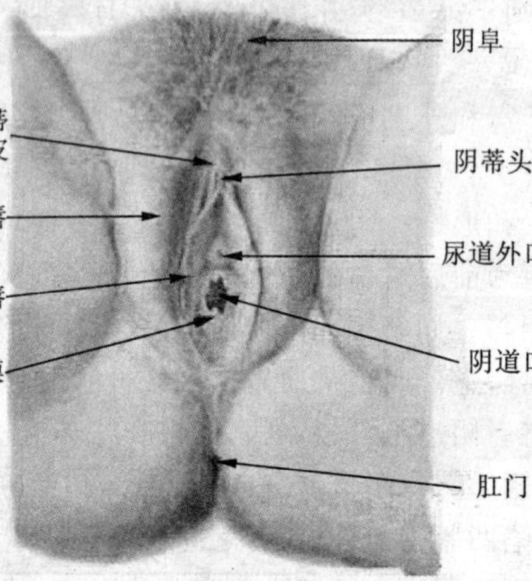

图 1-8-9　女性外阴

（一）阴阜

阴阜为耻骨联合前面的皮肤隆起，深面有较多的脂肪组织。性成熟期以后，皮肤生有阴毛。

（二）大阴唇

大阴唇为一对纵长隆起的富有色素和生有阴毛的皮肤皱襞。构成女阴的外侧界，其内部是富含弹性纤维的疏松结缔组织。大阴唇的前端和后端左右互相联合，形成唇前联合和唇后联合。

（三）小阴唇

小阴唇是位于大阴唇内侧的一对较薄的皮肤皱襞，表面光滑无阴毛。两侧小阴唇后端互相连合形成阴唇系带。小阴唇的前端分为两个小皱襞，内侧的在阴蒂下端与对侧者结合成阴蒂系带，向上连于阴蒂；外侧的在阴蒂背面与对侧者连合形成阴蒂包皮。

（四）阴道前庭

阴道前庭是位于两侧小阴唇之间的裂隙，其前部有较小的尿道外口，后部有较大的阴道口。处女的阴道口周缘附有环状或半月形的黏膜皱襞，称为处女膜，破裂后形成处女膜痕。个别女性处女膜厚而无孔，称处女膜闭锁或无孔处女膜。

（五）阴蒂

阴蒂位于尿道外口的前方，由两个阴蒂海绵体构成，相当于男性的阴茎海绵体。其后部主要位于大阴唇前部的深面，以两个阴蒂脚固定于耻骨下支和坐骨支，前部位于小阴唇前端联合处的上方，其裸露部分称阴蒂头。阴蒂海绵体也是勃起组织，阴蒂头富有神经末梢，感觉十分敏锐。

（六）前庭球

前庭球相当于男性尿道海绵体，呈蹄铁形，主要位于阴道前庭的两侧，大阴唇的深部，前端在阴蒂下方左右相连接。

（七）前庭大腺

前庭大腺为女性生殖管道的附属腺体，位于阴道口的两侧，前庭球的后端，形如豌豆，以细小导管向内侧开口于阴道口与小阴唇之间的沟内，在小阴唇中下1/3交界处，分泌物有润滑阴道口的作用。

第三节　乳房和会阴

一、乳房

乳房为成对器官。女性乳房与生殖器的功能活动关系密切，自青春期开始逐渐发育，乳腺随月经周期而有周期性变化，妊娠后期和哺乳期迅速发育增大，并有分泌活动（见图1-8-10）。男性乳房一般不发育。

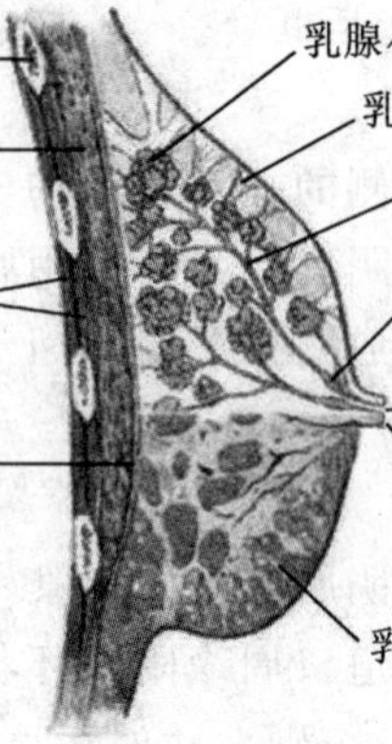

图 1-8-10　女性乳房

（一）乳房的位置和形态

乳房位于胸大肌的表面，上起自第 2～3 肋，下至第 6～7 肋，内侧至胸骨旁线，外侧可达腋中线。乳头平第 4 肋间隙或第 5 肋。成年女性未经哺乳，乳房呈半球形，紧张而富有弹性。乳房的中央有乳头，其顶端有输乳管的开口。乳头周围的环形色素沉着区，称乳晕，表面有许多圆形小隆起，其深部有乳晕腺，可分泌脂性物质润滑乳头。乳头和乳晕的皮肤较薄弱，易于损伤。哺乳期尤其应注意卫生，以防感染。

（二）乳房的结构

乳房由皮肤、乳腺、脂肪组织和纤维组织构成。乳腺位于胸肌筋膜和皮肤之间，被脂肪组织和纤维组织分隔成 15～20 个乳腺小叶。每一乳腺小叶有一条排泄管，称输乳管。输乳管在近乳头处膨大称输乳管窦，其末端变细开口于乳头。由于乳腺小叶和输乳管围绕乳头呈放射状排列，故乳房手术时，应尽量采取放射状切口，以尽量减少对输乳管的损伤。乳房皮肤与乳腺深面的胸筋膜之间，连有许多结缔组织小束，称乳房悬韧带，它对乳房有固定作用。乳腺癌时，乳房悬韧带可受侵犯而缩短，牵拉表面皮肤产生凹陷，称“酒窝征”，是乳腺癌早期常见的体征。

二、会阴

会阴有广义会阴和狭义会阴之分。

广义会阴是指盆膈以下封闭小骨盆下口的全部软组织结构。呈菱形，前为耻骨联合下缘，后为尾骨尖，两侧为耻骨下支、坐骨支、坐骨结节和骶结节韧带。以两侧坐骨结节的连线为界，将会阴分为前、后两个三角区：前方的称尿生殖区（尿生殖三角），男性有尿道穿过，女性则有尿道和阴道穿过；后方称肛区（肛门三角），有肛管穿过。

狭义会阴是指肛门与外生殖器之间的狭小区域，也称产科会阴。妇女分娩时应注意保护此区，以免造成会阴撕裂。

复习题

1. 名词解释：精索、排卵、黄体、阴道穹、广义会阴、狭义会阴。
2. 简述精子的产生部位、产生过程及排出途径。
3. 何为月经周期，月经周期的形成原理及特点。

（李嘉琳）

第九章　脉管系统

知识目标：

1. 掌握脉管系统的组成及血液循环。
2. 理解血管壁的微细结构及微循环。
3. 掌握心的位置、外形，心腔形态、结构。
4. 了解肺循环的血管。
5. 掌握体循环动脉的走行、分支、分布。
6. 理解体循环静脉的收纳、属支、走行。
7. 理解淋巴系统的组成、结构及功能。

脉管系统是体内一系列连续且封闭的管道系统，包括心血管系统和淋巴系统。

心血管系统(cardiovascular system)由心、动脉、毛细血管和静脉组成。心是血管系统的动力器官，并具内分泌功能；动脉是运送血出心的管道；静脉是引导血回心的管道；毛细血管是连接动静脉末梢之间的管道。心血管系统不断地将消化系统吸收的营养物质、肺吸纳的氧和内分泌腺分泌的激素输送到全身或者是相应的器官、组织和细胞；并将机体产生的代谢产物二氧化碳、尿素、多余的水和无机盐输送到肺、肾、皮肤等器官排出体外，以保证机体新陈代谢的正常进行和内环境的相对稳定。同时对机体的体温调节和防御功能亦起着重要作用。

淋巴系统(lymphatic system)由淋巴器官、淋巴组织、淋巴管道组成。淋巴系统可产生淋巴细胞和抗体，参与机体的免疫功能，构成机体重要的防御体系。此外，淋巴液沿淋巴管道向心流动，最后汇入静脉，故淋巴管道可视作静脉的辅助管道。

第一节　心

心(heart)为中空的肌性器官，主要由心肌构成。心被房间隔和室间隔分为左半心和右半心，左右半心互不相通。每半心分为上方的心房和下方的心室，即右心房、右心室、左心房、左心室四个腔室。

心在神经体液的调节下，具有泵一样的作用。通过节律性的收缩和舒张不停地将血液从静脉纳入心房，流入心室，再射入动脉，推动血液循环(见图1-9-1)。

血液在心血管内周而复始、循环往复的流动过程称血液循环。依其途径不同可分为体循环和肺循环。

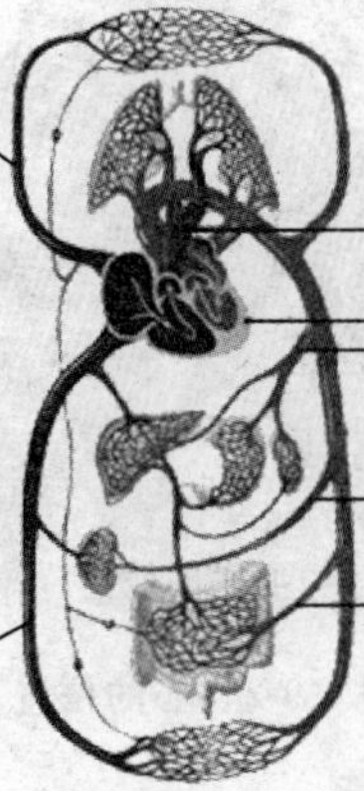

图1-9-1　血液循环模式图

1.体循环(systemic circulation)　体循环又称大循环。循环路径为：左心室→主动脉→各级动脉分支→全身毛细血管→各级静脉属支→上下腔静脉→右心房。体循环的特点是范围广、流程长。主要功能是将氧和营养物质输送给全身各组织细胞，并将组织细胞产生的代谢产物运输回心。

2.肺循环(pulmonary circulation)　肺循环又称小循环。循环路径为：右心室→肺动脉干→各级动脉分支→肺泡毛细血管→各级静脉属支→肺静脉→左心房。肺循环的特点是范围小、流程短。主要功能是吸纳氧和释放二氧化碳。

一、心的位置与外形

（一）心的位置

心位于胸腔的中纵隔内，约 2/3 位于中线的左侧，1/3 位于中线的右侧（见图 1-9-2）。心向上与出入心的大血管相连。下方为膈，两侧借纵隔胸膜与肺相邻。其前方平对胸骨体和第 2～6 肋软骨；大部分被肺和胸膜所覆盖，仅下部一三角形区域借心包与胸骨体下半和左侧第 4～6 软骨相邻。临床进行心内注射多在左侧第 4 肋间隙胸骨左缘进针，以免伤及肺和胸膜。后方平对 5～8 胸椎；与左主支气管、食管、左迷走神经、胸主动脉相邻。

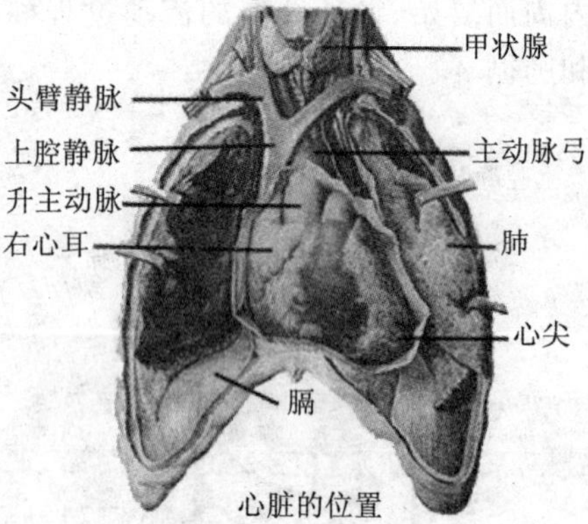

图 1-9-2　心的位置

（二）心的外形

心近似倒置的圆锥体，具有一尖、一底、二面、三缘，表面有三条沟。

心尖圆钝，朝向左前下方，由左心室构成，相当于左侧第 5 肋间隙锁骨中线内侧 1～2 cm 处。

心底朝向右后上方，与出入心的大血管相连。大部分由左心房，小部分由右心房构成。

两面指胸肋面和膈面，胸肋面（前面）朝向前上方，大部分由右心房和右心室构成，小部分由左心耳和左心室构成（见图 1-9-3）。膈面（下面）朝向后下方，大部分由左心室构成，小部分由右心室构成（见图 1-9-4）。

三缘包括左缘、右缘和下缘。左缘斜向左下，大部分由左心室，小部分由左心耳构成；右缘垂直向下，由右心房构成。下缘较锐，近水平位，由右心室和心尖构成。

三条沟为心腔表面的分界标志。冠状沟近似环形，呈冠状位，是心房和心室在心表面的分界线。前室间沟为胸肋面冠状沟向下延至心尖右侧的浅沟，后室间沟为膈面冠状沟向下至心尖右侧的浅沟，是左右心室在心表面的分界线。

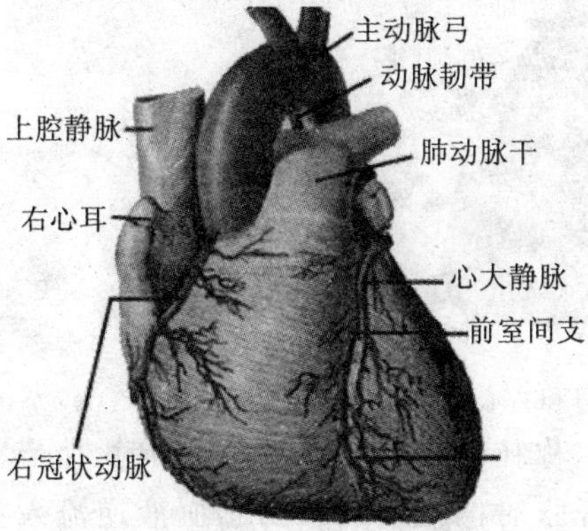

图 1-9-3　心脏前面观

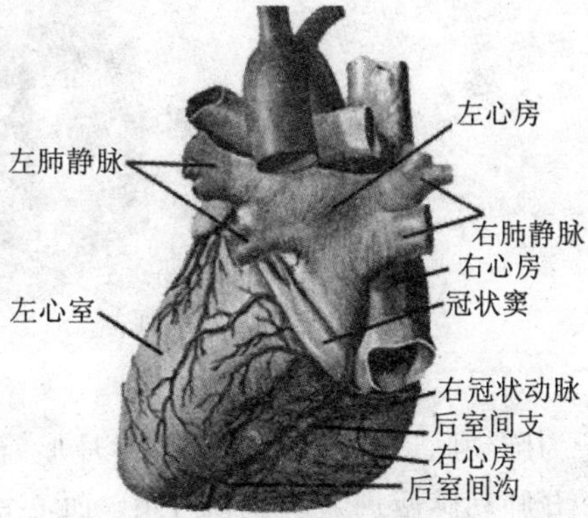

图 1-9-4　心脏后面观

二、心腔的结构

（一）右心房（见图 1-9-5）

右心房(right atrium)是心腔中靠右侧的部分，分固有心房和腔静脉窦。

固有心房前上方的突出部称右心耳，腔面有许多平行的肌性隆起，称梳状肌。固有心房左前下方有右房室口通向右心室。

腔静脉窦腔面光滑，上、下分别有上腔静脉口和下腔静脉口。下腔静脉口前缘有下腔静脉瓣，胎儿时期该瓣具有引导血液经卵圆孔流向左心房的作用。在下腔静脉口与右房室口之间有冠状窦口。上下腔静脉和冠状窦分别将人体上半身、下半身和心的静脉血导回右心房。

右心房后内侧壁为房间隔。其下部有一浅凹，称卵圆窝(fossa ovalis)，为胚胎时期卵圆孔闭合后的遗迹，房间隔缺损多发生在此处。

（二）右心室(见图 1-9-5)

右心室(right ventricle)是心腔中最靠前的部分，分窦部和漏斗部。

右心室的入口为右房室口，其周缘有三块叶片状瓣膜，称右房室瓣(即三尖瓣)，瓣膜垂向室腔，并借腱索与心室壁上的乳头肌相连。当心室收缩时，由于血流的推动，使三尖瓣互相对合，封闭房室口，又由于乳头肌的收缩，腱索的牵拉，三片瓣膜恰好对紧而不致翻向心房，从而可防止血液逆流入心房。出口

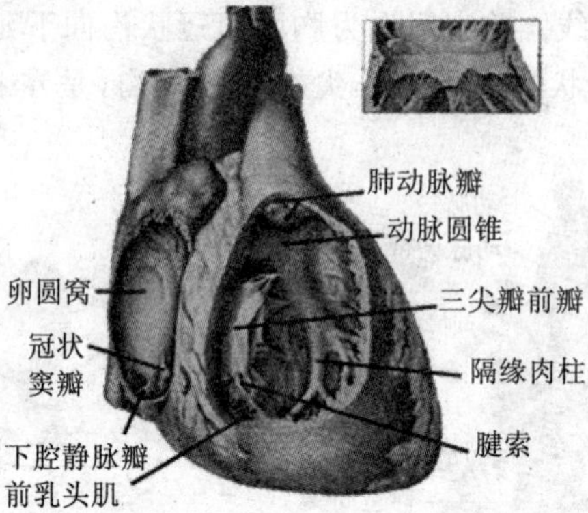

图 1-9-5　右心房和右心室内腔

为肺动脉口，其周缘有三个半月形瓣膜，称肺动脉瓣。当心室收缩时，血流冲开肺动脉瓣进入肺动脉干中，而心室舒张时，瓣膜关闭，防止血液逆流入右心室。

（三）左心房（见图 1-9-6）

左心房（left atrium）位于右心房的左后方。分为前、后两部分。

前部向左前突出的部分称左心耳，其内有发达的梳状肌。因其与二尖瓣邻近，是心外科常用的手术入路之一。后部较大，腔面光滑，有四个肺静脉口和一个左房室口。

（四）左心室（见图 1-9-6）

左心室（left ventricle）位于右心室的左后下方，构成心尖及心的左缘。分窦部和主动脉前庭两部分。

左心室的入口为右房室口，其周缘有两块叶片状瓣膜，称左房室瓣（即二尖瓣），结构和功能与三尖瓣相似。出口为主动脉口，其周缘有三个半月形瓣膜，称主动脉瓣。结构和功能与肺动脉瓣相似。

三、心壁的微细结构

心壁由心内膜、心肌膜和心外膜构成。

（一）心内膜

心内膜（endocardium）为衬于心壁内表面的薄膜，由内皮、内皮下层和内膜下层组成。内皮与出入心的大血管的内皮相延续；内皮下层为一层细密的结缔组织；内膜下层为疏松结缔组织，内含血管、神经及心传导系纤维。

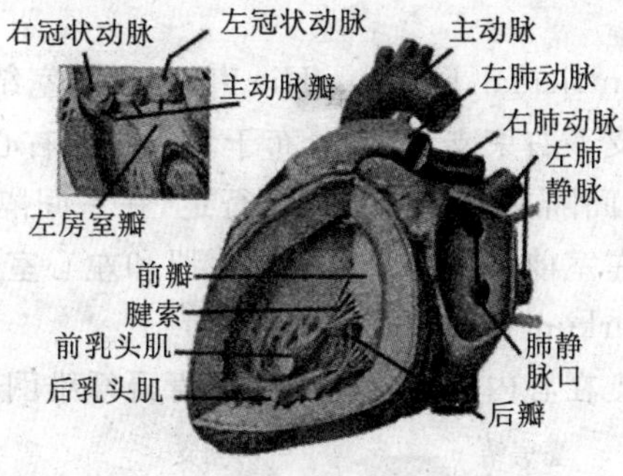

图 1-9-6　左心房和左心室内腔

（二）心肌膜

心肌膜(myocardium)主要由心肌纤维构成，其间有少量疏松结缔组织和毛细血管。

心室肌较心房肌厚，两者互不连续。心室肌有三层，其走行方向是外层斜行，中层环行，内层纵行。在右房室口、左房室口、肺动脉口和主动脉口周围由致密结缔组织形成纤维性支架结构，称心纤维性支架。心房肌和心室肌均附于其上。

（三）心外膜

心外膜(epicardium)为浆膜心包的脏层，被覆于心肌层和大血管根部。

此外，左、右心房之间有房间隔，由两层心内膜夹少量心肌纤维和结缔组织构成。卵圆窝处较薄。左、右心室之间有室间隔，由心肌和心内膜构成。其下部称肌部，上部中份有一卵圆形薄弱区称为膜部，室间隔缺损多发生在此。

四、心的传导系统

心的传导系统是由特殊分化的心肌纤维所组成，位于心壁内，具有产生兴奋和传导冲动，维持心正常搏动的功能。包括窦房结、房室结、房室束和浦肯野纤维网（见图 1-9-7）。

（一）窦房结

窦房结(sinoatrial node)位于上腔静脉与右心耳交界处的心外膜深面，呈长椭圆形。窦房结能自动地发出节律性冲动，引起心房肌收缩，并传至房室结，为心的正常起搏点。

（二）房室结

房室结(atrioventricular node)位于冠状窦口与右房室口之间的心内膜深面，呈扁椭圆形，其前端发出房室束。房室结将窦房结发放的冲动传向心室。

（三）房室束

房室束（atrioventricular bundle，His 束）起自房室结，下行至室间隔肌部上缘，分为左、右束支。右束支细长，分布于乳头肌和右心室壁的肌纤维上；左束支呈扁带状，沿室间隔左侧心内膜深面行走，在室间隔上、中 1/3 交界处分左、右两支，分别至左室前、后壁，分布于乳头肌和左心室肌。

（四）浦肯野（Purkinje）纤维网

左右束支的分支在心内膜深面交织成浦肯野纤维网。

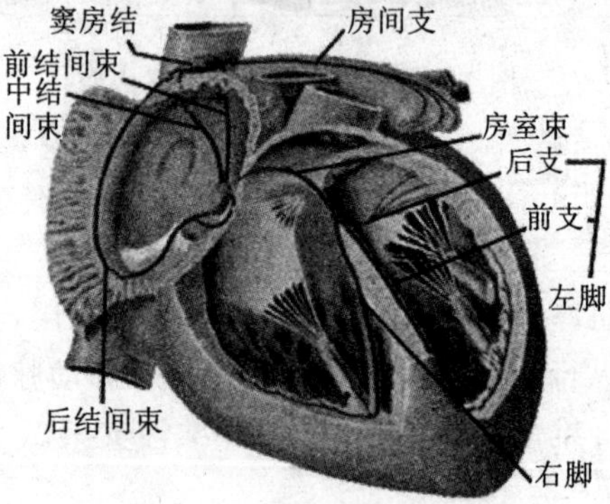

图 1-9-7　心的传导系统

五、心的血管

（一）心的动脉

分布于心的动脉为左右冠状动脉及其分支。

1. 左冠状动脉（left coronary artery）　左冠状动脉起于主动脉左窦，经左心耳与肺动脉干之间左行，立即分两支：①旋支：沿冠状沟向左后方行至膈面，并分支分部于左心房及左心室膈面；②前室间支：沿前室间沟下行至心尖切迹，终于后室间沟下部。前室间支向左右两侧和深面发出三组分支，分别分布于左室前壁、右室前壁一小部分及室间隔前 2/3 区域。

2. 右冠状动脉（right coronary artery）　右冠状动脉起自主动脉右窦，经右心耳与肺动脉干之间入冠状沟，向右后方行走至房室交点处，分后室间支和左室后支。右冠状动脉沿途发出分支分布于右心房、右心室、室间隔后 1/3 及左室后壁的一部分。还发出分支至窦房结和房室结。

（二）心的静脉

心的静脉血绝大部分汇入冠状窦注入右心房。冠状窦（coronary sinus）位于心膈面的冠状沟内，开口于右心房。主要属支有心大静脉、心中静脉、心小静脉。

六、心的体表投影

1. 左上点　在左侧第 2 肋软骨下缘，距胸骨左缘 1.2 cm 处。

2. 右上点　在右侧第 3 肋软骨上缘，距胸骨右缘 1 cm 处。

3. 右下点　位于右侧第 6 胸肋关节处。

4. 左下点　位于左侧第 5 肋间隙，锁骨中线内侧 1～2 cm 处。

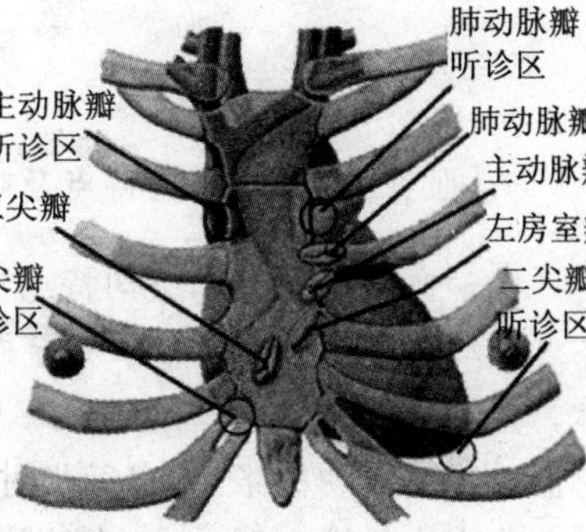

图 1-9-8　心的体表投影

用弧线连接上述四点即为心在胸前壁的体表投影(见图 1-9-8)。

七、心包

心包(pericardium)为包裹心和出入心大血管根部的膜性囊，分纤维心包和浆膜心包(见图 1-9-9)。

纤维心包(fibrous pericardium)是坚韧的结缔组织囊，上方与出入心的大血管外膜相续，下方与膈的中心腱相附着。

浆膜心包(serous pericardium)分脏、壁两层。脏层构成心外膜，壁层衬于纤维心包的内面。脏、壁两层在出入心脏的大血管根部相互移行，两层之间的腔隙称心包腔(pericardial cavity)，内含少量浆液，起润滑作用。

心包具有保护心和阻止心过度扩张并使心固定于正常位置的功能。

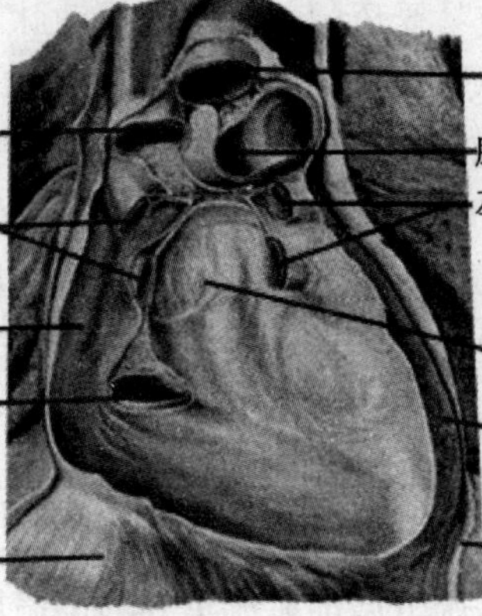

图 1-9-9　心包

第二节　血管

一、血管的分类、结构特点及吻合

(一)血管的分类和结构特点

1. 动脉(artery)　动脉是导血出心的血管，分为大动脉、中动脉和小动脉。大动脉管径较大，管壁较厚，其壁内含有大量弹性纤维，具有弹性。心室射血时管壁被动扩张，心室舒张时管壁弹性回位，推动血液向前流动，故生理学上称之为弹性血管。中、小动脉管壁中的平滑肌较发达，其舒缩可改变管腔的大小，从而调节血流量和血压，故生理学上称之为阻力血管。

2. 静脉(vein)　静脉是导血回心的血管，分为大静脉、中静脉和小静脉。中小静脉多与相应的动脉伴行。

3. 毛细血管(capillary)　毛细血管是介于动静脉之间的微细血管。全身除软骨、角膜、毛发、牙釉质和晶状体外均有分布。毛细血管血流缓慢且具有选择通透性，是血液与周围组织进行物质交换的主要部位。毛细血管互相吻合成网，其分布的疏密取决于器官或组织的代谢是否旺盛。代谢旺盛的器官或组织处毛细血管分布较稠密。代谢低下的器官或组织处毛细血管分布较稀疏。

(二)血管的吻合

人体内血管之间的吻合非常广泛，形式多样。

1. 动脉间吻合　动脉之间的吻合形式主要有：①两条动脉干之间常借交通支相连；②经常活动或易受压的部位常形成动脉网；③有些动脉的末端或其分支直接吻合形成血管弓。此外，有些较大的动脉干在行程中发出与其平行的侧支，再与其远侧发出的返支连接形成吻合，称侧支循环。侧支循环的形成对保证器官在病理状态下的血液供应具有重要意义。

2. 静脉间的吻合　静脉间的吻合除具有与动脉间吻合相似的吻合形式外，在浅静脉之间吻合形成静脉弓(网)，在深静脉之间形成静脉丛，以保证器官扩大或管壁受压时的血流通畅。

3. 动静脉吻合　动静脉吻合是指小动脉与小静脉之间借吻合支直接连通，主要存在于手、足、鼻、唇、消化道黏膜、肾皮质、生殖器勃起组织等处。其意义在于缩短循环途径，调节局部血流量和局部温度。

二、血管的微细结构

(一)血管壁的一般结构

血管除毛细血管外，其管壁由内向外依次分为内膜、中膜和外膜。血管壁内还含有血管和神经分布。

1. 内膜(tunica intima)　内膜是管壁的最内层，一般分为三层：内皮、内皮下层和内弹性膜。内皮为单层扁平上皮，衬于管腔面，光滑，直接与血液接触，可减少血液流动阻力。内皮下层由结缔组织构成，位于内皮与内弹性膜之间，内含少许胶原纤维、弹性纤维。当内皮细胞损伤时，内皮下层有参与修补的作用。内弹性膜由弹性蛋白组成，膜上有许多小孔。在血管横切面上，内弹性膜常呈波浪状。

2. 中膜(tunica media)　中膜介于内膜与外膜之间，由平滑肌和结缔组织构成。中膜的弹性纤维使扩张的血管具有回缩作用，胶原纤维起维持张力的作用。

3. 外膜(tunica adventitia)　外膜主要由疏松结缔组织构成。细胞主要以成纤维细胞为主，当血管受损时，成纤维细胞具有修复外膜的作用。

(二)大动脉的结构特点

1. 内膜　内皮下层较厚，内弹性膜与中膜的弹性膜相连，故内膜与中膜分界不清。

2. 中膜　中膜主要由40～70层弹性膜构成。每层弹性膜由弹性纤维相连，其间有环形平滑肌和少量胶原纤维和弹性纤维。

3. 外膜　较薄，由结缔组织构成，无明显外弹性膜，内含血管、淋巴管和神经。

(三)中动脉的结构特点

1. 内膜　内皮下层较薄，内弹性膜明显。

2. 中膜　中膜主要由10～40层平滑肌构成，其间有少量弹性纤维和胶原纤维。

3. 外膜　其厚度与中膜相等。在中膜与外膜相交处有明显的外弹性膜。

(四)小动脉的结构特点

小动脉的三层结构较完整。中膜内有较发达的平滑肌，较大的小动脉内弹性膜较明显，但无外弹性膜。

(五)静脉的结构特点

静脉同样具有内膜、中膜和外膜，但三层结构分界不很明显。内膜较薄，中膜稍厚，外膜最厚。与相应的动脉相比，静脉数量多，管径大，管壁薄，弹性小。此外，在某些静脉内有向心性开放的静脉瓣。

（六）毛细血管

1. 毛细血管的构造特点　毛细血管是血液与组织进行物质交换的部位。主要由一层内皮细胞和基膜构成。分布广泛，分支多，相互吻合成网。

2. 毛细血管的分类　根据毛细血管内皮细胞在电镜下的结构特点，可将毛细血管分为连续性毛细血管、有孔毛细血管和血窦。

三、微循环

微循环（microcirculation）是指微动脉与微静脉之间的血液循环。由微动脉、后微动脉、真毛细血管、通血毛细血管、动静脉吻合、微静脉几部分组成。

微动脉为小动脉靠近毛细血管的部分。后微动脉是微动脉的分支。真毛细血管是后微动脉的分支，其起始处有平滑肌形成的毛细血管前括约肌。通血毛细血管是后微动脉的延续部分，结构与毛细血管相同，但管径略粗。动静脉吻合是微动脉与微静脉之间的吻合支。微静脉管壁结构与毛细血管相似，但管径略粗，直接将微循环的血液导入小静脉。

四、肺循环的主要血管

（一）肺动脉干

肺动脉干（pulmonary trunk）起于右心室，经升主动脉右侧向左后上方斜行至主动脉弓的下方，分为左右肺动脉。

左肺动脉（left pulmonary artery）较短，分上、下两支，分别进入左肺上叶、下叶。

右肺动脉（right pulmonary artery）较长，分三支，分别进入右肺上叶、中叶、下叶。左右肺动脉的各分支在肺实质内反复分支，与支气管伴行，最后到达肺泡壁形成肺泡毛细血管网。

在肺动脉干分叉处稍左侧与主动脉弓下缘之间有一结缔组织索，称动脉韧带（arterial ligament）。是胚胎时期动脉导管闭锁后的遗迹。动脉导管在出生后 6 个月尚未闭锁，称动脉导管未闭，是一种先天性心脏病。

（二）肺静脉

肺静脉（pulmonary veins）起于肺泡毛细血管网，逐级汇合成左、右各两条肺静脉，经肺门出肺，注入左心房。

五、体循环的主要血管

(一)体循环的动脉

体循环的动脉主干为主动脉(aorta),是全身最粗大的动脉(见图 1-9-10)。由左心室发出,先向右上斜行,再弯向左后方至第 4 胸椎体下缘水平。沿脊柱左前方下行,穿膈的主动脉裂孔入腹腔,继续降至第 4 腰椎体的下缘水平,分左、右髂总动脉。依其行程分为升主动脉、主动脉弓和降主动脉。

升主动脉(ascending aorta)发自左心室,位于上腔静脉与肺动脉干之间,向右前上方斜行,达右侧第 2 胸肋关节的高度移行为主动脉弓。升主动脉起始部发出左右冠状动脉。

主动脉弓(aorta arch)位于胸骨柄的后方,是右侧第二胸肋关节弯向第 4 胸椎体下缘之间的弓形动脉,下端移行为胸主动脉。主动脉弓壁内有压力感受器,具有调节血压的作用。在主动脉弓的下方近动脉韧带处有 2～3 个粟粒状小体,称主动脉小球,为化学感受器,参与调节呼吸。主动脉弓的凸侧发出三条向上的分支,从右至左,分别为头臂干、左颈总动脉和左锁骨下动脉。头臂干向右斜行至右胸锁关节的后方分为右颈总动脉和右锁骨下动脉。

降主动脉以膈的主动脉裂孔为界,分为胸主动脉和腹主动脉。

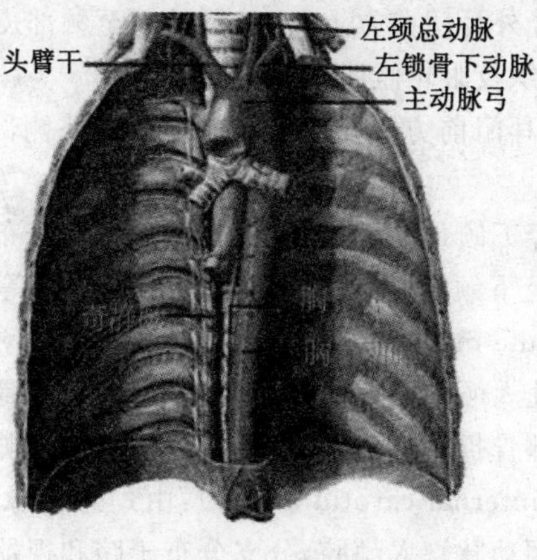

图 1-9-10　主动脉

1. 头颈部的动脉　头颈部的动脉主干为左右颈总动脉,右侧起至头臂干,左侧起至主动脉弓。经胸锁关节的后方,沿气管、食管和喉的外侧上行,至甲状软骨上缘高度,分为颈内动脉和颈外动脉。

在颈总动脉分叉处有颈动脉窦和颈动脉小球。颈动脉窦(carotid sinus)

是颈总动脉末端和颈内动脉起始处的膨大部分。窦壁内有压力感受器，当血压升高时，可反射性引起心跳减慢减弱、血管扩张、血压下降。

颈动脉小球(carotid glomus)是附着于颈总动脉分叉处后壁的一扁椭圆形小体，为化学感受器。能感受血液中二氧化碳浓度的变化。当二氧化碳浓度升高时，可反射性促使呼吸加深加快。

(1)颈外动脉(external carotid artery)：起自颈总动脉，走行于颈内动脉前内侧，后经前方绕至前外侧，穿腮腺至下颌处，分为颞浅动脉和上颌动脉两个终支。主要分支有：

1)甲状腺上动脉：发自颈外动脉起始处，行向前下方，分布于甲状腺上部和喉。

2)舌动脉：平舌骨大角处发出，经舌骨舌肌深面入舌内，分布于舌根、腭扁桃体及舌下腺。

3)面动脉：在舌动脉稍上方发出，经下颌下腺深面至咬肌前缘，绕过下颌骨下缘至面部，又经口角和鼻翼外侧上行至内眦，易名为内眦动脉。分布于下颌下腺、面部和腭扁桃体等。

面动脉在咬肌前缘绕下颌骨下缘处，位置表浅，活体上可触及动脉搏动。当面部出血时，可在此处压迫止血。

4)颞浅动脉：经外耳门前方上行，越颧弓根至颞部皮下，分支分布于腮腺，额、颞、顶部的软组织及眼轮匝肌。

颞浅动脉在外耳门前方可触及搏动，当头前外侧部出血时，可在此压迫止血。

5)上颌动脉：经下颌颈深面入颞下窝，沿途分支分布于外耳道、中耳、硬脑膜、颊、腭扁桃体、上下颌牙、牙龈、咀嚼肌、鼻腔、腭部等。其中最重要的分支为脑膜中动脉(middle meningeal artery)，它是唯一由颈外动脉发出进入颅腔的血管，向上穿棘孔入颅中窝，分前、后两支，分布于颅骨和硬脑膜。前支经过颅骨翼点内面，颞部骨折时易损伤出血，引起硬膜外血肿。

(2)颈内动脉(internal carotid artery)：由颈总动脉发出后经咽的外侧垂直上升至颅底，经颈动脉管入颅腔，分支分布于脑和视器。

2.锁骨下动脉及上肢的动脉

(1)锁骨下动脉(subclavian artery)：左侧起自主动脉弓，右侧起自头臂干。从胸锁关节后方斜向外达颈根部，经胸膜顶的前方，穿过斜角肌间隙，呈弓形向外，至第1肋外缘移行为腋动脉。主要分支有：

1)椎动脉：沿前斜角肌内缘上行，穿6～1颈椎横突孔，经枕骨大孔入颅腔。

2)胸廓内动脉:在椎动脉起始相对处,向下入胸腔,分为肌膈动脉和腹壁上动脉。腹壁上动脉穿膈肌进入腹直肌鞘内,并与腹壁下动脉吻合。分支分布于胸前壁、乳房、心包和膈。

3)甲状颈干:发出后立即分为数支至颈部和肩部。主要分支有甲状腺下动脉和肩胛上动脉。分别分布于咽、喉、气管和食管;冈上肌、冈下肌和肩胛骨。

(2)上肢的动脉:

1)腋动脉(axillary artery):位于腋窝,于第1肋外缘续于锁骨下动脉,于大圆肌和背阔肌下缘移行为肱动脉。主要分支有胸肩峰动脉、胸外侧动脉、肩胛下动脉、旋肱后动脉。

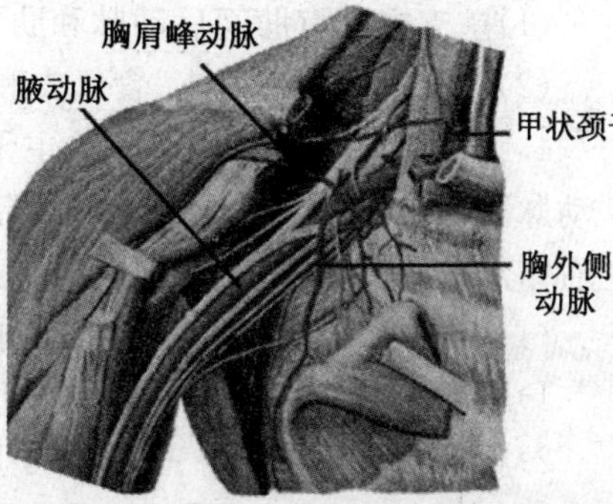

图 1-9-11　锁骨下动脉和腋动脉

2)肱动脉(brachial artery):续于腋动脉,沿肱二头肌内侧沟下行至肘窝深部,并于桡骨颈高度分为桡动脉和尺动脉。在肘窝内上方,肱二头肌内侧,肱动脉位置较表浅,可触其搏动,此处为测量血压时听诊的部位。当上肢远侧部发生大出血时,可在臂中部的内侧将肱动脉压向肱骨,进行止血。

3)桡动脉(radial artery):在肘窝深处,平桡骨颈高度自肱动脉分出,与桡骨平行下降。先走行于肱桡肌与旋前圆肌之间。继而到达腕关节上方经肱桡肌腱与桡侧腕屈肌腱之间潜出,并绕桡骨茎突至手背,穿第1掌骨间隙到手掌深面,与尺动脉的掌深支吻合成掌深弓。桡动脉下段在腕关节前面桡侧处位置表浅,可触及搏动,是诊脉的常见部位。

4)尺动脉(ulnar artery):在尺侧腕屈肌和指浅屈肌之间下行,经豌豆骨桡侧至手掌,与桡动脉掌浅支吻合成掌浅弓。

5)掌浅弓和掌深弓:

①掌浅弓由尺动脉末端和桡动脉的掌浅支吻合而成,位于掌腱膜深面,发出三支指掌侧总动脉和一支小指尺掌侧动脉。每支指掌侧总动脉,又各分出两支指掌侧固有动脉,分别供应第2～5指的相对缘;小指尺掌动脉分布于小指掌面尺侧缘。

掌深弓由桡动脉的末端和尺动脉的掌深支吻合而成。平腕掌关节高度,位于屈指肌腱深面。主要发出三条掌心动脉,至掌指关节附近,分别注入相应的指掌侧总动脉。

②掌浅弓和掌深弓的形成与手的功能相适应。当手抓握物体，掌浅弓受压时，血液可经掌深弓流通，以保证手指的血液供应。

3.胸部的动脉　胸部动脉的主干为胸主动脉（thoracic aorta），于第4胸椎的下缘左侧续主动脉弓，先于脊柱左侧下行，后转至前方，达第12胸椎的高度穿膈的主动脉裂孔，移行为腹主动脉。

胸主动脉的分支为壁支和脏支：

(1)壁支主要有肋间后动脉和肋下动脉。

(2)脏支包括支气管支、食管支和心包支。

4.腹部的动脉　腹部动脉的主干为腹主动脉（abdominal aorta），在膈的主动脉裂孔处，续于胸主动脉，并沿脊柱左前方下降，达第4腰椎的下缘，分为左右髂总动脉。腹主动脉的分支分为壁支和脏支。

(1)壁支主要有腰动脉、膈下动脉和骶正中动脉

1)腰动脉：左、右各4支。分布于腹后壁、脊髓及其被膜。

2)膈下动脉：左、右各一，分布于膈和肾上腺。

3)骶正中动脉：分布于左右髂总动脉分叉处的后壁，沿骶骨前面下降，分支营养盆腔后壁。

(2)脏支包括成对和不成对的两种。成对的有肾上腺中动脉、肾动脉、睾丸动脉（卵巢动脉）；不成对的有腹腔干和肠系膜上下动脉。

1)肾上腺中动脉：约在第1腰椎高度发自腹主动脉，分布于肾上腺。

2)肾动脉：在第1、2腰椎之间起自腹主动脉。横行至肾门，分前、后两干，经肾门入肾后再分为肾段动脉，营养肾组织。右肾动脉较左肾动脉稍长。肾动脉在入肾前还发出肾上腺下动脉至肾上腺。

3)睾丸动脉：在肾动脉起始处的下方发自腹主动脉前壁，沿腰大肌前面斜向下外，入腹股沟管，参与精索的组成，又称为精索内动脉，分布于睾丸和附睾。在女性该动脉名为卵巢动脉，在卵巢悬韧带内下降入盆腔，分布于卵巢和输卵管。

4)腹腔干：约在第12胸椎高度发自腹主动脉前壁，为一短干。其分支为胃左动脉、肝总动脉和脾动脉（见图1-9-12）。

①胃左动脉：起始后向左上方行走，达胃的贲门处转向右侧，在肝胃韧带内沿胃小弯右行与胃右动脉吻合。沿途分支至食管的腹段、贲门及胃小弯附近的胃壁。

②肝总动脉：起始后沿胰头上缘行向右前方，达肝十二指肠韧带内，分为

肝固有动脉和胃十二指肠动脉。

肝固有动脉：行于肝十二指肠韧带内肝门静脉前方，经胆总管左侧到达肝门，分为左、右两支，分别进入肝左右叶，右支在入肝门前还发出胆囊动脉，分布于胆囊。肝固有动脉还发出胃右动脉，于小网膜内行至幽门上缘，再沿小弯向左，与胃左动脉吻合。沿途发出分支分布于十二指肠上部、胃小弯附近的胃壁。

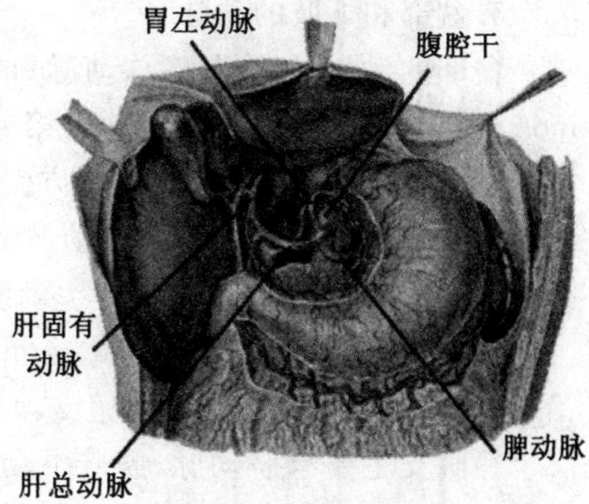

图 1-9-12　腹腔干

胃十二指肠动脉：起始后经十二指肠上部后方下降，在幽门下缘分为胃网膜右动脉和胰十二指肠上动脉。胃网膜右动脉在大网膜内沿胃大弯左行，沿途发出分支至胃大弯侧和大网膜，并与胃左动脉吻合。胰十二指肠上动脉分前、后两支。在胰头和十二指肠降部之间下降，分布于胰头和十二指肠。

③脾动脉：沿胰上缘左行至脾门，分数支入脾。脾动脉在胰上缘走行中发出多条胰支，分布于胰体和胰尾；发出 3～5 条胃短动脉经胃脾韧带至胃底；发出胃网膜左动脉沿胃大弯右行，与胃网膜右动脉吻合，分布于胃大弯及大网膜。

5)肠系膜上动脉（见图 1-9-13）：约平第 1 腰椎高度起自腹主动脉前壁。经胰头与胰体交界处后方下降，经十二指肠水平部的前面进入小肠系膜根，斜向右下至右髂窝。主要分支有胰十二指肠下动脉、空肠动脉、回肠动脉、回结肠动脉、右结肠动脉、中结肠动脉，分布于结肠左曲以上肠管。

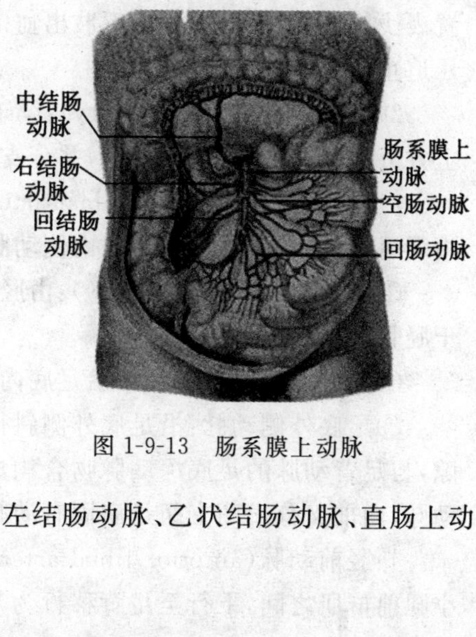

图 1-9-13　肠系膜上动脉

6)肠系膜下动脉（见图 1-9-14）：约在第 3 腰椎高度，发自腹主动脉前壁，沿腹后壁行向左下方。主要分支有左结肠动脉、乙状结肠动脉、直肠上动脉，分布于结肠左曲以下肠管。

5. 盆部和下肢的动脉

盆部的动脉主干为髂总动脉（common iliac artery）。左右各一，于第4胸椎体下缘发自腹主动脉，向外下方斜行，至骶髂关节的前方，分为髂内动脉和髂外动脉。

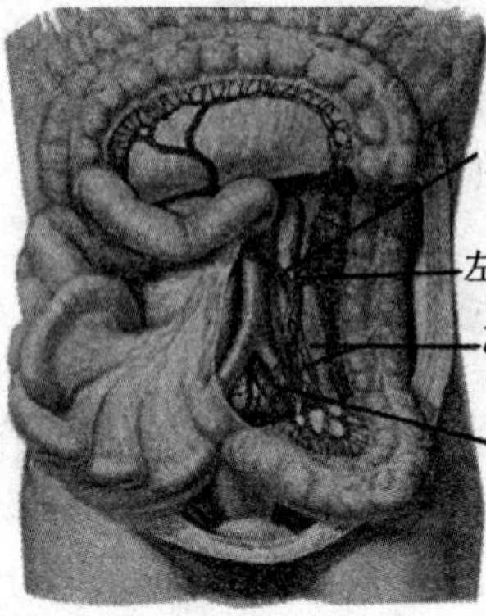

图 1-9-14　肠系膜下动脉

（1）髂内动脉（internal iliac artery）：沿盆腔侧壁下行，发出脏支和壁支。

1）脏支主要有脐动脉、膀胱下动脉、直肠下动脉、子宫动脉、阴部内动脉等。

2）壁支包括闭孔动脉、臀上动脉、臀下动脉等。

（2）髂外动脉（external iliac artery）：沿腰大肌内侧缘下行，经腹股沟韧带中点稍内侧的后方进入股前部，移行为股动脉。髂外动脉在腹股沟韧带的上方发出腹壁下动脉。腹壁下动脉向内上进入腹直肌鞘，分布于腹直肌，并与腹壁上动脉吻合。

（3）下肢的动脉：

1）股动脉（femoral artery）：在腹股沟韧带深面由髂外动脉移行而来，下行经股三角、收肌管至腘窝，移行为腘动脉。在腹股沟韧带稍下方，股动脉位置表浅，可触到其搏动。当下肢出血时可在此处将股动脉压向耻骨上支进行压迫止血。

2）腘动脉（popliteal artery）：续于股动脉，经腘窝深部下行至小腿骨间膜上方分为胫前动脉、胫后动脉，并分支分布于膝关节及附近诸肌。

3）胫后动脉（posterior tibial artery）：沿小腿后群浅深层肌之间下行，经内踝后方进入足底，分为足底内侧动脉和足底外侧动脉。主要分支有：

①腓动脉（peroneal artery）：由胫后动脉起始处分出，斜向下外，分支分布于胫骨、腓骨和附近肌。

②足底内侧动脉：较小，沿足底内侧前行分布于足底内侧部肌和皮肤。

③足底外侧动脉：沿足底外侧斜行，至第5跖骨底处转向内侧至第1跖间隙，与足背动脉的足底深动脉吻合构成足底弓。由足底弓发出4条跖足底总动脉，向前又分出两支趾足底固有动脉，分布于足趾。

4）胫前动脉（anterior tibial artery）：由腘动脉分出后，穿小腿骨间膜，至小腿前群肌之间，下行至足背移行为足背动脉。沿途发出分支分布于小腿前群肌和附近皮肤，并分支参与膝关节网。

5)足背动脉(dorsal artery of foot)：续于胫前动脉，经蹞长伸肌腱的外侧前行，至第1跖骨间隙近侧端分为第1趾背动脉和足底深动脉，沿途分支分布于足背、足趾等处。

足背动脉位置表浅，在踝关节前方，内、外踝连线中点可触及搏动。足背部出血时可在此处向深部压迫进行止血。

(二)体循环的静脉

体循环的静脉分为浅静脉和深静脉。浅静脉又称皮下静脉，数量多，不与动脉伴行，最后汇入深静脉。深静脉又称伴行静脉，位于深筋膜深面，多与动脉伴行，其名称和收集范围大多与其伴行动脉的名称和分布范围相当。

静脉内的血压低，流速慢，因为管壁较薄，收缩力弱，故静脉比相应动脉的管腔略大，并且数量也较动脉多，从而使回心血量得以与心的输出量保持平衡。

静脉管壁内表面有向心性开放的静脉瓣，可防止血液逆流。四肢浅静脉的静脉瓣较多。大静脉、肝门静脉和头颈部的静脉，一般无静脉瓣。静脉之间有丰富的吻合及交通支。在某些部位或器官周围形成静脉网或静脉丛。

体循环的静脉分为上腔静脉系、下腔静脉系和心静脉系。

1.上腔静脉系　上腔静脉系收集头颈、上肢、胸壁及部分胸腔脏器和脐以上腹前外侧壁的静脉血。上腔静脉系的主干为上腔静脉，由左右头臂静脉汇合而成，沿升主动脉的右缘下降，注入右心房。

(1)头颈部的静脉：头颈部的主要静脉是颈内静脉和颈外静脉(见图1-9-15、图1-9-16)。

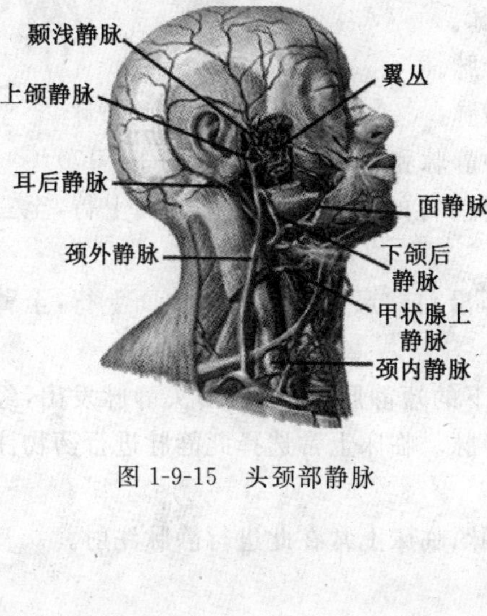

图1-9-15　头颈部静脉

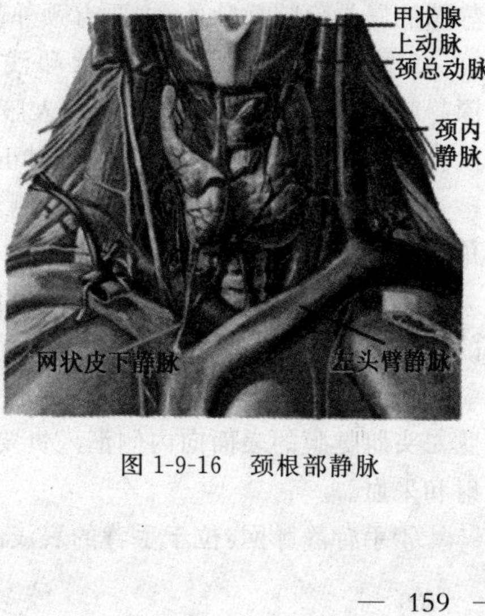

图1-9-16　颈根部静脉

1)颈内静脉(internal jugular vein):颈内静脉为头颈部的静脉主干。上端在颈静脉孔处与乙状窦相续,沿颈内动脉和颈总动脉至胸锁关节的后方,与锁骨下静脉汇合成头臂静脉,其汇合处的外侧夹角称静脉角。

颈内静脉最主要的属支是面静脉,面静脉起自内眦静脉,与面动脉伴行至下颌角下方,与下颌后静脉的前支汇合后流入颈内静脉。面静脉借内眦静脉、眼静脉与颅内的海绵窦相通。由于面静脉在口角上方一般无静脉瓣,故面部尤其是鼻根至两侧口角之间区(危险三角)内发生化脓性感染时,切忌挤压,以防细菌逆行经内眦静脉、眼静脉进入颅内,导致颅内感染。

2)颈外静脉(external jugular vein):是颈部最大的浅静脉。由下颌后静脉的后支、耳后静脉和枕静脉等汇合而成。收集颅外和面部的静脉血,其主干在下颌角平面起始的下方,沿胸锁乳突肌表面,斜向后下,在锁骨中点上方大约 2 cm 处注入锁骨。颈外静脉位置表浅且恒定,故临床儿科常在此做静脉穿刺。

(2)锁骨下静脉和上肢的静脉:

1)锁骨下静脉(subclavian vein):在第 1 肋的外缘续于腋静脉,行至同名动脉的前下方。途中汇集颈外静脉,最后与颈内静脉汇合成头臂静脉。由于锁骨下静脉的管壁与第 1 肋的骨膜及邻近的筋膜结合较紧密,因此其位置较固定,管腔较大,可作为静脉穿刺或长期导管输液的部位。锁骨下静脉的属支除腋静脉外,主要有颈外静脉。

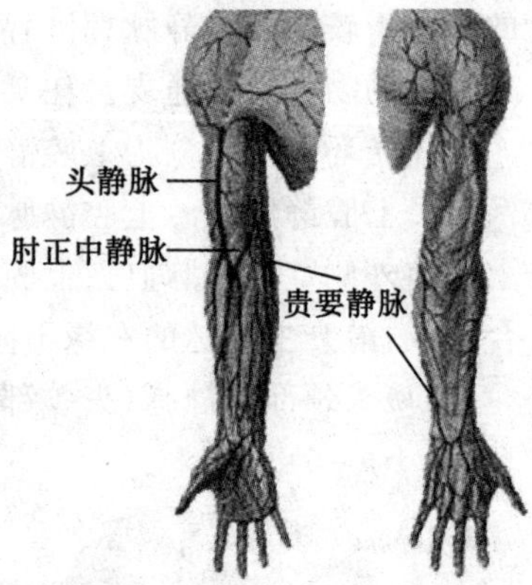

图 1-9-17　上肢的浅静脉

2)上肢的静脉:分深静脉和浅静脉。深静脉与同名动脉伴行,最终汇入腋静脉。浅静脉主要有头静脉、贵要静脉、肘正中静脉和手背静脉网(见图 1-9-17)。

①头静脉:起自手背静脉网桡侧,沿前臂的桡侧和臂的外侧面上行,至三角肌与胸大肌之间注入腋静脉。

②贵要静脉:起自手背静脉网尺侧,沿前臂尺侧和臂的内侧面上行,至臂的中部注入肱静脉。

③肘正中静脉:是肘窝处斜行于皮下的短静脉干,一般由头静脉发出,经肱二头肌腱膜的表面向内侧汇入贵要静脉。临床上常选择此静脉进行药物注射和采血。

④手背静脉网:位于手背的表浅静脉,临床上常在此进行静脉注射。

(3)胸部的静脉:

1)奇静脉(azygos vein):自右膈脚处起于右腰升静脉,在食管的后方沿胸椎体的右前方上行,至第 4～5 胸椎高度向前,经右肺根的上方,汇入上腔静脉。沿途收集右肋间后静脉、食管静脉、支气管静脉及半奇静脉的血液。

2)半奇静脉(hemiazygos vein):起自左腰升静脉,穿过膈左侧中间脚和内侧脚之间入胸腔,沿脊柱左侧上行,达第 9～10 胸椎高度向右横过脊柱前面注入奇静脉。半奇静脉收集左下部肋间后静脉、食管静脉和副半奇静脉的血液。

3)副半奇静脉(accessory vein):汇集左侧中上部的肋间后静脉,沿脊柱左缘下行注入半奇静脉,或直接向右跨过脊柱前面注入奇静脉。

4)椎静脉丛:位于椎管内和脊柱的周围,纵贯脊柱全长。据其所在部位分为椎内丛和椎外丛。椎静脉丛是沟通上、下腔静脉系的重要通路。

2.下腔静脉系　下腔静脉系的主干为下腔静脉,是全身最大的静脉,在第 5 腰椎平面由左、右髂总静脉汇合而成。沿脊柱右前方腹主动脉的右侧上行,经肝后面的腔静脉窝,穿过膈的腔静脉孔进入胸腔,穿过心包进入右心房。收集下肢、盆部和腹部(脐以上腹前外侧壁除外)的静脉血。

(1)盆部的静脉:

1)髂总静脉(common iliac vein):左、右各一,在骶髂关节前方由髂内静脉、髂外静脉汇合而成,左右髂总静脉在第 5 腰椎平面汇合成下腔静脉。

2)髂内静脉(internal iliac vein):在坐骨大孔稍上方由盆部的静脉汇合而成后,沿髂内动脉后内侧上行,至骶髂关节前方与髂外静脉汇合成髂总静脉。髂内静脉的属支分壁支和脏支。壁支包括臀上下静脉、闭孔静脉、骶外侧静脉等。脏支包括直肠下静脉、膀胱静脉、子宫静脉、阴道静脉等。

3)髂外静脉(external vein):髂外静脉是股静脉的延续,主要收集下肢及腹前外侧壁下部的静脉血。

(2)下肢的静脉:下肢的静脉也分为浅静脉和深静脉。深静脉多与同名动脉伴行,最后汇集于股静脉。在股三角的上部,股静脉位于股动脉内侧,且位置恒定,因此可借股动脉搏动而定位,在此做股静脉穿刺和插管。

下肢的浅静脉主要有大隐静脉、小隐静脉和足背静脉弓(见图 1-9-18)。

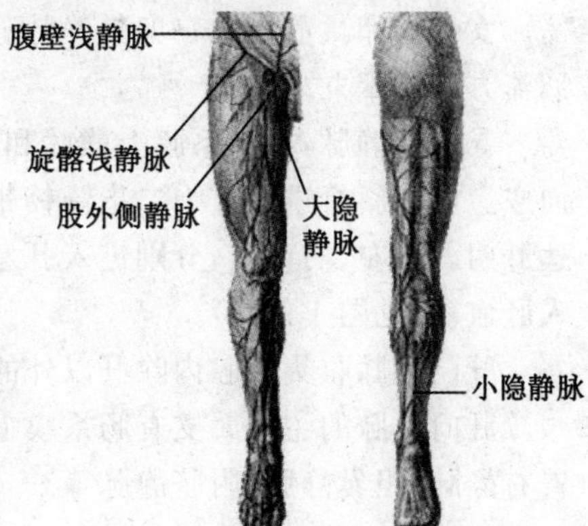

图 1-9-18　下肢的浅静脉

1)大隐静脉(great saphenous vein):是全身最大的浅静脉。在足背内侧起自足背静脉弓,经内踝前方沿小腿及股内侧面上升。在腹股沟韧带的下方,注入股静脉。大隐静脉在内踝前上方处位置较固定,临床上常在此处行大隐静脉穿刺或静脉切开术。

2)小隐静脉(small saphenous vein):在足背外侧起自足背静脉弓,经外踝后方,沿小腿后面上升至腘窝处注入腘静脉。

3)足背静脉弓:位于足背的表浅静脉,临床上常在此进行静脉注射。

(3)腹部的静脉:腹部的静脉主干为下腔静脉,下腔静脉的属支分壁支和脏支。

1)壁支:包括1对膈下静脉和4对腰静脉,均与同名动脉伴行,并直接注入下腔静脉。

2)脏支:主要有肾静脉、肾上腺静脉、睾丸静脉、肝静脉及肝门静脉。

①肾静脉:左、右各一,起自肾门,与同名动脉伴行,注入下腔静脉。左肾静脉长于右肾静脉。左肾静脉除收集肾的血液外,还收集左睾丸静脉(或左卵巢静脉)和左肾上腺静脉的血液。

②肾上腺静脉:左、右各一,左肾上腺静脉注入左肾静脉,右肾上腺静脉直接注入下腔静脉。

③肝静脉:一般分肝右静脉、肝中静脉和肝左静脉三条,收集肝血窦回流的血液,在肝后缘注入下腔静脉。

④睾丸静脉:左、右各一,起自睾丸和附睾。左睾丸静脉以直角注入左肾静脉,而右睾丸静脉以锐角直接注入下腔静脉。所以左睾丸静脉常因回流不畅造成静脉曲张。

女性的卵巢静脉起自卵巢静脉丛,在卵巢悬韧带内上行合并成卵巢静脉,回流方式同睾丸静脉。

⑤肝门静脉:由肠系膜上静脉和脾静脉在胰头和胰体交界处的后方汇合而成。向右斜行进入肝十二指肠韧带内,经肝固有动脉和胆总管的后方上行达肝门。分左、右两支,分别进入肝左叶和肝右叶,并在肝内反复分支,最后汇入肝血窦(见图1-9-19)。

肝门静脉收集腹腔内除肝以外的所有不成对器官的静脉血。

肝门静脉的主要属支有肠系膜上静脉、肠系膜下静脉、脾静脉、胃左静脉、胃右静脉、胆囊静脉、附脐静脉等。

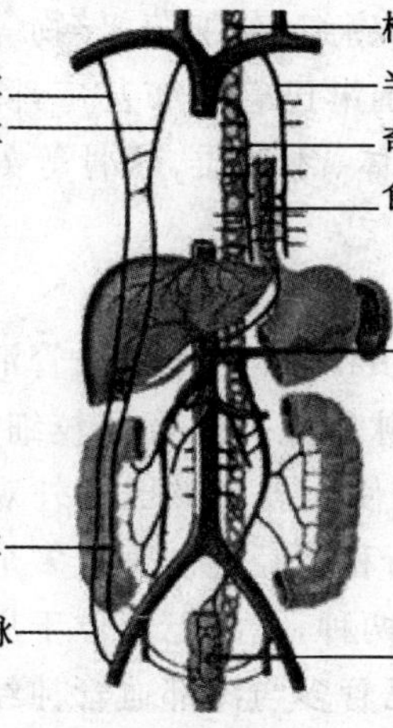

图 1-9-19　门腔静脉吻合模式图

肝门静脉的属支与上下腔静脉系之间有丰富的吻合。主要吻合部位有：a.通过食管静脉丛使肝门静脉系的胃左静脉与上腔静脉系中的奇静脉间相互吻合而交通。b.通过直肠静脉丛使肝门静脉系的肠系膜下静脉与下腔静脉系中的髂内静脉间相吻合而交通。c.通过脐周静脉网使肝门静脉系的附脐静脉与上腔静脉系的胸腹壁静脉和腹壁上静脉间相吻合；或与下腔静脉系的腹壁下静脉、腹壁浅静脉间相吻合而交通。在肝门静脉因病变而回流受阻时，可通过这些吻合形成侧支循环。

正常情况下，肝门静脉系与上下腔静脉系之间的吻合较细小，血流量也较少。当肝门静脉血液回流受阻时，侧支循环形成，导致原来较细小的静脉丛逐渐扩大、曲张。食管静脉丛曲张破裂引起呕血，直肠静脉丛曲张破裂引起便血，脐周静脉网曲张引起腹壁静脉怒张，称“海蛇头”“水母头”。

第三节　淋巴系统

一、淋巴管道

淋巴管道包括毛细淋巴管、淋巴管、淋巴干和淋巴导管（见图 1-9-20）。

（一）毛细淋巴管

毛细淋巴管(lymphatic capillary)是淋巴管道的起始部分。它以膨大的盲端起于组织间隙，相互吻合成网。管径粗细不一，多伴毛细血管的分布，一般比毛细血管略粗。管壁由一层内皮构成，无基膜，其通透性大于毛细血管，一些大分子物质如蛋白质、癌细胞、细菌、异物等较易进入毛细淋巴管。毛细淋巴管分布甚广，除脑、脊髓、上皮、角膜、晶状体、牙釉质、软骨等处外，几乎遍布全身。

（二）淋巴管

淋巴管(lymphatic capillary)由毛细淋巴管汇集而成。管壁结构与小静脉相似。但管径较细，管壁较薄。由于瓣膜较多，使充盈的淋巴管外观呈串珠状。淋巴管在向心行程中经过一个或多个淋巴结。淋巴管亦分浅、深两种，浅淋巴管位于皮下，多与浅静脉伴行；深淋巴管多与深部血管神经伴行。

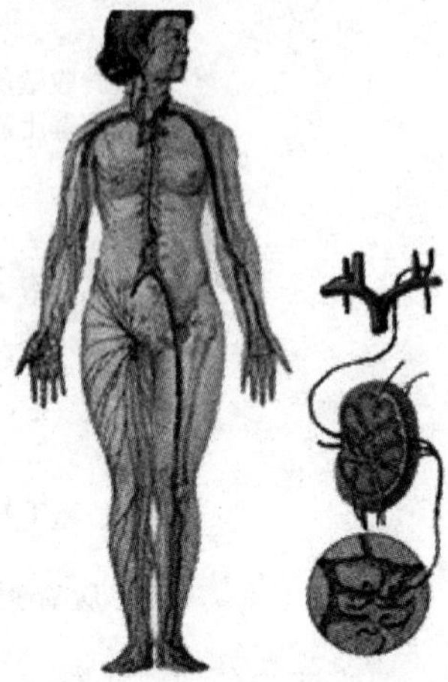

图 1-9-20　淋巴系统

（三）淋巴干

全身的淋巴管通过一系列的淋巴结后，最后一群淋巴结的输出管汇集成较大的淋巴干(lymphatic capillary)。全身共有 9 条淋巴干，即左右颈干、左右锁骨下干、左右支气管纵隔干、左右腰干和一条肠干。

（四）淋巴导管

全身 9 条淋巴干最后汇集成 2 条淋巴导管，即胸导管和右淋巴管，分别注入左、右静脉角。

1. 胸导管(thoracic duct)　胸导管长 30～40 cm，是全身最大的淋巴导管。起于第 1 腰椎体前方的乳糜池(cisterna chyli)。乳糜池由左右腰干和肠干汇合而成。胸导管沿脊柱前方上行经膈的主动脉裂孔入胸腔，在食管后方沿脊柱右前方上行，至第 5 胸椎附近向左侧偏斜，继续向上出胸廓上口达颈根部，并注入左静脉角。在注入静脉前，还收纳左颈干、左锁骨下干和左支气管纵隔干。胸导管收集左半身及右下半身的淋巴。

2. 右淋巴管(right lymphatic duct)　右淋巴管由右颈干、右锁骨下干和右支气管纵隔干汇合而成，注入右静脉角。右淋巴导管收集右上半身的淋巴。

二、淋巴器官

淋巴器官包括淋巴结、脾、胸腺和扁桃体等。

（一）淋巴结

淋巴结(lymph nodes)为扁椭圆小体，一侧凹陷，称淋巴结门，有 1～2 条输出淋巴管和血管、神经出入，一侧隆凸，有数条输入淋巴管进入。

淋巴结的表面为结缔组织构成的被膜，被膜伸入淋巴结内，形成粗细不等的小梁。小梁在淋巴结内分支并互相连接成网，构成淋巴结的支架。支架的网眼内充满淋巴组织。

淋巴结实质分为皮质和髓质两部分。

1.皮质　皮质位于被膜的下方，由浅皮质、深皮质和皮质淋巴窦构成。

2.髓质　髓质位于淋巴结深部，由髓索和髓窦构成。

（二）脾

1.脾的位置和形态　脾为人体最大的淋巴器官，位于左季肋区，相当于第9～11肋的深面，长轴与第10肋一致。正常人在肋弓下不能触及脾。

脾呈暗红色，质软而脆，在遭受暴力打击时，易破裂出血。

脾为扁椭圆形，分为脏、膈两面，上、下两缘，前、后两端（见图1-9-21）。膈面平滑隆凸，与膈相贴；脏面凹陷，近中央处为脾门，是血管神经出入的部位；脾的下缘钝厚，上缘较薄，具有2～3个脾切迹。脾肿大时脾切迹仍存在，可作为触诊脾的标志。脾的前端较宽，朝前外方；后端圆钝，朝后内方。

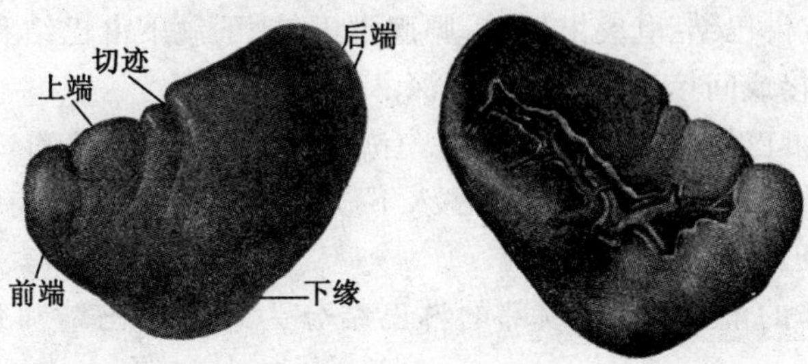

图1-9-21　脾

2.脾的微细结构　脾的表面为被膜，由致密结缔组织构成，内含少许平滑肌纤维。被膜的外面覆有一层间皮。被膜的结缔组织和平滑肌纤维伸入脾内，形成小梁，并互相分支连接成网，构成脾的支架。脾的实质主要由白髓和红髓两部分组成。

3.脾的功能　脾的功能主要有：①滤血功能：脾可以吞噬清除血液中的异物、病菌和衰老、死亡的血细胞。②造血功能：胚胎早期脾有造血功能。③参与免疫应答：当细菌等抗原物质进入机体时，可引起脾内T、B两种淋巴细胞的免疫应答。④储血功能：脾内有丰富的血窦，可储存大约40 mL的血液。

（三）胸腺

1.胸腺的位置和形态　胸腺位于上纵隔的前部，贴近心包上方，大血管的前面。胸腺上窄下宽，分为左、右两叶，新生儿及幼儿时期相对较大。随着年龄的增长，胸腺继续发育，至青春期后，逐渐萎缩，腺组织被脂肪组织所代替，称为胸腺残件。

2.胸腺的微细结构　胸腺表面有结缔组织形成的被膜，伸入到胸腺实质内，将胸腺分为许多不完全小叶，称胸腺小叶。每小叶又分为胸腺皮质和胸腺髓质。

胸腺的实质主要由淋巴细胞和上皮性网状细胞构成。在胸腺皮质内淋巴细胞排列密集，而胸腺髓质内则较稀疏。胸腺内的淋巴细胞绝大多数都是T淋巴细胞的前体，对抗原无反应能力。

3.胸腺的功能　胸腺的功能是分泌胸腺素和产生T淋巴细胞。胸腺素由上皮性网状细胞分泌，可以使从骨髓迁移来的造血干细胞分裂、分化成T淋巴细胞。

（四）人体各部的淋巴引流

1.头颈部的淋巴引流

(1)头面部的淋巴引流：头面部的淋巴多回流于头颈交界处呈环形排列的淋巴结，如枕淋巴结、乳突淋巴结、腮腺淋巴结、下颌下淋巴结和颏下淋巴结，其输出管直接或间接地注入颈外侧深淋巴结。

下颌下淋巴结位于下颌三角内，有4～6个，收纳面部和口腔的淋巴管。面部大部分淋巴管直接和间接地注入下颌下淋巴结，故面部有炎症和肿瘤时常引起该淋巴结肿大。

(2)颈部的淋巴引流：颈部的淋巴结分为颈前淋巴结和颈外侧淋巴结两组。

颈前淋巴结沿颈前浅静脉分布，收集舌骨下方及喉、甲状腺、气管等器官的淋巴。其输出管注入颈外侧深淋巴结。

颈外侧淋巴结包括颈外侧浅淋巴结和颈外侧深淋巴结。颈外侧浅淋巴结位于胸锁乳突肌表面近后缘处，沿颈外静脉排列，接受乳突淋巴结、枕淋巴结、耳下淋巴结及部分下颌下淋巴结的输出管。颈外侧深淋巴结沿颈内静脉周围排列，主要包括咽后淋巴结、颈内静脉二腹肌淋巴结、颈内静脉肩胛舌骨肌淋巴结、锁骨上淋巴结。颈外侧深淋巴结直接或间接地收纳头颈胸壁上部、乳房上部和舌、咽、腭扁桃体、喉、甲状腺等器官的淋巴管，其输出管汇合成颈干。左颈干注入胸导管，右颈干注入右淋巴导管。

2.上肢的淋巴引流　上肢的浅淋巴管多与浅静脉伴行，深淋巴管多与深血管伴行。其注入的淋巴结有肘淋巴结和腋淋巴结。

(1)肘淋巴结位于肘窝和肱骨内上髁附近，又称滑车上淋巴结，收纳手尺侧和前臂尺侧半浅深部的淋巴管，其输出管与肱静脉伴行，注入腋淋巴结。

(2)腋淋巴结位于腋窝内血管的周围，可分为外侧淋巴结、胸肌淋巴结、肩胛下淋巴结、中央淋巴结、尖淋巴结5处。腋淋巴结收集上肢、乳房、胸壁和腹壁上部等处的淋巴管，其输出管大部分汇成锁骨下干。左锁骨下干注入胸导管，右锁骨下干注入右淋巴导管。

3.胸部的淋巴引流

(1)胸壁的淋巴引流：胸壁的浅淋巴管注入腋淋巴结，深淋巴管注入胸骨旁淋巴结、肋间淋巴结及膈上淋巴结，收纳胸壁浅、深部的淋巴管。它们的输出管分别注入纵隔前、后淋巴结或参与支气管纵隔干及直接注入胸导管。

(2)胸腔脏器的淋巴引流：胸腔脏器的淋巴结有纵隔前淋巴结、纵隔后淋巴结、气管支气管和肺的淋巴结。气管旁淋巴结与纵隔前淋巴结的输出管汇合成左、右支气管纵隔干，分别注入胸导管和右淋巴导管。

4.腹部的淋巴引流

(1)腹壁的淋巴引流：腹前壁脐平面以上的淋巴管一般注入腋淋巴结，脐平面以下腹前壁淋巴管一般注入腹股沟浅淋巴结。腹后壁的深淋巴管注入腰淋巴结，左侧腰淋巴结沿腹主动脉周围分布，右侧分布于下腔静脉周围。除收纳腹后壁的淋巴管外，还收纳腹腔成对脏器(肾、肾上腺、睾丸、卵巢等)的淋巴管及髂总淋巴结的输出管。腰淋巴结的输出管汇入左右腰干，注入乳糜池。

(2)腹腔脏器的淋巴引流：腹腔内成对脏器的淋巴管均注入腰淋巴结。不成对脏器的淋巴管分别注入沿腹腔干、肠系膜上下动脉及其分支附近的各淋巴结。主要有腹腔淋巴结、肠系膜上淋巴结、肠系膜下淋巴结，其输出管共同汇合成一条肠干，向上注入乳糜池。

5.盆部的淋巴引流　盆部的淋巴结多沿髂内外动脉及髂总动脉排列。主要有髂外淋巴结、髂内淋巴结和髂总淋巴结，主要收集同名动脉分布区的淋巴管，最后经左、右髂总淋巴结的输出管分别注入左右腰淋巴结。

6.下肢的淋巴引流　下肢的淋巴管分为浅、深两种。浅淋巴管与浅静脉伴行，深淋巴管与深血管伴行，并直接或间接地注入腹股沟深淋巴结。下肢的主要淋巴结有腘淋巴结、腹股沟浅、深淋巴结。

复习题

1.名词解释：静脉角、胸导管。

2.简述体循环和肺循环的途径和功能。

3.简述各心腔结构及瓣膜功能。

4. 简述心传导系统组成和功能。

5. 简述全身静脉主干注入部位及临床意义。

6. 肝门静脉压增高时出现呕血、便血和脐周静脉网怒张的原因。

（李嘉琳）

第十章　感觉器官

知识目标：

1. 掌握视神经盘、黄斑、屈光系统。
2. 掌握眼球的组成及各部形态、结构。
3. 理解眼副器的各部分结构。
4. 掌握耳的分部及各部分的形态结构。
5. 理解声波传导途径。

第一节　概述

一、感受器与感觉器官的概念

(一)感受器

感受器是指分布在体表或组织内部的一些专门感受机体内外环境刺激的结构，能将各种刺激转变为神经冲动，并借感觉神经传入中枢，如肌梭、腱梭。

(二)感觉器官

感觉器官是机体感受刺激的装置，由感受器及其附属器官组成，如眼、耳、鼻、舌、皮肤等。感觉器官也可看作是人体的情报机构，把各种感觉信息及时、准确地报告大脑，通过大脑的分析、综合，作出正确的判断，发出命令，指挥相应器官活动。

二、感受器的分类

感受器的种类繁多，形态和功能各异，分类方法也很多。根据所在部位和感受刺激的来源，可把感受器分为以下四类：

（一）内感受器

内感受器分布于内脏和心血管等处，感受来自体内的压力、渗透压、温度、离子及化合物浓度等物理或化学的刺激，如颈动脉窦、颈动脉小球分别为血液压力感受器和化学感受器。

（二）外感受器

外感受器分布于体表皮肤、黏膜等处，感受来自外界环境的各种刺激，如痛、温、触、压等。

（三）本体感受器

本体感受器是指分布在肌肉、肌腱、关节囊等处的感受器，其功能是感受机体运动和平衡中产生的刺激，如肌梭、腱梭。

（四）特殊感受器

特殊感受器是指分布于眼、耳、舌、鼻等处的感受器，如视器和前庭蜗器，特殊感受器亦称感觉器官。

第二节　视器

视器即眼，由眼球和眼副器两部分组成。视器的功能是接受光的刺激，产生神经冲动，通过视神经传入大脑皮质视觉中枢，产生视觉。

一、眼球

眼球近似球形，是视器的主要部分，居眼眶内，前部稍凸，后部略扁，借视神经与间脑的视交叉相连。眼球由眼球壁和眼球内容物两部分组成（见图 1-10-1）。

（一）眼球壁

眼球壁由外向内分为外膜、中膜和内膜三层。

1. 外膜　外膜亦称纤维膜，组织强韧，主要由致密结缔组织构成，对眼球有良好的保护作用。可分为角膜和巩膜两部分。

(1)角膜：位于眼球正前方，占纤维膜的前 1/6，无色透明，前面微凸，后面凹陷，有折光作用。角膜无血管，但有丰富的感觉神经末梢，因而感觉灵敏。

(2)巩膜：位于角膜后方，占纤维膜后 5/6，质地坚韧不透明，呈乳白色，对维持眼球形状和保护眼球内部组织有良好的作用。在靠近角膜缘的巩膜实质内，有环形的巩膜静脉窦，是房水流出的通道。

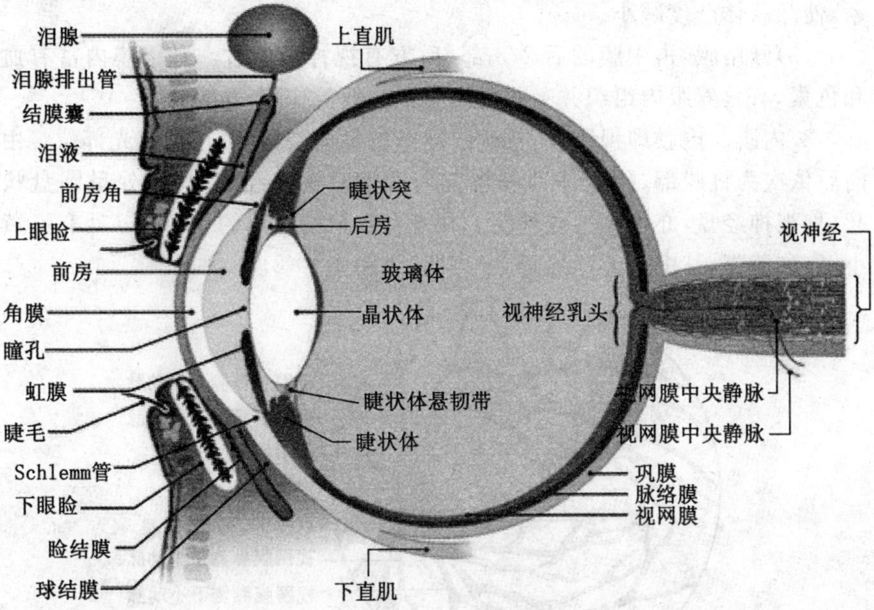

图 1-10-1　眼球的结构

2. 中膜　中膜亦称血管膜，富含血管和色素细胞，故又称葡萄膜或色素膜。中膜由前向后依次为虹膜、睫状体和脉络膜三部分。

(1)虹膜：位于中膜的最前部，角膜之后，晶状体前方，呈圆盘状，其中央有一圆孔称瞳孔，为光线进入眼球的通路。在活体，透过角膜能见到虹膜和瞳孔。在虹膜内，位于瞳孔周围有呈环行排列的平滑肌纤维称瞳孔括约肌，受副交感神经支配，收缩可使瞳孔缩小。在瞳孔括约肌的外侧有呈放射状排列的平滑肌纤维，称瞳孔开大肌，受交感神经支配，收缩可使瞳孔开大。瞳孔大小的变化能调节进入眼球光线的多少。虹膜的颜色取决于色素的多少，有种族差异，白色人种因缺乏色素，虹膜呈浅黄色或浅蓝色，有色人种色素多，虹膜色深，呈棕褐色。

虹膜把晶状体和角膜之间的腔隙分成两部分。在角膜和虹膜之间较大的腔隙称眼前房；虹膜和晶状体之间较小的腔隙称眼后房。两者之间借瞳孔相通，内含透明液体称房水。

(2)睫状体：是中膜中间呈环形增厚的部分，位于巩膜的内面。睫状体前部有呈放射状排列的突起，称睫状突。睫状突上有睫状小带与晶状体相连。睫状体内含有平滑肌称睫状肌，受副交感神经支配。当视近物时，睫状肌收缩，睫状小带松弛，使晶状体凸度增加。当视远物时，睫状肌舒张，睫状小带拉紧，使晶状体凸度减小。

(3)脉络膜：占中膜的后 2/3 部，后方有视神经通过。脉络膜内富有血管和色素，有营养眼内组织并吸收眼内分散光线等作用。

3. 内膜　内膜即视网膜，位于眼球壁的最内层，为眼球的感光部位。由前向后依次为虹膜部、睫状体部和视部。后端有视神经穿出，该处呈圆盘状隆起，称视神经盘，亦称视神经乳头。在视神经盘的颞侧约 3.5 mm 处有一黄色小区，称黄斑，其中央部凹陷，称中央凹（见图 1-10-2）。

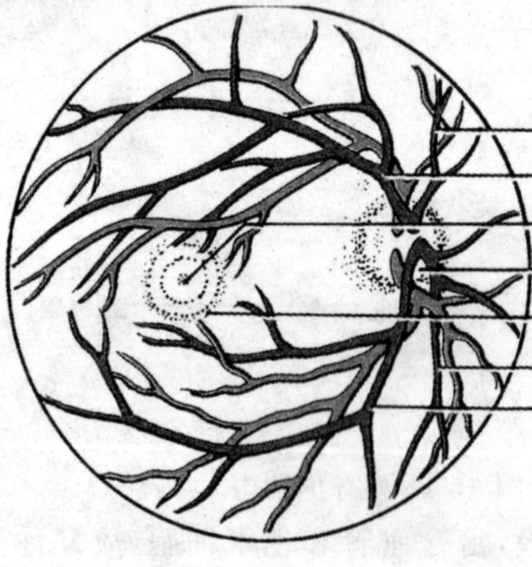

图 1-10-2　眼底示意图

视网膜主要由四层细胞组成，自外向内依次为：色素上皮细胞层、视细胞层、双极细胞层和节细胞层。

(1) 色素上皮细胞层：吸收过强的光线，保护视细胞免受强光损伤。

(2) 视细胞层：有视锥细胞和视杆细胞两种。视细胞属光感受器。视锥细胞数量多，对光敏感度较差，它不仅能感受强光的刺激，还能辨别颜色和物体微细结构。正常人有三种视锥细胞，分别具有感受红、绿、蓝三种颜色的视色素。有的人缺乏识别某种颜色的功能，就是因为缺少某种视锥细胞，故称色盲。视杆细胞的数量相对较少，在维生素 A 的参与下，它能合成感光物质——视紫红质，对光敏感度较高，能感受弱光的刺激，但不能辨别颜色，感光精确性差。当人体维生素 A 供给不足时，视紫红质缺乏导致弱光视力减退，称夜盲症。

在视神经盘处无视细胞，因此无感光作用，称盲点。在黄斑处，视锥细胞最密集。远离黄斑，视锥细胞逐渐减少，视杆细胞逐渐增多。在中央凹处，只有视锥细胞，而且是一个视锥细胞与一个双极细胞形成突触，故此处感光最敏锐。

(3) 双极细胞层:双极细胞的周围突与一个或多个视细胞形成突触,它的中枢突与节细胞形成突触,因此它是连接视细胞和节细胞的神经元。

(4) 节细胞层:节细胞位于视网膜的最内层,是多极神经元。它的轴突细而长组成视神经。双极细胞和节细胞具有传导视细胞产生的神经冲动的功能。

(二)眼球内容物

眼球内容物包括房水、晶状体和玻璃体。它们都是无血管分布的透明结构,具有折光功能,使物体在视网膜映出清晰的物像。

1. 房水 房水为无色透明的液体,充满在眼房内,具有折光、营养角膜和晶状体、维持眼内压的功能。房水由睫状体产生,充填于眼后房,经瞳孔至眼前房,然后经虹膜角膜角进入巩膜静脉窦,最后汇入眼静脉。如房水循环障碍可引起眼内压升高,视力受损,临床上称其为青光眼。

2. 晶状体 晶状体位于虹膜和玻璃体之间。无色透明,富有弹性,不含血管和神经,呈双凸透镜形,后面较前面凸。由先天或后天因素引起的晶状体混浊称为白内障。晶状体周缘借睫状小带悬挂和系于睫状突上。晶状体曲度可随所视物体远近而改变。当视近物时,睫状肌收缩,睫状小带松弛,晶状体周缘被牵拉的力量减弱,晶状体因本身弹性而变凸,折光率加强,使物像清晰地显在视网膜上。当视远物时,则相反。

3. 玻璃体 玻璃体为无色透明的胶状物质,位于晶状体和视网膜之间,约占眼球内容积的4/5,表面覆盖着玻璃体膜。玻璃体本身无血管,代谢能力极低。除有折光作用外,还有保持视网膜的方位、维持眼球形态的作用。若支撑作用减弱,可导致视网膜剥离。若玻璃体混浊,可影响视力。

二、眼副器

眼副器包括眼睑、结膜、泪器和眼球外肌等(见图1-10-3)。眼副器对眼球起保护、运动和支持作用。

(一)眼睑

眼睑俗称"眼皮",位于眼球前方,是一层能活动的皮肤皱襞,对眼球起保护作用,避免异物、强光、烟尘对眼的损害。

眼睑分上睑和下睑。游离缘称睑缘,生有睫毛。上下睑之间的裂隙称睑裂。睑裂的内外端形成的夹角分别称为内眦和外眦。在内眦附近的上下眼睑缘上各有一小孔,称泪点,是泪小管的开口。眼睑的皮肤薄而柔软,皮下组织疏松,可因积水或出血而肿胀。

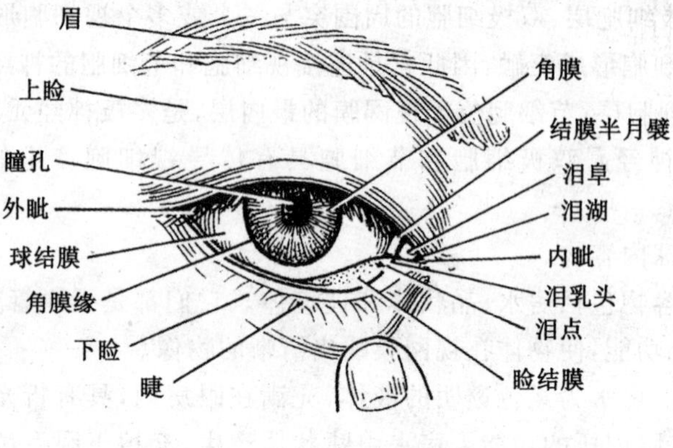

图 1-10-3　眼的前面观

（二）结膜

结膜是一层薄而光滑、透明且富有血管的黏膜，覆盖在眼睑内面与眼球前面。按所在部位，可将结膜分三部分：睑结膜、球结膜和结膜穹隆。睑结膜是衬于眼睑内面的部分。球结膜覆盖在眼球前面，在近角膜缘处，移行为角膜上皮。睑结膜和球结膜互相移行处，分别构成结膜上穹和结膜下穹，统称结膜穹隆。当上下眼睑闭合时，整个结膜形成囊状腔隙，称结膜囊。

（三）泪器

泪器由泪腺和泪道组成。泪腺分泌的泪液，具有冲洗和湿润眼球，维持角膜透明，抑制细菌繁殖和抗炎的作用。泪道是泪液排泄的通道，由泪点、泪小管、泪囊、和鼻泪管四部分组成。

（四）眼球外肌

眼球外肌包括运动眼球和运动眼睑的两组肌肉。

运动眼球的肌肉有四条直肌和两条斜肌。四条直肌包括上直肌、下直肌、内直肌、外直肌。分别位于眼球的上面、下面、内侧面和外侧面。当其收缩时，分别能使眼球向上内、向下内、向内、向外转动。两条斜肌包括上斜肌和下斜肌。上斜肌是眼肌中最长一条，收缩时

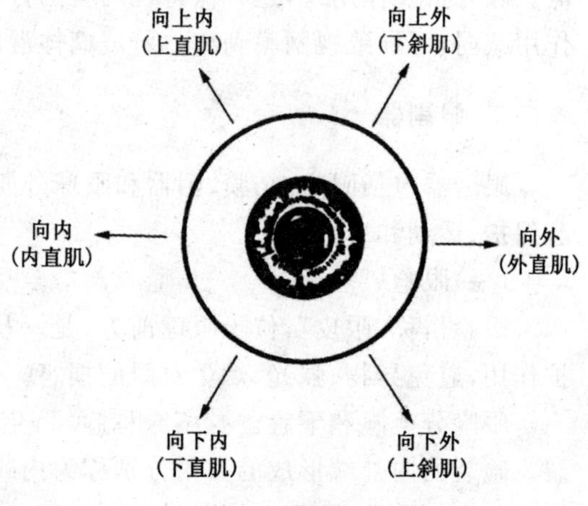

图 1-10-4　眼球的运动

使眼球转向下外方。下斜肌位于眶底前部，收缩时使眼球转向上外方，收缩时使眼球转向上外方（见图 1-10-4）。

运动眼睑的肌肉是上睑提肌，位于上直肌上方，有提上睑、开大眼裂的作用。

第三节　前庭蜗器

前庭蜗器俗称“耳”，按其位置分为外耳、中耳、内耳三部分。

一、外耳

外耳包括耳郭、外耳道和鼓膜三部分。

（一）耳郭

耳郭位于头的两侧，呈漏斗状。大部分以弹性软骨为基础，外覆皮肤。但耳郭下端的耳垂无软骨，由结缔组织与脂肪组成，是临床采血的部位。

（二）外耳道

外耳道指外耳门至鼓膜的弯曲管道，先趋向后内上方，后转向前内下方。由骨和软骨两部分组成，外 1/3 为软骨部，内 2/3 为骨性部。由于软骨部可被牵动，故成人可将耳郭向后上方牵拉，即可观察到鼓膜。在婴儿，因颞骨尚未骨化，其外耳道几乎全由软骨支持，短而直，鼓膜近于水平位，故检查时需将耳郭拉向后下方。

外耳道的内表面覆盖着皮肤，皮肤内含有丰富的感觉神经末梢、毛囊、皮脂腺及耵聍腺等。耵聍腺能分泌耵聍，耵聍除有润滑皮肤的作用外，还和耳毛一起防止异物进入外耳道深部，起到保护鼓膜的作用。外耳道是声波传导的主要通道，可提高声压。

（三）鼓膜

骨膜位于外耳道与中耳之间，是一椭圆形半透明的纤维组织薄膜，活体具有光泽和较强的韧性。鼓膜除分隔外耳和中耳外，还具有传导声波的作用。

二、中耳

中耳位于外耳与内耳之间，由鼓室、咽鼓管、乳突小房组成。

（一）鼓室

鼓室中的听小骨有 3 块，从外向内依次为锤骨、砧骨和镫骨。3 块听小骨彼此以关节相连，组成一个曲折的杠杆系统，称为听骨链。锤骨借柄附于鼓膜内面，镫骨底借韧带联结于前庭窗的周缘，封闭前庭窗。当声波振动鼓膜时，听骨链也随之运动，使镫骨底在前庭窗上产生振动，将声波振动转换成机械能传入内耳。炎症会引起听骨粘连、韧带硬化等，使听骨链的活动受到限制，可使听觉减弱。

（二）咽鼓管

鼓室通过咽鼓管与鼻咽部相通，有维持中耳和外界气压平衡的功能。咽鼓管咽口平时处于关闭状态，仅在吞咽运动或尽力张口时，暂时开放。小儿咽鼓管短而宽，近于水平位，故咽部感染可经咽鼓管侵入鼓室，引起中耳炎。

（三）乳突小房

乳突小房为颞骨乳突内的许多含气小腔，大小不等，互相连通，腔内覆盖的黏膜与鼓室的黏膜相延续，故中耳炎可侵犯乳突小房，引起乳突炎。

三、内耳

内耳位于颞骨内，由构造复杂的弯曲管道系统组成，故称迷路。可分为骨迷路和膜迷路两部分。

（一）骨迷路

骨迷路由耳蜗、前庭和骨半规管三部分组成（见图 1-10-5）。

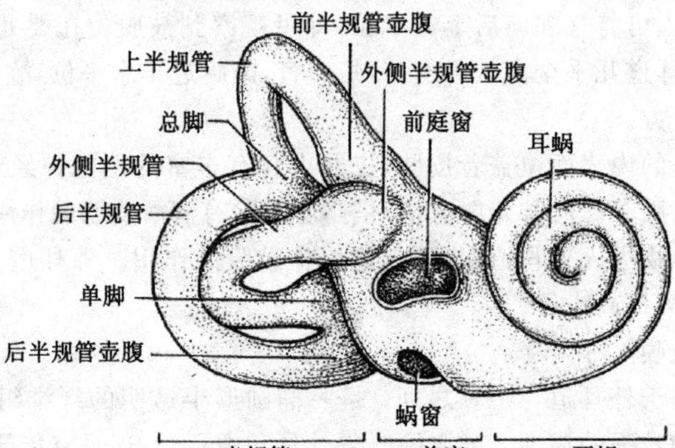

图 1-10-5　骨迷路

1. 耳蜗　耳蜗外形似蜗牛壳，位于前庭的前方，由锥体形的蜗轴和环绕蜗轴外周两圈半的中空骨性管道蜗螺旋管构成。由蜗轴伸入骨螺旋管内的薄骨板，称骨螺旋板。此板不完全地分开蜗螺旋管，上方称前庭阶，下方为鼓阶。前庭阶和鼓阶内充满着外淋巴。

2.前庭　前庭是位于耳蜗与骨半规管之间不规则的椭圆形小腔。前庭外侧壁上方有前庭窗，与前庭阶相通。下方有蜗窗，与鼓阶相通。

3.骨半规管　骨半规管位于前庭的后方，为三个半环形的骨管，分别位于三个相互垂直的面内，彼此互成直角。按其位置分为前骨半规管、后骨半规管和外骨半规管。每个骨半规管均有两个骨脚连于前庭，一骨脚膨大称壶腹骨脚，脚上的膨大称骨壶腹；另一脚细小无膨大称单骨脚；前后骨半规管的单骨脚合成一个总骨脚。所以，三个半规管只有五个孔开口于前庭。

（二）膜迷路

膜迷路包括椭圆囊和球囊、膜半规管和蜗管三部分，各部分之间互相交通，腔内充满内淋巴（见图 1-10-6）。

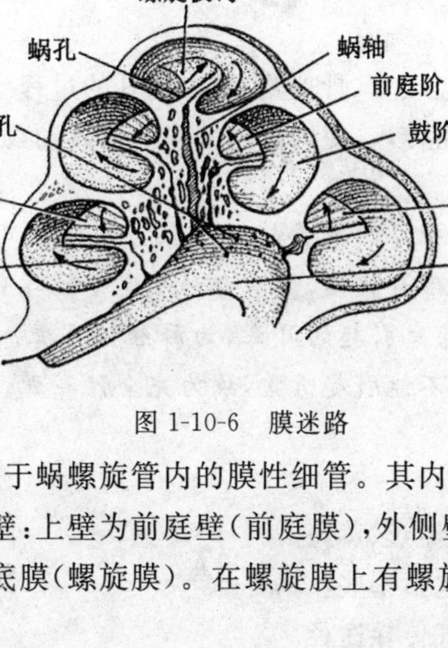

图 1-10-6　膜迷路

1.蜗管　蜗管位于蜗螺旋管内的膜性细管。其内充满内淋巴。蜗管横切面呈三角形，有三个壁：上壁为前庭壁（前庭膜），外侧壁是蜗螺旋管内表面增厚的骨膜，下壁为基底膜（螺旋膜）。在螺旋膜上有螺旋器（又称 Corti 器），是听觉感受器。

2.膜半规管　膜半规管的形态与骨半规管相似，套于同名的骨半规管内。各膜半规管亦有相应的球形膨大部分，称膜壶腹。膜壶腹壁上有隆起称壶腹嵴，它们是位觉感受器，可感受头部旋转变速运动的刺激。

3.椭圆囊和球囊　椭圆囊和球囊壁上分别形成椭圆囊斑和球囊斑。它们是位觉感受器，感受人体头部作直线变速运动的刺激。

四、声波在耳内的传导途径

声波的传导有空气传导和骨传导两条途径。正常情况下以空气传导为主，骨传导的功能意义不大，但骨传导在听力检查时较为重要。

(一)空气传导

空气传导有两种情况：

第一种，声波通过外耳道振动鼓膜→听骨链的机械振动→前庭窗→引起前庭阶的外淋巴波动→经蜗孔→随之引起鼓阶的外淋巴波动→引起蜗管中内淋巴的波动和螺旋膜的振动→螺旋器(Corti 器)感受到刺激→经蜗神经→大脑皮层听觉中枢。这是在正常情况下最主要的听觉传导途径。

第二种，声波→鼓室→蜗窗→引起鼓阶的外淋巴液波动→基底膜→引起蜗管中内淋巴液的波动→螺旋器(Corti 器)感受到刺激→经蜗神经→大脑皮层听觉中枢。此通路仅在第一种传导途径发生障碍，如鼓膜穿孔、中耳疾患，正常功能遭受破坏时才起一定的作用。一般情况下第一种声波的强度比第二种要大 1000 倍。

(二)骨传导

骨传导是指声波经颅骨(骨迷路)传入内耳的过程。声波的冲击和鼓膜的振动可经颅骨和骨迷路传入，使内耳内的内淋巴流动，亦可使基底膜上的螺旋器产生神经兴奋。

知识链接：外耳和中耳疾患引起的耳聋为传导性耳聋。此时空气传导途径阻断，但骨传导尚可部分代偿，故不会产生完全性耳聋。内耳、蜗神经、听觉传导通路及听觉中枢疾患引起的耳聋，为神经性耳聋。此时空气传导的和骨传导途径虽属正常，但不能引起听觉，故为完全性耳聋。

复习题

1. 名词解释：视神经盘、黄斑。
2. 眼的屈光系统包括哪些？
3. 简述声波的空气传导途径。

（徐晓霞）

第十一章　神经系统

知识目标：

1. 掌握神经系统的组成和分部。
2. 理解脊髓的位置、外形、内部结构和功能。
3. 掌握脑的分部、位置、外形、结构及功能。
4. 理解脑和脊髓的被膜、血液循环。
5. 了解脑和脊髓的传导通路。
6. 掌握周围神经的分支、分布和功能。

第一节　概述

神经系统(nervous system)由脑、脊髓以及连于脑和脊髓的神经组成。神经系统是人体结构和功能最复杂的系统，在人体功能调节中起主导作用，分为中枢神经系统和周围神经系统两大部分。

一、神经系统的组成

神经系统由中枢神经系统(central nervous system)和周围神经系统(peripheral nervous system)两部分组成。中枢神经系统包括脑和脊髓，分别位于颅腔和椎管内；周围神经系统包括脑神经、脊神经和内脏神经三部分。根据分布的对象不同，周围神经系统又可分为躯体神经(somatic nerves)和内脏神经(visceral nerves)。躯体神经分布于体表、骨、关节和骨骼肌；内脏神经分布于内脏、心血管、平滑肌和腺体。

二、神经系统的活动方式

神经系统的基本活动方式是反射。神经系统在调节机体的活动中接受内、外环境的刺激，并做出适宜的反应，这种神经调节过程称反射(reflex)。执行反射活动的结构基础是反射弧，由感受器、传入神经、神经中枢、传出神经和效应器组成。

三、神经系统的常用术语

在中枢和周围神经系统中，神经元的胞体和突起因聚集部位和排列方式不同而有不同的术语：

1. 灰质(gray matter)　在中枢神经系统内，神经元的胞体及其树突集中的部位，色泽灰暗称灰质。位于大脑、小脑表层的灰质称皮质。

2. 白质(white matter)　在中枢神经系统内，神经纤维集中的部位，因多数神经纤维具有髓鞘，色泽白亮称白质。位于大脑、小脑深部的白质称髓质。

3. 神经核(nucleus)　在中枢神经系统内，形态和功能相同的神经元胞体聚集在一起，称神经核。

4. 神经节(ganglion)　在周围神经系统内，神经元胞体聚集在一起称神经节。

5. 纤维束(fiber tract)　在中枢神经系统内，起止、行程和功能相同的神经纤维集聚成束，称纤维束。

6. 神经(nerve)　在周围神经系统中，神经纤维集合成大小、粗细不等的条索状结构，称神经。

第二节　中枢神经系统

一、脊髓

(一)脊髓的位置和外形

脊髓(spinal cord)位于椎管内，上端在枕骨大孔处与延髓相连，下端在成人平第1腰椎下缘；新生儿约平第3腰椎下缘。

脊髓呈前后略扁的圆柱形，全长有两处膨大，上部称颈膨大(cervical enlargement)，下部称腰骶膨大(lumbosacral enlargement)。脊髓末端变细呈圆锥状，称脊髓圆锥(conus medullaris)，向下延续的细丝称终丝(filum terminale)(见

图 1-11-1）。

脊髓表面有 6 条纵行的沟裂。前面正中的深沟称前正中裂；后面正中的浅沟称后正中沟。在前正中裂和后正中沟的两侧，还有左右对称的前外侧沟和后外侧沟。

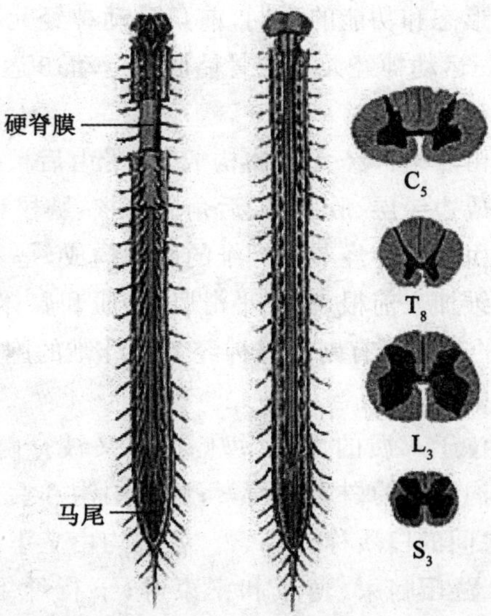

图 1-11-1　脊髓的外形

脊髓两侧连有神经根，经前外侧沟穿出的称前根，由运动纤维组成；经后外侧沟进入的称后根，由感觉纤维组成（见图 1-11-2）。后根上有一膨大的脊神经节（spinal ganglion）。前根与后根在椎间孔处合成脊神经，脊神经共有 31 对。与脊神经相连的一段脊髓，称为一个脊髓节段。脊髓有 31 个节段，即颈节（C）8 个、胸节（T）12 个、腰节（L）5 个、骶节（S）5 个和尾节（Co）1 个。

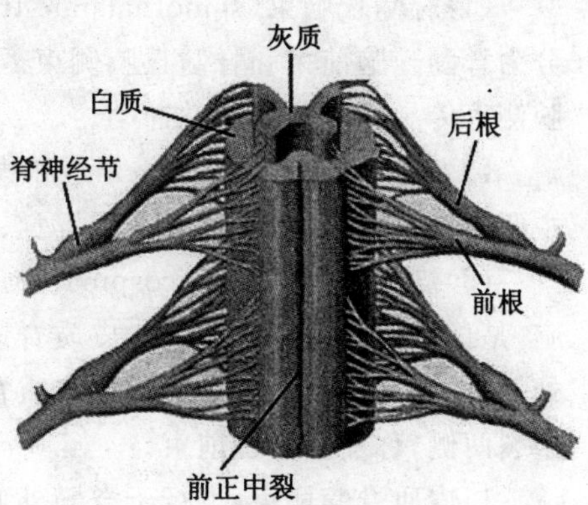

图 1-11-2　脊髓和脊神经根

（二）脊髓的内部结构

脊髓各节段中的内部结构大致相似，在横切面上，中央有呈蝶形或“H”形的灰质，灰质的周围为白质。

1.灰质　灰质中央有中央管(central canal)。灰质分别向前方和后方伸出前角(柱)和后角(柱),在脊髓的第1胸节至第3腰节的前后角之间还有向外侧突出的侧角(柱)。

(1)前角:主要由运动神经元的胞体构成,其轴突组成前根,支配躯干和四肢的骨骼肌。根据形态和功能的不同,前角运动神经元可分为α运动神经元和β运动神经元。α运动神经元支配骨骼肌的运动;β运动神经元与调节肌张力有关。

(2)后角:主要由联络神经元胞体构成,接受由后根传入的感觉冲动。后角的神经元主要组成边缘层、胶状质、后角固有核、胸核和背核等核团。

(3)侧角:主要由交感神经节前纤维的胞体构成,是交感神经的低级中枢。侧角发出的神经纤维加入前根,支配平滑肌、心肌和腺体等。在脊髓的第2～4骶节相当于侧角的部位还有副交感神经节前纤维的胞体,称骶副交感核,是副交感神经的低级中枢。

2.白质　白质位于灰质的周围,每侧白质又被脊髓的纵沟分为三个索。前正中裂和前外侧沟之间的白质为前索;后正中沟和后外侧沟之间的白质为后索;前后外侧沟之间的白质称外侧索。各索均由上下行纤维束构成。上行的纤维束主要有脊髓丘脑束、薄束和楔束等;下行纤维束主要有皮质脊髓束等。

(1)脊髓丘脑束(spinothalamic tract):走行于前索和外侧索的前半部,可分为脊髓丘脑前束和脊髓丘脑侧束。脊髓丘脑前束传导粗触觉冲动;脊髓丘脑侧束传导痛觉和温度觉冲动。

(2)薄束(fasciculus gracilis)和楔束(fasciculus cuneatus):走行于后索,主要传导肌、腱和关节等处的位置觉、运动觉和振动觉及精细触觉。

(3)皮质脊髓束(corticospinal tract):起于大脑皮质躯体运动区的锥体细胞,是最重要的下行纤维束。皮质脊髓束经内囊和脑干下行至延髓锥体交叉处,大部分纤维交叉至对侧形成皮质脊髓侧束;不交叉的纤维下行于脊髓前正中裂两侧,称皮质脊髓前束。

1)皮质脊髓侧束:下行于脊髓外侧索的后部,直接或间接止于脊髓前角,管理骨骼肌的随意运动。

2)皮质脊髓前束:下行于脊髓前索,部分纤维经白质前连合逐节交叉至对侧前角;不交叉的纤维止于同侧前角,主要管理颈深肌群和躯干肌的随意运动。

(三)脊髓的功能

1. 传导功能　通过上行纤维束将感觉信息传至脑，通过下行纤维束将运动信息传至效应器，因此，脊髓是脑与脊髓低级中枢和周围神经联系的重要通道。

2. 反射功能　脊髓反射包括躯体反射和内脏反射，躯体反射指骨骼肌的反射活动，如牵张反射、浅反射等，内脏反射指躯体内脏反射、内脏内脏反射和内脏躯体反射，如排尿反射、排便反射等。

二、脑

脑(brain)位于颅腔内，可分为端脑、间脑、小脑和脑干四部分，脑干自上而下由中脑、脑桥和延髓组成。

(一)脑干

脑干(brain stem)上接间脑，下在枕骨大孔处续于脊髓，背侧与小脑相连。

1. 脑干的外形

(1)腹侧面(见图 1-11-3)：

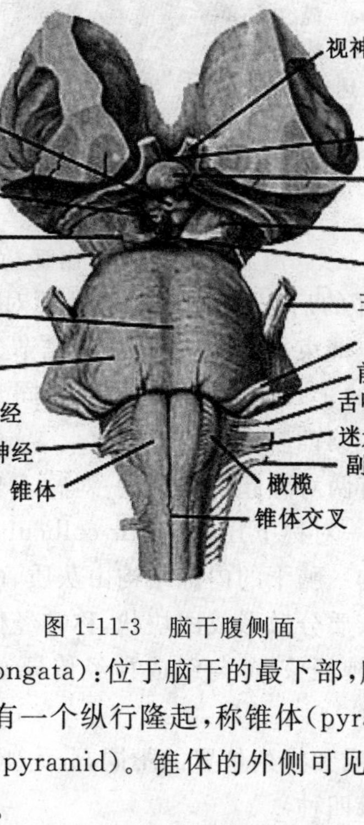

图 1-11-3　脑干腹侧面

1)延髓(medulla oblongata)：位于脑干的最下部，腹侧面正中有与脊髓相续的前正中裂，其两侧各有一个纵行隆起，称锥体(pyramid)，锥体的下方形成锥体交叉(decussation of pyramid)。锥体的外侧可见一卵圆形隆起，称为橄榄(olive)，内含下橄榄核。

2)脑桥(pone):腹侧面膨隆,称脑桥基底部。基底部正中有一纵行浅沟,称基底沟(basilar sulcus),活体有基底动脉通过。脑干外侧逐渐变窄,借小脑脚与背侧的小脑相连。

3)中脑(midbrain):位于脑干的最上部,腹侧面有两个粗大的纵行柱状结构称大脑脚(cerebral peduncle),在两脚之间的凹窝称脚间窝。

(2)背侧面(见图 1-11-4):

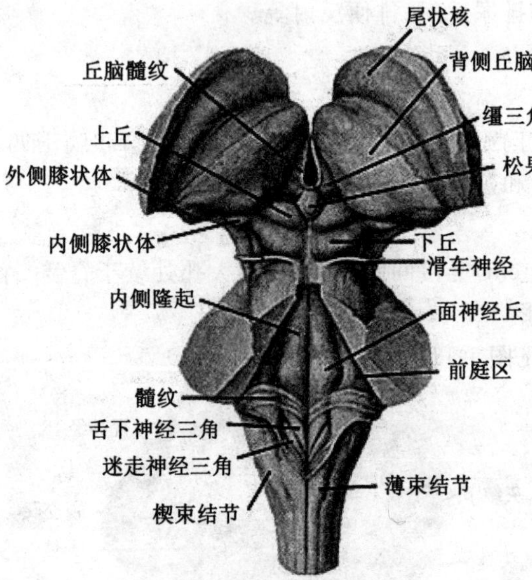

图 1-11-4　脑干背侧面

1)延髓背侧面下部的后正中沟两侧可见两对隆起,内侧的称薄束结节(gracile tubercle),内有薄束核;外侧的称楔束结节(cuneate tubercle),内有楔束核。在延髓背侧面的上部和脑桥背侧面共同形成菱形凹陷,称菱形窝(rhomboid fossa),构成第四脑室底。

2)中脑的背侧面有两对隆起,上方的一对称上丘(superior colliculus),为视觉反射中枢;下方的一对称下丘(inferior colliculus),为听觉反射中枢。

2.脑干的内部结构　脑干的内部结构由灰质、白质和网状结构组成。

(1)灰质:脑干的灰质分散形成团块状,称神经核。脑神经核主要有两种,与脑神经相连的,称脑神经核;参与组成神经传导通路或反射通路的,称非脑神经核。

1)脑神经核:按性质和排列位置的不同,分为躯体运动核、躯体感觉核、内脏运动核和内脏感觉核四种。

①躯体运动核：包括动眼神经核、滑车神经核、三叉神经核、展神经核、面神经核、疑核、副神经核和舌下神经核。

②内脏运动核：均为副交感神经核，包括动眼神经副核、上泌涎核、下泌涎核和迷走神经背核。

③内脏感觉核：由一对孤束核构成，位于延髓内脏运动核的外侧。

④躯体感觉核：位于内脏感觉核的外侧，包括三叉神经中脑核、三叉神经脑桥核、三叉神经脊束核、前庭神经核和蜗神经核。

2)非脑神经核：主要包括薄束核、楔束核、红核和黑质等核团。

①薄束核(gracile nucleus)和楔束核(cuneate nucleus)：位于延髓薄束结节和楔束结节的深面，是薄束和楔束的终止核，也是传导本体感觉和精细触觉的中继核团。由薄束核、楔束核发出的纤维，在中央管的腹侧交叉，交叉后的纤维形成内侧丘系。

②红核(red nucleus)：呈圆柱状，位于中脑上丘平面的被盖部。主要接受来自小脑和大脑皮质的纤维，并发出红核脊髓束下行至脊髓。

③黑质(substantia nigra)：是位于中脑被盖和大脑脚底之间的板状灰质，黑质细胞主要合成多巴胺，内含黑色素。

(2)白质：主要由上下行纤维束构成。

1)上行纤维束：

①脊髓丘系(spinal lemniscus)：由传导对侧躯干、四肢的温、痛、触觉的脊髓丘脑束进入脑干后构成，上行止于背侧丘脑腹后外侧核。

②内侧丘系(medial lemniscus)：由薄束核和楔束核发出的纤维，在中央管的腹侧交叉后形成，上行止于背侧丘脑腹后外侧核。

③三叉丘系(trigeminal lemniscus)：由三叉神经脑桥核和三叉神经脊束核发出的纤维交叉至对侧构成，上行止于背侧丘脑腹后外侧核。

2)下行纤维束：锥体束(pyramidal tract)是大脑皮质发出的控制骨骼肌随意运动的下行纤维，经内囊、中脑、脑桥下行进入延髓锥体。锥体束分为皮质核束和皮质脊髓束，皮质核束(corticonuclear tract)在下行过程中止于各脑神经运动核；皮质脊髓束(corticospinal tract)大部分交叉到对侧形成皮质脊髓侧束，小部分不交叉形成皮质脊髓前束。

(3)网状结构：在脑干中，有部分纵横纤维交织成网，其中散布着大小不等的神经元胞体，称为网状结构。网状结构内的神经元树突分支多且长，接受来自所有感觉系统的信息，并直接或间接地与中枢神经系统各部发生广泛联系。网状结构的功能与大脑皮质的兴奋性、脑和脊髓的运动控制以及内脏活动的调节等方面有关。

3. 脑干的功能

(1)传导功能：大脑皮质与小脑、脊髓相互联系的上下行纤维束都要经过脑干，故脑干具有传导神经冲动的功能。

(2)反射功能：脑干内有许多反射中枢，如延髓内有心呼吸中枢和心血管活动中枢，合称“生命中枢”；脑桥内有角膜反射中枢；中脑内有瞳孔对光反射中枢等。

(3)网状结构的功能：主要调节内脏活动；对睡眠、觉醒和意识状态进行调节。

4. 第四脑室　第四脑室(fourth ventricle)是位于延髓、脑桥与小脑之间的腔隙，呈四棱锥状，底为菱形窝，顶朝向小脑(见图 1-11-5)。向上借中脑水管与第三脑室相通，向下续脊髓中央管，借一个正中孔和两个外侧孔与蛛网膜下隙相通。

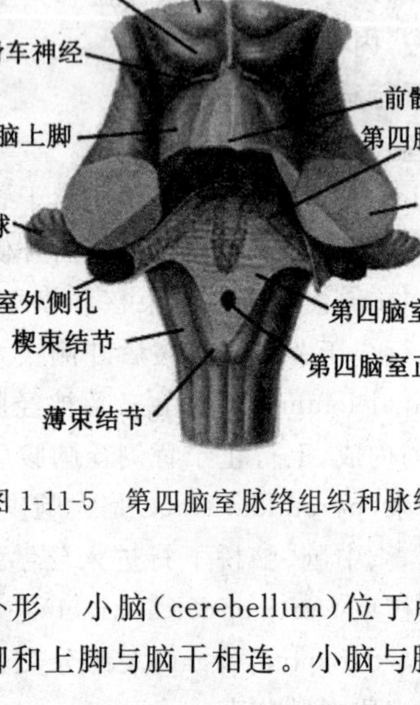

图 1-11-5　第四脑室脉络组织和脉络丛

(二)小脑

1. 小脑的位置和外形　小脑(cerebellum)位于颅后窝，在延髓和脑桥的背侧，借小脑下脚、中脚和上脚与脑干相连。小脑与脑干之间的腔隙称为第四脑室。

小脑两端膨大，称小脑半球(cerebellar hemisphere)，中间缩窄，称小脑蚓(vermis of cerebellum)。小脑上面平坦，在小脑半球上面的前 1/3 与后 2/3 交界处，有一深沟称原裂(见图 1-11-6)。小脑半球下面靠近枕骨大孔处膨出部分，称小脑扁桃体(tonsil of cerebellum)。当颅内压增高时，小脑扁桃体可嵌入枕骨大孔，压迫延髓，危及生命，临床上称小脑扁桃体疝。

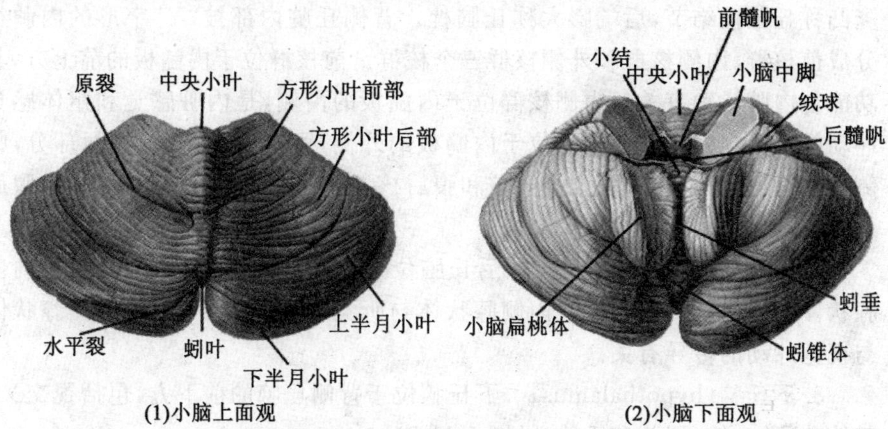

图 1-11-6　小脑

2.小脑的分叶(见图 1-11-7)

(1)绒球小结叶(flocculonodular lobe)：位于小脑下面的最前部，包括绒球、绒球脚和小脑蚓前端的小结，因在发生上最古老，又称古(原)小脑。

(2)前叶(anterior lobe)：位于小脑上部原裂以前的部分，还包括小脑下面的蚓垂和蚓锥体，因在发生上晚于绒球小结叶，又称旧小脑。

(3)后叶(posterior lobe)：位于原裂以后的部分，占小脑的大部分。在进化中属于新发生的结构，故称新小脑。

3.小脑的功能　小脑有维持身体平衡(古小脑)、调节肌张力(旧小脑)和协调肌群运动(新小脑)等功能。

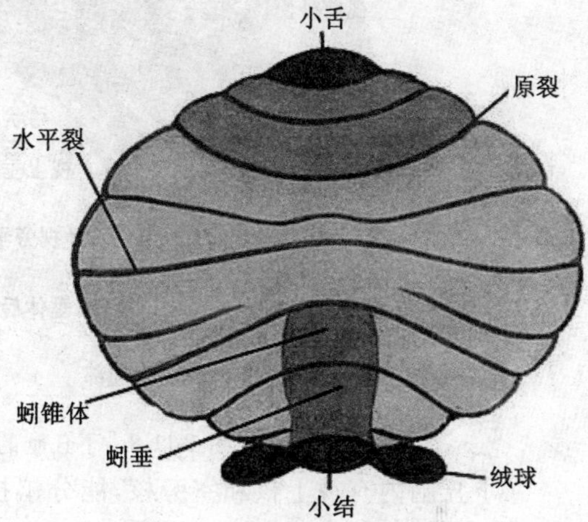

图 1-11-7　小脑分叶模式图

(三)间脑

间脑(diencephalon)位于中脑和端脑之间，主要由背侧丘脑、后丘脑和下丘脑组成。

1.背侧丘脑(dorsal thalamus)　背侧丘脑又称丘脑，是体积最大的一部分，为间脑背侧的一对卵圆形灰质核团，外邻内囊，内邻第三脑室。丘脑前端隆凸称丘脑前结节，后端膨大称丘脑枕。背侧丘脑内部被“Y”字形的内髓板分成前核群、内侧核群和外侧核群三个核群。前核群位于内髓板的前上方，其功能与内脏活动有关。内侧核群位于内髓板的内侧，是内脏感觉和躯体感觉冲动的整合中枢。外侧核群位于内髓板的外侧，可分为腹侧、背侧两部分，腹侧核群又可分为腹前核、腹中间核和腹后核，腹后核又分为腹后内侧核和腹后外侧核。

2. 后丘脑（metathalamus） 后丘脑位于丘脑枕的下外方，包括一对内侧膝状体和一对外侧膝状体。内侧膝状体与听觉冲动的传导有关；外侧膝状体与视觉冲动的传导有关。

3. 下丘脑（hypothalamus） 下丘脑位于背侧丘脑的前下方，包括视交叉、灰结节、乳头体、漏斗和垂体（见图 1-11-8）。

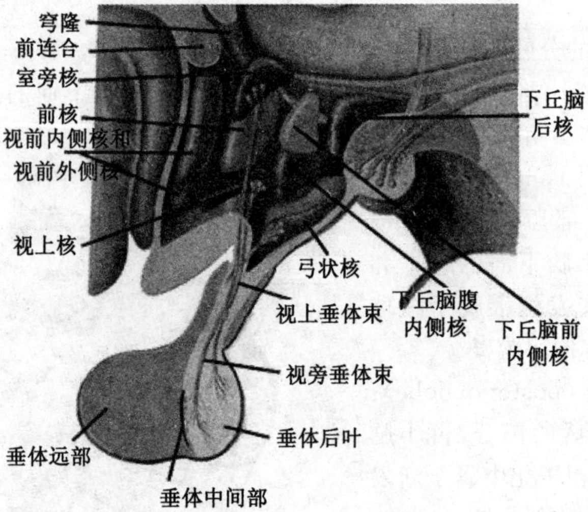

图 1-11-8 下丘脑的主要核团

下丘脑内有视上核和室旁核，能分泌抗利尿激素和催产素，经漏斗运至神经垂体储存。

下丘脑是调节内脏活动的高级中枢，对内分泌、体温、摄食、水平衡和情绪反应等也起重要的调节作用。

4. 第三脑室（third ventricle） 第三脑室是位于两侧背侧丘脑和下丘脑之间的矢状位腔隙。下借中脑水管与第四脑室相通，前借室间孔与左、右侧脑室相通。

(四)端脑

端脑(telencephalon)由左、右大脑半球借胼胝体连接而成。大脑半球之间隔有大脑纵裂,大脑半球与小脑之间隔有大脑横裂。大脑半球表面为灰质,称大脑皮质;深面为白质,称大脑髓质;髓质内包埋一些灰质团块,称为基底核;大脑半球内部的空腔称为侧脑室。

1. 大脑半球的外形及分叶　大脑半球表面凹凸不平,凹陷处称大脑沟(cerebral sulci),沟之间的隆起称大脑回(cerebral gyri)。大脑半球分为上外侧面、内侧面和下面,并借 3 条叶间沟分为 5 个叶。

(1)大脑半球的叶间沟:中央沟在大脑半球的上外侧面,自半球上缘中点,斜向前下;外侧沟在大脑半球的上外侧面,起于半球下面,行向后上方;顶枕沟位于半球内侧面后部,自下斜向后上。

(2)大脑半球的分叶:①额叶(frontal lobe):在外侧沟之上,中央沟之前的部分。②顶叶(parietal lobe):在中央沟之后,顶枕沟之前的部分。③颞叶(temporal lobe):在外侧沟以下的部分。④枕叶(occipital lobe):位于顶枕沟后方。⑤岛叶(insula):位于外侧沟的深部。

2. 大脑半球重要的沟回

(1)上外侧面(见图 1-11-9):

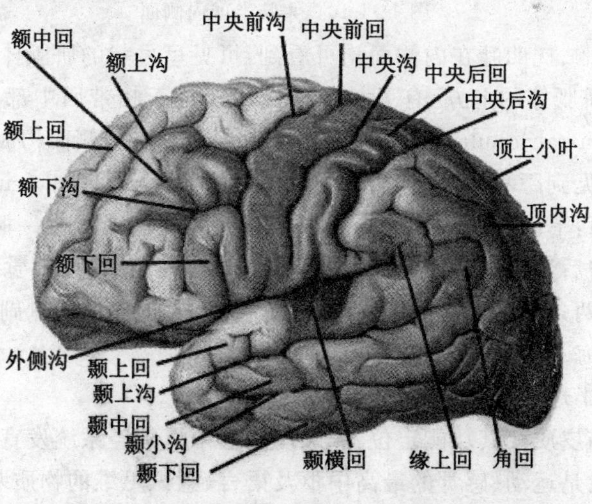

图 1-11-9　大脑半球上外侧面

1)额叶:可见到与中央沟平行的中央前沟,两沟之间的脑回,称中央前回。在中央前沟的前方有额上沟和额下沟,两沟上下方及两沟之间的脑回分别称为额上回、额中回和额下回。

2)颞叶:颞叶的外侧沟的下壁上有数条斜行向内的短回,称颞横回,与外侧沟大致平行的颞上沟和颞下沟,两沟上下方及两沟之间的脑回分别称为颞上回、颞中回和颞下回。

3)顶叶:顶叶有与中央沟平行的中央后沟,两沟之间的脑回,称中央后回,在外侧沟末端有一环行脑回称缘上回,围绕在颞上沟末端的脑回称角回。

(2)内侧面(见图 1-11-10):

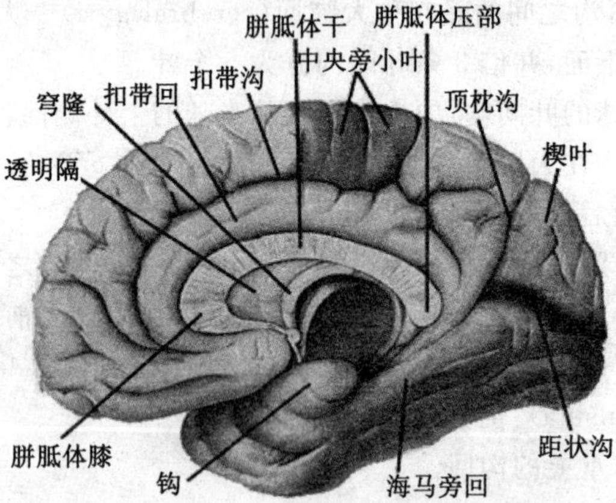

图 1-11-10　大脑半球内侧面

额、顶、颞、枕四叶在内侧面均可看到,可见呈弓状的胼胝体(corpus callosum),围绕胼胝体的上方,有弓状的扣带回及位于扣带回中部上方的中央旁小叶(paracentral lobule),此叶由中央前后回延续到内侧面构成。

枕叶可见到距状沟,距状沟与顶枕沟之间的区域称楔叶(cuneus)。

(3)下面:下面由额、枕、颞叶组成。在额叶下面前端有一椭圆形结构,称嗅球,嗅球向后延续成嗅束,嗅束向后扩大为嗅三角,均与嗅觉传导有关。在颞叶下面有两条前后走行的沟,外侧的为枕颞沟,内侧的为侧副沟。侧副沟内侧的脑回称海马旁回,其前端弯向后上,称钩。

3. 大脑半球的内部结构

(1)大脑皮质及其功能定位:大脑皮质是中枢神经系统发育最复杂和最完善的部位,也是运动、感觉的最高中枢及语言、意识思维的物质基础。

机体各种功能活动的最高中枢与大脑皮质上具有定位关系,因而形成了不同功能相对集中的特定皮质区,称大脑皮质的功能定位。

1)躯体运动区:位于中央前回和中央旁小叶的前部,管理对侧半身的骨骼肌运动。

2)躯体感觉区:位于中央后回和中央旁小叶的后部,接受背侧丘脑传来的对侧半身的感觉纤维。

3)视区:位于枕叶内侧面距状沟两侧的皮质,每侧视区接受同侧视网膜颞侧半和对侧视网膜鼻侧半的纤维投射。

4)听区:位于颞横回,每侧听区接受双侧的听觉纤维投射。

5)语言区:人类大脑皮质中有与语言活动有关的代表区。包括运动性语言区、听觉性语言区、书写区和视觉性语言区。损伤后,会引起运动性失语症、感觉性失语症、失写症和失读症。

两侧大脑半球在功能上有所区别,一般左侧半球在语言功能方面占优势,右侧半球在非语言性认识功能方面占优势。脑的高级功能向一侧大脑半球集中的现象称一侧优势,这侧大脑半球称优势半球。

(2)基底核(basal nuclei):为埋藏在大脑髓质内的灰质团块,包括纹状体和杏仁体等(见图 1-11-11)。

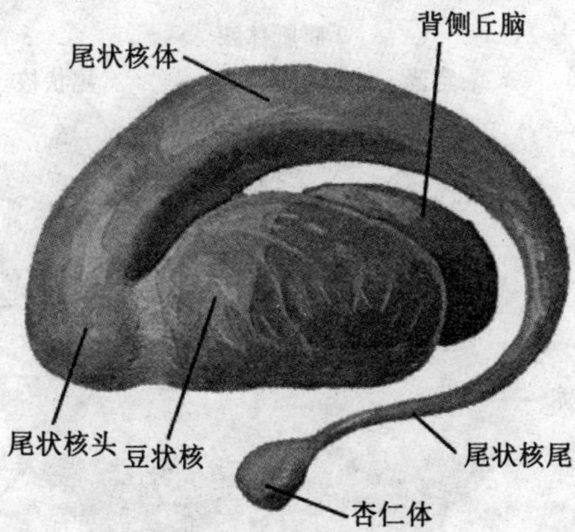

图 1-11-11 基底核

1)纹状体(corpus striatum):包括豆状核和尾状核。豆状核(lentiform nuclei)位于背侧丘脑的外侧,岛叶的深部,可分为壳和苍白球两部分。尾状核(caudate nuclei)围绕豆状核和背侧丘脑,呈“C”形弯曲,分为头、体、尾三部分。

尾状核与壳发生较晚,称新纹状体,苍白球较为古老,称旧纹状体。纹状体具有调节肌张力和协调各肌群运动等作用。

2)杏仁体(amygdaloid body):位于海马旁回的深面,与尾状核的尾部相连,与内脏活动、行为和内分泌等有关。

(3)大脑髓质：位于大脑半球的髓质，由大量的神经纤维组成，可分为联络纤维、联合纤维及投射纤维 3 种(见图 1-11-12)。

1)联络纤维(association fibers)：是联系同侧大脑半球各部分皮质之间的纤维。

2)联合纤维(commissural fibers)：是联系左、右两侧大脑半球的横行纤维，主要有胼胝体、前联合等。

3)投射纤维(projection fibers)：联系大脑皮质和皮质下结构的上下行纤维，这些纤维大部分经过内囊。

内囊(internal capsule)是位于背侧丘脑、尾状核与豆状核之间的白质纤维板。在大脑水平切面上，内囊呈"＞＜"形，可分为内囊前肢、内囊膝和内囊后肢三部分。内囊前肢位于豆状核与尾状核之间，主要有丘脑前辐射等通过；内囊后肢位于豆状核与背侧丘脑之间，主要有皮质脊髓束、丘脑皮质束、视辐射和听辐射等通过；前后肢相交处称内囊膝，有皮质核束通过。

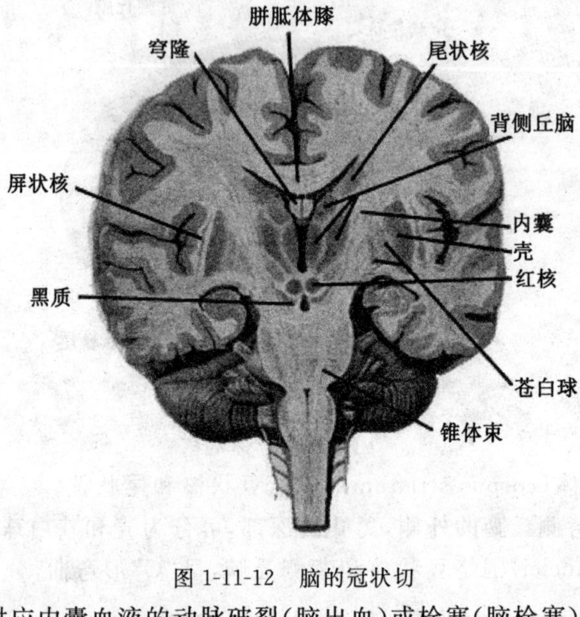

图 1-11-12　脑的冠状切

当一侧供应内囊血液的动脉破裂(脑出血)或栓塞(脑栓塞)时，可引起"三偏综合征"，即对侧半身运动障碍、对侧半身感觉障碍及双眼对侧半视野同向性偏盲。

(4)侧脑室(lateral ventricle)：位于大脑半球内，左右各一，借室间孔与第三脑室相通。

三、脑和脊髓的被膜

脑和脊髓的表面有三层被膜，由外向内依次为硬膜、蛛网膜和软膜。它们对脑和脊髓具有支持、营养和保护作用。

(一)脊髓的被膜(见图 1-11-13)

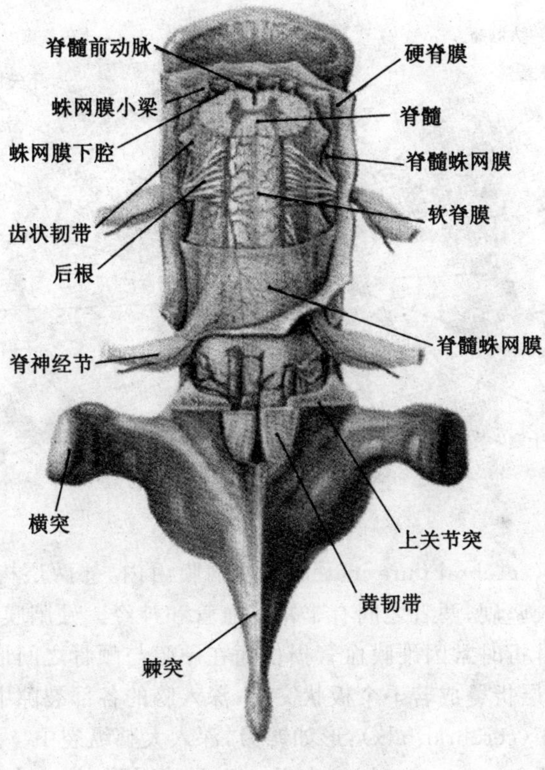

图 1-11-13 脊髓的被膜

1. 硬脊膜(spinal dura mater) 硬脊膜为一层厚而坚硬的致密结缔组织膜，包绕脊髓。硬脊膜上端附着于枕骨大孔边缘，与硬脑膜延续，下端附于尾骨。硬脊膜与椎管之间的狭窄腔隙称硬膜外隙(epidural space)，其内除有脊神经根通过外，还有疏松结缔组织、脂肪、淋巴管和静脉丛等。临床将麻醉药物注入此隙以阻断脊神经的传导，称硬膜外麻醉。

2. 脊髓蛛网膜(spinal arachnoid mater) 脊髓蛛网膜为半透明的薄膜，位于硬脊膜的深面，向上与脑蛛网膜相延续。脊髓蛛网膜与软脊膜间的腔隙称蛛网膜下隙(subarachnoid space)，内含脑脊液。蛛网膜下隙在脊髓下端至第 2 骶椎之间扩大，称为终池（terminal cistern），内有马尾临床上常在第 3.4 或第 4.5 腰椎间进行腰穿。

3. 软脊膜（spinal pia mater） 软脊膜紧贴脊髓表面，薄而富含血管，在脊髓下端移行为终丝。

（二）脑的被膜（见图 1-11-14）

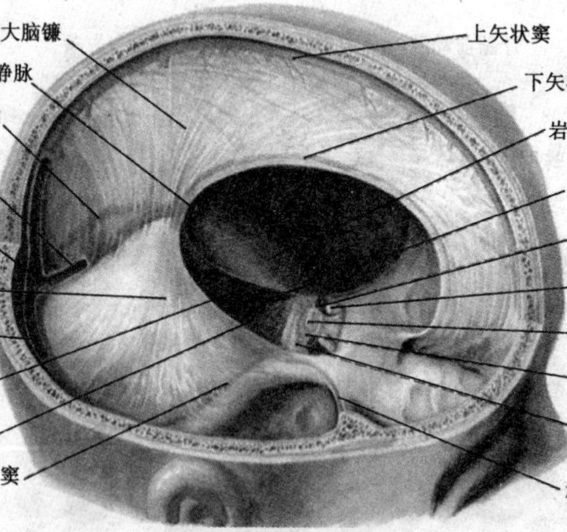

图 1-11-14 脑的被膜

1. 硬脑膜（cerebral dura mater） 硬脑膜由内、外两层构成，外层即颅骨的内膜，内层较坚硬，两者之间有丰富的血管和神经。硬脑膜在颅顶与颅骨结合疏松，颅顶骨折时常因硬膜血管损伤而在硬膜与颅骨之间形成硬膜外血肿。

硬脑膜内层折叠成若干个板状突起，深入脑的各部裂隙中。主要包括：

(1)大脑镰（cerebral falx）：形如镰刀，深入大脑纵裂中。

(2)小脑幕（tentorium of cerebellum）：呈半月形，深入大脑横裂中。小脑幕前缘游离，称小脑幕切迹，切迹前邻中脑。

硬脑膜在某些部位两层分开，构成含静脉血的腔隙称硬脑膜窦。主要有上矢状窦、下矢状窦、直窦、横窦、乙状窦、海绵窦等。

1)上矢状窦（superior sagittal sinus）：位于大脑镰上缘内。

2)下矢状窦（inferior sagittal sinus）：位于大脑镰下缘内。

3)直窦（straight sinus）：位于大脑镰与小脑幕的结合处，向后与上矢状窦汇合成窦汇。

4)横窦（transverse sinus）：位于小脑幕后缘，左右各一，向下弯曲成乙状窦。

5)乙状窦(sigmoid sinus):位于乙状沟内,左右各一,是横窦的延续,向下续为颈内静脉。

6)海绵窦(cavernous sinus):位于垂体窝两侧,其内有重要的血管、神经通过。海绵窦与颅外静脉之间有广泛的交通,故面部感染易造成颅内感染,累及血管神经,出现相应症状。

2.脑蛛网膜(cerebral arachnoid mater) 脑蛛网膜为薄而半透明的薄膜,包绕整个脑。脑蛛网膜下隙在某些部位扩大称蛛网膜下池,如在小脑与延髓间的小脑延髓池。脑蛛网膜在上矢状窦周围形成许多颗粒状突起,突入上矢状窦内,称蛛网膜粒。脑脊液通过蛛网膜粒渗入上矢状窦,这是脑脊液回流静脉的重要途径。

3.软脑膜(cerebral pia mater) 软脑膜为薄而富有血管的薄膜,紧贴于脑的表面,对脑起营养作用。在脑室附近,软脑膜的血管反复分支形成毛细血管丛,并与软脑膜共同突入脑室内,形成脉络丛,是脑脊液产生的结构。

四、脑脊液及其循环

脑脊液是无色澄清透明的液体,由各脑室内的脉络丛产生,在脑室及蛛网膜下隙内流动,处于不断产生和回流的相对平衡,成人脑脊液总量约 150 mL。脑脊液有运输营养物质,带走代谢产物,减缓外力对脑的冲击,调整颅内的压力等作用。当脑发生某些疾病时,脑脊液的成分和量出现变化,可抽取脑脊液进行检验,以助诊断。

脑脊液由脑室脉络丛产生,从侧脑室经室间孔进入第三脑室,向下经中脑水管进入第四脑室,经第四脑室的正中孔和外侧孔进入蛛网膜下隙,通过蛛网膜粒渗入上矢状窦,回流入颈内静脉。

五、脑和脊髓的血管

(一)脊髓的血管

1.脊髓的动脉 脊髓的动脉来源于椎动脉和节段性动脉。椎动脉发出一条脊髓前动脉和两条脊髓后动脉,脊髓前动脉沿前正中裂下降;脊髓后动脉沿后外侧沟下降,在颈段中部合成一条下行。节段性动脉是由颈升动脉、肋间后动脉和腰动脉发出的脊髓支,进入椎管内与脊髓前、后动脉吻合,共同营养脊髓。

2.脊髓的静脉 脊髓的静脉比动脉数量多而粗,分布大致与动脉相同,收集的静脉血注入椎内静脉丛返回心。

（二）脑的血管

1.脑的动脉　脑的动脉主要来自颈内动脉和椎动脉，颈内动脉供应大脑半球前2/3和部分间脑，椎动脉供应大脑半球后1/3、间脑后部、小脑和脑干（见图1-11-15至图1-11-17）。此二者都发出皮质支和中央支，皮质支营养皮质和浅层髓质；中央支营养间脑、基底核和内囊等。

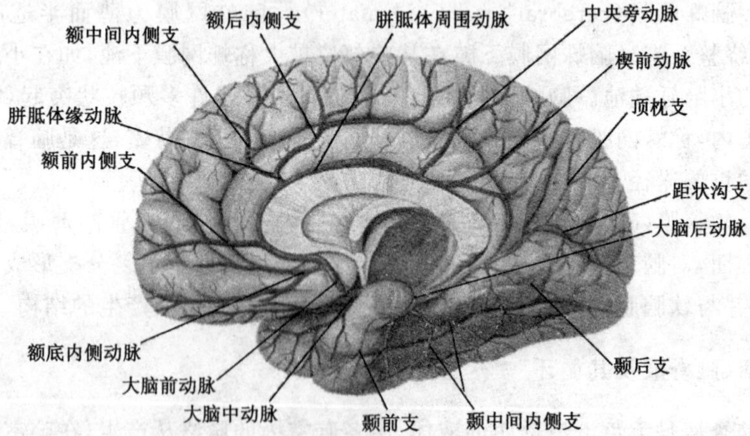

图1-11-15　大脑半球内侧面的动脉

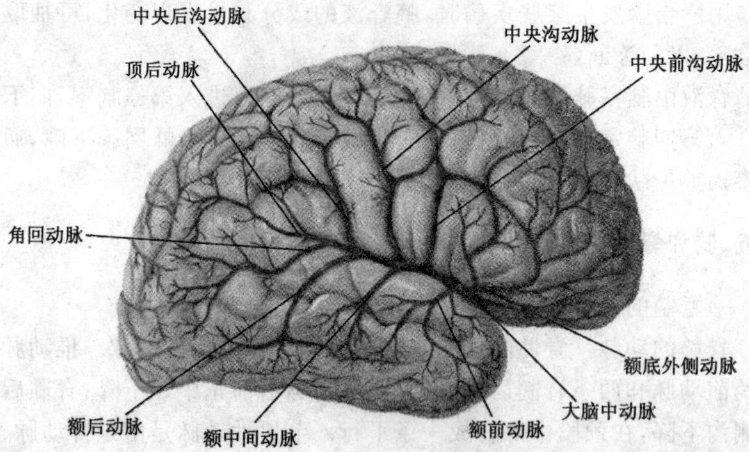

图1-11-16　大脑半球上外侧面的动脉

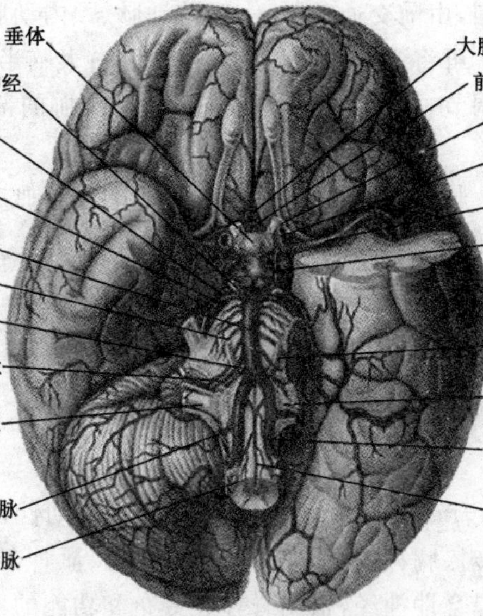

图 1-11-17 大脑半球底面的动脉

(1)颈内动脉(internal carotid artery):起自颈总动脉,经颈动脉管入颅。颈内动脉在颅内的主要分支有:

1)大脑前动脉(anterior cerebral artery):在视神经上方前行,进入大脑纵裂,沿胼胝体上方向后行。皮质支分布于顶枕沟以前的半球内侧面和背外侧面的上缘。中央支穿入脑实质,营养尾状核、豆状核和内囊等。在左右大脑前动脉之间连有前交通动脉。

2)大脑中动脉(middle cerebral artery):是颈内动脉主干的延续,进入外侧沟后行。皮支营养大脑半球上外侧面的大部分。在起始处,有一些细小的中央支(豆纹动脉)垂直进入脑实质,分布于内囊等处,高血压动脉硬化时,豆纹动脉容易破裂导致脑出血,故又名"出血动脉""中风动脉"。

3)后交通动脉(posterior communicating artery):自颈内动脉发出后与大脑后动脉吻合。

(2)椎动脉(vertebral artery):起自锁骨下动脉,向上穿过第 6～1 颈椎横突孔,经枕骨大孔进入颅内,在脑桥基底部下缘,左右椎动脉合成一条基底动脉(basilar artery),沿脑桥基底沟上行,至脑桥上缘分为左右大脑后动脉。大脑后动脉(posterior cerebral artery)绕大脑脚向后,行向颞叶下面和枕叶内侧面。皮支分布于颞叶和枕叶,中央支分布于后丘脑和下丘脑等处。

(3)大脑动脉环(cerebral arterial circle ,Willis 环):围绕在视交叉、灰结

节和乳头体的周围，由前交通动脉、大脑前动脉、颈内动脉、后交通动脉和大脑后动脉吻合而成。可将颈内动脉与椎动脉及左右大脑半球的动脉相吻合。通过大脑动脉环的调节，可使血流重新分布，补偿缺血的部分，维持脑的血液供应及功能。

2. 脑的静脉　脑的静脉不与动脉伴行，脑的静脉血主要由硬脑膜窦收集，最终汇入颈内静脉。

第三节　周围神经系统

一、脊神经

脊神经（spinal nerves）与脊髓相连，前根为运动性，后根为感觉性，共 31 对，包括颈神经 8 对、胸神经 12 对、腰神经 5 对、骶神经 5 对和尾神经 1 对。每对脊神经都是混合性神经，根据脊神经分布和功能的不同，可将脊神经所含的纤维成分分为躯体感觉纤维、内脏感觉纤维、躯体运动纤维、内脏运动纤维四种。

脊神经出椎间孔后，分为前、后两支。前支粗大，主要分布于躯干前外侧和四肢的肌、关节和皮肤等处。后支细短，主要分布于项、背、腰、骶部的深层肌和皮肤。当脊神经受损伤时，引起相应部位的肌肉运动障碍和皮肤感觉障碍。

脊神经的前支，除大部分胸神经的前支外，分别交织成丛，有颈丛、臂丛、腰丛和骶丛，再由丛发出分支分布于相应区域。

（一）颈丛

颈丛（cervical plexus）由第 1～4 颈神经前支组成，位于胸锁乳突肌的深面。分支有皮支和肌支两种，皮支粗大，由胸锁乳突肌后缘中点穿出。主要分支有枕小神经、耳大神经、颈横神经、锁骨上神经。胸锁乳突肌后缘中点为颈部皮肤的阻滞麻醉点。

肌支主要是膈神经，属于混合性神经。经锁骨下动静脉之间进入胸腔，越过肺根的前方，在心包与纵隔胸膜之间下行至膈（见图 1-11-18）。运动纤维支配膈；感觉纤维分布于心包、胸膜和膈下的腹膜。右膈神经的感觉纤维还分布于肝、胆囊和肝外胆道等。膈神经受刺激可出现膈肌痉挛，产生呃逆。膈神经损伤时可引起膈肌瘫痪，出现呼吸困难。

(二)臂丛

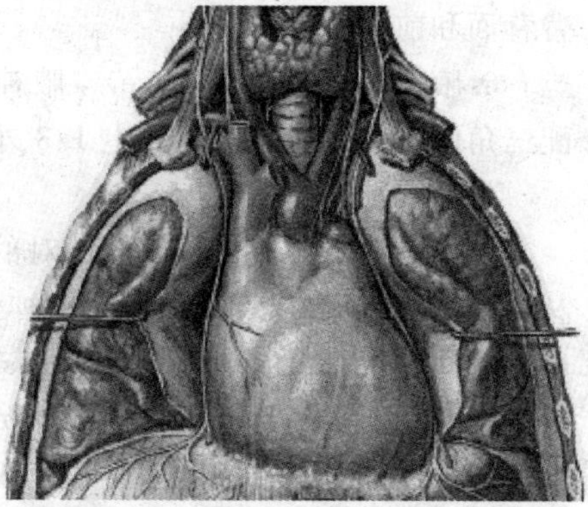

图 1-11-18　膈神经

臂丛(brachial plexus)由第5～8颈神经的前支和第1胸神经前支的大部分纤维组成。自斜角肌间隙穿出,经锁骨中点后方入腋窝,围绕在腋动脉周围。臂丛的主要分支有:

1. 胸长神经(long thoracic nerve)

胸长神经沿前锯肌表面下行并支配该肌。

2. 肌皮神经(musculocutaneous nerve)　肌皮神经穿喙肱肌下行于肱二头肌与肱肌之间,沿途发出肌支支配上述三肌。在肘关节附近,于肱二头肌肌腱外侧穿出深筋膜续为前臂外侧皮神经,分布于前臂外侧部的皮肤。

3. 正中神经(median nerve)　正中神经沿肱二头肌内侧缘伴肱动脉下行至肘窝。在前臂前面,经前臂指浅、深屈肌之间下行,穿腕管后至手掌,在掌腱膜深方分出3条指掌侧总神经,每条指掌侧总神经至手掌骨远端处又分为2条指掌侧固有神经。

正中神经在前臂的肌支支配前臂肌前群(肱桡肌、尺侧腕屈肌和指深屈肌尺侧半除外);在手掌近侧部发出分支支配鱼际肌(拇收肌除外)和第1.2蚓状肌。皮支分布于手掌桡侧半皮肤、桡侧三个半指掌面及中、远节手指背侧面皮肤。

4. 尺神经(ulnar nerve)　尺神经伴肱动脉内侧下行至臂中部,穿内侧肌间隔经尺神经沟入前臂,在尺侧腕屈肌和指深屈肌之间伴尺动脉内侧下行至手掌。

尺神经在前臂的肌支支配尺侧腕屈肌和指深屈肌尺侧半。手背支分布于手背尺侧半和尺侧两个半指背皮肤。手掌支分布于手掌尺侧半、尺侧一个半手指掌面皮肤及小鱼际肌、拇收肌、全部骨间肌和第3、4蚓状肌。

5. 桡神经(radial nerve)　桡神经伴肱深动脉走行于肱三头肌长头与内侧头之间,经桡神经沟向外至肱骨外上髁上方,穿外侧肌间隔至肱桡肌与肱肌之间,随即分浅、深两支。浅支沿桡动脉桡侧下降,至前臂中下1/3交界处经肱桡肌腱深面转至背面下行至手背,分布于手背桡侧半和桡侧两个半手指近节背面皮肤。深支穿旋后肌至前臂肌后群浅、深两层之间下降,支配肱桡肌和前臂肌后群。桡神经于肱骨中1/3以上发出肌支支配肱三头肌;发出皮支布于臂背面和前臂背面皮肤。

6. 腋神经(axillary nerve)　腋神经绕肱骨外科颈至三角肌深面，分支支配三角肌、小圆肌及肩部、臂上 1/3 外侧部皮肤。

(三)胸神经前支

胸神经前支共 12 对，除第 1 对的大部分和第 12 对的小部分分别参与臂丛和腰丛的组成外，其余均不形成神经丛。第 1～11 对胸神经前支均行于相应的肋间隙中，称肋间神经(intercostal nerve)。第 12 胸神经前支的大部分行于第 12 肋下缘，称肋下神经(subcostal nerve)。

胸神经的肌支支配肋间肌和腹肌的前外侧群，皮支分布于胸腹部的皮肤以及胸膜和腹膜壁层。

胸神经皮支在胸壁、腹壁的分布呈现明显的节段性。自上而下分别为胸 2 在胸骨角平面，胸 4 在乳头平面，胸 6 在剑突平面，胸 8 在肋弓平面，胸 10 在脐平面，胸 12 在脐与耻骨联合上缘连线中点平面。临床施行硬膜外阻滞麻醉时，常以上述分布特点来测定麻醉平面。脊髓损伤时，可根据感觉障碍高度来推断损伤阶段。

(四)腰丛

腰丛(lumbar plexus)由第 12 胸神经前支和第 1～4 腰神经前支组成，位于腹后壁腰大肌深面。分支主要有：

1. 髂腹下神经(iliohypogastric nerve)和髂腹股沟神经(ilioinguinal nerve)　两者出腰大肌外侧行于腹内斜肌和腹横肌之间，至髂前上棘前方穿行于腹内、外斜肌之间。髂腹下神经至腹股沟管浅环上方至皮下，分布于腹下区和髂区的皮肤。髂腹股沟神经与精索一起经腹股沟管浅环至阴囊或大阴唇皮肤，分布于髂区及阴囊或大阴唇皮肤。

2. 生殖股神经(genitofemoral nerve)　生殖股神经自腰大肌前面穿出后在该肌浅面下降，分为两支。皮支分布于阴囊或大阴唇及附近皮肤；肌支支配提睾肌。

3. 股神经(femoral nerve)　股神经在腰大肌与髂肌之间下行。经腹股沟韧带深面，股动脉外侧进入股三角，分布于大腿前群肌、耻骨肌和大腿前部至膝关节前面的皮肤。股神经的皮支称隐神经，经膝关节内侧浅出皮下达足内侧缘，分布于小腿内侧和足背内侧缘皮肤。

4. 闭孔神经(obturator nerve)　闭孔神经于腰大肌内侧缘处走出，并沿小骨盆侧壁前行，经闭膜管出骨盆，分前、后两支支配大腿内侧群肌和大腿内侧的皮肤。

（五）骶丛

骶丛（sacral plexus）位于骶骨和梨状肌前面，由腰骶干（由第 4 腰神经前支的一部分和第 5 腰神经前支组成）、全部骶神经和尾神经的前支组成。骶丛发出短小分支支配髋部的小肌，主要分支有：

1. 臀上神经（superior gluteal nerve）　臀上神经伴臀上动、静脉经梨状肌上孔出骨盆，行于臀中肌、臀小肌之间，支配臀中肌、臀小肌和阔筋膜张肌。

2. 臀下神经（inferior gluteal nerve）　臀下神经伴臀下动静脉经梨状肌下孔出骨盆，支配臀大肌。

3. 阴部神经（pudendal nerve）　臀下神经伴阴部内动、静脉出梨状肌下孔，绕坐骨棘经坐骨小孔入坐骨肛门窝，向前分布于会阴部和外生殖器。

4. 坐骨神经（sciatic nerve）　臀下神经是全身最粗大、走行最长的神经，自梨状肌下孔出骨盆后位于臀大肌深面，经股骨大转子和坐骨结节之间连线中点下降，达大腿后面行于股二头肌的深面，至腘窝上角处分为胫神经和腓总神经。坐骨神经在下行中发出肌支支配大腿肌后群。

（1）胫神经（tibial nerve）：续于坐骨神经，下行于腘窝中央，于小腿肌后群浅、深层肌之间伴胫后动、静脉经内踝后方达足底，分为足底内外侧神经，分布于足底肌和足底的皮肤。在腘窝及小腿部，胫神经发出分支支配小腿肌后群及小腿后面、外侧面和足外侧缘皮肤。

（2）腓总神经（common peroneal nerve）：沿腘窝外侧缘外下行，绕腓骨颈穿腓骨长肌上端达小腿前面分为腓浅、深神经。

1）腓浅神经（superficial peroneal nerve）：行于腓骨长短肌之间并分布于此二肌，皮支分布于小腿外侧、足背和第 2～5 趾背的皮肤。

2）腓深神经（deep peroneal nerve）：伴胫前动脉下行达足背，分布于小腿前肌群、足背肌和第 1～2 趾背的皮肤。

二、脑神经

脑神经（cranial nerve）共 12 对，用罗马数字表示其顺序：Ⅰ嗅神经、Ⅱ视神经、Ⅲ动眼神经、Ⅳ滑车神经、Ⅴ三叉神经、Ⅵ展神经、Ⅶ面神经、Ⅷ前庭蜗神经、Ⅸ舌咽神经、Ⅹ迷走神经、Ⅺ副神经和Ⅻ舌下神经。根据脑神经分布和功能的不同，可将脑神经所含的纤维成分分为躯体感觉纤维、内脏感觉纤维、躯体运动纤维、内脏运动纤维四种。每对脑神经内所含神经纤维成分多者四种，少者一种。其中Ⅰ、Ⅱ、Ⅷ为感觉性神经，Ⅲ、Ⅳ、Ⅵ、Ⅺ、Ⅻ为运动性神经，Ⅴ、Ⅶ、Ⅸ、Ⅹ为混合性神经。

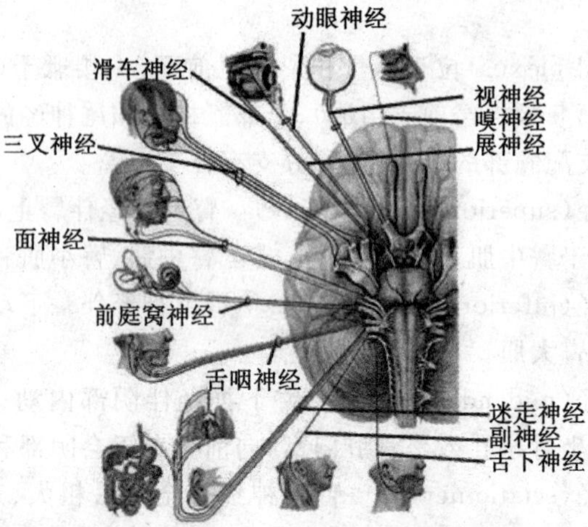

图 1-11-19　脑神经

（一）嗅神经

嗅神经（olfactory nerve）属于感觉性神经，起自鼻腔的嗅黏膜，由鼻中隔上部和上鼻甲黏膜内嗅细胞的中枢突聚集成 15～20 条嗅丝组成嗅神经，穿筛孔入颅前窝终于嗅球，将嗅觉冲动传入大脑。

（二）视神经

视神经（optic nerve）属于感觉性神经，起自视网膜的节细胞，节细胞的轴突汇集成视神经盘，穿过巩膜构成视神经。视神经于眶内行向后内，穿视神经管入颅中窝。两侧视神经在交叉沟处交叉，形成视交叉，分为两侧视束止于外侧膝状体，将视觉冲动传入大脑。

（三）动眼神经

动眼神经（oculomotor nerve）属于运动性神经，其躯体运动纤维发自动眼神经核，支配除上斜肌和外直肌以外的全部眼球外肌；副交感纤维发自动眼神经副核，节前纤维在睫状神经节内换元后，节后纤维分布于瞳孔括约肌和睫状肌，完成瞳孔对光反射和晶状体调节反射。

（四）滑车神经

滑车神经（trochlear nerve）属于运动性神经，其纤维发自滑车神经核，自中脑背侧下丘下方出脑后，绕大脑脚至脚底，向前穿海绵窦外侧壁，经眶上裂入眶后，支配上斜肌。

（五）三叉神经

三叉神经（trigeminal nerve）属于混合性神经，其躯体运动纤维发自三叉神经运动核，组成三叉神经运动根，自脑桥与小脑中脚移行处出脑，随下颌神经分布并支配咀嚼肌等（见图 1-11-20）。躯体感觉纤维的胞体聚集在三叉神经节，中枢突聚集成粗大的三叉神经感觉根，于脑桥与小脑中脚移行处入脑后止于三叉神经脑桥核和三叉神经脊束核，周围突组成眼神经、上颌神经和下颌神经分布于面部的皮肤、口腔、鼻腔、鼻旁窦的黏膜等处。

1. 眼神经（ophthalmic nerve）　眼神经属于感觉性神经，自三叉神经节发出后向前进入海绵窦外侧壁，至眶上裂附近分支为泪腺神经、额神经、鼻睫神经入眶，分布于额顶部、上睑和鼻背皮肤以及眼球、泪腺，结膜和部分鼻腔黏膜。

2. 上颌神经（maxillary nerve）　上颌神经属于感觉性神经，自三叉神经节发出后进入海绵窦外侧壁，经圆孔出颅入翼腭窝，再经眶下裂续为眶下神经。分布于眼裂与口裂之间的皮肤、上颌牙龈、鼻腔和口腔黏膜等处。

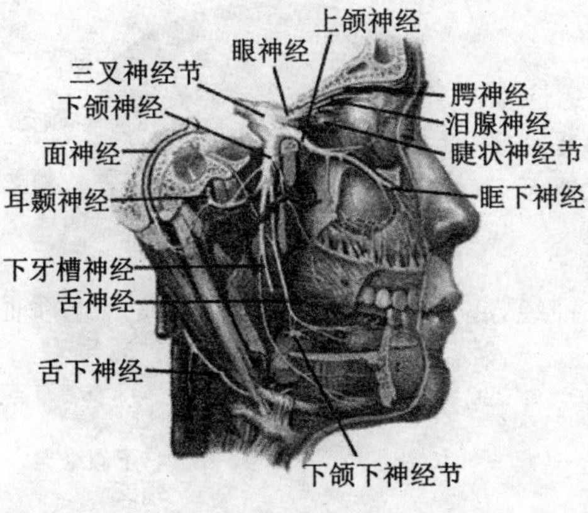

(1)三叉神经(外侧面)

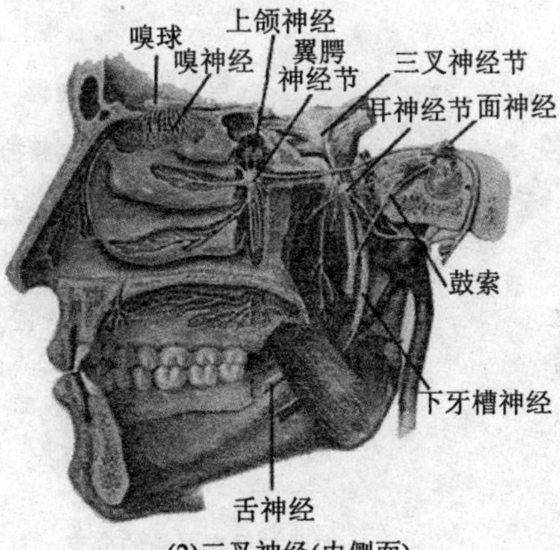

(2)三叉神经(内侧面)

图 1-11-20　三叉神经

3. 下颌神经（mandibular nerve）　下颌神经属于混合性神经，自三叉神经节发出后经卵圆孔出颅达颞下窝。分支主要有耳颞神经、颊神经、舌神经、下牙槽神经。躯体运动纤维支配咀嚼肌，躯体感觉纤维分布于下颌各牙、牙龈、舌前和口底黏膜以及口裂以下的面部皮肤。

（六）展神经

展神经（abducent nerve）属于运动性神经，起自展神经核，从延髓脑桥沟出脑，向外上经颞骨岩部尖端进入海绵窦内，出窦后经眶上裂入眶，在外直肌内侧面进入并支配该肌。

（七）面神经

面神经(facial nerve) 属于混合性神经，自延髓脑桥沟外侧部出脑后，与前庭蜗神经伴行，经内耳门入内耳道，穿过内耳道底进入面神经管，经茎乳孔出颅，向前穿过腮腺达面部(见图 1-11-21)。

面神经含三种纤维成分。躯体运动纤维起自面神经核，支配面部表情肌；内脏运动纤维起自上泌涎核，属于副交感节前纤维，在神经节内换元后的节后纤维分布于泪腺、下颌下腺、舌下腺及鼻腭部的黏膜腺；内脏感觉纤维的胞体位于膝状神经节内，其中枢突止于孤束核，周围突分布于舌前 2/3 黏膜的味蕾，感受味觉。

面神经管外分支主要有颞支、颧支、颊支、下颌缘支和颈支，支配面肌。

面神经管内分支主要有岩大神经和鼓索，支配腺体分泌、感受味觉、管理舌下腺和下颌下腺的分泌。

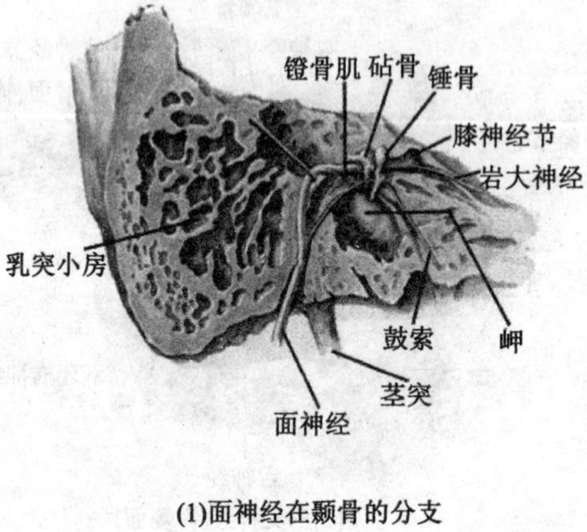

(1)面神经在颞骨的分支

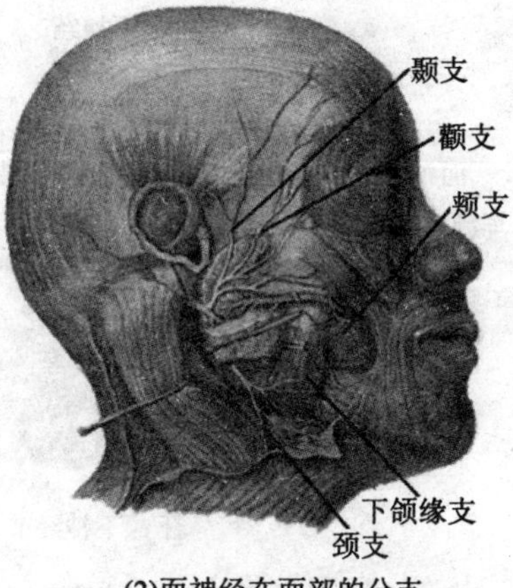

(2)面神经在面部的分支

图 1-11-21　面神经

（八）前庭蜗神经

前庭蜗神经(vestibulocochlear nerve)由前庭神经和蜗神经组成，属于躯体感觉性神经。

1. 前庭神经(vestibular nerve)　前庭神经传导平衡觉冲动，其神经元胞体位于前庭神经节，周围突分布于内耳的球囊斑、椭圆囊斑和壶腹嵴，中枢突聚集成前庭神经，经内耳门于脑桥小脑角处入脑，终于前庭神经核及小脑。

2. 蜗神经(cochlear nerve)　蜗神经传导听觉冲动，其神经元胞体位于蜗神经节，其周围突分布于螺旋器，中枢突聚集成蜗神经，经内耳门进入颅后窝，于延髓脑桥沟外侧部入脑，终于蜗神经核。

(九)舌咽神经

舌咽神经(glossopharyngeal nerve) 属于混合性神经,自延髓橄榄后沟前部出脑,经颈静脉孔出颅腔,在颈内动静脉间下降,呈弓形向前,经舌骨舌肌内侧达舌根。

舌咽神经含四种纤维成分。躯体运动纤维起于疑核,支配茎突咽肌;躯体感觉纤维,胞体位于上神经节,中枢突止于三叉神经脊束核,周围突分布于耳后皮肤;内脏运动纤维属于副交感节前纤维,在耳神经节内换元后的节后纤维分布于腮腺,支配腮腺分泌;内脏感觉纤维中枢突终于孤束核,周围突分布于咽、舌后 1/3 的味蕾、咽鼓管、鼓室等处的黏膜以及颈动脉窦和颈动脉小球。

舌咽神经的主要分支有鼓室神经、颈动脉窦支、舌支、咽支。

(十)迷走神经

迷走神经(vagus nerve) 属于混合性神经,是脑神经中行程最长、分布最广泛的神经。

迷走神经含四种纤维成分。躯体运动纤维,起于疑核,支配咽喉肌;躯体感觉纤维,主要分布到硬脑膜、耳郭和外耳道,传导一般感觉冲动;内脏运动纤维,起自迷走神经背核,主要分布到颈、胸和腹部多种脏器,控制平滑肌、心肌和腺体的活动;内脏感觉纤维,主要分布到颈、胸和腹部多种脏器,传导内脏感觉冲动。

迷走神经的主要分支有喉上神经、喉返神经、支气管支、食管支、胸心支、胃后支、腹腔支等。

(十一)副神经

副神经(accessory nerve) 属于运动性神经,起自副神经核,在迷走神经下方出脑干,经颈静脉孔出颅,在颈内动静脉之间行向后外,支配胸锁乳突肌和斜方肌。

(十二)舌下神经

舌下神经(hypoglossal nerve) 属于运动性神经,起自舌下神经核,在延髓的前外侧出脑,经舌下神经管出颅,在颈内动静脉之间深面下行,至下颌角处行向前,沿舌骨舌肌浅面穿颏舌肌入舌,支配舌内肌、舌外肌。

三、内脏神经

内脏神经(visceral nerve)主要分布于内脏、心血管和腺体,含有传入(感觉)和传出(运动)两种纤维成分(见图 1-11-22)。内脏运动神经又称植物性神经或自主神经,管理平滑肌、心肌的运动和腺体的分泌。内脏感觉神经分布于内脏黏膜、心血管壁的内感受器。

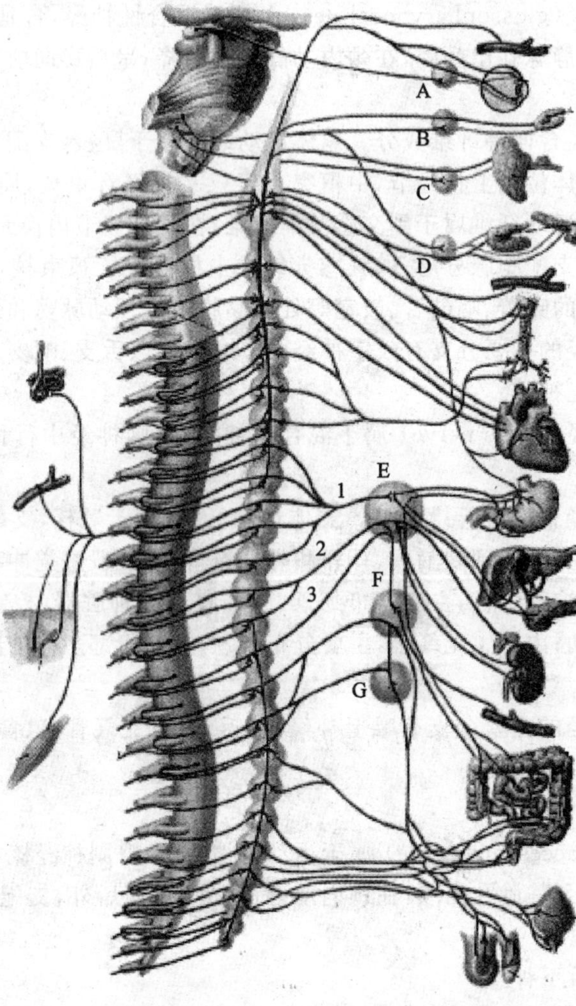

图 1-11-22　内脏神经

(一)内脏运动神经

内脏运动神经与躯体运送神经在结构与功能上有较大的差别(见表 1-11-1)。

内脏运动神经自低级中枢至效应器的神经通路由两个神经元组成。第一个神经元称节前神经元,胞体位于脑干和脊髓内,由它们发出的轴突称节前纤维;第二个神经元称节后神经元,胞体位于周围部的内脏神经节内,由它们发出的轴突称节后纤维。

表 1-11-1　　　　躯体运动神经与内脏运动神经的区别

	躯体运动神经	内脏运动神经
低级中枢	脑干躯体运动核和脊髓灰质前角	脊髓灰质侧角、脑干及骶副交感核
效应器	骨骼肌	平滑肌、心肌、腺体
低级中枢至效应器的神经元	仅一级神经元	由两级神经元构成，有节前、节后纤维之分
神经纤维特点	为有髓神经纤维，传导速度较快	为无髓或薄髓神经纤维，传导速度较慢
支配器官形式	仅以一种纤维独立支配	常为交感、副交感纤维双重支配
功能特征	受意识支配	不受意识支配
分布特点	直接到达效应器	在器官附近或壁内先形成神经丛，再由神经丛发出分支支配效应器

内脏运动神经可分为交感神经和副交感神经两种。

1. 交感神经　交感神经(sympathetic nerve)的低级中枢位于脊髓的胸1～腰3的灰质侧角；周围部包括交感神经节、交感干和交感神经纤维。

(1)交感神经节：交感神经节可分为椎前节和椎旁节。

椎前节位于脊柱前方，包括腹腔神经节和主动脉肾神经节各一对，肠系膜上下神经节各一个。椎前节接受内脏大神经、内脏小神经和腰内脏神经的纤维，发出节后纤维随同名动脉脏支到各脏器。

椎旁节位于脊柱两侧，经节间支连成两条交感干，上端达颅底，下端于尾骨前合并。交感干神经节分颈节(3对)、胸节(10～12对)、腰节(4～5对)、骶节(2～3对)和尾节(1个)。

(2)交感神经纤维：每一个交感干神经节都与相应的脊神经之间有交通支相连(见图1-11-23)。交通支分白交通支和灰交通支。白交通支主要由具有髓鞘的节前纤维组成，呈白色，故称白交通支；灰交通支由交感干神经节细胞发出的节后纤维组成，多无髓鞘，色灰暗，故称灰交通支。

1)节前纤维：由交感神经低位中枢发出的轴突构成，经脊神经前根、前支至交感干，经白交通支进入交感干后可有三种去向：①终于相应的椎旁节；②在交感干内上升或下降，然后终于上方或下方的椎旁节；③穿过椎旁节终于椎前节。

2)节后纤维：发自交感神经节，可有三种方式分布到各器官：①经灰交通

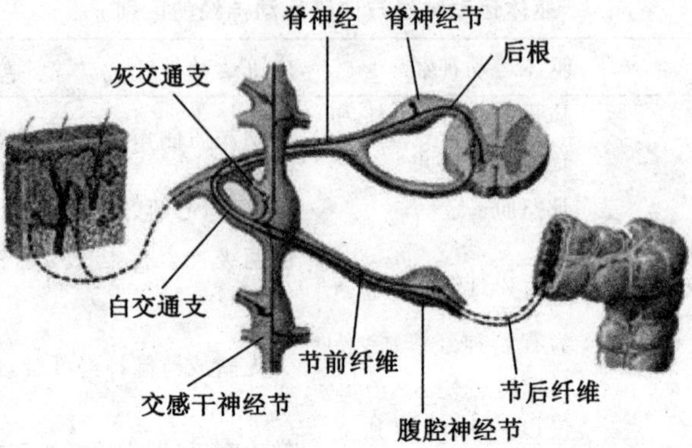

图 1-11-23　交感神经同脊神经和脊髓的关系模式图

支返回脊神经并随其分支分布于躯干及四肢的血管、汗腺和竖毛肌等；②在动脉周围形成神经丛并随动脉分支到支配的器官；③由椎旁节直接发支到支配的器官。

2.副交感神经　副交感神经(parasympathetic nerve)的低级中枢位于脑干的副交感神经核和脊髓骶副交感核内；周围部包括副交感神经节和副交感神经纤维。

(1)副交感神经节：多位于器官附近或器官的壁内，故分为器官旁节和器官内节。器官旁节位于所支配器官附近。器官内节散布于所支配器官的壁内，又称壁内神经节。

(2)副交感神经纤维：

1)由脑干动眼神经副核、上涎核、下涎核和迷走神经背核发出的副交感神经的节前纤维走行于相应的脑神经中。分别在相应的器官旁节或器官内节换元后发出节后纤维，分布于眼球壁平滑肌、头面部腺体、部分胸腹腔脏器和心肌等部位。

2)由脊髓骶副交感核发出的副交感神经的节前纤维组成盆内脏神经，在副交感神经节内换神经元后，发出节后纤维分布于结肠左曲以下消化管、盆腔脏器及外阴等部位。

3.交感神经与副交感神经的主要区别　交感神经与副交感神经都是内脏运动神经，大部分内脏器官受交感、副交感神经双重支配，但在形态结构和功能上，两者各有特点(见表 1-11-2)。

表 1-11-2　　交感神经、副交感神经比较简表

比较项目	交感神经	副交感神经
低级中枢	脊髓胸 1～腰 3 的灰质侧角	脑干副交感核、脊髓骶副交感核
周围神经节	椎旁节和椎前节	器官旁节和器官内节
节前、节后纤维	节前纤维短、节后纤维长	节前纤维长、节后纤维短
分布范围	全身血管和内脏平滑肌心肌、腺体、竖毛肌、瞳孔开大肌等	部分内脏平滑肌、心肌腺体、瞳孔括约肌、睫状肌等

4. 内脏神经丛　交感神经和副交感神经以及内脏感觉神经在分布脏器的过程中常交织在一起形成内脏神经丛。主要包括心丛、肺丛、腹腔丛、腹主动脉丛、腹下丛等。

(二)内脏感觉神经

来自内脏的刺激通过内脏感觉神经将内脏感觉冲动传至中枢,中枢可直接通过内脏运动神经或间接通过体液来调节内脏器官的活动。内脏感觉神经元胞体位于脑神经节或脊神经节内,周围支随交感神经、副交感神经或躯体神经的分支分布于内脏感受器,中枢支随脑神经或脊神经止于孤束核或脊髓灰质后角。

在中枢内,内脏感觉纤维一方面可借中间神经元与内脏运动神经元联系形成内脏反射,或与躯体运动神经元联系形成内脏-躯体反射,另一方面可将神经冲动传至大脑皮质,产生内脏感觉。

内脏感觉神经与躯体感觉神经大致相同,但有其固有的特点。

1. 内脏感觉纤维的数目较少,痛阈较高,对一般强度的刺激不产生疼痛,例如手术切割或烧灼,但对膨胀、缺血、痉挛、炎症或化学刺激等敏感,产生明显内脏痛。

2. 内脏感觉的传入途径分散,即一个脏器的感觉纤维可经几个节段的脊神经进入中枢,而一条脊神经又含几个脏器的感觉纤维,因此,内脏痛往往是弥散性的,定位模糊,可出现牵涉痛。

当某些内脏器官发生病变时,常在体表的一定部位产生疼痛或感觉过敏,这种现象称牵涉痛。例如,心绞痛时常在胸前区及左上臂内侧皮肤感到疼痛,肝、胆疾患时可在右肩感到疼痛等。

第四节　脑和脊髓的传导通路

人体的各种感受器都能将接受的体内外刺激转换成神经冲动，神经冲动经感觉神经传入中枢神经系统的不同部位，再经上行传导通路传至大脑皮质，通过大脑皮质的分析与综合，产生相应的感觉。同时，大脑皮质发出神经冲动，经下行传导通路传出，最后经运动神经至效应器，产生相应的反应。

一、上行(感觉)传导通路

(一)躯干和四肢意识性本体感觉和精细触觉传导通路

本体感觉又称深感觉，是指肌、腱、关节的位置觉、运动觉和振动觉。精细触觉如辨别两点间距离、感受物体纹理粗细等。躯干和四肢意识性本体感觉和精细触觉传导通路又称深感觉传导通路，由三级神经元组成(见图 1-1-24)。

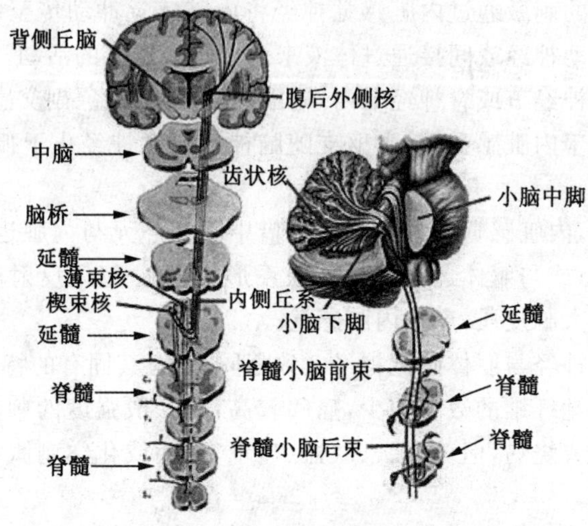

图 1-11-24　意识性和非意识性本体感觉传导通路

第 1 级神经元位于脊神经节内，周围突随脊神经分布于躯干和四肢的骨骼肌、腱、关节以及皮肤的感受器，中枢突经脊神经后根进入脊髓，在脊髓的后索内组成薄束和楔束上行至延髓，分别止于延髓的薄束核和楔束核。

第 2 级神经元位于延髓的薄束核和楔束核内，其轴突组成的纤维束形成内侧丘系交叉，交叉后形成内侧丘系上行，止于背侧丘脑腹后外侧核。

第 3 级神经元位于背侧丘脑腹后外侧核内，发出丘脑皮质束经内囊后肢上行至大脑皮质的中央后回上 2/3 及中央旁小叶后部。

（二）躯干和四肢的痛觉、温度觉和粗触觉传导通路

躯干和四肢的痛觉、温度觉和粗触觉传导通路又称浅感觉传导通路，由三级神经元组成（见图 1-11-25）。

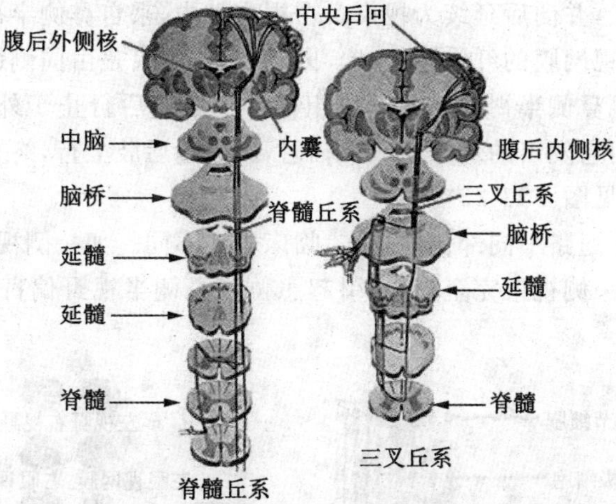

图 1-11-25　浅感觉传导通路

第 1 级神经元位于脊神经节内，周围突随脊神经分布于躯干和四肢皮肤的感受器，中枢突随脊神经后根入脊髓后角固有核。

第 2 级神经元位于脊髓后角固有核内，其轴突组成的纤维束交叉至对侧，组成脊髓丘脑前束和脊髓丘脑侧束上行，至脑干合成脊髓丘脑束，止于背侧丘脑腹后外侧核。

第 3 级神经元位于背侧丘脑腹后外侧核内，发出丘脑皮质束经内囊后肢上行至大脑皮质的中央后回上 2/3 及中央旁小叶后部。

（三）头面部的痛觉、温度觉和粗触觉传导通路

头面部的痛觉、温度觉和粗触觉传导通路主要由三叉神经传入，传导头面部皮肤、口腔、鼻腔黏膜的感觉冲动，由三级神经元组成。

第 1 级神经元位于三叉神经节内，周围突组成三叉神经感觉支，分布于头面部的皮肤和口腔、鼻腔黏膜感受器，中枢突经三叉神经根进入脑干，止于三叉神经脊束核和三叉神经脑桥核。

第 2 级神经元位于三叉神经脊束核和三叉神经脑桥核内，其轴突组成纤维束交叉至对侧组成三叉丘系，止于背侧丘脑腹后内侧核。

第 3 级神经元位于背侧丘脑腹后内侧核内，发出丘脑皮质束，经内囊后肢上行至中央后回下 1/3 的皮质。

(四)视觉传导通路

视网膜的感光细胞接受光的刺激并产生神经冲动，经双极细胞(第 1 级神经元)传给节细胞(第 2 级神经元)，节细胞的轴突组成视神经，经视神经孔入颅形成视交叉，并向后延续为视束。在视交叉中，来自鼻侧半视网膜的纤维交叉，而颞侧半视网膜的纤维不交叉。因此，每侧视束是由同侧颞侧半的视网膜的纤维和对侧鼻侧半视网膜的纤维组成。视束向后行止于外侧膝状体(第 3 级神经元)，由它发出的纤维组成视辐射，经内囊后肢上行，终止于枕叶距状沟两侧的皮质(见图 1-11-26)。

视觉传导通路不同部位的损伤，临床表现不同。如一侧视神经损伤，引起患侧眼全盲；一侧视束完全损伤，引起患侧眼鼻侧半视野偏盲、健侧眼颞侧半视野偏盲。

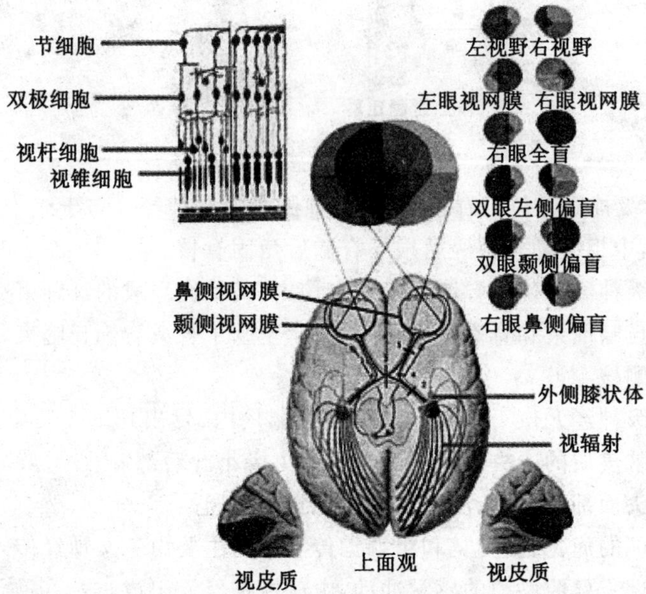

图 1-11-26　视觉传导通路

二、下行(运动)传导通路

大脑皮质是躯体运动的最高级中枢，其对躯体运动的调节是通过锥体系和锥体外系两部分传导通路来实现的。

(一)锥体系

锥体系(pyramidal system)主要管理骨骼肌的随意运动，由上、下两级神经元组成(见图 1-11-27)。上运动神经元是位于大脑皮质内的锥体细胞，其轴突组成下行纤维束，由于在下行的过程中要通过延髓锥体，故称锥体系。根据终止部位不同，锥体系可分为皮质脊髓束和皮质核束。下运动神经元的胞体分别位于脑干躯体运动核和脊髓前角内，所发出的轴突分别参与脑神经和脊神经的组成。

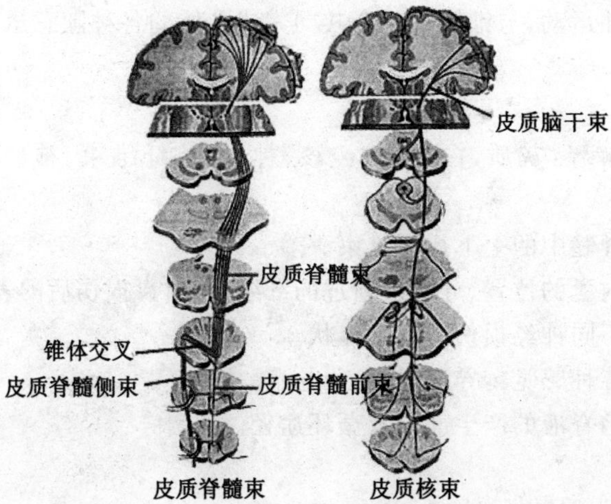

图 1-11-27　锥体系

1. 皮质脊髓束　上运动神经元的胞体位于中央前回上 2/3 和中央旁小叶前部的皮质内，其轴突组成皮质脊髓束下行，经内囊后肢、中脑、脑桥至延髓锥体，在锥体的下端，大部分纤维左右交叉形成锥体交叉。交叉后的纤维沿脊髓外侧索下行，形成皮质脊髓侧束，沿途逐节止于脊髓各节段的前角运动神经元。小部分未交叉的纤维，在同侧脊髓前索内下行，形成皮质脊髓前束，分别止于同侧和对侧的脊髓前角运动神经元。下运动神经元为脊髓前角运动神经元，其轴突组成脊神经的前根，随脊神经分布于躯干和四肢的骨骼肌。

2. 皮质核束　上运动神经元的胞体位于中央前回的下 1/3 皮质内，其轴突组成皮质核束，经内囊膝下行至脑干，大部分纤维止于双侧的脑神经运动核，但面神经核的下部和舌下神经核只接受对侧皮质核束的纤维。下运动神经元的胞体位于脑干的脑神经运动核内，其轴突随脑神经分布到头、颈、咽、喉等处的骨骼肌。

不同位置的皮质核束的损伤，表现也不同，故临床上常将上运动神经元损伤引起的瘫痪称为核上瘫；而将下运动神经元损伤引起的瘫痪称为核下瘫。

（二）锥体外系

锥体外系是指锥体系以外管理骨骼肌运动的纤维束，包括除锥体系以外与躯体运动有关的各种下行传导通路。其纤维起自大脑皮质中央前回以外的皮质，在纹状体、红核、黑质、小脑、脑干网状结构等部位多次换元，最后终于脑神经运动核或脊髓前角运动神经元，通过脑神经或脊神经，支配相应的骨骼肌。锥体外系对脊髓反射的控制常是双侧的，其主要功能是调节肌紧张，维持肌群的协调性运动，与锥体系配合共同完成人体的各种随意运动。

复习题

1. 名词解释：灰质、白质、神经核、神经节、纤维束、神经、网状结构、锥体系。
2. 简述脊髓中的上下行纤维束。
3. 试述内囊的位置、分部及通过的纤维束，内囊损伤后的表现。
4. 试述不同神经损伤引起的症状。
5. 简述各种感觉传导通路。
6. 简述脑脊液的产生部位及循环途径。

（战明侨）

第十二章　内分泌系统

知识目标：

1. 掌握垂体的位置、形态、微细结构及分泌激素。
2. 掌握甲状腺的位置、形态、微细结构及分泌激素。
3. 掌握肾上腺的位置、形态、微细结构及分泌激素。

内分泌系统由内分泌器官、内分泌组织和内分泌细胞组成，它们都具有分泌功能，其分泌物称为激素。内分泌器官包括垂体、甲状腺、甲状旁腺、肾上腺、胰岛等(见图 1-12-1)。

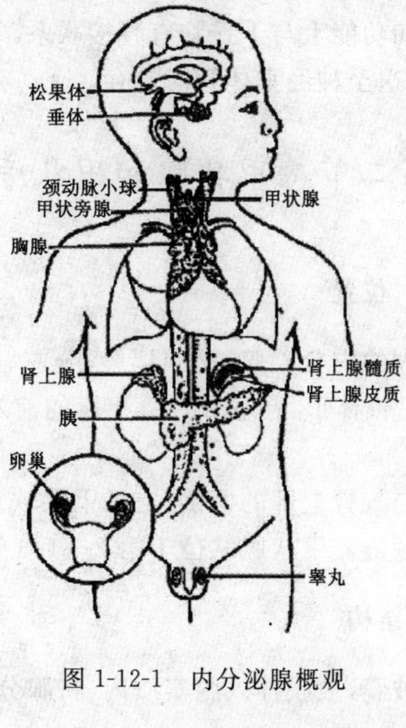

图 1-12-1　内分泌腺概观

第一节　垂体

垂体位于颅底蝶骨的垂体窝内，借漏斗连于下丘脑。垂体由腺垂体和神经垂体两部分组成。腺垂体又分为远侧部、结节部和中间部；神经垂体分神经部、漏斗。

一、腺垂体

腺垂体内有三种细胞，嗜酸性细胞能分泌生长激素和催乳素，嗜碱性细胞可分泌促甲状腺激素、促肾上腺皮质激素和促性腺激素，嫌色细胞可能是前两种细胞的前体。

知识链接：人幼年期若生长激素分泌不足，将出现生长停滞，身材矮小，称侏儒症，其智力正常；若幼年期生长激素分泌过多可引起巨人症。若在成年时，生长激素分泌过多，此时由于骨骺已闭合，只能使软骨成分较多的手足、肢端短骨、面骨及其软组织生长异常，以致形成手足粗大，鼻大唇厚，下颌突出，内脏器官也产生肥大现象，称肢端肥大症。

二、神经垂体

神经垂体在结构和功能上与下丘脑有直接联系。下丘脑合成与释放的抗利尿激素和催产素，运送至神经垂体暂时储存。

第二节　甲状腺和甲状旁腺

一、甲状腺的形态、位置

甲状腺是人体最大的内分泌腺，呈“H”形，分左、右两侧叶和中间的峡部（见图 1-12-2）。侧叶呈锥体形，在喉和气管上段的前外侧面，峡部的上缘可有一向上延伸的锥状叶。

侧叶位于喉下部与气管上部的两侧，上平甲状软骨中点，下至第 6 气管软骨，后方平对第 5～7 颈椎。甲状腺峡位于第 2～4 气管软骨环的前方。

二、甲状腺的微细结构

甲状腺表面覆有被膜，被膜伸入腺实质内，将腺分为若干个大小不等的甲状腺小叶，每个小叶内有20～40个滤泡(见图1-12-3)。滤泡表面是单层立方上皮细胞，称为滤泡上皮细胞，此细胞可以合成分泌甲状腺激素，调节机体的基础代谢和生长发育。在甲状腺滤泡之间有一种滤泡旁细胞，它可分泌降钙素，调节钙磷浓度。

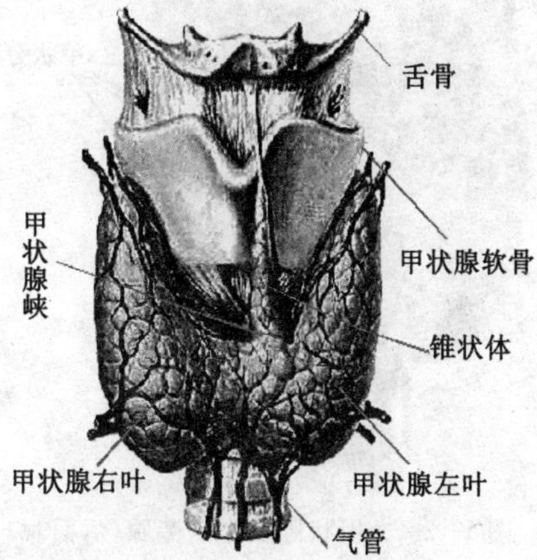

图1-12-2　甲状腺(前面观)

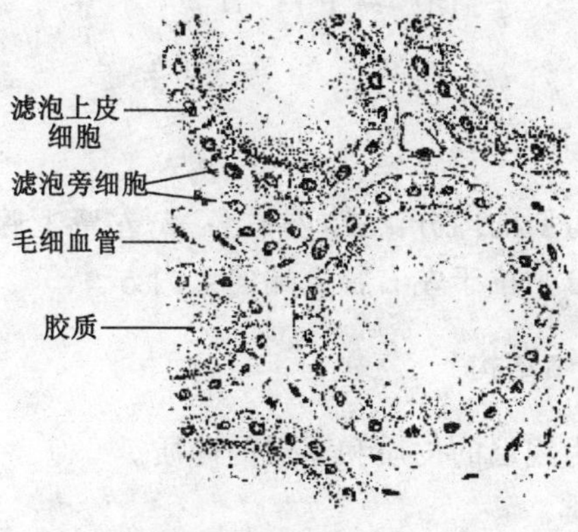

图1-12-3　甲状腺微细结构

知识链接：当饮食中缺碘造成甲状腺激素合成减少时，甲状腺激素对腺垂体的负反馈作用减弱，促甲状腺激素的分泌量增多，从而刺激甲状腺细胞增生，甲状腺肿大，临床上称为单纯性甲状腺肿。

三、甲状旁腺

甲状旁腺形似黄豆大小，通常是上、下两对，位于甲状腺侧叶后缘(见图1-12-4)。甲状旁腺细胞内的腺细胞主要有主细胞和嗜酸性细胞两种，其中主细胞能合成分泌甲状旁腺素。甲状旁腺激素的生理作用主要是升高血钙和降低血磷，是调节血钙和血磷水平的最重要激素。

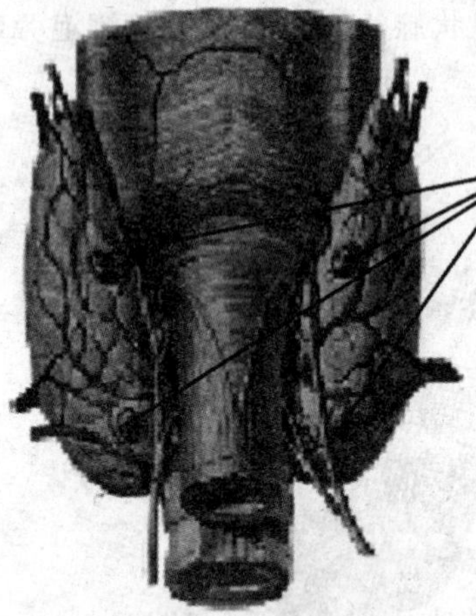

图 1-12-4　甲状腺及甲状旁腺(后面观)

第三节　肾上腺

一、肾上腺的位置、形态

肾上腺是人体重要的内分泌腺，左右各一，左肾上腺近似半月形，右肾上腺呈三角形。它们分别位于左右肾上端的上内方。

二、肾上腺的微细结构

肾上腺实质分为浅层的皮质和深层的髓质。

(一)肾上腺皮质

肾上腺皮质由外向内分为球状带、束状带和网状带三个区(见图 1-12-5)。

1.球状带　球状带靠近被膜，约占皮质厚度的 15%，球状带细胞能分泌盐皮质激素，如醛固酮。可调节体内的钠、钾和水的平衡。

2.束状带　束状带约占皮质厚度的 78%，束状带细胞能分泌糖皮质激素，如皮质醇。具有调节物质代谢、抑制免疫应答、抗炎、抗毒、抗休克作用。

3.网状带　网状带约占皮质厚度的 7%，紧靠髓质，能分泌雄激素和少量雌激素。

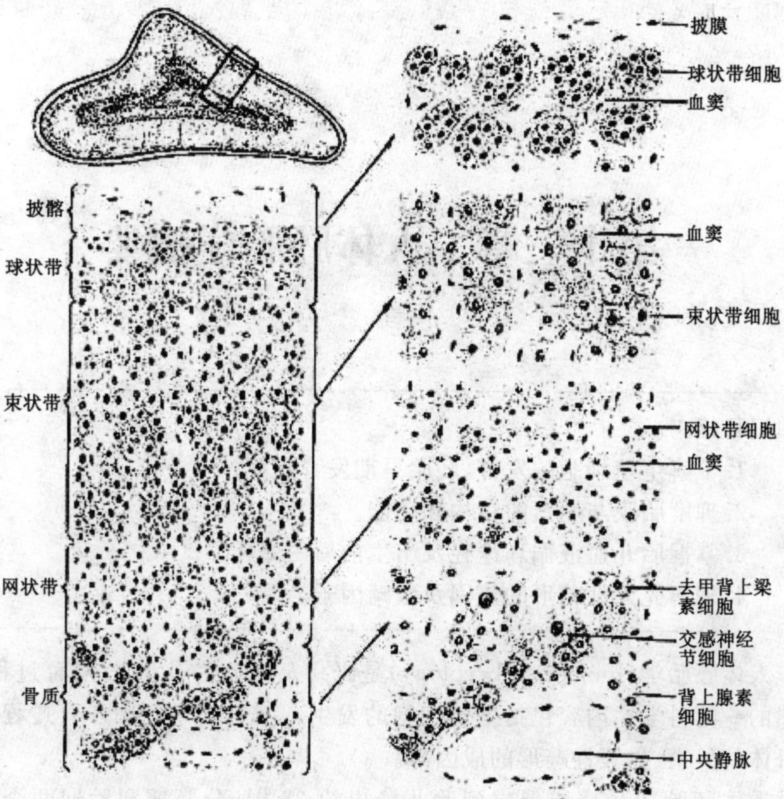

图 1-12-5 肾上腺结构示意图

(二)肾上腺髓质

肾上腺髓质内有嗜铬细胞,可以分泌肾上腺素和去甲肾上腺素,它们能使心率加快,心收缩力加强,小动脉收缩,血压升高。其中前者对心脏作用更强,故临床上常用作强心药;后者对血管作用更强,故临床上常用作升压药。

复习题

1. 简述甲状腺位置、形态及微细结构。
2. 简述肾上腺位置、形态及微细结构。
3. 简述垂体的分部及微细结构。

(徐晓霞)

第十三章　人体胚胎学概要

知识目标：

1. 了解生殖细胞的发育，胚胎早期发育过程。
2. 理解胎膜与胎盘的结构和功能。
3. 掌握胎儿血液循环途径及出生前后的变化。
4. 理解先天性畸形的病因及致畸因子。

人体胚胎学(human embryology)是研究人体出生前发生、发育过程及其规律的一门科学。内容包括生殖细胞的发生、受精、整个胚胎发育过程、胚胎与母体的关系、先天性畸形的成因等。

人体胚胎从受精卵形成到胎儿娩出约38周，分胚期和胎期两个阶段。①胚期(embryonic period)：指1～8周的胚胎，包括受精、卵裂、胚层形成和器官原基的建立。②胎期(fetal period)：指从第9周开始至胎儿分娩出母体。

胚胎学属形态学范畴，因而在学习时应特别注意观察，包括对胚胎标本、模型、切片、图谱的观察，更要做到结合教材上的描述启动形象思维进行观察。

第一节　生殖细胞的发育

一、精子的发生与成熟

精子是睾丸曲细精管生精细胞经过连续的分化过程形成的(见图1-13-1)。主要过程在睾丸曲细精管内进行，大致分为三个阶段：①精原细胞增殖分裂期：精子的最原始阶段称精原细胞，是产生精子的干细胞，位于曲细精管的生精上皮。最初，精原细胞以有丝分裂的形式增殖为初级精母细胞。②精母细胞减数分裂为精子细胞:初级精母细胞继续分裂,一个初级精母细胞分裂为两个次级精母细胞。由于细胞核内染色体未发生复制,每个次级精母细胞只携带原来染色体数目的一半,即23条染色体,其中包括一条性染色体,细胞体积也较初级精母细胞为小。次级精母细胞接着进行一次成熟分裂,成为两个精子细胞。结果,1个初级精母细胞分裂成为4个精子细胞,每个精子细胞携带单倍数目的染色体。③精子形成阶段:在细胞分裂的同时,精子细胞逐渐移动接近曲细精管管腔。精子细胞继续发育变化成为有头有尾的精子,并进入管腔内,大约历时64天。精子随后沿曲细精管进入附睾,在附睾头停留2～3周,才能发育为最终具有运动能力的精子。最终精子在女性生殖管道中运行,包裹在精子头部的糖蛋白被女性生殖管道中的酶类降解,获得受精能力,此过程称获能。所以从一个精原细胞发育成为成熟的精子约需90天的时间。

二、卵子的发生与成熟

卵子的发生类似精子的发生,也要经过两次成熟分裂,染色体数目和DNA含量减半(见图1-13-1)。青春期开始后,初级卵母细胞开始发育,排卵前完成第一次成熟分裂,形成一个次级卵母细胞和一个第一极体。次级卵母细胞第二次成熟分裂要在精子激发下完成,形成一个卵子和一个第二极体。

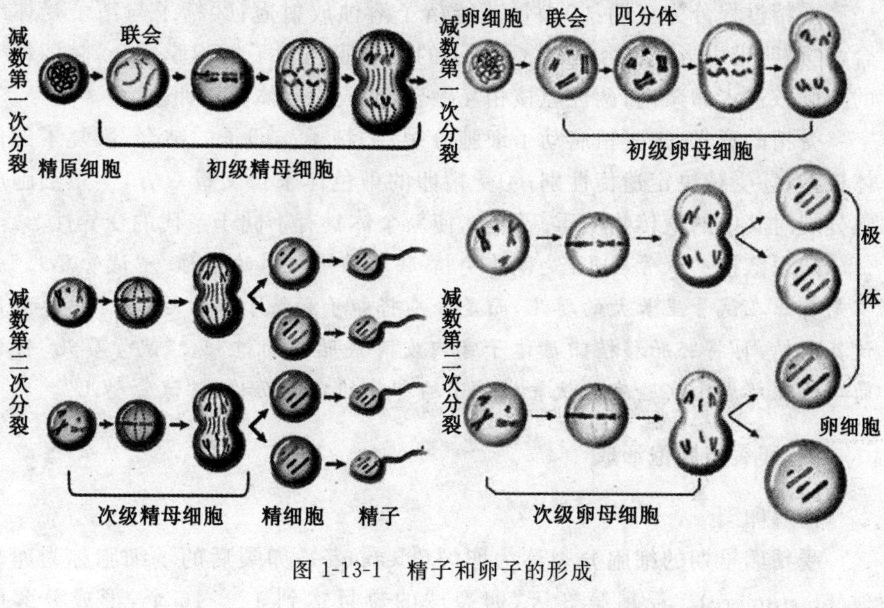

图1-13-1　精子和卵子的形成

第二节 胚胎的早期发育

一、受精

发育正常并且获能的精子与发育正常的卵子在限定的时间内相遇，结合成为受精卵的过程，称为受精(fertilization)（见图 1-13-2）。受精常见于输卵管的壶腹部。

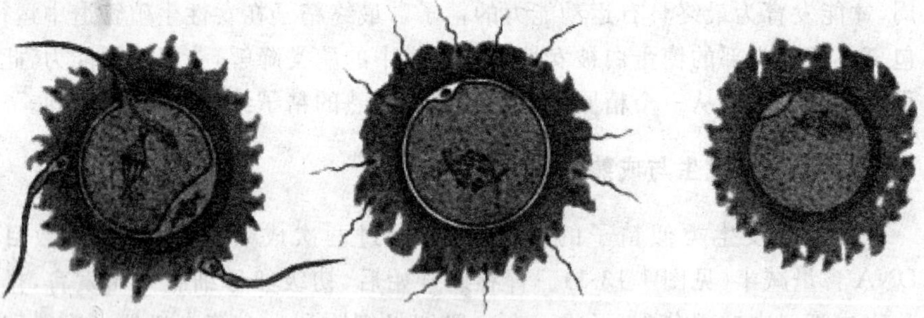

图 1-13-2 受精过程示意图

受精过程分为三期：①大量获能精子溶蚀放射冠；②精子与精子受体结合，在透明带中形成一条孔道；③精子的细胞膜与卵子细胞膜融合，随即精子的细胞核进入卵浆内，两性原核相互融合，形成二倍体受精卵。

受精的意义：①受精启动了细胞分裂；②精子与卵子的结合，恢复了二倍体核型；③受精决定遗传性别；④受精卵的染色体来自父母双方，生殖细胞成熟分裂时其中的遗传物质重新组合，使新个体具有不同于亲代的变异性。

知识链接：“试管婴儿”是体外受精-胚胎移植技术的俗称。“试管婴儿”并不是真正在试管里长大的婴儿，而是分别将卵子和精子取出后，置于培养液内使其受精，再将胚胎移植回母体子宫内发育成胎儿的过程。“试管婴儿”可以简单地理解成由实验室的试管代替了输卵管的功能而称为“试管婴儿”。

二、卵裂与胚泡形成

（一）卵裂

受精卵早期的细胞分裂称为卵裂(cleavage)，卵裂后的子细胞称为卵裂球(blastomere)。受精第 3 天，卵裂球的数目达到 12～16 个，形成桑葚胚(morula)。

（二）胚泡

桑葚胚继续分裂，发育到第 5 天时，卵裂球的数目增至 100 个左右，细胞间出现一个大腔，腔内充满液体，整个胚形似囊泡，故称胚泡（blastocyst）（见图 1-13-3）。胚泡由胚泡腔、滋养层和内细胞群组成。

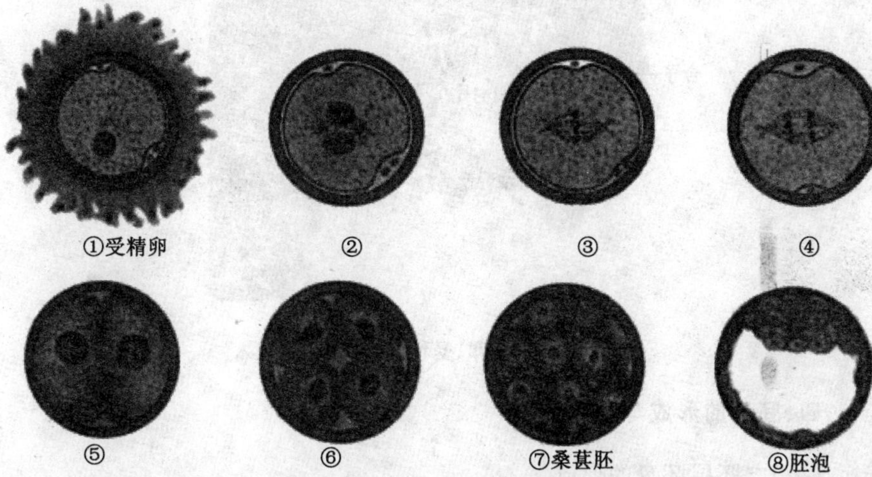

图 1-13-3　雌原核和雄原核的形成、卵裂和胚泡形成

三、植入与蜕膜

（一）植入

胚泡逐渐埋入子宫内膜的过程称植入（implantation）（见图 1-13-4）。

1. 植入过程　受精后第 5～6 天，包绕胚泡的透明带溶解消失，滋养层与子宫内膜接触，并分泌蛋白酶分解消化与其黏附的子宫内膜。胚泡沿着被消化组织的缺口逐渐侵入内膜功能层。胚泡全部植入子宫内膜后，缺口处上皮修复，植入于第 11～12 天完成。

2. 植入部位　最常见的植入部位是子宫体和底部。若植入部位在子宫颈附近，形成前置胎盘，妊娠晚期易发生胎盘早剥或分娩时造成分娩困难，多行剖宫产。若植入部位在子宫以外的部位，称宫外孕。

3. 植入条件　植入需要具备一定的条件，如母体激素分泌正常；子宫内环境必须正常；胚泡准时进入子宫腔，透明带及时溶解消失；子宫内膜发育阶段与胚泡发育同步。

（二）蜕膜

植入后的子宫内膜改称蜕膜，蜕膜中的基质细胞改称蜕膜细胞。根据蜕膜与胚泡的位置关系，将蜕膜分为底蜕膜、包蜕膜和壁蜕膜。最终包蜕膜与壁蜕膜相互融合，子宫腔消失。

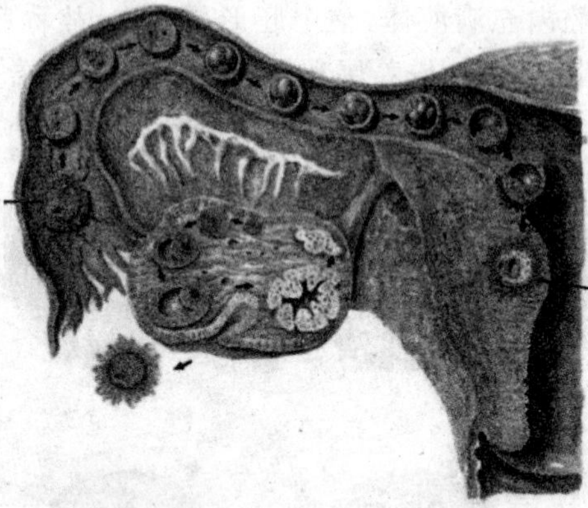

图 1-13-4　排卵、受精、卵裂与胚泡植入

四、胚层的形成与分化

（一）二胚层胚盘的形成

受精后第 7 天，内细胞群分化成上胚层和下胚层。受精后第 8 天，形成羊膜腔，腔内有羊水，上胚层构成羊膜腔的底。受精后第 9 天，下胚层周缘的细胞增生并逐渐覆盖了细胞滋养层的内表面，形成卵黄囊，下胚层构成卵黄囊的顶。

（二）三胚层胚盘的形成

第 3 周，部分上胚层细胞分裂增殖，在胚盘尾侧中轴线上形成纵行细胞隆起，称原条（primitive streak），原条头端细胞增殖快，形成原结（primitive node）。原条细胞增殖并逐渐置换下胚层细胞，形成内胚层；另一部分细胞在上胚层与内胚层之间增殖，形成中胚层；原上胚层改称外胚层。原结细胞在内外胚层间向胚盘头端迁移形成脊索。原条和脊索构成胚盘中轴，并在诱导神经管与椎体的发生中有重要作用。最后脊索退化为椎间盘中的髓核。在胚盘头尾端各有一无中胚层区域，分别形成口咽膜和泄殖腔膜。

（三）三胚层的分化

1. 内胚层的分化　原肠分为前肠、中肠和后肠。第 3 周末，口咽膜破裂，前肠开口于羊膜腔，第 8 周末，肛膜破裂后肠也开口于羊膜腔。前肠分化为呼吸系统、咽、食管、胃、十二指肠上 2/3 部分、中耳、甲状腺、甲状旁腺、胸腺及肝、胆和胰等消化腺的上皮；中肠分化为十二指肠下 1/3 部分至横结肠右 2/3

部分的上皮；后肠分化为横结肠左1/3部分至肛管上段的上皮。

2.外胚层的分化　在脊索的诱导下，外胚层增厚，形成神经板，并逐渐形成神经管。神经管是中枢神经系统的原基，分化为脑和脊髓。在神经沟闭合为神经管时，神经板外侧缘的神经上皮细胞形成左、右两条神经嵴，是周围神经系统的原基，分化为脑神经节、脊神经节、自主神经节和外周神经等。表面外胚层将分化为皮肤的表皮及其附属结构、牙釉质、角膜和腺垂体等结构。

3.中胚层的分化　中胚层由中轴线向两侧分为轴旁中胚层、间介中胚层和侧中胚层三部分。轴旁中胚层呈节段性增生，形成体节。体节将分化为皮肤真皮、骨骼肌和中轴骨骼。间介中胚层分化为泌尿系统和生殖系统的大部分器官和结构。侧中胚层分为体壁中胚层和脏壁中胚层，前者分化为体壁的肌肉、结缔组织及腹膜、胸膜、心包膜的壁层；后者分化为消化管壁上的肌肉、结缔组织和腹膜、胸膜、心包膜的脏层。胚内体腔分化为心包腔、胸膜腔及腹膜腔。

（四）胚体的形成

由于胚体各部生长速度不同，胚盘边缘向腹侧卷折，出现头褶、尾褶及左右侧褶，使扁平形胚盘逐渐变为圆柱形的胚体。最终胚体突入羊膜腔，浸泡在羊水中，体蒂和卵黄囊在胚体腹侧合并，外包羊膜，形成脐带。口咽膜和泄殖腔膜分别转到胚体头、尾两端的腹侧。外胚层包于胚体外表面，内胚层卷折到胚体内，形成头、尾方向的原始消化管，其头端由口咽膜封闭，尾端以泄殖腔膜与外界相隔，中段通过卵黄蒂与卵黄囊相连。

第三节　胎膜与胎盘

一、胎膜

胎膜包括绒毛膜、羊膜、卵黄囊、尿囊和脐带。

（一）绒毛膜

绒毛膜由滋养层和胚外中胚层的壁层构成。胚泡植入子宫内膜后，在胚泡表面形成许多绒毛样的突起，以细胞滋养层为中轴，外裹合体滋养层，称初级干绒毛。胚外中胚层长入初级干绒毛的中轴，使初级干绒毛变成了次级干绒毛。当绒毛膜的胚外中胚层内形成血管网和结缔组织，并与胚体内的血管相通时，次级干绒毛改称三级干绒毛。三级干绒毛末端的细胞滋养层细胞形成细胞滋养层壳。随着胚胎发育，丛密绒毛膜与基蜕膜共同构成了胎盘，而平滑绒毛膜则和包蜕膜一起逐渐与壁蜕膜融合。

（二）羊膜

羊膜为半透明薄膜，由单层羊膜上皮和薄层胚外中胚层构成。羊膜腔内充满羊水，羊水含有脱落的上皮细胞和一些胎儿的代谢产物。随着胚盘向腹侧包卷，胚体逐渐陷入了羊膜腔。羊水具有保护胎儿免受外界冲击和损害，防止与周围组织粘连等功能。

（三）卵黄囊

人胚卵黄囊的出现是生物进化过程的重演。原始的造血干细胞和生殖细胞分别来源于卵黄囊壁上的胚外中胚层和尾侧壁上的内胚层细胞。

（四）尿囊

尿囊是从卵黄囊尾侧向体蒂内伸出的一个盲管。尿囊壁上的一对尿囊动脉和一对尿囊静脉，演化成脐动脉和脐静脉，尿囊根部参与膀胱形成，其余的部分仅存数周便退化。尿囊先退化为一条脐尿管，后闭锁为脐中韧带。

（五）脐带

脐带是胎儿与胎盘间物质运输的通道，由羊膜将 2 条脐动脉、1 条脐静脉、体蒂、尿囊及卵黄蒂等结构包绕而成。

二、胎盘

（一）胎盘的结构

胎盘(placenta)是母体与胎儿间进行物质交换的器官，是胚胎与母体组织的结合体，由羊膜、丛密绒毛膜和底蜕膜构成。胎盘呈圆盘状，嵌在子宫壁中，分娩时由于子宫肌层收缩使胎盘剥离而挤出子宫。胎盘中央厚而边缘薄。向着羊膜腔的一面光滑，称为子面，脐带位于其中央，脐带中有血管。另一面粗糙，称为母面，也就是剥离的蜕膜组织撕裂断面。胎盘的主体部分是树枝状的绒毛胎盘。绒毛的表层是滋养层上皮，中层为结缔组织和血管。这些血管是由早期的尿囊血管衍生而来。

（二）胎盘的血液循环

胎盘内有母体和胎儿两套血循环，两者的血液在各自的封闭管道内循环，互不相混，两者之间有胎盘屏障相隔，可进行物质交换(见图 1-13-5)。

1. 胎儿胎盘血循环　胎儿的静脉血经脐动脉及其分支流入绒毛毛细血管，与绒毛间隙内的母体血进行物质交换后，成为动脉血，又经脐静脉回流到胎儿。

2. 母体胎盘血循环　母体动脉血从子宫螺旋动脉流入绒毛间隙，在此与

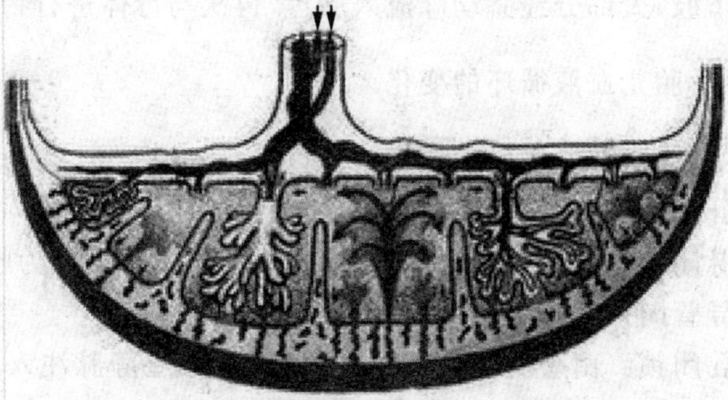

图 1-13-5　胎盘结构和血液循环模式图

绒毛内毛细血管的胎儿血进行物质交换后，由子宫静脉回流入母体。

（三）胎盘屏障

胎盘屏障指的是胎儿血与母体血在胎盘内进行物质交换所通过的结构。早期胎盘屏障由合体滋养层、细胞滋养层和基膜、薄层结缔组织和毛细血管基膜及内皮组成。随着胎儿的发育长大，由于细胞滋养层在许多部位消失以及合体滋养层在一些部位仅为一薄层胞质，胎盘屏障变得越来越薄，胎血与母血间仅隔以绒毛的毛细血管内皮和薄层合体滋养层及两者的基膜，更有利于胎血与母血间的物质交换。

（四）胎盘的功能

胎盘具有物质交换、防御屏障和分泌雌激素、孕激素、绒毛膜促性腺激素、胎盘催乳素等重要生理功能。

第四节　胎儿血液循环

一、胎儿血液循环途径

经脐静脉从胎盘流回的血液富含氧气和营养物质，进入胎儿体内后，大部分经静脉导管进入下腔静脉，小部分进入肝，下腔静脉注入右心房。大部分血液经卵圆孔注入左心房，与来自肺静脉的少量静脉血混合，流入左心室，注入主动脉。主动脉中的大部分血液经主动脉弓的分支注入头颈部和上肢，小部分注入降主动脉。上腔静脉的血液注入右心房，大部分重新经卵圆孔进入左心房，小部分流入右心室，注入肺动脉。由于胎儿的肺尚无呼吸功能，进入肺的血液量很少，大部分经动脉导管流入降主动脉。降主动脉中的血液小部分供应躯干和下肢，大部分经脐动脉流入胎盘，再次与母体进行物质交换。

二、出生后胎儿血液循环的变化

胎儿出生后，血液循环发生变换。

1.脐静脉闭锁　成为肝圆韧带。

2.脐动脉闭锁　大部分闭锁成为脐外侧韧带，小部分成为膀胱上动脉。

3.静脉导管闭锁　成为静脉韧带。

4.卵圆孔闭锁　由于胎盘血液循环停止，从下腔静脉注入右心房的血液减少，右心房内的压力降低；同时，肺开始呼吸，大量血液经肺静脉回流入左心房，左心房内的压力增高，使卵圆孔瓣紧贴第二房间隔，卵圆孔关闭，出生后约1年，完全闭锁。

5.动脉导管闭锁　肺开始呼吸后，肺动脉中的血液大量进入肺内，不再经动脉导管流入降主动脉，动脉导管关闭，2～3个月后，完全闭锁，成为动脉韧带。

第五节　双胎、多胎和联胎

一、双胎

双胎又称孪生，是指一次分娩出生两个胎儿的现象，发生率约1%。

1.双卵双胎　来自于两个受精卵，每个胎儿各具独立的胎盘、绒毛膜囊和羊膜囊。两个胎儿的性别可相同也可不同，其相貌、血型及组织抗原性均同一般的兄弟姐妹。

2.单卵双胎　由一个受精卵发育成两个胎儿，两个胎儿遗传构成完全相同，性别相同，相貌相同，血型及组织抗原性均相同。由于两个体分离的时间早晚不同，因此两个胎儿与胎膜及胎盘的关系也不同。

二、多胎

一次分娩出两个以上新生儿者称多胎，多胎可以是单卵多胎、多卵多胎和混合型多胎。

三、联胎

联胎是指两个未完全分离的单卵双胎，分为对称性联胎和不对称性联胎。

第六节　先天性畸形

先天性畸形是由于胚胎发育紊乱而出现的形态结构异常。研究先天性畸形的科学称畸形学，是胚胎学的一个重要分支。

一、先天性畸形的分类

先天性畸形分为整体发育畸形、胚胎局部发育畸形、组织分化不良性畸形、发育过度畸形、吸收不全性畸形、超数和异位发生性畸形、发育滞留性畸形等类型。

二、先天性畸形的发生原因

1.遗传因素　遗传因素引起的先天性畸形约占25%。包括亲代畸形的血缘遗传和生殖细胞或胚体细胞的染色体数目畸变及基因突变。

2.环境因素　环境因素引起的先天性畸形约占10%。能引起出生缺陷的环境因素，统称致畸因子。致畸因子主要有生物性、物理性、药物、化学物质和其他致畸因子五大类。

3.遗传因素和环境因素共同作用引起的先天性畸形和原因不明者此类畸形约占65%。

三、致畸敏感期

胚胎发育是连续的过程，处于不同发育阶段的胚胎对致畸因子作用的敏感程度不同。受到致畸因子作用后，最易发生畸形的发育阶段称致畸敏感期。

四、先天性畸形的预防

采用遗传学方法预防遗传性畸形是畸形预防中的一个重要方面。做好孕期保健是防止环境致畸的根本措施。通过宫内诊断可防止畸形儿的出生，主要方法有羊膜囊穿刺、绒毛膜检查、B型超声波检查、羊水和胎儿造影及X线检查等。

复习题

1.名词解释：受精、卵裂、植入、胎盘、双胎、多胎、联胎。

2.简述受精过程及意义。

3.简述植入过程、部位及条件。

4.叙述胎儿血液循环途径及出生后胎儿血液循环的变化。

（瞿学烨）

第二篇

生　理　学

第一章 绪 论

知识目标：

1. 了解生理学的概念、研究任务、方法及水平。
2. 掌握生命活动的基本特征。
3. 理解人体与环境之间的关系。
4. 掌握生理功能的调节方式及特点。
5. 理解生理功能的调控方式及意义。

第一节 生理学概述

一、生理学的研究对象和任务

(一)生理学的研究对象

生理学(physiology)是生物科学的一个分支，是研究生物体及其各组成部分正常功能活动规律的一门科学。生物体(organism)是指自然界中一切具有生命的物体的总称，简称机体，包括最简单的微生物到最复杂的人体。因为研究对象不同，生理学可分为微生物生理学、植物生理学、动物生理学和人体生理学等，本篇主要探讨人体生理学(human physiology)。

(二)生理学的研究任务

生理学的研究任务主要是阐明正常机体及其各组成部分各种生命现象、活动规律及其产生机制，以及机体内外环境变化对这些功能活动的影响和机体所进行的相应调节，并揭示各种生理功能在整体生命活动中的意义。

二、生理学与医学、护理学的关系

人体生理学是一门重要的医学、护理学基础课程，它以解剖学、组织学、细胞学为基础，同时为进一步学习病理学、药理学及临床等课程奠定基础，起着承前启后的作用。

第二节　生命活动的基本特征

新陈代谢、兴奋性、适应性和生殖等基本表现是生物体所特有的，是生命活动的基本特征。

一、新陈代谢

新陈代谢(metabolism)是指机体与环境之间不断进行物质交换和能量交换，以实现自我更新的过程，包括合成代谢和分解代谢两个方面。合成代谢(anabolism)又称同化作用，是指机体把从外界环境中获取的营养物质转变成自身的组成物质，并且储存能量的变化过程。分解代谢(catabolism)又称异化作用，是指机体能够把自身的一部分组成物质加以分解，释放出其中的能量，并且把分解的终产物排出体外的变化过程。由此可见，新陈代谢又包含物质代谢和能量代谢两个相伴随的过程。

新陈代谢是生命活动中最基本的特征，是一切生命活动的基础。

二、兴奋性

兴奋性(excitability)是指可兴奋细胞受到特定刺激时产生动作电位的能力或特性。一般认为，神经细胞、肌细胞和腺细胞都属于可兴奋细胞(excitable cell)。

刺激(stimulation)是指细胞所处环境因素的任何改变。刺激的种类很多，按性质的不同可以划分为：①物理性刺激：如电、机械、温度、声波、光等；②化学性刺激：如酸、碱、药物等；③生物性刺激：如细菌、病毒等；④社会心理性刺激：如情绪激动、社会变革等。

反应(reaction)是指可兴奋细胞接受刺激后所发生的一切变化，有兴奋和抑制两种表现形式。兴奋(excitation)是指接受刺激后，活动加强或由相对静止变为活动状态。如交感神经兴奋，引起心跳加快、加强。抑制(inhibition)是指接受刺激后，活动减弱或由活动状态变为相对静止。如迷走神经兴奋，引起心跳减慢、减弱。

实验证明,刺激要能使细胞发生兴奋,必须达到一定的刺激量,刺激量通常包括刺激的强度、刺激的持续时间和刺激-时间变化率三个因素。若将刺激的持续时间固定,能引起组织发生反应的最小刺激强度,称阈强度(threshold intensity),简称阈值(threshold)。强度等于阈值的刺激称为阈刺激(threshold stimulus),大于阈值的刺激称为阈上刺激,小于阈值的刺激称为阈下刺激。阈刺激和阈上刺激能引起组织兴奋。阈值反映细胞兴奋性的高低,与兴奋性呈反比关系。

知识链接:护士给病人进行肌内注射时,常遵循"两慢一快"的原则,即进针快、出针快、推药慢,因为进针快、出针快能缩短刺激的持续时间,推药慢能降低刺激-时间变化率,两者均可减弱刺激作用,从而减轻病人的疼痛。

三、适应性

适应性(adaptability)是指机体以适当的反应克服反复出现的环境变化造成的危害,保持自身生存的能力或特性。

四、生殖

随着生长发育的成熟,到青春期后,生物体具有产生与自己相似的子代个体的能力,这种功能称为生殖(reproduction)。生殖功能对种群的繁衍是必需的,因此被视为生命活动的基本特征之一。

第三节 人体与环境

一、人体与外环境

人体所处的外界环境称外环境(external environment),包括自然环境和社会环境。自然环境如温度、气压、光照、湿度等。社会环境如社会制度、居住条件、经济状况、生活习惯等。外环境的变化都会对人体产生不同的刺激,人体也不断地做出反应,以适应外环境的变化,同时人体还有客观认识环境和能动改造环境的能力。

二、内环境及稳态

人体内含有大量液体,总称为体液(body fluid),正常成人的体液量约占体重的60%。其中约2/3分布于细胞内，称为细胞内液（intracellular fluid，ICF）；约1/3分布于细胞外，称为细胞外液（extracellular fluid，ECF），包括组织液、血浆、淋巴和脑脊液等。机体的绝大多数细胞被周围的体液围绕，即细胞外液，称为内环境（internal environment）。

内环境的理化性质及各种液体成分保持相对恒定的状态称为稳态（homeostasis）。内环境的稳态是一种动态平衡，是维持机体正常生命活动的必要条件，主要依赖负反馈。如人的正常体温波动于37 ℃上下，但一天内波动幅度不超过1 ℃。

第四节 生理功能的调节

一、生理功能调节的方式

机体调节方式主要有神经调节、体液调节和自身调节三种。

（一）神经调节

神经调节（neuroregulation）是通过反射而影响生理功能的一种调节方式，是人体生理功能调节中最主要的方式。反射（reflex）是指机体在中枢神经系统的参与下，对内外环境刺激所做出的规律性应答。反射的结构基础是反射弧（reflex arc），由感受器、传入神经、神经中枢、传出神经和效应器五个基本部分组成（见图2-1-1）。反射按形成过程可分为条件反射和非条件反射两种类型。

神经调节具有迅速、精确、短暂等特点。

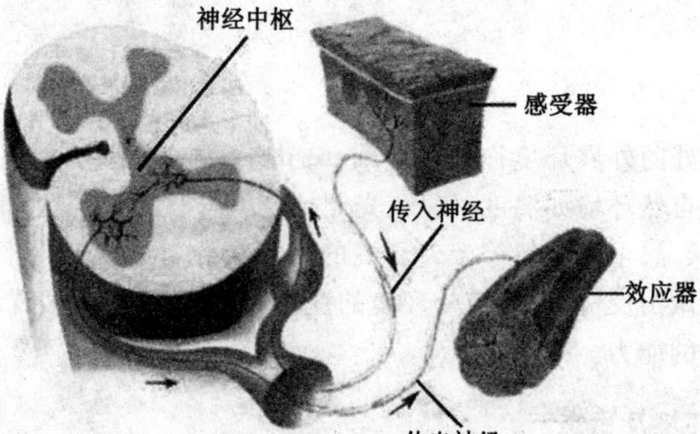

图2-1-1 反射弧示意图

知识链接：反射的结构基础是反射弧，反射弧任何一个部分的损伤，都会引起反射现象的改变或消失。如成人检查发现巴宾斯基征、奥本汉姆征阳性，常提示锥体束受损；截瘫病人因脑和脊髓之间联系丧失，出现大小便失禁等现象。

（二）体液调节

体液调节(humoral regulation)是指体内的某些特殊的化学物质经体液运输，到达全身或某些特殊的组织细胞，影响这些细胞生理功能的一种调节方式。发挥调节作用的物质主要是激素。

体液调节具有作用缓慢、持续时间长、作用部位广泛等特点。

人体内多数内分泌腺或内分泌细胞受到神经系统的调节，在这种情况下，体液调节是神经调节的一个传出环节，是反射传出道路的延伸。可称为神经-体液调节(neurohumoral regulation)。

（三）自身调节

自身调节(autoregulation)是指内外环境变化时组织、细胞不依赖于神经或体液调节而产生的适应性反应。自身调节的特点是调节的范围和幅度较小，但在生理功能的相对稳定中仍具有一定作用。

二、体内的控制系统

（一）非自动控制系统

非自动控制系统是指受控部分受控制部分的控制，但不能反过来影响控制部分。非控制系统在人体生理调节中较少见，如应激对血压的影响。

（二）反馈控制系统

反馈控制系统是指受控部分受控制部分的控制，又反过来影响控制部分。由受控部分发出的信息反过来影响控制部分的活动，称为反馈(feedback)。反馈有负反馈和正反馈两种形式(见图 2-1-2)。

1. 负反馈(negative feedback)　负反馈是指反馈信息抑制与减弱控制部分的活动，使受控部分的活动朝着与它原来活动相反的方向改变。主要意义在于维持机体内环境的稳态。

2. 正反馈(positive feedback)　正反馈是指反馈信息促进与加强控制部分的活动，使受控部分的活动朝着与它原来活动相同的方向改变。主要意义在于使生理过程不断加强，直至最终完成生理功能。生命活动中常见的正反馈有排便、排尿、分娩、血液凝固等。

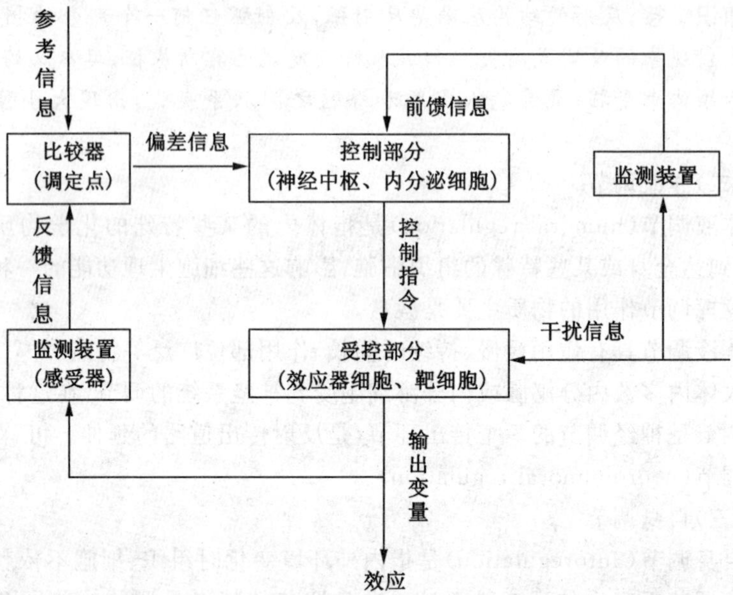

图 2-1-2　反馈控制系统和前馈控制系统示意图

（三）前馈控制系统

控制部分在反馈信息尚未到达前已受到前馈信息的影响，及时纠正其指令可能出现的偏差，这种自动控制形式称为前馈(feed forward)。主要作用是预先监测干扰，及时作出适应性反应，使受控部分活动更加准确精细。

复习题

1. 名词解释：新陈代谢、合成代谢、分解代谢、兴奋性、阈强度、适应性、内环境、稳态、负反馈、正反馈。

2. 生命活动的基本特征有哪些？

3. 生理功能的调节方式有哪些？各有何特点？

（李嘉琳）

第二章　细胞的基本功能

知识目标：

1. 理解细胞膜的物质转运功能。
2. 了解细胞的信号转导功能。
3. 掌握细胞的生物电现象。
4. 了解肌纤维的收缩功能。

细胞是人体的基本结构和功能单位。人体的各种生理活动都是在细胞及其产物的物质基础上进行的。人体的细胞有 200 多种，每种细胞都分布在一定的部位，执行特定的功能，但细胞许多基本的功能活动是相同的，本章主要介绍细胞的这些具有共性的基本功能。

第一节　细胞膜的基本结构和跨膜物质转运功能

一、细胞膜的基本结构

细胞膜(cell membrane)也称质膜(plasmalemma)，它把细胞内容物与细胞周围环境分隔开来，使细胞能相对地独立于环境而存在，主要由脂质、蛋白质和少量糖类等物质组成。尽管目前还没有能够直接观察膜的分子结构的技术，但目前为绝大多数人所接受的是 Singer 和 Nicholson 于 1972 年提出的液态镶嵌模型(fluid mosaic model)。这一模型学说认为：细胞膜是以液态的脂质双分子层为基架，其中镶嵌着具有不同结构和功能的蛋白质(见图 2-2-1)。

(一)脂质双分子层

膜脂质主要由磷脂、胆固醇和少量糖脂构成，它们都是双嗜性分子(amphiphilic molecule)，包括亲水端和疏水端，亲水端朝向细胞外液或胞质，疏水端彼此相对，形成膜内部的疏水区。脂质的熔点较低，在一般体温条件下呈液态，因而膜具有流动性。

(二)细胞膜的蛋白质

膜蛋白以表面蛋白(peripheral protein)和整合蛋白(integral protein)两种形式同膜脂质相结合。由于脂质双分子层是液态的，镶嵌在脂质层中的蛋白质是可移动的。与物质跨膜转运功能有关的蛋白，如载体、通道和离子泵等，都属于整合蛋白。

(三)细胞膜的糖类

细胞膜所含糖类以糖脂(glycolipid)和糖蛋白(glycoprotein)的形式存在。糖链裸露在膜的外侧，具有受体或抗原的功能。

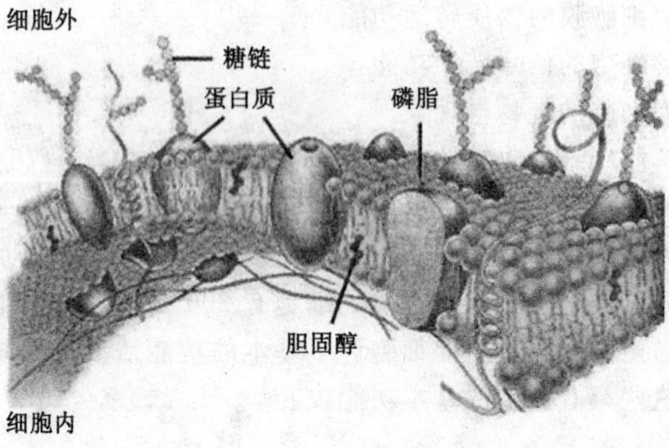

图 2-2-1　细胞膜结构模式图

二、细胞膜的跨膜物质转运功能

(一)单纯扩散

单纯扩散(simple diffusion)是指脂溶性小分子从高浓度一侧向低浓度一侧跨膜物质转运的过程。单纯扩散是一种简单的物理过程。如氧和二氧化碳等气体分子，它们既溶于水，又溶于脂质，因而可以通过细胞膜。扩散的速度主要取决于浓度差和通透性。

(二)易化扩散

易化扩散(facilitated diffusion)是指非脂溶性或脂溶性很小的小分子物质在特殊的膜蛋白协助下，由膜的高浓度一侧向低浓度一侧跨膜物质转运的过程。根据参与的膜蛋白不同，将易化扩散分为经载体的易化扩散和经通道的易化扩散两种形式。

1. 经载体的易化扩散(facilitated diffusion via carrier)　经载体的易化扩散是指水溶性小分子物质经载体蛋白的介导，顺浓度梯度和(或)电位梯度进行的跨膜物质转运。如葡萄糖、氨基酸等物质就是由相应的载体转运的(见图2-2-2)。

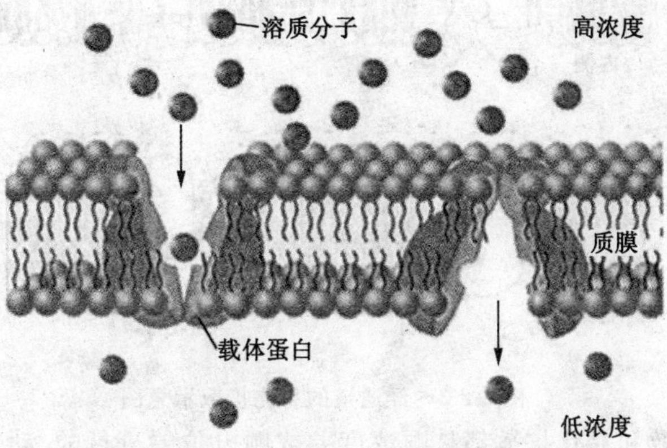

图 2-2-2　经载体的易化扩散示意图

经载体的易化扩散具有以下特点：①特异性：一定的载体只能选择性地转运一定的物质，这取决于载体的结合位点与被转运物质之间具有严格的化学结构上的适配性。②饱和现象：如果膜一侧的浓度超过一定限度时，即使增加底物浓度也不能使转运量增加。这是因为载体蛋白和载体蛋白上的结合位点的数目是固定的，它限制了所能结合物质的最大量。③竞争性抑制：两种结构相似的物质竞争性地与同一载体上的结合位点结合，从而出现的竞争现象，表现为一种物质转运量增加时，另一种物质转运量就会减少。

2. 经通道的易化扩散(facilitated diffusion via channel)　经通道的易化扩散是指各种带电离子经通道蛋白的介导，顺浓度梯度和(或)电位梯度进行的跨膜物质转运(见图 2-2-3)。对于不同离子的转运，膜上都有结构特异的通道蛋白质参与，可分别称为 Na^+ 通道、K^+ 通道、Ca^{2+} 通道等。

经通道的易化扩散具有以下特点：①转运速度快：每秒可转运高达 10^8 个离子，远大于载体的转运速率(每秒 $10^2 \sim 10^5$ 个)。离子的跨膜转运受电-化学梯度影响，电-化学梯度愈大，驱动力就愈大。②离子选择性(ionic selectivity)：每种离子通道都对一种或几种离子有较高的通透能力，而对其他离子的通透性很小或不通透。③门控(gating)性：在通道蛋白分子内有一些可移动的结构或化学基团，在通道内起“闸门”作用，由它来控制通道的开放和关闭。

根据对不同刺激的敏感性，通常可分为电压门控通道、化学门控通道和机械门控通道等。

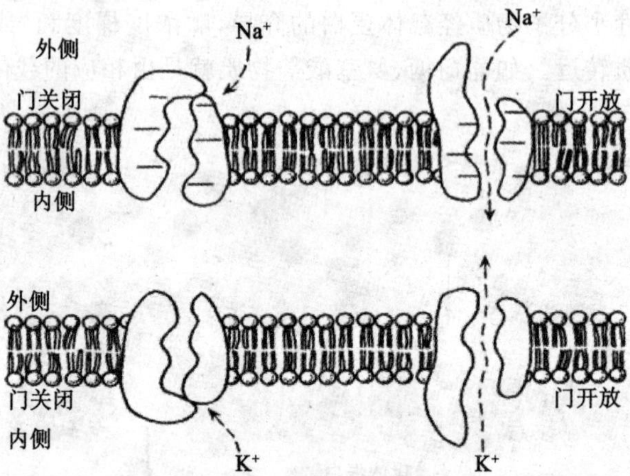

图 2-2-3　经通道的易化扩散示意图

单纯扩散和易化扩散都是顺浓度差或顺电位差进行的，动力来自于浓度差或电位差所含的势能，不需要细胞功能，都属于被动转运（passive transport）。

（三）主动转运

主动转运（active transport）是指细胞通过本身的耗能过程，将某种物质的分子或离子逆浓度梯度和（或）电位梯度进行跨膜物质转运的过程。主动转运根据膜蛋白在转运物质时是否直接消耗能量，分为原发性主动转运和继发性主动转运。

1. 原发性主动转运　细胞直接利用代谢产生的能量将物质逆浓度差和（或）逆电位差转运的过程称为原发性主动转运（primary active transport），介导膜蛋白称为离子泵。离子泵的化学本质是 ATP 酶，可将细胞内的 ATP 水解为 ADP，释放能量，完成逆电-化学梯度的跨膜转运。离子泵种类很多，主要有钠-钾泵、钙泵、质子泵等。

钠-钾泵（sodium potassium pump）简称钠泵，也称 Na^+-K^+-ATP 酶（见图 2-2-4）。其作用是在耗能的情况下逆浓度差将细胞内的 Na^+ 移出膜外，同时把细胞外的 K^+ 移入膜内，因而保持了膜内高 K^+ 和膜外高 Na^+ 的不均衡离子分布。在一般生理情况下，每分解一个 ATP 分子，可以使 3 个 Na^+ 移到膜外，同时有 2 个 K^+ 移入膜内。

钠泵活动的生理意义是：①由钠泵活动造成的细胞内高 K^+，是许多代谢反应进行的必需条件；②钠泵将漏入到细胞内的 Na^+ 转运出细胞外，可维持细胞质渗透压和细胞容积的相对稳定；③为继发性主动转运的物质提供势能储备；④钠泵活动形成的跨膜离子浓度是细胞生物电活动的前提条件；⑤钠泵活动是生电性的，可直接影响膜电位，使膜内电位的负值增大。

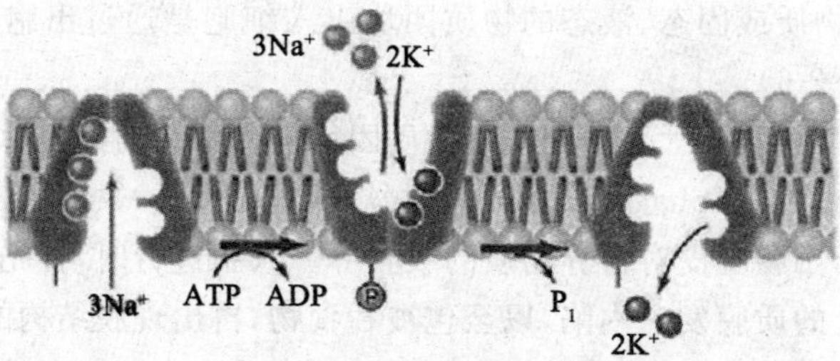

图 2-2-4 钠泵主动转运示意图

除上述的钠泵外，目前了解较多的还有钙泵、H^+-K^+ 泵等。这些泵蛋白都以直接分解 ATP 为能量来源，将有关离子进行逆浓度的转运。钙泵主要分布在骨骼肌和心肌细胞内部的肌浆网上，激活时可将胞浆中的 Ca^{2+} 迅速集聚到肌浆网内部，使胞浆中 Ca^{2+} 浓度在短时期内下降，这是诱发肌肉舒张的关键因素。H^+-K^+ 泵主要分布在胃黏膜壁细胞膜，与胃酸的分泌有关。

2. 继发性主动转运　有些物质主动转运所需要的能量不是直接由 ATP 分解供给，而是利用原发性主动转运建立的离子浓度差，在离子顺浓度扩散的同时将其他物质逆浓度梯度或电位梯度进行跨膜转运，这种间接利用 ATP 能量的主动转运过程称为继发性主动转运（secondary active transport），介导膜蛋白称为转运体（见图 2-2-5）。继发性主动转运又分为同向转运和逆向转运两种形式。

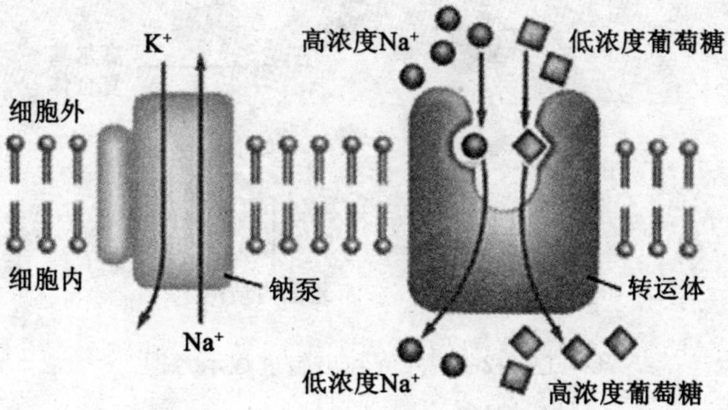

图 2-2-5 继发性主动转运示意图

同向转运即转运的物质为同一方向，如葡萄糖、氨基酸在小肠黏膜上皮处的吸收；逆向转运即转运的物质为相反方向，也称交换，如心肌细胞上的 Na^{+}-Ca^{2+} 交换。

（四）出胞与入胞

大分子物质或固态、液态的物质团块出入细胞是通过出胞和入胞进行转运的（见图 2-2-6）。

1. 入胞　细胞外大分子物质或物质团块进入细胞的过程称为入胞（endocytosis），包括吞噬（phagocytosis）和吞饮（pinocytosis）两种形式。如巨噬细胞吞噬细菌，小肠上皮对营养物质的吸收等。入胞进行时，首先是物质与细胞膜接触，该处的质膜发生内陷，以至包被吞食物，再出现膜结构的断离，最后是异物连同包被它的那一部分膜整个地进入细胞质中。

2. 出胞　细胞内大分子物质或物质团块被排出细胞的过程称为出胞（exocytosis）。如内分泌腺把激素分泌到细胞外液中，外分泌腺把酶原颗粒和黏液排放到腺管管腔中，以及神经细胞的轴突末梢把神经递质分泌到突触间隙中等都属于出胞。细胞的各种蛋白性分泌物先是在粗面内质网生物合成；在它们由内质网到高尔基复合体的输送过程中，逐渐被一层膜性结构所包被，形成分泌囊泡；后者再逐渐移向特定部位的质膜内侧，准备分泌或暂时贮存；然后囊泡逐渐向质膜内侧移动，最后囊泡膜和质膜在某点接触和相互融合，并在融合处出现裂口，将囊泡排空，而囊泡的膜也就变成了细胞膜的组成部分。

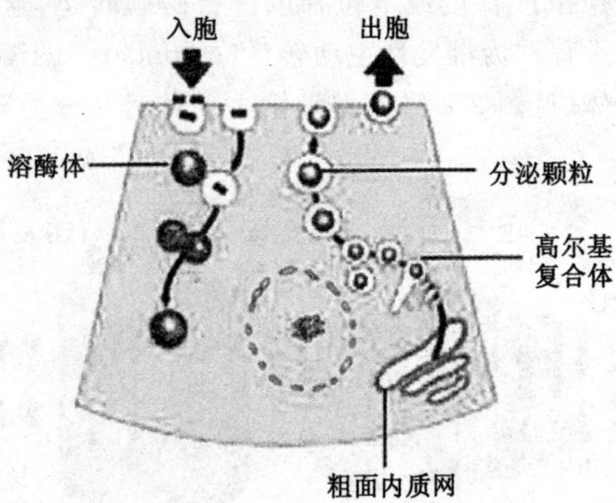

图 2-2-6　入胞和出胞过程示意图

第二节　细胞的生物电现象

机体所有的活细胞在进行生命活动时都伴有电的现象，这种电现象称为生物电(bioelectricity)。细胞生物电发生在细胞膜的两侧，故称为跨膜电位(transmembrane potential)，简称膜电位(membrane potential)。细胞的跨膜电位大体上有两种表现形式，即安静状态下相对平稳的静息电位和受刺激时发生的可传播的、迅速波动的动作电位。

一、静息电位

(一)静息电位的概念

静息电位(resting potential，RP)是指细胞未受刺激时存在于细胞内外两侧的电位差。测量细胞静息电位的方法如图 2-2-7 所示。R 表示测量仪器如示波器，和它相连的一对测量电极中有一个放在细胞的外表面，另一个连了微电极，准备刺入膜内。当两个电极都处于膜外时，只要细胞未受到刺激或损伤，可发现细胞外部表面各点都是等电位的。这就是说，在膜表面任意移动两个电极，一般都不能测出它们之间有电位差存在。但如果让微电极缓慢地向前推进，让它刺穿细胞膜进入膜内，那么在电极尖端刚刚进入膜内的瞬间，在记录仪器上将显示出一个突然的电位跃变，这表明细胞膜内外两侧存在着电位差。因为这一电位差是存在于安静细胞的膜两侧的，故称为跨膜静息电位，简称静息电位。

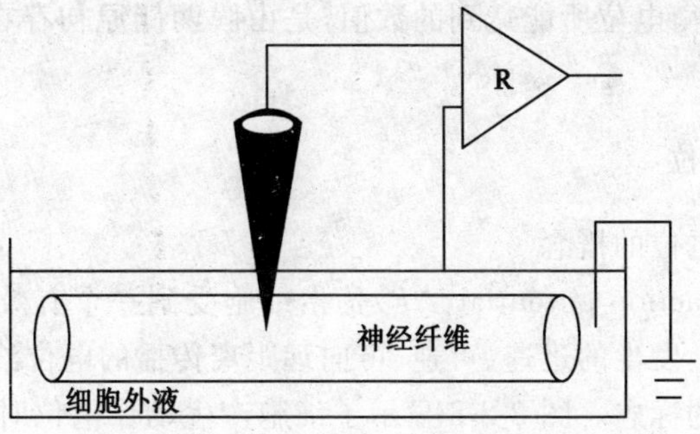

图 2-2-7　神经纤维静息电位测定示意图

在所有被研究过的动植物细胞中(少数植物细胞例外)，静息电位都表现为膜内较膜外为负。如规定膜外电位为 0，则膜内电位大都为－10～－100 mV。

例如，枪乌贼的巨大神经轴突和蛙骨骼肌细胞的静息电位为－50～－70 mV，哺乳动物的肌肉和神经细胞为－70～－90 mV，人的红细胞为－10 mV等。

通常把静息电位存在时膜两侧所保持的内负外正状态称为膜的极化(polarization)；当静息电位的数值向膜内负值加大的方向变化时，称作膜的超级化(hyperpolarization)；如果膜内电位向负值减少的方向变化，称作去极化或除极(depolarization)；细胞先发生去极化，然后再向正常安静时膜内所处的负值恢复，则称作复极化(repolarization)。

（二）静息电位产生的机制

离子跨膜转运取决于膜两侧离子的浓度差和细胞膜对离子的通透性。细胞膜上钠-钾泵的活动使膜两侧 Na^+ 和 K^+ 的分布明显不平衡，哺乳动物骨骼肌细胞外 Na^+ 浓度约为细胞内 Na^+ 浓度的 12 倍，而细胞内 K^+ 浓度约为细胞外 K^+ 浓度的 39 倍。细胞处于静息状态时，细胞膜对 K^+ 的通透性较大，而对 Na^+ 的通透性很小，细胞膜对胞内的有机负离子几乎没有通透性。假定膜在安静状态下只对 K^+ 有通透的可能，受浓度差的驱动，K^+ 外流，由于膜内有机负离子不能随之通过细胞膜，使得细胞膜外侧带正电荷，内侧带负电荷，膜两侧出现电位差。K^+ 的这种外向扩散并不能无限制地进行，这是因为移到膜外的 K^+ 所造成的外正内负的电场力，将对 K^+ 的继续外移起阻碍作用，而且 K^+ 移出的愈多，这种阻碍也会愈大。当促使 K^+ 外移的膜两侧 K^+ 浓度势能差同已移出 K^+ 造成的阻碍 K^+ 外移的电势能差相等，亦即膜两侧的电-化学（浓度）势代数和为零时，将不会再有 K^+ 的跨膜净移动，而由已移出的 K^+ 形成的膜内外电位差，也稳定在某一不再增大的数值，这一稳定的电位差称为 K^+ 平衡电位。K^+ 平衡电位所能达到的数值，是由膜两侧原初存在 K^+ 浓度差的大小决定的。

二、动作电位

（一）动作电位的概念

动作电位(action potential，AP)是指细胞受到一个有效刺激时膜电位在静息电位基础上发生的迅速、可逆、可向远距离传播的电位波动。动作电位是细胞产生兴奋的标志。图 2-2-8 显示了细胞产生动作电位时膜电位的变化过程。在安静状态下，当细胞受到一个有效刺激时，膜电位首先从－70 mV 迅速除极至＋30 mV ，形成动作电位的升支；随后又迅速复极至接近静息电位的水平，形成动作电位降支。升支和降支共同形成尖峰状的电位变化，称之为峰电位(spike potential)。峰电位是动作电位的主要组成部分，具有动作电位的主要特征。

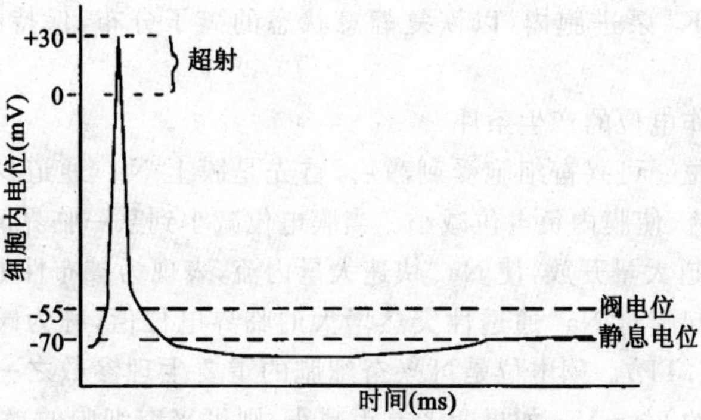

图 2-2-8　神经纤维动作电位模式图

动作电位具有以下特点：

1.“全或无”现象　只有阈刺激或阈上刺激才能引起动作电位。动作电位过程中膜电位的去极化是由 Na^+ 通道开放所致，因此刺激引起膜去极化，只是使膜电位从静息电位达到阈电位水平，而与动作电位的最终水平无关。因此，阈刺激与任何强度的阈上刺激引起的动作电位水平是相同的，这就被称之为“全或无”现象。

2. 不能叠加　因为动作电位具有“全或无”的特性，因此动作电位不可能产生任何意义上的叠加或总和。

3. 不衰减性传导　在细胞膜上任意一点产生动作电位，那整个细胞膜都会经历一次完全相同的动作电位，其形状与幅度均不发生变化。

(二)动作电位的产生机制

动作电位的产生也是带电离子跨膜移动的结果。当细胞受刺激而兴奋时，细胞膜对 Na^+ 通透性增大，对 K^+ 通透性减小，于是细胞外的 Na^+ 便会顺其浓度梯度和电梯度向胞内扩散，导致膜内负电位减小，直至膜内电位比膜外高，形成内正外负的反极化状态。当促使 Na^+ 内流的浓度梯度和阻止 Na^+ 内流的电梯度，这两种拮抗力量相等时，Na^+ 的净内流停止。因此，可以说动作电位的去极化过程相当于 Na^+ 内流所形成的电-化学平衡电位。当细胞膜除极到峰值时，细胞膜的 Na^+ 通道迅速关闭，而对 K^+ 的通透性增大，于是细胞内的 K^+ 便顺其浓度梯度向细胞外扩散，导致膜内负电位增大，直至恢复到静息时的数值。

可兴奋细胞每发生一次动作电位，总会有一部分 Na^+ 在去极化中扩散到细胞内，并有一部分 K^+ 在复极过程中扩散到细胞外。这样就激活了 Na^+-

K^+依赖式 ATP 酶，于是钠泵加速运转，将胞内多余的 Na^+ 泵出胞外，同时把胞外增多的 K^+ 泵进胞内，以恢复静息状态的离子分布，保持细胞的正常兴奋性。

（三）动作电位的产生条件

1. 阈电位　可兴奋细胞受刺激后，首先是膜上 Na^+ 通道少量开放，出现 Na^+ 少量内流，使膜内负电位减小。当膜电位减小到某一临界值时，受刺激部分的 Na^+ 通道大量开放，使 Na^+ 快速大量内流，表现为扩布性电位，即动作电位。这个引起膜对 Na^+ 通透性突然增大的临界电位值，称为阈电位（threshold potential，TP）。阈电位是可兴奋细胞的重要生理参数之一，一般它与静息电位相差约 20 mV。如果两者差距减小，则可兴奋细胞的兴奋性升高。反之，则降低。

2. 局部电位　可兴奋细胞在受阈下刺激时细胞膜对 Na^+ 的通透性轻度增加，使膜内负电位减小，发生去极化但达不到阈电位，所以不产生动作电位。这种去极产生的电位称为局部电位或局部反应。局部电位的特点是：①刺激越强，局部电位的幅度越大。②随扩布距离的增加而减小，不能远传。③局部电位可以总合，分为空间总和与时间总和两种情况，即多个局部电位可叠加起来达到阈电位而引起动作电位。

3. 细胞兴奋性的周期性变化　细胞在接受一次刺激而出现兴奋的当时和此后一段时间内，兴奋性经历一次周期性变化，然后才恢复到正常水平，称为兴奋性的周期性变化。这一周期包括：

(1)绝对不应期：在组织兴奋后的一段时期，不论受到多大的刺激，都不能再引起兴奋，兴奋性降低到 0，时间相当于动作电位的峰电位时期。这时由于 Na^+ 通道全部开放，或者全部失活，不能产生 Na^+ 内流而产生动作电位。

(2)相对不应期：在绝对不应期之后的一段时间内，给予组织大于阈强度刺激，有可能使组织产生新的兴奋性，且低于正常值。时间相当于负后电位的前半期，这时 Na^+ 通道只有部分从失活中恢复。

(3)超常期：用低于阈强度的刺激也能引起兴奋，且兴奋性高于正常。时间上相当于负后电位的后半期，这时 Na^+ 通道虽未完全恢复，但是膜电位距离阈电位较近，容易引起兴奋。

(4)低常期：兴奋性低于正常。时间上相当于正后电位。这时 Na^+ 通道已经完全恢复，但是膜电位距离阈电位较远，不容易产生兴奋。

（四）动作电位的传导

细胞膜某一点受刺激产生兴奋时，其兴奋部位膜电位由极化状态（内负外正)变为反极化状态(内正外负),于是兴奋部位和静息部位之间出现了电位差,导致局部的电荷移动,即产生局部电流(见图 2-2-9)。此电流的方向是膜外电流由静息部位流向兴奋部位,膜内电流由兴奋部位流向静息部位,这就造成静息部位膜内电位升高,膜外电位降低(去极化)。当这种变化达到阈电位时,便产生动作电位。新产生的动作电位又会以同样方式作用于它的邻点。这个过程此起彼伏地逐点传下去,就使兴奋传至整个细胞。

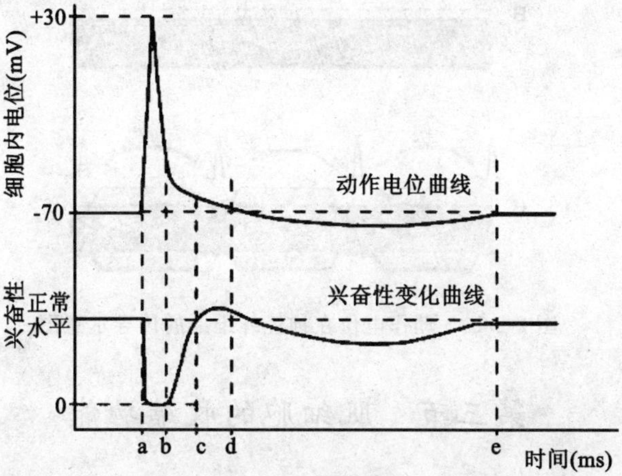

图 2-2-9　动作电位与兴奋性变化的时间关系

有髓神经纤维在轴突外面包有一层相当厚的髓鞘,髓鞘主要成分的脂质是不导电或不允许带电离子通过的,因此只有在髓鞘暂时中断的朗飞结处,轴突膜才能和细胞外液接触,使跨膜离子移动得以进行。当有髓纤维受到外加刺激时,动作电位只能在邻近刺激点的朗飞结处产生,动作电位表现为跨过每一段髓鞘而在相邻朗飞结处相继出现,这称为兴奋的跳跃式传导(见图 2-2-10)。跳跃式传导时的兴奋传导速度,比无髓纤维或一般细胞的传导速度快得多;而且由于跳跃式传导时,单位长度内每传导一次兴奋所涉及的跨膜离子运动的总数要少得多,因此它还是一种"节能"的传导方式。

如果一条神经纤维在它的中间部受到刺激,将会有动作电位由中间向纤维两端传送。兴奋在同一细胞上的传导,并不限于朝向某一方向;体内神经纤维所以有传入和传出之分,是由于在整体的自然条件下,传入纤维只能在它们和感受器相连接的外周端被刺激,而传出纤维只能在它们的细胞体产生冲动而传向外周,并非是由于这些纤维本身只能单方向传导兴奋。

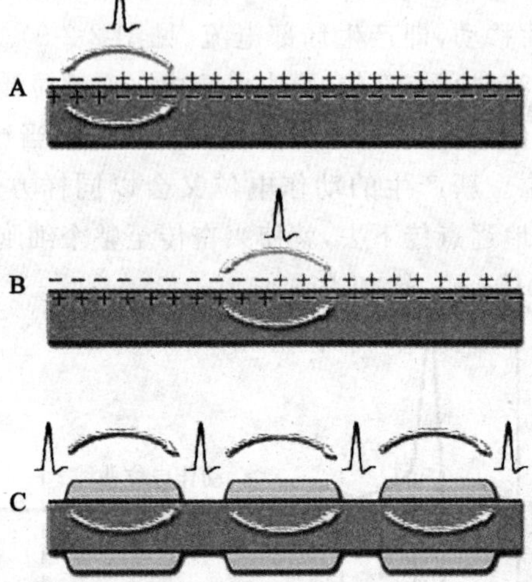

图 2-2-10　动作电位在神经纤维上的传导示意图

第三节　肌细胞的收缩功能

人体各种形式的运动，主要是靠一些肌细胞的收缩活动来完成的。例如，躯体的各种运动和呼吸动作由骨骼肌的收缩来完成；心脏的射血活动由心肌的收缩来完成；一些中空器官如胃肠、膀胱、子宫、血管等器官的运动，则由平滑肌的收缩来完成。肌细胞的基本功能是收缩，从分子水平来看，各种收缩活动都与细胞内所含收缩蛋白的相互作用有关。本节以研究最充分的骨骼肌为重点，说明肌细胞的收缩机制。

一、神经-肌接头处的兴奋传递

神经-肌接头（ neuromuscular junction）是运动神经末梢与其所支配的骨骼肌细胞之间的特化结构，由接头前膜、接头后膜和接头间隙构成。接头前膜是运动神经轴突末梢膜的一部分。接头后膜是与接头前膜相对的骨骼肌细胞膜，也称终板膜。接头间隙是接头前膜与后膜之间的间隔，宽 20～30 nm，间隙内充满细胞外液。

运动神经纤维在到达神经末梢处时先失去髓鞘，以裸露的轴突末梢嵌入由肌膜形成的凹陷中，形成神经-肌接头。轴突末梢的轴浆中，含有大量囊泡，称为突触小泡，囊泡内含有乙酰胆碱（acetylcholine，ACh）。当神经末梢处有神经冲动传来时，轴突末梢膜去极化，引起该处特有的电压门控式 Ca^{2+} 通道开放，细胞间隙液中的 Ca^{2+} 进入轴突末梢，大量囊泡向轴突膜的内侧面靠近，通过囊泡膜与轴突膜的融合，并在融合处出现裂口，使囊泡中的 ACh 全部进入接头间隙。当它们被释放时，以囊泡为单位“倾囊”释放，被称为量子式释放。当 ACh 分子通过接头间隙到达终板膜表面时，立即同集中存在于该处的特殊通道蛋白质结合，由此引起的蛋白质分子内部构象的变化会导致它的通道结构的开放。这种通道开放时，可允许 Na^+ 的内流和 K^+ 的外流，其总的结果是使终板膜处原有静息电位减小，向零值靠近，亦即出现膜的去极化，这一电变化，称为终板电位，当由于终板电位的影响而去极化到该处膜的阈电位水平时，就会引发一次向整个肌细胞膜作“全或无”式传导的动作电位，引起肌细胞出现一次机械收缩（见图 2-2-11）。

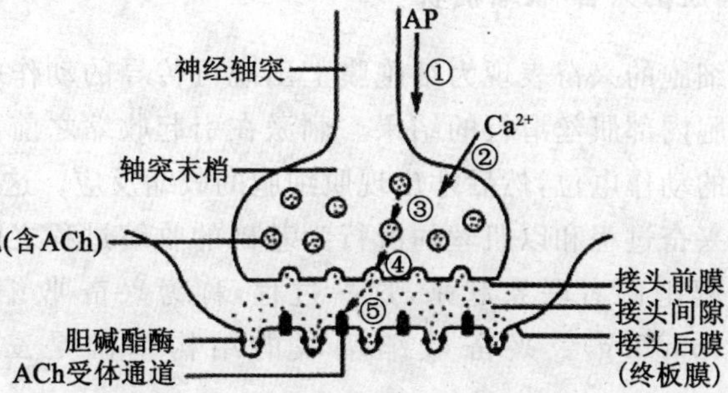

图 2-2-11 神经-肌接头的结构及其传递过程示意图

正常情况下，一次神经冲动所释放的 ACh 以及它所引起的终板电位的大小，超过引起肌细胞膜动作电位所需阈值的 3～4 倍，因此神经肌接头处的兴奋传递通常是一对一的，亦即运动纤维每有一次神经冲动到达末梢，都能“可靠地”使肌细胞兴奋一次，诱发一次收缩。

神经-肌接头处的兴奋传递与动作电位在神经纤维上的传导不同，它有以下特点：

①单向性传递：即兴奋只能由接头前膜传递到接头后膜，而不能反向传递。

②时间延搁：这一过程需要 0.5～1.0 ms，这是因为化学传递速度比神经传导速度慢。

③易受环境因素的影响：乙酰胆碱在引起接头后膜兴奋后迅速被接头间隙内的胆碱酯酶清除，避免了终板膜的持续去极化。同时很多药物会影响到这个过程，例如有机磷农药能与胆碱酯酶结合使其失效，造成乙酰胆碱在终板

膜处堆积，导致骨骼肌持续兴奋和收缩，故有机磷农药中毒时可出现肌肉震颤。

知识链接：美洲箭毒和α-银环蛇毒可以同ACh竞争终板膜的ACh受体亚单位，因而可以阻断接头传递而使肌肉失去收缩能力，有类似作用的药物称为肌肉松弛剂。有机磷农药和新斯的明对胆碱酯酶有选择性的抑制作用，可造成ACh在接头和其他部位的大量积聚，引起种种中毒症状。

重症肌无力(MG)是一种由神经-肌接头处传递功能障碍所引起的自身免疫性疾病，由于体内骨骼肌终板处的ACh门控通道数量不足或功能障碍所引起。临床主要表现为部分或全身骨骼肌无力和易疲劳，活动后症状加重，休息后症状减轻。

二、骨骼肌的兴奋-收缩耦联

骨骼肌细胞的兴奋表现为细胞膜上出现可传导的动作电位，骨骼肌的收缩则是肌细胞内部肌丝滑行的结果。刺激在引起收缩之前，先在肌膜上引起一个可传导的动作电位，然后才出现肌细胞的收缩反应。这样，在以膜的电变化为特征的兴奋过程和以肌丝的滑行为基础的收缩过程之间，必然存在着某种中介性过程把两者联系起来，这一过程，称为兴奋-收缩耦联(excitation-contraction coupling)。兴奋-收缩耦联的结构基础是三联体，关键物质是Ca^{2+}。

(一)肌管系统

肌管系统指包绕在每一条肌原纤维周围的膜性囊管状结构，由来源和功能都不相同的两组独立的管道系统组成。一部分肌管的走行方向和肌原纤维相垂直，称为横管系统或称T管，是由肌细胞的表面膜向内凹入而形成。它们穿行在肌原纤维之间，并在Z线水平形成环绕肌原纤维的管道。它们相互交通，管腔通过肌膜凹入处的小孔与细胞外液相通。另一组肌管系统就是肌浆网，它们的走行方向和肌节平行，称为纵管系统或称为L管。纵管系统或肌浆网主要包绕每个肌小节的中间部分，这是一些相互沟通的管道，但是在接近肌小节两端的横管时管腔出现膨大，称为终池。每一横管和两侧的终池，构成一个三联体。横管系统的作用是将肌细胞兴奋时出现在细胞膜上的电变化沿T管膜传入细胞内部；肌浆网和终池的作用是通过对Ca^{2+}的贮存、释放和再积聚，触发肌小节的收缩和舒张；三联管结构是把肌细胞膜的电变化和细胞内的收缩过程衔接或耦联起来的关键部位(见图2-2-12)。

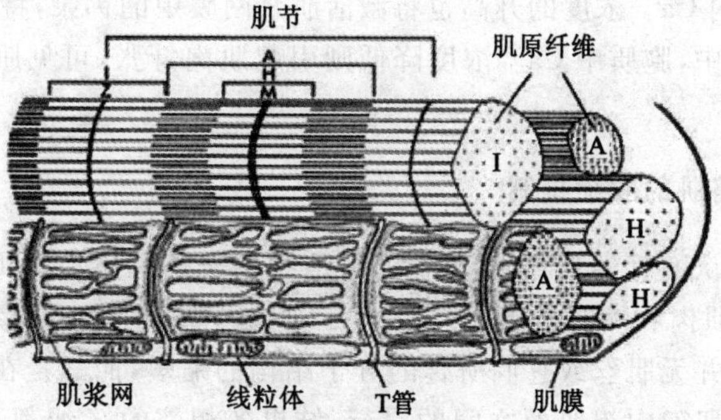

(1)肌小节结构图

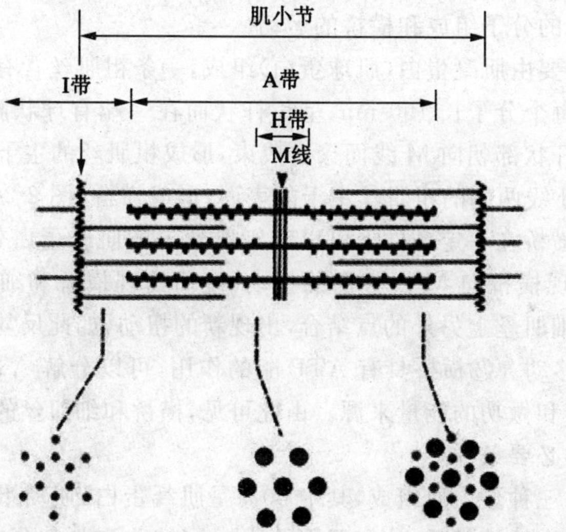

(2)细肌丝横断面 (3)粗肌丝横断面 (4)粗细肌丝重叠断面

图 2-2-12 骨骼肌细胞的肌原纤维和肌管系统

(二)骨骼肌兴奋-收缩耦联的过程

目前认为,骨骼肌兴奋-收缩耦联的基本过程包括:肌浆网(即纵管系统)对 Ca^{2+} 释放和再聚积。①T 管膜的动作电位传导:T 管膜是肌膜的延续部分,肌膜上的动作电位可沿 T 管膜传至肌细胞的深处,并激活 T 管膜和肌膜中的 L 型钙通道。②肌浆网内 Ca^{2+} 的释放:肌膜的去极化可引起 L 型钙通道发生构象改变,钙释放通道开放,终池内的 Ca^{2+} 顺浓度差释放到胞质中,使胞质内的 Ca^{2+} 浓度升高至静息时的百倍以上。③Ca^{2+} 触发肌肉收缩:胞质内 Ca^{2+} 浓度的升高促使 Ca^{2+} 与肌钙蛋白结合而触发肌肉收缩。④肌浆网回收

Ca^{2+}：胞质内 Ca^{2+} 浓度的升高也将激活肌浆网膜中的钙泵，将胞质中的 Ca^{2+} 回收入终池中，胞质中 Ca^{2+} 浓度降低则引起肌肉舒张，可见肌肉舒张的过程也需耗能。

三、骨骼肌的收缩机制

目前公认的骨骼肌细胞收缩机制是肌丝滑行理论（myofilament sliding theory），即肌肉收缩时虽然在外观上可以看到整个肌肉或肌纤维的缩短，但在肌细胞内并无肌丝或它们所含的分子结构的缩短，而只是在每一个肌小节内发生了细肌丝向粗肌丝之间的滑行，结果各相邻的 Z 线都互相靠近，肌小节长度变短，造成整个肌原纤维、肌细胞乃至整条肌肉长度的缩短。

（一）肌丝的分子组成和横桥的运动

粗肌丝主要由肌凝蛋白（肌球蛋白）组成，一条粗肌丝含有 200～300 个肌凝蛋白分子，每个分子长 150 nm，呈长杆状而在一端有球状膨大部。在组成粗肌丝时，各杆状部朝向 M 线而聚合成束，形成粗肌丝的主干，球状部则有规则地裸露在 M 线两侧的粗肌丝主干的表面，形成横桥（图 2-2-13）。横桥的主要特性有：①横桥在一定条件下可以和细肌丝上的肌纤蛋白分子呈可逆性的结合，同时出现横桥向 M 线方向的扭动，继而出现横桥和细肌丝的解离、复位，然后再同细肌丝上另外的点结合，出现新的扭动，如此反复，使细肌丝继续向 M 线方向移动。②横桥具有 ATP 酶的作用，可以分解 ATP 而获得能量，作为横桥摆动和做功的能量来源。由此可见，横桥和细肌丝的相互作用，是引起肌丝滑行的必要条件。

细肌丝由三种蛋白质组成，其中 60％是肌纤蛋白（肌动蛋白）。肌纤蛋白与肌丝滑行有直接的关系，故和肌凝蛋白一同被称为收缩蛋白质。肌纤蛋白分子单体呈球状，但它们在细肌丝中聚合成双螺旋状，成为细肌丝的主干。细肌丝中另外两种蛋白质，它们不直接参与肌丝间的相互作用，但可影响和控制收缩蛋白质之间的相互作用，故称为调节蛋白质。其中一种是原肌凝蛋白，也呈双螺旋结构，在细肌丝中和肌纤蛋白双螺旋并行，但在肌肉安静时原肌凝蛋白的位置正好在肌纤蛋白和横桥之间，这就起了阻碍两者相互结合的作用，这种作用也称为原肌球蛋白的“位阻效应”；另一种调节蛋白质称为肌钙蛋白，肌钙蛋白在细肌丝上不直接和肌纤蛋白分子相连接，而只是以一定的间隔出现在原肌凝蛋白的双螺旋结构之上。肌钙蛋白的分子呈球形，含有三个亚单位：亚单位 C 中有一些带双负电荷的结合位点，因而对肌浆中出现的 Ca^{2+} 有很大的亲和力；亚单位 T 作用是把整个肌钙蛋白分子结合于原肌凝蛋白；亚单位 I

的作用是在亚单位 C 与 Ca^{2+} 结合时，把信息传递给原肌凝蛋白，引起后者的分子构象发生改变，解除它对肌纤蛋白和横桥相互结合的阻碍作用。

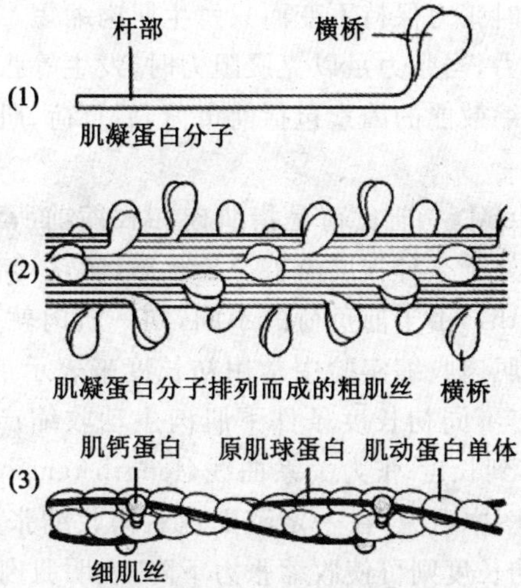

图 2-2-13　肌丝分子结构示意图

(二)收缩过程

当肌细胞上的动作电位引起肌浆中 Ca^{2+} 浓度升高时，作为 Ca^{2+} 受体的肌钙蛋白结合了足够数量的 Ca^{2+}，这就引起了肌钙蛋白分子构象的某些改变，这种改变“传递”给了原肌凝蛋白，使后者的构象也发生某些改变。其结果是使原肌凝蛋白的双螺旋结构发生了某种扭转，这就把安静时阻止肌纤蛋白和横桥相互结合的阻碍因素除去，出现了两者的结合。在横桥与肌纤蛋白的结合、扭动、解离和再结合、再扭动构成的横桥循环过程中，使细肌丝不断向暗带中央移动。与此相伴随的是 ATP 的分解消耗和化学能向机械能的转换，完成了肌肉的收缩。

上述的横桥循环在一个肌小节以至整个肌肉中都是非同步进行的，这样才可能使肌肉产生恒定的张力和连续的缩短。

肌肉的收缩过程需要不断消耗 ATP，用于横桥的摆动；肌肉的舒张过程也需要消耗 ATP，用于钙泵活动，将肌浆中的 Ca^{2+} 泵回到肌浆网内。故此，肌肉的收缩和舒张过程都属于主动的过程。

四、影响横纹肌收缩效能的因素

肌肉收缩效能（performance of contraction）是指肌肉收缩时产生的张力大小、缩短程度以及产生张力或缩短的速度。根据肌肉收缩的这些外在表现，可将收缩分为等长收缩(isometric contraction)和等张收缩(isotonic contraction)两种形式，前者表现为肌肉收缩时长度保持不变而只有张力的增加；后者表现为肌肉收缩时张力保持不变而只发生肌肉缩短。最常见的收缩形式是先等长收缩增加张力，当张力足以克服阻力时，发生等张收缩而肌肉缩短。

影响横纹肌收缩效能的因素包括前负荷、后负荷、肌肉收缩能力及收缩总和等。

1. 前负荷(preload)　前负荷是指肌肉在收缩前所承受的负荷。前负荷使肌肉在收缩前就处于某种程度的被拉长状态，使它具有一定的长度，这称为初长度(initial length)，由于前负荷的不同，同一肌肉就要在不同的初长度条件下进行收缩。在肌肉收缩实验中常用初长度来表示前负荷。例如，在等长收缩实验中，可测定不同初长度条件下肌肉主动收缩产生的张力(即主动张力)，对应作图即得到长度-张力关系曲线(length-tension relationship curve)(见图 2-2-14)。从图中可见，在一定范围内肌肉收缩张力随初长度的增加而增大，但过度增加初长度则可使收缩张力下降，表明肌肉收缩存在一个最适初长度(optimal initial length)，即产生最大收缩张力的初长度。在整体情况下，肌肉一般都处于最适初长度状态，以利于产生最大的收缩张力。

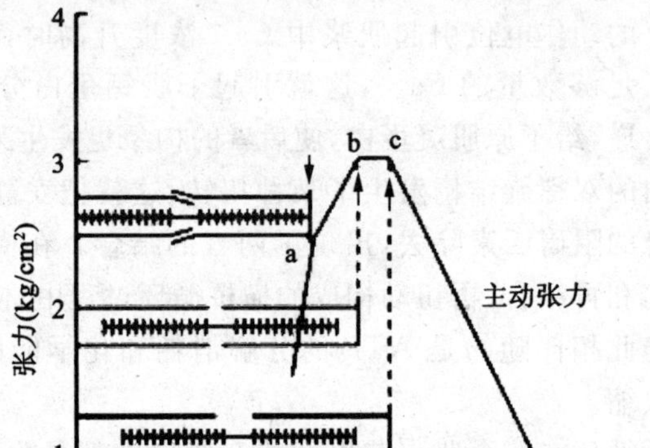

图 2-2-14　肌节长度和肌张力的关系示意图

2. 后负荷(afterload)　后负荷是指肌肉在收缩后所承受的负荷。由于肌肉在等张收缩时产生的收缩张力与后负荷大小相等，方向相反，故在数值上可用后负荷反映收缩张力的大小。通过测定不同后负荷时肌肉缩短的速度，对应作图即可得到张力-速度关系曲线(force-velocity relationship curve)。后负荷影响肌肉收缩的特点是:V_{max}在理论上为零时,肌肉收缩产生的张力为零,而缩短速度却达到最大,称为最大缩短速度,肌肉收缩表现为等张收缩;随着后负荷的增大,收缩张力增加,但肌肉开始缩短的时间推迟,肌肉缩短的程度和速度也减小,肌肉收缩表现为先等长收缩而后等张收缩;当后负荷增加到使肌肉不能缩短时,缩短速度为零,而肌肉产生的张力却达到最大,称为最大收缩张力(Po),肌肉收缩表现为等长收缩。张力-速度关系曲线表明,后负荷增大时肌肉收缩张力和速度呈反变关系(见图 2-2-15)。

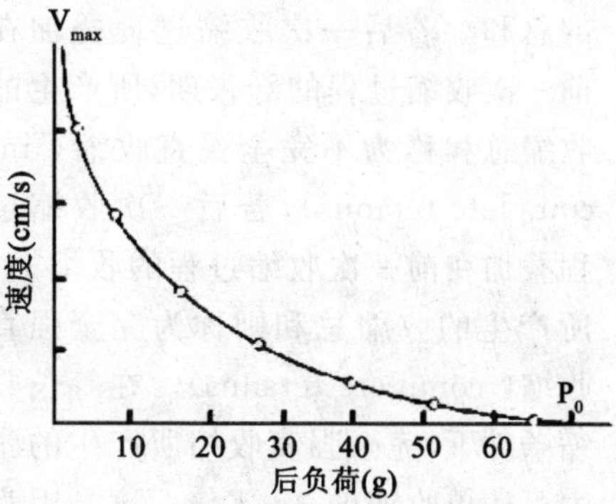

图 2-2-15　张力-速度关系曲线

3. 肌肉收缩能力(contractility)　肌肉收缩能力是指与前负荷和后负荷均无关的肌肉内在的收缩效能。前述前负荷和后负荷对收缩效能的影响,都是在一定肌肉收缩能力条件下,外加因素的作用。当肌肉收缩能力改变时,前负荷和后负荷的影响也将发生变化,如肌肉收缩能力提高可致长度-张力关系曲线上移,张力-速度关系曲线右上移。

4. 收缩的总和(summation)　收缩的总和是指肌细胞收缩的叠加特性,是骨骼肌快速调节其收缩效能的主要方式。其中空间总和形式称为多纤维总和,时间总和形式称为频率总和。

(1)多纤维总和(multiple fiber summation):是指多根肌纤维同步收缩产生的叠加效应。在整体情况下,骨骼肌都以一个运动神经元及其轴突分支所支配的全部肌纤维所构成的运动单位(motor unit)为基本单元进行收缩,其叠加效应通常是参与同步收缩的运动单位数目的增加,故又称多运动单位总和。当收缩较弱时,仅有少量的和较小的运动单位发生收缩,随着收缩的增强,可有越来越多的和越来越大的运动单位参加收缩,产生的收缩张力也越来越大。

(2)频率总和(frequency summation):是指运动神经通过改变冲动发放频率提高骨骼肌收缩频率而产生的叠加效应(见图 2-2-16)。当诱发骨骼肌收缩的动作电位频率很低时,每次动作电位之后出现一次完整的收缩和舒张过程,这种收缩形式称为单收缩(twitch)。当动作电位频率增加到一定程度时,由前后连续的两个动作电位所触发的两次收缩就有可能叠加起来,产生收缩的总和。若后一次收缩过程叠加在前一次收缩过程的舒张期，所产生的收缩总和称为不完全强直收缩（incomplete tetanus）；若后一次收缩过程叠加在前一次收缩过程的收缩期，所产生的收缩总和则称为完全强直收缩（complete tetanus）。在等长收缩条件下，完全强直收缩所产生的张力可达单收缩的3～4倍。这是因为肌细胞动作电位的高频发放能使胞质中Ca^{2+}浓度持续升高，一方面可保证收缩蛋白的充分活化并产生最大张力，另一方面能有效克服肌肉组织的弹性缓冲而表达出稳定的最大收缩张力。在生理情况下，骨骼肌的收缩几乎都以完全强直收缩的形式进行，因为躯体运动神经上的传出冲动总是连续成串的，其频率足以引起骨骼肌进行强直收缩，有利于产生强大的收缩张力，完成各种躯体运动和对外界物体做功。

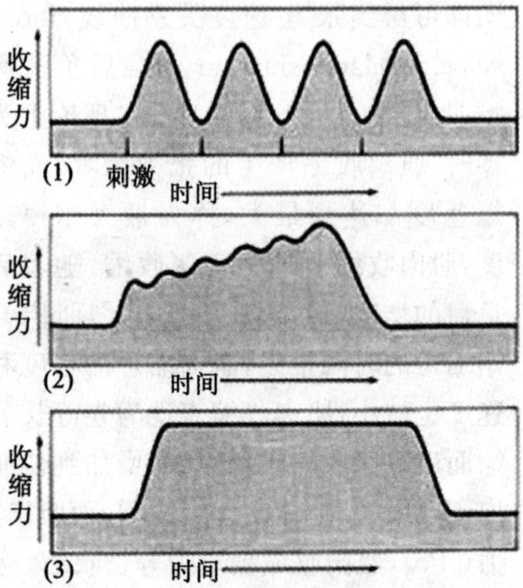

图 2-2-16　骨骼肌收缩的频率效应总和

复习题：

1. 名词解释：单纯扩散、易化扩散、主动转运、出胞、入胞、静息电位、动作电位、极化、阈电位、兴奋-收缩耦联、前负荷、后负荷、单收缩、强直收缩。

2. 比较各种转运方式的相同点和不同点。

3. 简述静息电位和动作电位的产生机制。

4. 简述神经冲动最终引发骨骼肌收缩全过程。

（曲文芙）

第三章　血液

知识目标：

1. 掌握血液的组成及理化特性。
2. 掌握各种血细胞的形态、正常值、功能、生成与破坏。
3. 理解凝血和纤溶过程。
4. 掌握血型分型原则及输血原则。

血液（blood）是一种流体组织，在心血管系统内循环流动，是沟通机体各部分体液以及内外环境之间进行物质交换的重要纽带。血液具有运输功能，血液将从肺获取的 O_2 和从肠道吸收的营养物质运送到各器官、细胞，将内分泌腺产生的激素运输到相应的靶细胞；将细胞代谢产生的 CO_2 运送到肺，将其他代谢终产物运送到肾脏等排泄器官而排出体外。血液具有缓冲功能，它含有多种缓冲物质，可缓冲进入血液的酸性或碱性物质引起的血浆 pH 变化。血液参与体温的调节，血液中的水分有较高的比热，有利于运送热量，参与体温相对恒定的调节。此外，血液还具有重要的防御和保护的功能，参与机体的生理性止血、抵抗细菌、病毒等微生物引起的感染和各种免疫反应。

第一节　血液的组成及理化特性

一、血液的组成

血液由血浆（blood plasma）和悬浮于其中的血细胞（blood cells）组成。取一定量的血液与抗凝剂混匀，置于比容管中，以 3000 r/min 的速度离心 30 分钟，由于比重的不同，血细胞将与血浆分开，比容管中上层的淡黄色液体为血浆，下层深红色，为红细胞，二者之间一薄层白色不透明的是白细胞和血小板（见图 2-3-1）。血细胞在血液中所占的容积百分比称为血细胞比容（hematocrit）。正常成年男性的血细胞比容为 40%～50%，成年女性为 37%～48%。由于血液中白细胞和血小板仅占总容积的 0.15%～1%，故血细胞比容可反映血液中红细胞的相对浓度。贫血患者血细胞比容降低。由于红细胞在血管系统中的分布不均匀，大血管中血液的血细胞比容略高于微血管中的血液。

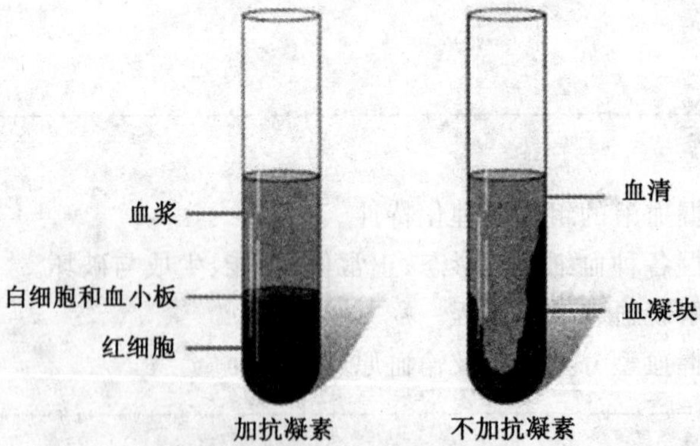

图 2-3-1　血液的组成示意图

（一）血浆

血浆中含有 91%～92%的水和 8%～9%的溶质（蛋白质、电解质和小分子有机化合物）。血浆中电解质含量与组织液基本相同，由于这些溶质和水分都很容易透过毛细血管与组织液交流，这一部分液体的理化性质的变化常与组织液平行。血浆蛋白（plasma proteins）是血浆中多种蛋白的总称。血浆蛋白的浓度是血浆和组织液的主要区别所在，因为血浆蛋白的分子很大，不能透过毛细血管管壁。用盐析法可将血浆蛋白分为白蛋白、球蛋白和纤维蛋白原三类。正常成年人血浆蛋白含量为 65～85 g/L，其中白蛋白为 40～48 g/L，球蛋白为 15～30 g/L，白蛋白/球蛋白（A/G）的比值为 1.5∶1～2.5∶1。白蛋白和大多数球蛋白主要由肝脏产生。肝病时常引起 A/G 比值下降，甚至倒置。

各种血浆蛋白具有不同的生理功能，主要包括：①营养功能；②运输功能：运输激素、脂类物质、维生素及多种代谢产物；③缓冲功能；④形成胶体渗透压：调节血管内外的水分分布；⑤参与机体的免疫功能：在实现免疫功能中有重要作用的免疫抗体、补体系统等，都是由血浆球蛋白构成的；⑥参与凝血、抗凝血以及纤溶功能:绝大多数的血浆凝血因子、生理性抗凝物质以及促进血纤维溶解的物质都是血浆蛋白。

(二)血细胞

血细胞可分为红细胞(red blood cell,RBC)、白细胞(white blood cell,WBC)和血小板(platelet,PLT)三类,其中红细胞的数量最多,约占血细胞总数的99%,白细胞最少。

二、血液的理化特性

(一)颜色

血液的颜色主要取决于红细胞内血红蛋白的颜色,血红蛋白含氧量多时呈鲜红色(动脉血),含氧量少的呈暗红色(静脉血),通常献血时抽的是静脉血,所以外观看上去呈暗红色。血浆因含少量胆红素,看上去呈透明淡黄色,若含乳糜微粒,则呈乳白浑浊,若发生溶血,血浆则呈红色。

(二)比重

正常人全血的比重为1.050～1.060,血浆的比重为1.025～1.030。血液中红细胞数愈多则血液比重愈大,血浆中蛋白质含量愈多则血浆比重愈大。血液比重大于血浆,说明红细胞比重大于血浆。红细胞的比重为1.090～1.092,与红细胞内血红蛋白的含量呈正相关。利用红细胞和血浆比重的差异,可进行血细胞比容和红细胞沉降率的测定,以及红细胞与血浆的分离。

(三)黏滞性

液体的黏滞性来源于液体内部分子或颗粒间的摩擦。如果以水的黏滞性为1,则全血的黏滞性为4～5,血浆的黏滞性为1.6～2.4。当温度不变时,全血的黏滞性主要取决于血细胞比容的高低,血浆的黏滞性主要取决于血浆蛋白的含量。血液的黏滞性是形成血流阻力的重要因素之一。

(四)渗透压

溶液渗透压(osmotic pressure)的高低取决于溶液中溶质颗粒(分子或离子)数目的多少,而与溶质的种类和颗粒的大小无关。正常人的血浆渗透压约为300 mOsm/L。血浆的渗透压主要来自溶解于其中的晶体物质,特别是电解质,称为晶体渗透压(crystal osmotic pressure)。由于血浆与组织液中晶体物质的浓度几乎相等,所以它们的晶体渗透压也基本相等。除晶体物质外,血浆中还含有一定量的胶体物质,主要是血浆蛋白,但由于蛋白质的分子量大,分子数量少,所形成的渗透压很小,一般不超过1.5 mOsm/L,由蛋白质所形成的渗透压称为胶体渗透压(colloid osmotic pressure)。在血浆蛋白中,白蛋白的分子量小，其分子数量远多于球蛋白，故血浆胶体渗透压主要由白蛋白形成。若血浆中白蛋白的数量减少，即使其他蛋白增加而保持血浆蛋白总量不变，血浆胶体渗透压也将明显降低。由于组织液中蛋白质很少，所以血浆的胶体渗透压高于组织液。

血浆蛋白一般不能透过毛细血管壁，所以血浆胶体渗透压虽小，但对于血管内外的水平衡有重要作用。由于血浆和组织液的晶体物质中绝大部分不易透过细胞膜，所以细胞外液的晶体渗透压的相对稳定，对于保持细胞内外的水平衡极为重要。

在临床上和生理实验中所使用的各种溶液，其渗透压与血浆渗透压相等，称为等渗溶液(isoosmotic solution)，渗透压高于或低于血浆渗透压的溶液称为高渗或低渗溶液。浓度为0.9%的NaCl溶液和5%的葡萄糖溶液均为等渗溶液。

需指出的是，并非每种物质的等渗溶液都能使悬浮于其中的红细胞保持其正常形态和大小，如1.9%的尿素溶液虽然与血浆等渗，但红细胞置于其中后，立即发生溶血。这是因为尿素分子可自由通过红细胞膜，并依其浓度梯度进入红细胞，导致红细胞内渗透压增高，水进入细胞，结果使红细胞肿胀破裂而发生溶血；NaCl却不易通过红细胞膜，因而不会发生上述现象。一般把能够使悬浮于其中的红细胞保持正常形态和大小的溶液称为等张溶液(isotonic solution)。

（五）酸碱度

正常人的血浆pH为7.35～7.45。当血浆pH低于7.35时，称为酸中毒；高于7.45时，称为碱中毒。血浆pH低于6.9或高于7.8时都将危及生命。

血浆pH的相对恒定主要决定于血浆中的缓冲物质，如血浆中有$NaHCO_3/H_2CO_3$、蛋白质钠盐/蛋白质、Na_2HPO_4/NaH_2PO_4，在红细胞内尚有血红蛋白钾盐/血红蛋白、氧合血红蛋白钾盐/氧合血红蛋白、$KHCO_3/H_2CO_3$等，其中最重要的缓冲对是$NaHCO_3/H_2CO_3$。一般酸性或碱性物质进入血液时，由于有这些缓冲系统的作用，血浆pH的波动范围极小。此外，肺和肾在排出体内过剩的酸和碱中起重要作用。

第二节 血细胞

血细胞包括红细胞、白细胞和血小板，它们均起源于造血干细胞。在个体发育过程中，造血器官有一个变迁的程序。在胚胎发育的早期，是在卵黄囊造血，从胚胎第2个月开始，由肝、脾造血；胚胎发育到第5个月以后，肝、脾的造血活动逐渐减少，骨髓开始造血并逐渐增强；到婴儿出生时，几乎完全依靠骨髓造血，但在造血需要增加时，肝、脾可再参与造血以补充骨髓功能的不足。因此，此时的骨髓外造血具有代偿作用。儿童到4岁以后，骨髓腔的增长速度已超过了造血组织增长的速度，脂肪细胞逐步填充多余的骨髓腔。到18岁左右，只有脊椎骨、肋骨、胸骨、颅骨和长骨近端骨骺处才有造血骨髓，但造血组织的总量已很充裕。成年人如果出现骨髓外造血，已无代偿的意义，而是造血功能紊乱的表现。

一、红细胞

（一）红细胞的形态、数量和功能

1.形态　正常红细胞呈双凹圆碟形，平均直径约8 μm，中央较薄，周边稍厚，无核。

2.数量　红细胞是血液中数量最多的血细胞。我国成年男性红细胞的数量为$(4.0\sim5.5)\times10^{12}/L$，女性为$(3.5\sim5.0)\times10^{12}/L$。红细胞内的蛋白质主要是血红蛋白（hemoglobin，Hb）。我国成年男性血红蛋白浓度为120～160 g/L，成年女性为110～150 g/L。正常人红细胞数量和血红蛋白浓度不仅有性别差异，还可因年龄、生活环境和机体功能状态不同而有差异。例如，儿童低于成年人（但新生儿高于成年人）；高原居民高于平原居民；妊娠后期因血浆量增多而致红细胞数量和血红蛋白浓度相对减少。人体外周血液红细胞数量、血红蛋白浓度低于正常，称为贫血（anemia）。

3.功能　红细胞的主要功能是运输O_2和CO_2。红细胞运输O_2的功能是靠细胞内的血红蛋白来实现的，一旦血红蛋白逸出到血浆中，便丧失其运输O_2的功能。此外，红细胞还参与对血液中的酸、碱物质的缓冲及免疫复合物的清除。

（二）红细胞的生理特性

1.可塑变形性　红细胞在全身血管中循环运行时，具有变形通过狭小空隙，之后恢复原状的能力，这种特性称为可塑变形性（plastic deformation）（见图2-3-2）。红细胞的可塑变形性取决于红细胞的几何形状、红细胞内的黏度和红细胞膜的弹性，其中红细胞正常的双凹圆碟形的几何形状最为重要。衰老的红细胞、球形红细胞、血红蛋白异常均可以降低红细胞的可塑变形性。

知识链接：遗传性球形红细胞增多症的患者，由于红细胞某些膜蛋白的缺陷导致脂质双层稳定性降低，膜脂质逐渐丢失而导致膜表面积降低，最终变为球形，其表面积与体积之比降低，变形能力减弱。

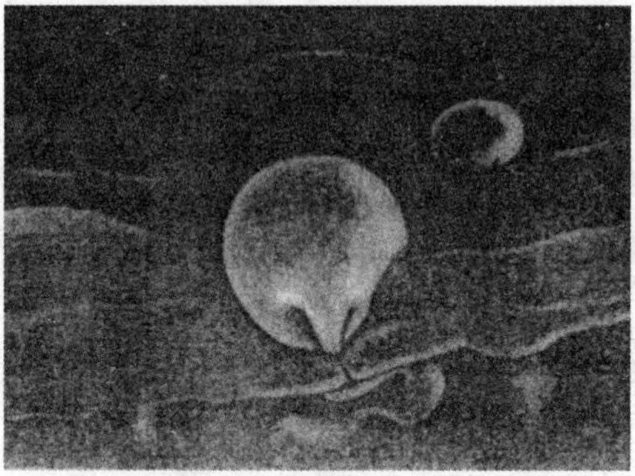

2-3-2 红细胞脐过脾窦的内皮细胞裂隙(大鼠)

2.悬浮稳定性 生理状态下，红细胞能相对稳定地悬浮于血浆中，下沉缓慢，红细胞的这一特性称为悬浮稳定性(suspension stability)。通常以红细胞在第1小时末下沉的距离来表示红细胞的沉降速度，称为红细胞沉降率(erythrocyte sedimentation rate. ESR)，简称血沉。正常成年男性红细胞沉降率为0～15 mm/h，成年女性为0～20 mm/h。红细胞能相对稳定地悬浮于血浆中，是由于双凹圆碟形的红细胞具有较大的表面积与体积之比，其与血浆之间产生的摩擦力较大，阻碍了红细胞的下沉，故红细胞下沉缓慢。患某些疾病时，如活动性肺结核、风湿热、晚期癌症等，多个红细胞彼此以凹面相贴，称为红细胞叠连(rouleaux formation)。红细胞发生叠连后，与血浆之间的摩擦力减小，导致红细胞沉降率加快。决定红细胞叠连快慢的因素不在于红细胞本身，而在于血浆成分的变化。通常血浆中纤维蛋白原、球蛋白和胆固醇的含量增加时，血沉加快；血浆中白蛋白、卵磷脂的含量增加时，血沉减慢。

3.渗透脆性 红细胞在低渗盐溶液中发生膨胀破裂的特性，称为红细胞渗透脆性(osmotic fragility)，简称脆性。红细胞在0.9% NaCl溶液中可保持其正常形态和大小。若将红细胞置于0.6%～0.8% NaCl溶液中，水将在渗透压差的作用下渗入细胞，红细胞逐渐胀大，成为球形；若将红细胞置于0.40%～0.45% NaCl溶液中，部分红细胞开始破裂而发生溶血；若将红细胞置于0.30%～0.35% NaCl溶液中，则全部红细胞发生溶血。这种现象表明，红细胞对低渗盐溶液具有一定的抵抗力，但红细胞对低渗盐溶液的抵抗力并不相同。生理状态下，衰老红细胞对低渗盐溶液的抵抗力弱，即脆性高；而初成熟的红细胞的抵抗力强，即脆性低。

（三）红细胞的生成与破坏

1. 红细胞的生成

（1）生成部位：在胚胎时期，由卵黄囊、肝、脾和骨髓生成；出生以后，完全依靠红骨髓生成。红骨髓内的造血干细胞首先分化成为红系定向祖细胞，再经过原红细胞、早幼红细胞、中幼红细胞、晚幼红细胞和网织红细胞的阶段，成为成熟的红细胞。正常状态下，外周血中网织红细胞的数量只占红细胞总数的 0.5%～1.5%。当骨髓造血功能增强时，大量网织红细胞释放入血，血液中网织红细胞计数可高达红细胞总数的 30%～50%。某些理化因素能够抑制骨髓的造血功能引起贫血，这种因为骨髓造血功能障碍引起的贫血称为再生障碍性贫血。

知识链接：由于造血干细胞主要存在于骨髓，临床上可抽取正常人的骨髓，给造血或免疫功能低下的患者进行骨髓造血干细胞移植（又称骨髓移植），可在受者体内重建造血和免疫功能。在正常情况下，骨髓也可释放少量造血干细胞进入外周血液中。若采用适当的方法，将骨髓中造血干细胞动员释放到外周血，可使外周血中造血干细胞的含量提高数十倍甚至百倍，此时在外周血中可获得足够数量的造血干细胞进行外周血干细胞移植。

（2）生成原料：红细胞内最主要的成分是血红蛋白，合成血红蛋白的重要原料是蛋白质和铁。正常成年人体内共有铁 3～4 g，其中大部分存在于血红蛋白中。成年人每天需要 20～30 mg 铁用于红细胞生成，其中每天从食物中吸收的铁仅需 1 mg，以补充排泄，其余 95%来自体内铁的再利用。当铁的摄入不足或吸收障碍，或长期慢性失血以致机体缺铁时，可使血红蛋白合成减少，引起低色素小细胞性贫血，即缺铁性贫血。

（3）成熟因子：在幼红细胞发育成熟的过程中，叶酸和维生素 B_{12} 是合成 DNA 所需的重要辅酶。叶酸在体内先转化成四氢叶酸，然后参与 DNA 的合成，而叶酸的转化需要维生素 B_{12} 的参与。维生素 B_{12} 缺乏时，叶酸的利用率下降，可引起叶酸的相对不足。因此，缺乏叶酸或维生素 B_{12} 时，DNA 的合成障碍可引起细胞核发育异常，幼红细胞分裂减慢，核质发育不平衡，红细胞体积增大，导致巨幼红细胞性贫血。

知识链接：当胃的大部分被切除或胃腺细胞受损伤，机体缺乏内因子，或体内产生抗内因子的抗体时，即可发生维生素 B_{12} 吸收障碍，影响幼红细胞的分裂和血红蛋白合成，出现巨幼红细胞性贫血，即大细胞性贫血。

（4）生成的调节：正常状态下，红细胞的数量保持相对稳定，当机体功能状态发生改变时，红细胞的生成会发生适当的调节，主要受促红细胞生成素和雄激素的调节。

1)促红细胞生成素(erythropoietin,EPO):EPO是一种主要由肾合成的糖蛋白。当组织中氧分压降低时，血浆中的促红细胞生成素的浓度增加，它促进红系祖细胞向前体细胞分化，又加速这些细胞的增殖，结果使骨髓中能合成血红蛋白的幼红细胞数增加，网织红细胞加速从骨髓释放。EPO是机体红细胞生成的主要调节物。贫血时体内EPO增高可促进红细胞生成；而红细胞数量增多时，EPO分泌则减少，这一负反馈调节使血中红细胞的数量能保持相对稳定。因此，双肾实质严重破坏的晚期肾脏病患者常因缺乏EPO而发生肾性贫血。

2)雄激素：雄激素主要作用于肾，促进EPO的生成，从而促进红细胞生成。雄激素也可直接刺激骨髓，促进红细胞生成，这可能是成年男性红细胞数量高于女性的原因之一。

此外，甲状腺激素、糖皮质激素和生长激素等可促进红细胞生成。

2.红细胞的破坏　正常人红细胞的平均寿命为120天。每天约有0.8%的衰老红细胞被破坏。其中90%的衰老红细胞被巨噬细胞吞噬，这是由于衰老红细胞的变形能力减退，脆性增加，容易滞留于脾和骨髓中而被巨噬细胞所吞噬，这称为血管外破坏。巨噬细胞吞噬红细胞后，将血红蛋白消化，释出铁、氨基酸和胆红素，其中铁和氨基酸可被重新利用，而胆红素则由肝排入胆汁，最后排出体外。此外，还有10%的衰老红细胞在血管中受机械冲击而破损，此称为血管内破坏。血管内破坏所释放的血红蛋白立即与血浆中的触珠蛋白结合，进而被肝摄取。当血管内的红细胞大量破坏，血浆中血红蛋白浓度过高超出触珠蛋白的结合能力时，血红蛋白将经肾排出，出现“血红蛋白尿”。

二、白细胞

(一)白细胞的分类与正常值

白细胞为无色、有核的细胞，在血液中一般呈球形。可分为中性粒细胞(neutrophil)、嗜酸性粒细胞(eosinophil)、嗜碱性粒细胞(basophil)、单核细胞(monocyte)和淋巴细胞(lymphocyte)五类。前三种因其胞质中含有嗜色颗粒，故总称为粒细胞(granulocyte)。后两种因其胞质中不含嗜色颗粒，故总称为无粒细胞(agranulocyte)。正常成年人血液中白细胞数为$(4.0\sim10.0)\times10^9/L$，其中中性粒细胞占50%～70%，嗜酸性粒细胞占0.5%～5%，嗜碱性粒细胞占0%～1%，单核细胞占3%～8%，淋巴细胞占20%～40%。

(二)白细胞的生理功能

白细胞均参与机体的保护和防御功能。白细胞具有变形、游走、趋化、吞噬和分泌等特性，是执行防御功能的生理基础。

1. 中性粒细胞　中性粒细胞是血液中主要的吞噬细胞，其变形游走能力和吞噬活性都很强。细菌入侵时，中性粒细胞在炎症区域产生的趋化因子作用下，自毛细血管渗出而被吸引到病变部位吞噬细菌。通过颗粒中所含有的水解酶、乳铁蛋白等对细菌进行杀伤。当中性粒细胞吞噬3～20个细菌后自身即解体，释放的各种溶酶体酶又可溶解周围组织而形成脓液。炎症时，由于炎症产物的作用，可使骨髓内储存的中性粒细胞大量释放而使外周血液的中性粒细胞数目显著增多，有利于更多的中性粒细胞进入炎症区域。当血液中的中性粒细胞数减少到1.0×10^{9}/L时，机体抵抗力明显降低，较易发生感染。此外，中性粒细胞还可吞噬和清除衰老红细胞和抗原-抗体复合物等。

2. 嗜酸性粒细胞　嗜酸性粒细胞具有吞噬功能，但因为缺乏溶菌酶，故无杀菌能力。嗜酸性粒细胞的主要作用有：①限制嗜碱性粒细胞和肥大细胞在速发性过敏反应中的作用。②参与对蠕虫的免疫反应。当机体发生过敏反应和寄生虫感染时，常伴有嗜酸性粒细胞增多。

3. 嗜碱性粒细胞　嗜碱性粒细胞胞质中的颗粒含有肝素、组胺、过敏性慢反应物质和嗜酸性粒细胞趋化因子A等。肝素具有抗凝血作用，有利于保持血管通畅，使吞噬细胞能到达抗原入侵部位而将其破坏；肝素还可作为酯酶的辅基，加速脂肪分解为游离脂肪酸的过程。组胺和过敏性慢反应物质可使毛细血管壁通透性增加，引起局部充血水肿，并可使支气管平滑肌收缩，从而引起荨麻疹、哮喘等Ⅰ型超敏反应症状。嗜酸性粒细胞趋化因子A可吸引嗜酸性粒细胞，聚集于局部，以限制嗜碱性粒细胞在过敏反应中的作用。

4. 单核细胞　单核细胞在骨髓中发育，当从骨髓进入血液时仍是尚未成熟的细胞。与其他血细胞比较，含有更多的非特异性脂酶，并具有更强的吞噬作用。单核细胞在血液中停留2～3天后迁移到周围组织中，继续发育成巨噬细胞。巨噬细胞的溶酶体含有大量的酯酶，可消化某些细菌(如结核杆菌)的脂膜。当有细菌入侵时，组织中已存在的巨噬细胞可立即发挥抗感染作用。巨噬细胞对于某些细胞内细菌、真菌和原虫的杀伤极为关键。单核-巨噬细胞还可有效地加工处理并呈递抗原，在特异性免疫应答的诱导和调节中起关键作用。

5. 淋巴细胞　淋巴细胞是免疫细胞中的一大类，它们在免疫应答过程中起着核心作用。根据其生长发育的过程、细胞表面标志和功能的不同，可将淋巴细胞分成T淋巴细胞、B淋巴细胞和自然杀伤细胞(NK细胞)三大类。T

细胞主要参与细胞免疫，B 细胞主要参与体液免疫，而 NK 细胞则是机体固有免疫的重要执行者。

（三）白细胞的生成与破坏

白细胞起源于骨髓中的造血干细胞。在细胞发育过程中经历定向祖细胞、可识别的前体细胞等阶段，然后成为具有多种细胞功能的成熟白细胞。粒细胞的生成受粒细胞-巨噬细胞集落刺激因子（GM-CSF）、粒细胞集落刺激因子（G-CSF）、巨噬细胞集落刺激因子（M-CSF）等的调节。此外，乳铁蛋白和转化生长因子 β 等可抑制白细胞的生成。由于白细胞主要在组织中发挥作用，淋巴细胞可往返于血液、组织液和淋巴之间，并能增殖分化，故白细胞的寿命较难准确判断。一般来说，中性粒细胞在循环血液中停留 6～8 小时后进入组织，4～5 天后衰老死亡或经消化道排出；若有细菌入侵，中性粒细胞在吞噬过量细菌后，因释放溶酶体酶而发生“自我溶解”，与破坏的细菌和组织碎片共同形成脓液。

三、血小板

（一）血小板的形态和正常值

血小板又称血栓细胞，是从骨髓成熟的巨核细胞胞浆解脱落下来的小块胞质。血小板无细胞核，呈双面微凸的圆盘状，体积很小，直径仅 2～3 μm。当血小板受刺激时可伸出伪足，呈不规则形状。

正常成年人血液中的血小板数量为（100～300）$\times 10^9$/L。血小板有助于维持血管壁的完整性。当血小板数低于 50×10^9/L 时，微小的创伤或仅血压升高即可使皮肤黏膜紫癜。当血小板低于 20×10^9/L 时，常有自发性出血。

（二）血小板的生理特性

血小板具有黏附、聚集、释放、吸附、收缩等多种生理特性。

1. 黏附　当血管内皮细胞损伤时，血小板即可附着于内皮下组织，称为血小板黏附。

2. 聚集　血小板与血小板之间的相互集合称为血小板聚集。血小板的聚集先后出现两个时相。第一聚集时相发生迅速，也能迅速解聚，为可逆性聚集；第二聚集时相发生缓慢，但不能解聚，为不可逆性聚集。多种生理性和病理性因素可引起血小板聚集。生理性致聚剂主要有 ADP、肾上腺素、5-羟色胺、组胺、胶原、凝血酶等；病理性致聚剂有细菌、病毒、免疫复合物、药物等。

3. 释放　血小板受刺激后将储存在颗粒内的物质排出的现象，称为血小板释放。释放的物质主要有 ADP、ATP、5-羟色胺、Ca^{2+} 等。

4. 收缩　血小板中存在着类似肌肉的收缩蛋白系统，当血小板活化后，胞质内 Ca^{2+} 浓度增高，通过类似于肌肉收缩的机制引起血小板的收缩反应。

5. 吸附　血小板表面可吸附血浆中多种凝血因子，如果血管内皮破损，随着血小板黏附和聚集于破损的局部，可使局部凝血因子浓度升高，有利于血液凝固和生理性止血。

（三）血小板的功能

1. 参与生理性止血　正常情况下，小血管受损后引起的出血在几分钟内就会自行停止，这种现象称为生理性止血(hemostasis)。临床上常用小针刺破耳垂或指尖，使血液自然流出，然后测定出血延续的时间，这段时间称为出血时间(bleeding time)，正常出血时间为 1～3 分钟。

生理性止血过程主要包括血管收缩、血小板血栓形成和血液凝固三个过程。损伤后，小血管立即收缩，若破损不大可使血管封闭，主要是由损伤刺激引起的局部缩血管反应，持续时间很短。血管内膜损伤后，内膜下组织暴露，激活血小板，由于血管收缩使血流暂停或减缓，有利于激活的血小板黏附于内膜下组织并聚集成团，成为一个松软止血栓以填塞伤口。血管受损也可启动凝血系统，使纤维蛋白原转变成纤维蛋白，并交织成网，在局部迅速发生血液凝固，形成了由纤维蛋白与血小板构成的牢固止血栓，有效出血。生理性止血的三个过程相互促进，使生理性止血能及时而快速地进行。由于血小板与生理性止血过程的三个环节均有密切关系，因此，血小板在生理性止血过程中居于中心地位。

2. 促进凝血　血小板含有许多与凝血过程有关的因子，统称为血小板因子(PF)，这些因子具有较强的促进血液凝固的作用。目前已知的有 10 余种，如纤维蛋白原激活因子(PF_2)、凝血活酶因子(PB_3)、抗肝素因子(PF_4)等。

3. 维持毛细血管壁的正常通透性　血小板能够附着在毛细血管壁上，填补血管内皮细胞脱落留下的空隙，修补血管壁，维持毛细血管壁的正常通透性。

第三节　血液凝固与纤维蛋白溶解

一、血液凝固

血液由流动的液体状态变为不能流动的胶冻状凝块的过程称为血液凝固(blood coagulation)，简称凝血。其实质就是血浆中可溶的纤维蛋白原转变为不溶的纤维蛋白，纤维蛋白交织成网，将血细胞网罗在内，形成血凝块。血液凝固是一系列复杂的酶促反应过程，需要多种凝血因子的参与。

（一）凝血因子

血浆与组织中直接参与凝血的物质，统称为凝血因子（blood clotting factors，F），其中公认的有12种，并按国际命名法用罗马数字编号（见表2-3-1）。此外，还有前激肽释放酶、高分子激肽原以及来自血小板的磷脂等直接参与凝血过程。除FⅣ外，其余的凝血因子都是蛋白质，而且FⅡ、FⅦ、FⅨ、FⅩ、FⅪ、FⅫ以及前激肽释放酶都是丝氨酸蛋白酶，能对特定的肽链进行有限水解。正常情况下，这些蛋白酶都是无活性的酶原，必须通过其他酶的有限水解而暴露或形成活性中心后，才成为有活性的酶，这一过程称为凝血因子的激活。被激活的酶称为“活性型”，习惯上于该因子代号的右下角加一“a”字来表示。除FⅢ外，其他凝血因子均存在于新鲜血浆中，且多数在肝内合成，其中FⅡ、FⅦ、FⅨ、FⅩ的生成需要维生素K的参与。因此，当肝脏病变或维生素K缺乏时，可出现凝血功能障碍。

表2-3-1　按国际命名法编号的凝血因子

编号	同义名	编号	同义名
FⅠ	纤维蛋白原	FⅧ	抗血友病因子
FⅡ	凝血酶原	FⅨ	血浆凝血激酶
FⅢ	组织凝血激酶	FⅩ	Stuart-Prower因子
FⅣ	Ca^{2+}	FⅪ	血浆凝血激酶前质
FⅤ	前加速素	FⅫ	接触因子
FⅦ	前转变素	FⅩⅢ	纤维蛋白稳定因子

（二）凝血过程

凝血过程大体上可分为三个阶段：即凝血酶原激活物的生成，凝血酶原被激活生成凝血酶，纤维蛋白原被激活生成纤维蛋白。

1.凝血酶原激活物的生成　凝血酶原激活物的生成可以通过两条途径。如果完全依靠血浆内的凝血因子从而发生凝血过程，称为内源性激活途径（intrinsic pathway）；如果依靠血管外组织因子暴露于血液从而发生凝血过程，称为外源性激活途径（extrinsic pathway），又称组织因子途径（见图2-3-3）。

（1）内源性激活途径：当血液与带负电荷的异物表面接触时，FⅫ结合到异物表面，并被激活为$FⅫ_a$。$FⅫ_a$再激活FⅪ成为$FⅪ_a$，从而启动内源性凝血途径。此外，$FⅫ_a$可激活前激肽释放酶使之成为激肽释放酶，后者反过来又能激活因子Ⅻ，这是一种正反馈，可使因子$Ⅻ_a$大量生成。从FⅫ结合于异物表面到$FⅪ_a$的形成的过程称为表面激活。表面激活还需要高分子量激肽原的参与，它作为辅因子可加速表面激活过程。表面激活所形成的$FⅪ_a$在Ca^{2+}存在的情况下可激活FⅨ生成$FⅨ_a$。$FⅨ_a$再与FⅧ和PF_3及Ca^{2+}组成FⅧ复合物，激活FⅩ为$FⅩ_a$。

(2)外源性激活途径：血管损伤时，暴露出FⅢ，后者与$FⅦ_a$相结合而形成FⅦ复合物。在有Ca^{2+}存在的情况下，并进一步激活FⅩ为$FⅩ_a$。FⅦ复合物可催化两个重要的反应：①激活FⅩ生成$FⅩ_a$。FⅢ既是FⅦ和$FⅦ_a$的受体，使FⅦ复合物定位于损伤部位；又是辅因子，它能使$FⅦ_a$催化FX激活的效力增加1000倍。生成的FX_a又能反过来激活FⅦ，进而可使更多FX激活，形成外源性凝血途径的正反馈效应。②激活FⅨ生成$FⅨ_a$。$FⅨ_a$除能与$FⅧ_a$结合而激活FⅩ外，也能反馈激活FⅦ。因此，通过因子Ⅷ复合物的形成，使内源性凝血途径和外源性凝血途径相互联系，相互促进，共同完成凝血过程。

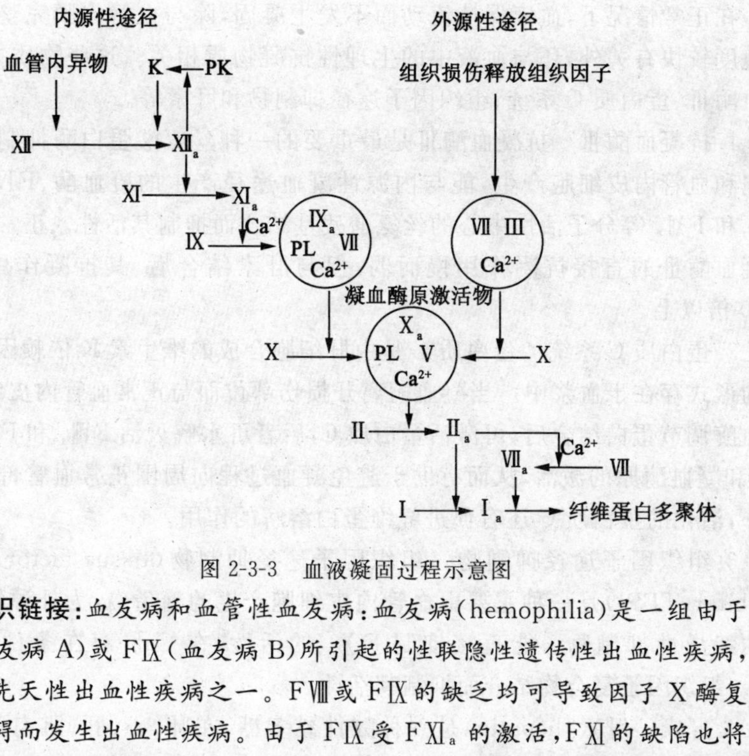

图 2-3-3 血液凝固过程示意图

知识链接： 血友病和血管性血友病：血友病(hemophilia)是一组由于缺乏FⅧ(血友病A)或FⅨ(血友病B)所引起的性联隐性遗传性出血性疾病，是最常见的先天性出血性疾病之一。FⅧ或FⅨ的缺乏均可导致因子Ⅹ酶复合物生成障碍而发生出血性疾病。由于FⅨ受$FⅪ_a$的激活，FⅪ的缺陷也将导致凝血过程的障碍，过去曾称为血友病C。此外，血浆中的vWF可保护血浆中的FⅧ不被降解，若vWF缺陷将导致FⅧ降低，引发凝血功能障碍，称为血管性血友病。

当由内源性和外源性激活途径所生成的FX_a，在Ca^{2+}存在的情况下可与FV_a在磷脂膜表面形成凝血酶原激活物。

2.凝血酶原被激活生成凝血酶　凝血酶原激活物可激活凝血酶原，使之转变为具有活性的凝血酶。

3.纤维蛋白原被激活生成纤维蛋白　凝血酶的主要作用是催化纤维蛋白原的分解，使纤维蛋白原转变为纤维蛋白单体，然后互相连接形成牢固的纤维蛋白多聚体(fibrin polymers)。

血液凝固后1～2小时，因血凝块中的血小板激活，使血凝块回缩，释出淡黄色的液体称为血清(serum)。由于在凝血过程中一些凝血因子被消耗，故血清与血浆的区别在于前者缺乏纤维蛋白原等凝血因子，但也增添了少量凝血过程中由血小板释放的物质。

（三）抗凝与促凝

在正常情况下，血液保持流动而不发生凝固，除与血管内膜完整光滑、血流速度较快有关外，还与血液中的生理性抗凝物质相关。这些物质主要有抗凝血酶Ⅲ、蛋白质C系统、组织因子途径抑制物和肝素等。

1.抗凝血酶Ⅲ　抗凝血酶Ⅲ是最重要的一种丝氨酸蛋白酶抑制物，由肝细胞和血管内皮细胞产生，能与内源性凝血途径产生的凝血酶、$FⅣ_a$、$FⅩ_a$、$FⅪ_a$和$FⅫ_a$等分子活性中心的丝氨酸残基结合而抑制其活性。正常情况下，抗凝血酶Ⅲ的直接抗凝作用慢而弱，但与肝素结合后，其抗凝作用可增强2000倍以上。

2.蛋白质C系统　蛋白质C是由肝细胞合成的维生素K依赖因子，以酶原的形式存在于血浆中。当凝血酶离开损伤部位而与正常血管内皮细胞上的凝血酶调节蛋白结合后，可激活蛋白质C，后者可水解灭活$FⅧ_a$和$FⅤ_a$，抑制FⅩ和凝血酶原的激活，从而有助于避免凝血过程向周围正常血管部位扩展。此外，活化的蛋白质C还有促进纤维蛋白溶解的作用。

3.组织因子途径抑制物　组织因子途径抑制物(tissue factor pathway inhibitor，TFPI)是一种主要由血管内皮细胞产生的糖蛋白，为外源性凝血途径的特异性抑制物。能直接抑制$FⅩ_a$的活性，在Ca^{2+}存在条件下，能与$FⅦ_a$、组织因子复合物结合而抑制其活性。

4.肝素　肝素(heparin)是一种酸性黏多糖，在肺、心、肝、肌肉等组织中含量丰富，主要由肥大细胞和嗜碱性粒细胞产生。肝素具有较强的抗凝作用，但在缺乏抗凝血酶Ⅲ的条件下，肝素的抗凝作用很弱。因此，肝素主要通过增强抗凝血酶Ⅲ的活性而间接发挥抗凝作用。此外，肝素还可刺激血管内皮细胞释放 TFPI，故肝素在体内的抗凝作用强于在体外的作用。

临床工作中常需采取各种措施加速血液凝固或保持血液不凝固。外科手术时常用温热盐水纱布压迫止血，一方面因为纱布是异物，可激活 FⅫ和血小板，另一方面因为凝血过程为酶促反应，适当加温可使凝血反应加速。反之，降低温度和增加异物表面的光滑度可延缓凝血过程。此外，血液凝固的多个环节中都需要 Ca^{2+} 的参加，故通常用枸橼酸钠、草酸铵和草酸钾作为体外抗凝剂。由于少量枸橼酸钠进入血液循环不致产生毒性，因此常用它作为抗凝剂来处理输血用的血液。

二、纤维蛋白溶解

纤维蛋白被分解液化的过程称为纤维蛋白溶解(fibrinolysis)，简称纤溶。纤溶的作用是将生理凝血过程中产生的血凝块溶解，防止血栓形成，保证血流通畅。纤溶系统主要包括纤维蛋白溶解酶原(plasminogen，简称纤溶酶原)、纤溶酶(plasmin，简称纤溶酶)、纤溶酶原激活物(plasminogen activator)与纤溶抑制物。纤溶可分为纤溶酶原的激活与纤维蛋白的降解两个基本阶段。

(一)纤溶酶原的激活

正常情况下，血浆中的纤溶酶是以无活性的纤溶酶原形式存在的，纤溶酶原是一种主要由肝细胞合成的糖蛋白。纤溶酶原在激活物的作用下激活成纤溶酶。纤溶酶原激活物主要有三类：第一类为血管激活物，由小血管内皮细胞中合成后释放于血中，以维持血浆内激活物浓度于基本水平。血管内出现血纤维凝块，可使内皮细胞释放大量激活物。所释放的激活物大都吸附于血纤维凝块上，进入血流的很少。第二类为组织激活物，存在于很多组织中，以甲状腺、肺、前列腺、子宫等处较多。主要是在组织修复、伤口愈合等情况下，在血管外促进纤溶。第三类为依赖于 FⅫ的激活物，例如前激肽释放酶被 FⅫa 激活后，所生成的激肽释放酶即可激活纤溶酶原。

(二)纤维蛋白与纤维蛋白原的降解

纤溶酶属于丝氨酸蛋白酶，它最敏感的底物是纤维蛋白和纤维蛋白原。在纤溶酶的作用下，纤维蛋白和纤维蛋白原可被分解为许多可溶性小肽，称为纤维蛋白降解产物。纤维蛋白降解产物一般不能再出现凝固，而且其中一部分有抗血凝的作用。纤溶酶是血浆中活性最强的蛋白酶，但特异性较小，除主要降解纤维蛋白和纤维蛋白原外，对 FⅡ、FⅤ、FⅧ、FⅩ、FⅫ等凝血因子也有一定的降解作用。当纤溶亢进时，可因凝血因子的大量分解和纤维蛋白降解产物的抗凝作用而产生出血倾向。

（三）纤溶抑制物

机体内有多种物质能抑制纤溶系统的活性，主要有两类：一类为纤溶酶原激活物抑制物，它与组织型纤溶酶原激活物和尿激酶型纤溶酶原激活物结合形成不稳定的复合物，使它们失去活性；另一类为抗纤溶酶，它与纤溶酶结合形成复合物，使纤溶酶失去活性。

出血性疾病是一类由于止血机制异常所引起的疾病的统称，其主要临床表现为不同部位的出血。血管壁和血小板异常所引起的一期止血缺陷，以皮肤黏膜和内脏出血为主，其特点是：创伤即刻发生渗血，持续时间长；压迫止血有效；输血和血制品效果差。凝血因子缺陷或存在病理性抗凝物质可引起二期止血缺陷，以深部组织和关节、肌肉或内脏出血难止为主，其特点是：出血常呈延迟性，持续时间长；压迫止血效果不佳；输血或输针对性血制品效果佳。

第四节　血型与输血原则

一、血型与红细胞凝集

血型（blood group）是指血细胞膜上特异性凝集原（agglutinogen，抗原）的类型。目前已知，除红细胞有血型外，白细胞和血小板也有血型。但是，一般所说的血型依然是指红细胞膜上特异性凝集原的类型。若将血型不相容的两个人的血滴放在玻片上混合，其中的红细胞即聚集成簇，这种现象称为凝集（agglutination）。红细胞的凝集有时还伴有溶血，当给人体输入血型不相容的血液时，在血管内可发生凝集反应和溶血反应，甚至危及生命。因此，血型鉴定是安全输血的前提。

能与红细胞膜上特异性凝集原起反应的抗体称为凝集素（agglutinin，抗体）。红细胞凝集的本质是抗原-抗体反应。根据红细胞膜上特异性凝集素的有无和种类，至今已发现 30 个不同的血型系统，如 ABO、Rh、MNSs、Lutheran、Kell 等。本节只介绍 ABO 血型系统和 Rh 血型系统。

（一）ABO 血型系统

ABO 血型系统根据红细胞膜上是否存在 A 凝集原和 B 凝集原将血液分为四种：红细胞膜上只含 A 凝集原者为 A 型；只含 B 凝集原者为 B 型；含有 A 与 B 两种凝集原者为 AB 型；A 和 B 两种凝集原均无者为 O 型。不同血型的人的血清中含有不同的凝集素，在A型血者的血清中，只含抗B凝集素；B型血者的血清中只含抗A凝集素；AB型血的血清中无抗A和抗B凝集素；而O型血的血清中则含有抗A和抗B两种凝集素(见表2-3-2)。

表2-3-2　ABO血型系统中的凝集原和凝集素

血型	凝集原	凝集素
A型	A	抗B
B型	B	抗A
AB型	A+B	无
O型	无	抗A+抗B

ABO血型系统还有多种亚型，其中最重要的亚型是A型中的A_1和A_2亚型。A_1型红细胞膜上含有A凝集原和A_1凝集原，血清中只含抗B凝集素；而A_2型红细胞膜上仅含A凝集原，血清中则含有抗B凝集素和抗A_1凝集素。同样，AB型血型中也有A_1B和A_2B两种主要亚型。由于A_1型红细胞可与A_2型血清中的抗A_1凝集素发生凝集反应，而A_2型和A_2B型红细胞比A_1型和A_1B型红细胞的抗原性弱得多，在用抗A抗体作血型鉴定时，容易将A_1型和A_1B型血误定为O型和B型。因此在输血时应注意血型亚型的存在。

(二)Rh血型系统

1. Rh血型系统的发现与分布　Landsteiner和Wiener于1940年将恒河猴(Rhesus monkey)的红细胞重复多次注入家兔体内，使之产生抗恒河猴红细胞的抗体，再用含这种抗体的家兔血清与人的红细胞混合，发现白种人中约85%的人的红细胞可被这种血清凝集，表明这些人的红细胞上具有与恒河猴红细胞同样的抗原，因此把这种血型称为Rh阳性血型；其余约15%的人的红细胞不被这种血清凝集，称为Rh阴性血型，而这一血型系统称为Rh血型系统。在我国各族人中，汉族和其他大部分民族的人，属Rh阳性的约占99%，Rh阴性的人只占1%左右。但在一些少数民族中，Rh阴性者较多，如塔塔尔族约15.8%，苗族约12.3%，布依族和乌孜别克族约8.7%。

2. Rh血型系统的抗原与分型　Rh血型系统是红细胞血型中最复杂的一个系统，已发现40多种Rh抗原(也称Rh因子)，与临床关系密切的是C、c、D、E、e五种。其中D抗原的抗原性最强。通常将红细胞上含有D抗原的，即称为Rh阳性；而红细胞上缺乏D抗原的，称为Rh阴性。

3. Rh血型的特点及其临床意义　与ABO血型系统不同，在人血清中不存在抗 Rh 的天然抗体，只有当 Rh 阴性的人接受 Rh 阳性的血液后，通过体液性免疫才产生出抗 Rh 的抗体来。因此，Rh 阴性受血者在第一次接受 Rh 阳性血液的输血后，一般不产生明显的输血反应，但在第二次或多次输入 Rh 阳性的血液时，即可发生抗原-抗体反应，输入的 Rh 阳性红细胞将发生凝集反应而引起严重后果。

Rh 血型系统与 ABO 血型系统的另一个不同点是抗体的特征。ABO 系统的抗体一般是完全抗体 IgM，而 Rh 系统的抗体主要是不完全抗体 IgG，后者分子较小能透过胎盘。因此，当 Rh 阴性的孕妇怀有 Rh 阳性的胎儿时，Rh 阳性胎儿的少量红细胞或 D 抗原可进入母体，通过免疫反应，在母体的血液中产生免疫抗体，主要是抗 D 抗体。这种抗体可以透过胎盘进入胎儿的血液，使胎儿的红细胞发生凝集和溶解，造成新生儿溶血性贫血，严重时可致胎儿死亡。由于一般只有在妊娠末期或分娩时才有较大量的胎儿红细胞进入母体，而母体血液中的抗体浓度是缓慢增加的，一般需要数月的时间，因此，第一次妊娠常不产生严重反应。如果 Rh 阴性母亲再次怀有 Rh 阳性胎儿时，此时，母体血液中高浓度的 Rh 抗体将会透过胎盘进入胎儿体内而引起新生儿溶血。

二、血量和输血原则

（一）血量

血量（blood volume）是指人体内血液的总量。正常成年人的血量相当于体重的 7%～8%，即每千克体重 70～80 mL。全身血液的大部分在心血管系统中快速循环流动，称为循环血量；小部分滞留在肝、肺泡毛细血管、脾、腹腔静脉和皮下静脉丛内，流动缓慢，称为储存血量。在运动或大出血等情况下，储存血量可被动员释放出来，以补充循环血量。

正常情况下，在神经、体液的调节作用下，血量保持相对恒定。血量的相对恒定是维持正常血压和各组织、器官正常血液供应的必要条件。若机体失血量不超过正常血量的 10%，由于心脏活动的加强和血管的收缩，可使血管内血液充盈度不发生显著改变。与此同时，储血库的血管收缩，释放一部分储存血液，使循环血量得以补充，因此机体可不出现明显的临床症状。若失血量达到正常血量的 20%时，机体的代偿功能将不足以维持正常血压，便会出现血压下降等一系列临床症状。若失血量超过 30%或更多，就可能危及生命。

（二）输血原则

输血（blood transfusion）是治疗某些疾病、抢救伤员生命和保证一些手术得以顺利进行的重要措施。但是，由于输血发生差错，造成病人严重损害，甚至死亡的事故并不鲜见。因此，为保证输血的安全和提高输血的效果，必须遵守输血的原则。

在准备输血时，首先必须鉴定血型，保证供血者与受血者的 ABO 血型相合。对于生育年龄的妇女和需要反复输血的患者，还必须使供血者与受血者的 Rh 血型相合，特别要注意 Rh 阴性受血者产生抗 Rh 抗体的情况。

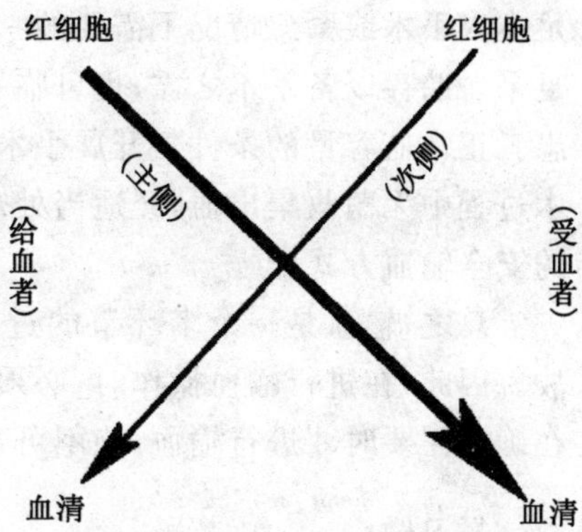

图 2-3-4　交叉配血试验示意图

输血最好坚持同型输血。即使在 ABO 系统血型相同的人之间进行输血，输血前也必须进行交叉配血试验(blood cross matching test)，把供血者的红细胞与受血者的血清进行配合试验，称为交叉配血主侧；将受血者的红细胞与供血者的血清作配合试验，称为交叉配血次侧(见图 2-3-4)。如果两侧均未发生凝集反应，为配血相合，可以进行输血；如果主侧发生凝集反应，为配血不合，绝对不能输血；如果主侧不发生凝集反应，而次侧发生凝集反应，为配血基本相合，一般不宜输血，在缺乏同型血的紧急情况下可少量输入，输血速度也不宜过快，并在输血过程中应密切观察受血者的情况，若发生输血反应，必须立即停止输注。

以往曾经把 O 型的人称为“万能供血者”(universal donor)，认为他们的血液可以输给其他任何血型的人，这种说法是不足取的。因为，虽然 O 型的红细胞上没有 A 和 B 凝集原，因而不会被受血者的血浆凝集，但 O 型人的血浆中的抗 A 和抗 B 凝集素能与其他血型受血者的红细胞发生凝集反应。当输入的血量较大时，供血者血浆中的凝集素未被受血者的血浆足够稀释时，受血者的红细胞会被广泛凝集。另外，也曾把 AB 型血的人称为“万能受血者”(universal recipient)，认为他们可接受其他任何血型供血者的血液，这种说法也是不可取的。因为 AB 型的血浆中虽无抗 A、抗 B 凝集素，但供血者血浆中或含抗 A，或含抗 B，或含抗 A 和抗 B 两种凝集素，当大量输入其他不同种 ABO 血型血液时，也可使受血者红细胞发生凝集。

随着医学和科学技术的进步，由于血液成分分离机的广泛应用以及分离技术和成分血质量的不断提高，输血疗法已从原来的输全血发展为成分输血。成分输血(blood component therapy)是将人血中各种不同成分，如红细胞、粒细胞、血小板和血浆，分别制备成高纯度或高浓度制品，再输注给患者。倡导成分输血可增强治疗的针对性，提高疗效，减少不良反应，且能节约血源。

自体输血(autologous blood transfusion)是采用患者自身血液成分，以满足本人手术或紧急情况下需要的一种输血疗法。可于手术前若干日内定期反复采血储存以备手术之需；也可临手术前自体采血，并在使用血浆代用品维持患者正常血容量的条件下开展手术，然后在需要时输还患者。此外，还可在手术过程中无菌收集出血，经适当处理后回输患者。自体输血是一种值得推广的安全输血方式。

总之，输血是一个多环节的过程，每个环节上的失误都可能造成严重事故。因此，在进行输血操作时，必须严格遵守输血原则，密切注意观察，而且只在确实需要时才进行输血，绝不可盲目滥用。

复习题

1. 名词解释：血细胞比容、红细胞沉降率、生理性止血。
2. 简述血浆蛋白的功能。
3. 简述各种血细胞的正常值及功能。
4. 简述血液凝固过程。
5. ABO 血型系统和 Rh 血型系统分型依据、分型原则及输血原则。

（李嘉琳）

第四章 血液循环

知识目标：

1.掌握心脏的泵血功能。
2.掌握心肌细胞的生物电现象和生理特性。
3.掌握动脉血压。
4.掌握组织液生成与淋巴循环。
5.掌握心血管活动的调节。

循环系统包括心血管系统和淋巴系统。心血管系统由心脏、动脉、毛细血管和静脉组成。血液在其中按一定方向流动，周而复始，称为血液循环。血液循环的主要功能是完成体内的物质运输，运输代谢原料和代谢产物，使机体新陈代谢能不断进行；体内各内分泌腺分泌的激素，或其他体液因素，通过血液的运输，作用于相应的靶细胞，实现机体的体液调节；机体内环境理化特性相对稳定的维持和血液防卫功能的实现，也都有赖于血液的不断循环流动。

第一节 心脏的泵血功能

心脏是血液循环的动力装置。心脏不断做收缩和舒张交替的活动，舒张时容纳静脉血返回心脏，收缩时把血液射入动脉，为血液流动提供能量。心脏的这种活动形式与水泵相似，因此可以把心脏的射血功能视为泵血功能。

一、心动周期

心脏一次收缩和舒张，构成一个机械活动周期，称为心动周期(cardiac cycle)。心房与心室的心动周期均包括收缩期(systole)和舒张期(diastole)。

由于心室在心脏泵血活动中起主要作用，故通常心动周期是指心室的活动周期。

心动周期的持续时间与心率有关。成年人心率平均每分钟75次，每个心动周期持续0.8 s。一个心动周期中，心房首先收缩，持续0.1 s，继而心房舒张，持续0.7 s。当心房收缩时，心室处于舒张期，心房进入舒张期后不久，心室开始收缩，持续0.3 s，随后进入舒张期，占时0.5 s。心室舒张的前0.4 s期间，心房也处于舒张期，这一时期称为全心舒张期(见图2-4-1)。可见，一次心动周期中，心房和心室各自按一定的时程进行舒张与收缩相交替的活动，而心房和心室两者的活动又依一定的次序先后进行，左、右两侧心房或两侧心室的活动则几乎是同步的。另一方面，无论心房或心室，收缩期均短于舒张期。如果心率增快，心动周期持续时间缩短，收缩期和舒张期均相应缩短，但舒张期缩短的比例较大；因此，心率增快时，心肌工作的时间相对延长，休息时间相对缩短，这对心脏的持久活动是不利的。因此，临床上快速型心律失常往往有发生心力衰竭的危险。

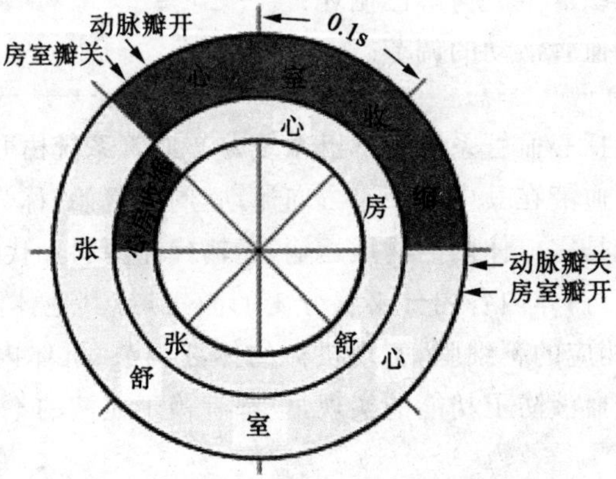

图2-4-1　心动周期中心房心室活动顺序和时间关系

二、心脏的泵血过程

左右心室的泵血过程相似，现以左心室为例，说明心室射血和充盈的过程，以便了解心脏泵血的机制(见图2-4-2)。

(一)左心室的射血和充盈过程

1.心室收缩期　心室收缩期分为等容收缩期、快速射血期和减慢射血期。

(1)等容收缩期：心房进入舒张期后不久，心室开始收缩，心室内压力升高；当超过房内压时，推动房室瓣，使之关闭，血液因而不至于倒流。这时，室内压尚低于主动脉压，主动脉瓣仍然处于关闭状态，心室成为一个封闭腔，因血液是不可压缩的液体，此时心室容积不变，而压力急剧升高。从房室瓣关闭直到主动脉瓣开启的这段时期，称为等容收缩期（isovolumic contraction phase）。其特点是室内压急剧升高。这一时相持续 0.05 s 左右。

(2)射血期：等容收缩期当室内压超过主动脉压时，主动脉瓣被打开，等容收缩期结束，进入射血期。射血期的早期，心室肌强烈收缩，由心室射入主动脉的血液量很大（约占总射血量的 2/3），流速也很快。此时，心室容积明显缩小，室内压继续上升达峰值，这段时期称快速射血期（rapid ejection phase），持续约 0.1 s；由于大量血液进入主动脉，主动脉压相应增高。随后，由于心室内血液减少以及心室肌收缩强度减弱，心室容积的缩小也相应变得缓慢，射血速度逐渐减弱，这段时期称为减慢射血期（reduced ejection phase），持续约 0.15 s，在一时期内，心室内压和主动脉压都相应由峰值逐步下降。

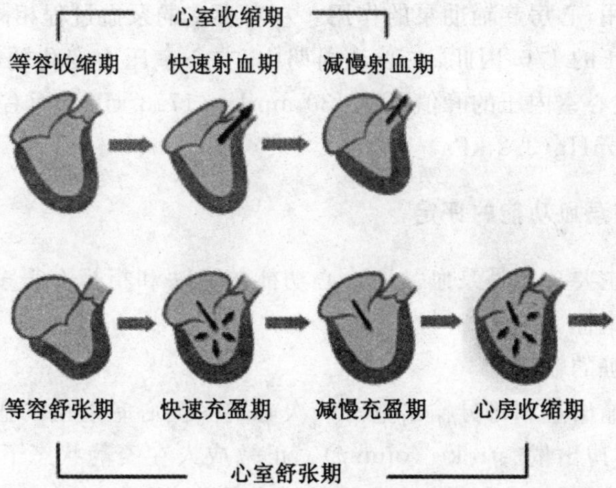

图 2-4-2　心脏泵血过程示意图

2.心室舒张期　心室舒张期分为等容舒张期、快速充盈期、减慢充盈期和心房收缩期。

(1)等容舒张期：心室肌开始舒张后，室内压下降，主动脉内血液向心室方向反流，推动主动脉瓣关闭；这时室内压仍明显高于心房压，房室瓣仍然处于关闭状态，心室又成为封闭腔。此时，心室肌舒张，室内压快速大幅度下降，但容积并不改变，从主动脉瓣关闭直到房室瓣开启的这段时间，称为等容舒张期（isovolumic relaxation phase）。其特点是室内压急剧下降，持续 0.06～0.08 s。

(2)心室充盈期：当室内压下降到低于房内压时，血液顺着压力梯度由心房向心室方向流动，冲开房室瓣并快速进入心室，心室容积增大，称快速充盈期(rapid filling phase)，持续约 0.11 s，其间进入心室的血液约为总充盈量的2/3。随后，血液以较慢的速度继续流入心室，心室容积进一步增大，称减慢充盈期(reduced filling phase)，持续约 0.22 s。此后，进入下一个心动周期，心房开始收缩并向心室射血，心室充盈又增加 10%～30%，此期称为心房收缩期。也可将这一时期称为心室的主动快速充盈期，占时 0.1 s。

(二)心脏泵血的机制

从以上对心室充盈和射血过程的描述中，不难理解左心室泵血的机制。心肌的收缩和舒张，造成室内压力变化，是导致心房和心室之间以及心室和主动脉之间产生压力差的根本原因；而压力差是推动血液流动的主要动力，血液的单方向流动则是在瓣膜活动的配合下实现的。在心脏泵血过程中，心室起主力泵的作用，心房起辅助泵的作用。左右心室的泵血过程相同，但因肺动脉压为主动脉压的 1/6，因此，在心动周期中，右心室压力变化的幅度比左心室要小得多，左心室内压的峰值可达 130 mmHg(17.3 kPa)，而右心室内压的峰值仅为 24 mmHg(3.2 kPa)

三、心脏泵血功能的评定

心脏的主要功能是泵血。评价心功能的方法和指标有很多，这里就介绍几种主要的指标。

(一)心脏的输出量

1.每搏输出量和每分输出量　一次心跳一侧心室射出的血液量，称每搏输出量，简称搏出量(stroke volume)。正常成人在安静状态下，搏出量为 60～80 mL，平均为 70 mL。左右心室的搏出量基本相等。

每分钟一侧心室射出的血液量，称每分输出量，简称心输出量(cardiac output)，它等于心率×搏出量。左右两心室的输出量基本相等。正常成年人静息状态下，心率平均每分钟 75 次，搏出量约为 70 mL(60～80 mL)，心输出量为 5 L/min(4.5～6.0 L/min)。心输出量在剧烈运动时可高达 25～35 L/min，麻醉情况下则可降低到 2.5 L/min。

2.心指数　心输出量是以个体为单位计算的。用输出量的绝对值作为指标进行不同个体之间心功能的比较，是不全面的。人体静息时的心输出量，也和基础代谢率一样，是与体表面积成正比的。以单位体表面积(m^2)计算的心输出量，称为心指数(cardiac index)；常用心指数分析比较不同个体间的心功能。中等身材的成年人体表面积为 1.6～1.7 m^2，安静和空腹情况下心输出量为 5～6 L/min，故心指数为 3.0～3.5 L/(min・m^2)。安静和空腹情况下的心指数，称之为静息心指数。年龄在 10 岁左右时，静息心指数最大，可达 4 L/(min・m^2)以上，以后随年龄增长而逐渐下降，到 80 岁时，静息心指数接近于 2 L/(min・m^2)。肌肉运动时，心指数随运动强度的增加大致成比例地增高。妊娠、情绪激动和进食时，心指数均增高。

(二)射血分数

心室舒张末期充盈量最大，此时心室的容积称为舒张末期容积。心室射血期末，容积最小，这时的心室容积称为收缩末期容积。舒张末期容积与收缩末期容积之差，即为搏出量。正常成年人，左心室舒张末期容积估计约为 145 mL，收缩末期容积约 75 mL，搏出量为 70 mL。可见，每一次心跳，心室内血液并没有全部射出。搏出量占心室舒张末期容积的百分比，称为射血分数(ejection fraction)。健康成年人，射血分数为 55%～65%。

在评定心泵血功能时，单纯用搏出量作指标是不全面的。正常情况下，搏出量始终与心室舒张末期容积相适应，即当心室舒张末期容积增大时，搏出量也相应增加，而射血分数基本不变。但是，在心室异常扩大、心室功能减退的情况下，搏出量可能与正常人没有明显差别，但它并不与已经增大的舒张末期容积相适应，射血分数明显下降。若此时依据搏出量来评定心泵血功能，则可能作出错误判断。

(三)心脏做功量

血液在心血管内流动过程中所消耗的能量，是由心脏做功所供给的；换句话说，心脏做功所释放的能量转化为压强能和血流的动能，血液才能循环流动。心室一次收缩所做的功，称为每搏功(stroke work)。每搏功×心率即为每分功(minute work)。心脏做功量要比单纯的心输出量更为全面。

(四)心脏泵功能的储备

心脏的泵血功能能够适应机体不同生理条件下的代谢需要，表现为心输出量可随机体代谢增长而增加。健康成年人静息状态下心率每分钟 75 次，搏出量约 70 mL，心输出量为 5 L 左右。强体力劳动时，心率可达每分钟 180～200 次，搏出量可增加到 150 mL 左右，心输出量可达 25～30 L，为静息时的 5～6 倍。心脏每分钟能射出的最大血量，称最大输出量。它反映心脏的健康程度。由上可以看出，在平时，心输出量不是最大的，但能够在需要时成倍地增长，表明健康人心脏泵血功能有一定的储备力量。心输出量随机体代谢需要而增加的能力，称为泵功能储备，或心力储备(cardiac reserve)。健康人有相当大的心力储备，而某些心脏疾患的病人，静息时心输出量与健康人没明显差别，尚能够满足静息状态下代谢的需要，但在代谢活动增强时，输出量却不能相应增加，最大输出量较正常人为低；而训练有素的运动员，心脏的最大输出量远比一般人为高，可达 35 L 以上，为静息时的 8 倍左右。

四、心脏泵血功能的调节

机体通过对心脏和血管活动的综合调节使循环功能适应于不同生理情况下新陈代谢的需要。这种调节是在复杂的神经和体液机制参与下实现的。本节主要从心脏本身来阐述控制心输出量因素的作用机制。

心输出量等于心率×搏出量，机体通过心率和搏出量两方面来调节心输出量。

（一）搏出量的调节

搏出量的改变是通过影响心肌收缩强度和速度来实现的。在心率不变时，搏出量的多少取决于前负荷、后负荷和心肌收缩能力的大小。

1. 前负荷　心室收缩前所承受的负荷，称为前负荷。相当于心室舒张末期的充盈量，决定心肌收缩前的初长度。在一定范围内，心室舒张末期容积增大，心肌初长度增加，心肌收缩张力就会加强，从而使搏出量增多。心肌收缩强度随心肌初长度改变发生的适应性反应称为异长自身调节。心室舒张末期容积与心室收缩力之间的正相关关系称为 Starling 定律。其作用是对搏出量进行精细调节，使心室射血量与静脉回心血量相平衡，从而维持心室舒张末期容积和压力在正常范围之内。若体位改变、静脉回流量突然改变、动脉血压突然增高或左右心室搏出量不匹配等使心室舒张末期充盈量发生微小变化时，均可通过异常自身调节改变搏出量，使之与心室舒张末期容积保持平衡。

由于心肌细胞有抵抗过度延伸的特性，在超过心肌最适初长度后，前负荷的增加不会再使初长度相应增加，因此，心脏不至于在前负荷明显增加时出现搏出量的下降，这对于维持心脏正常的泵血功能具有重要的意义。若前负荷过大，如静脉血快速、大量地流回心脏时，心肌初长度超过一定限度，心肌收缩力反而减弱。因此，在静脉输血或补液时，应严格控制输血、补液的速度和量，以防止发生急性心力衰竭。

2. 后负荷　对左心室而言，主动脉血压起着后负荷的作用，因此，主动脉血压的变化将影响左心室肌的收缩过程，影响搏出量。在心率、心肌初长度和收缩能力不变的情况下，如果动脉压增高，可使等容收缩期延长，而射血期缩短，左心室肌纤维缩短的程度和速度均减小，射血速度减慢，搏出量因此减少。

动脉血压的突然升高首先导致搏出量减少，结果造成心室内剩余血量增加，充盈量增加，后者又再引起异常调节机制的调节，搏出量可以恢复正常水平，即通过异常调节可以使动脉压增高所导致的搏出量减少的现象得到纠正。

3.心肌收缩能力 心肌不依赖于负荷而改变其力学活动(包括收缩的强度和速度)的内在特性，称为心肌收缩能力(myocardial contractility)。心脏泵血功能的这种调节是通过收缩能力的改变而实现的，与初长度无关，故称等长调节。

心肌收缩能力受多种因素的影响，兴奋-收缩耦联过程中各个环节都能影响收缩能力，其中活化横桥数 ATP 酶的活性是控制收缩能力的主要因素，在一定初长度下，活化的横桥数越多，心肌收缩能力越强。活化横桥数取决于兴奋后胞浆 Ca^{2+} 浓度的升高程度和肌钙蛋白对 Ca^{2+} 的亲和力，例如儿茶酚胺通过激活 β 肾上腺素能受体，增加胞浆 cAMP 浓度，使肌膜 Ca^{2+} 通道和肌浆网 Ca^{2+} 的通道的开放程度增加，导致胞浆 Ca^{2+} 浓度升高。一些钙增敏剂，如茶碱，可以增加肌钙蛋白对 Ca^{2+} 的亲和力使肌钙蛋白结合形成活化横桥，肌凝蛋白的 ATP 酶就被激活，它分解 ATP 以提供肌丝滑行的能量。甲状腺激素和体育锻炼能提高肌凝蛋白 ATP 酶活性，促进心肌收缩能力增强；相反，老年人的心脏和甲状腺功能减退患者的心脏，心肌肌凝蛋白分子结构发生改变，其 ATP 酶的活性较低，收缩能力减弱。

(二)心率

健康成年人的安静状态下，心率平均为每分钟 75 次(正常范围为每分钟 60～100 次)。不同生理条件下，心率有很大变动，可低到每分钟 40～50 次，高达每分钟 200 次。

心输出量是搏出量与心率的乘积，心率增快，心输出量增加。但这有一定的限度，如果心率增加过快，超过每分钟 170～180 次，心室充盈时间明显缩短，充盈量减少，搏出量可减少到正常时的一半左右，心输出量开始下降。反之，如心率太慢，低于每分钟 40 次，心输出量亦减少。这是因为心室舒张期过长，心室充盈量已接近极限，再延长舒张时间也不能相应增加充盈量。可见，心率最适宜时，心输出量最大，心率过快或过慢，心输出量都会减少。

心率受自主神经的控制，交感神经活动增强时，心率增快；迷走神经活动增强时，心率减慢。循环血液中的肾上腺素、去甲肾上腺素以及甲状腺素，可导致心率加快。此外，心率受体温的影响，体温升高 1 ℃，心率将增加 12～18 次/分。

五、心音

心动周期中，心肌收缩、瓣膜开闭、血流速度改变对血管壁的作用以及形成的涡流等因素引起的机械振动，可通过周围组织传递到胸壁；如将听诊器放在胸壁某些部位，就可以听到声音，称为心音(heart sound)。若用换能器将这些机械振动转换成电信号记录下来，便得到了心音图。

心音发生在心动周期的某些特定时期，其音调和持续时间也有一定的规律；正常心脏可听到4个心音：即第一、第二、第三和第四心音。多数情况下只能听到第一和第二心音，在某些健康儿童和青年人也可听到第三心音，40岁以上的健康人也有可能出现第四心音。心脏某些异常活动可以产生杂音或其他异常心音。因此，听取心音或记录心音图对于心脏疾病的诊断有一定的意义。

知识链接：心肌和瓣膜发生器质性病变时，血液在流动过程中将会遇到障碍，形成涡流，引起振动发出声音，此时在正常的心音之外就产生了心杂音。在不同听诊区听到的发生在不同时期的心杂音意义不同。从第一心音到第二心音的时间相当于心脏的收缩期。从第二心音到下一个心动周期的第一心音的时间相当于心脏的舒张期。第一心音后出现的杂音为收缩期杂音；第二心音后出现的杂音为舒张期杂音。在二尖瓣听诊区听到“隆隆”样舒张期杂音，说明发生二尖瓣狭窄；听到吹风样收缩期杂音，说明二尖瓣关闭不全。在主动脉瓣听诊区听到吹哨样收缩期杂音，说明主动脉瓣狭窄；听到吹风样舒张期杂音，说明主动脉瓣关闭不全。若在儿童心前区听到粗糙的收缩期杂音，多见室间隔缺损。因此，听取心杂音的意义，在于根据杂音的性质诊断心脏疾病。

1. 第一心音　发生在心室收缩期，音调低，持续时间长，在心尖搏动处(左第5肋间隙锁骨中线)最清楚。心室射血引起大血管扩张及产生的涡流发出的低频振动和房室瓣突然关闭所引起的振动，是听诊的第一心音的主要组成成分。第一心音标志心室收缩期的开始。

2. 第二心音　发生在心室舒张期，音调高，持续时间短。第二心音主要与主动脉瓣和肺动脉瓣的关闭有关，标志心室舒张期的开始。

3. 第三心音　发生在心室舒张早期，是一种低频、低振幅的心音。可能是由于心室快速充盈使心室壁和乳头肌发生振动而产生的。

4. 第四心音　发生在心室舒张的晚期，是与心房收缩有关的一组心室收缩期前的振动，故也称心房音。正常心房收缩时听不到声音，但在异常有力的心房收缩和心室壁顺应性下降时，则可产生第四心音。

第二节　心肌的生物电现象和生理特性

一、心肌细胞的分类

根据细胞的生物电特点将心肌细胞分为不同类型。

1. 自律细胞与非自律细胞　根据心肌细胞是否能自动产生节律性兴奋将其分为两大类：①非自律细胞：构成心房或心室壁的普通心肌细胞，具有收缩能力，静息电位稳定，不能产生自动节律性兴奋，只有在兴奋传来或受到刺激时才出现去极化过程，故称为非自律细胞。②自律细胞：构成心脏的特殊传导系统，动作电位4期不稳定，能够自动除极，所以能自动产生节律性兴奋。其主要功能是产生和传播兴奋，控制心脏的节律性活动，基本丧失收缩能力。

2. 快反应细胞和慢反应细胞　这两类细胞主要由钠通道被激活，Na^+快速内流而引发动作电位的除极化，其0期除极速率快，上升幅度大的心肌细胞称为快反应细胞。主要由钙通道被激活，Ca^{2+}内流引发动作电位的除极化，其0期除极速率慢，上升幅度小的心肌细胞称为慢反应细胞。

按照上述心肌细胞的电生理学特性，可以归纳为以下四种不同类型的心肌细胞：①快反应非自律细胞：包括心室肌细胞和心房肌细胞。②快反应自律细胞：包括房室束及其分支和浦肯野细胞等。③慢反应非自律细胞：只存在于房室交界的结区。④慢反应自律细胞：包括窦房结P细胞和房室交界内的房结区和结希区的细胞。

(一)非自律细胞的跨膜电位及其形成机制

1. 静息电位　人和哺乳动物的心室肌细胞和骨骼肌细胞一样，在静息状态下膜两侧呈极化状态，膜内电位比膜外电位约低90 mV，主要是K^+外流形成的电-化学平衡电位。

2. 动作电位　心室肌细胞动作电位的主要特征在于复极过程比较复杂，持续时间很长，动作电位降支与升支不对称。用0、1、2、3、4等数字分别代表心室肌细胞动作电位的各个时期（见图2-4-3）。

(1)0期：为去极化过程。在适宜的外来刺激作用下，心室肌细胞发生兴奋，膜内电位由静息状态的－90 mV迅速上升到＋30 mV左右，构成动作电位的上升支。去极速度很短暂，仅占1～2 ms，而且去极幅度很大，为120 mV。0期的产生机制主要是由电压门控Na^+通道开放，Na^+快速内流形成，历时1～2 ms。

(2)1 期：快速复极初期。膜内电位由＋30 mV 迅速下降到 0 mV 左右，历时 10 ms。0 期除极和 1 期复极这两个时期的膜电位的变化速度都很快，称为锋电位。1 期形成的机制主要是膜对的 K^+ 通透性一过性增高，K^+ 外流使膜内电位下降所致。

(3)2 期：缓慢复极期，又称平台期。当 1 期复极膜内电位达到 0 mV 左右之后，复极过程就变得非常缓慢，膜内电位基本上停滞于 0 mV 左右，曲线比较平坦，故复极 2 期又称为平台期，持续 100～150 ms，是整个动作电位持续时间长的主要原因，是心室肌细胞以及其他心肌细胞的动作电位区别于骨骼肌和神经纤维的主要特征。

平台期的产生机制是 Ca^{2+} 内流和 K^+ 外流同时存在，且两种离子流的跨膜正电荷量基本相当，从而使膜电位稳定在 0 mV 水平。随着时间的推移，Ca^{2+} 内流逐渐减弱，K^+ 外流逐渐增强，膜电位逐渐下降，过渡到 3 期。

(4)3 期：快速复极末期。2 期与 3 期之间无明显界限，平台期之后，膜电位由 0 mV 左右快速恢复到－90 mV，历时 100～150 ms。复极 3 期主要是由于 K^+ 外流进行性增加所致。

(5)4 期：又称静息期。此期，虽然膜电位稳定于－90 mV 水平，但膜内外仍有活跃的离子转运，通过离子泵及交换体的活动，将动作电位期间进出细胞的 Na^+、K^+ 以及 Ca^{2+} 恢复至原先分布的水平。

心室肌细胞的动作电位过程复杂，共历时 300～400 ms。心房肌细胞的动作电位与心室肌细胞的相似，但时程较短，约为 150 ms(见图 2-4-3)。

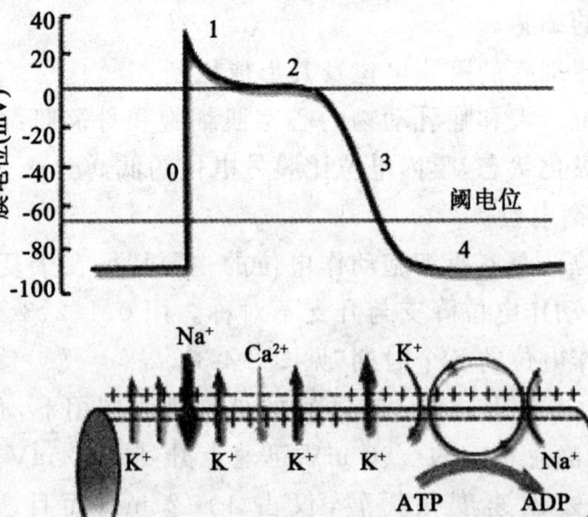

图 2-4-3　心室肌细胞动作电位和主要离子流示意图

（三）自律细胞的跨膜电位及其形成机制

自律细胞的动作电位在复极 3 期末达到最大复极电位（maximal repolarization potential）后，4 期膜电位不稳定，立即开始自动去极化，4 期自动去极化是自律细胞产生自动节律性兴奋的基础。不同类型的自律细胞，4 期自动去极化的速度和离子基础各不相同。

1. 窦房结 P 细胞　P 细胞属于慢反应自律细胞，其动作电位有以下特点：①0 期除极化速率慢、幅度低，膜内电位仅上升到 0 mV 左右；②无明显的复极 1 期和 2 期（平台期）；③3 期最大复极电位为－60 mV 左右；④4 期膜电位不稳定，当自动除极达到阈电位（约－40 mV）时，爆发一次新的动作电位；⑤4 期自动去极化速度较快。P 细胞跨膜电位的形成机制是，当膜电位由最大复极电位自动去极化达到阈电位水平时，钙通道被激活，Ca^{2+} 内流引起 0 期除极化。此后，K^{+} 外流增加、Ca^{2+} 内流减少形成 3 期复极化。4 期自动除极化的机制比较复杂，依赖多种离子电流的参与，通常认为，4 期 K^{+} 外流进行性衰减是 4 期自动除极化的最重要的离子基础；少量 Ca^{2+} 内流也参与 4 期自动除极化的形成；Na^{+} 内流（起搏电流）在 4 期自动除极化过程中也起一定作用（见图 2-4-4）。

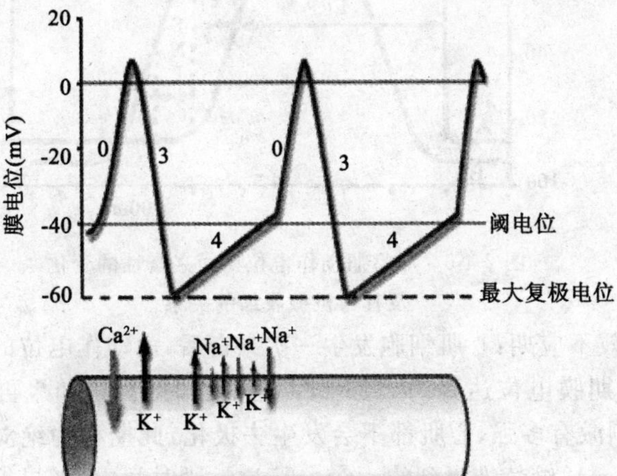

图 2-4-4　窦房细胞动作电位和离子流示意图

2. 浦肯野细胞　浦肯野细胞属于快反应自律细胞，最大复极电位约－90mV，其动作电位的 0、1、2、3 期的形态及离子机制与心室肌细胞十分相似。其 4 期能缓慢自动去极化，自动去极化产生的主要离子基础是 K^{+} 外流进行性衰减和 Na^{+} 内流进行性增强，使膜电位达到阈电位水平，进而激活

Na^+快通道所致。

二、心肌的电生理特性

心肌组织具有兴奋性、自律性、传导性和收缩性四种生理特性。心肌的收缩性是机械特性。兴奋性、自律性和传导性是电生理特性。

(一)兴奋性

兴奋性是指心肌细胞受到刺激时产生兴奋的能力。衡量心肌的兴奋性采用阈值作指标，阈值大表示兴奋性低，阈值小表示兴奋性高。

1. 心肌细胞兴奋性的周期性变化　心肌细胞在一次兴奋过程兴奋性发生相应的周期性改变。心室肌细胞一次兴奋过程中，其兴奋性的变化可分为有效不应期、相对不应期和超常期，然后恢复到正常(见图 2-4-5)。

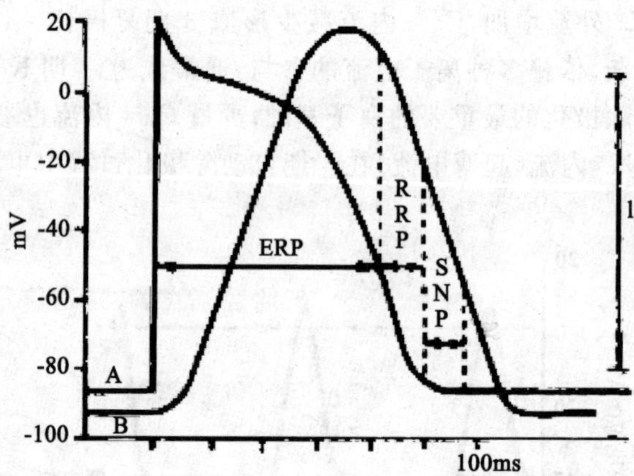

图 2-4-5　心室肌动作电位期间兴奋性的变化及其与机械收缩的关系

(1)有效不应期：心肌细胞发生一次兴奋后，由动作电位的 0 期去极化开始到复极 3 期膜电位达到约 −55 mV 这一段时期内，如果再受到第二个刺激，则不论刺激有多强，心肌都不会发生去极化，此期称为绝对不应期。膜内电位由 −55 mV 继续恢复到约 −60 mV 这一段时间内，如果给予足够强度的刺激，可发生局部去极化，但并不能引起扩布性兴奋(动作电位)，此期称为局部反应期。这两期合到一起称为有效不应期(effective refraction period, ERP)。其原因是这段时间内膜电位绝对值太低，Na^+通道完全失活(前一阶段)，或Na^+刚刚开始复活(后一阶段)，但还远远没有恢复到可以被激活的备用状态的缘故。

(2)相对不应期：从有效不应期完毕(约－60 mV)到复极化基本上完成(约－80 mV)的这段期间，为相对不应期(effective refraction period，RRP)。这一时期内，给予阈上刺激可使心肌细胞产生动作电位。此期心肌细胞的兴奋性虽比有效不应期时有所恢复，但仍然低于正常，引起兴奋所需的刺激阈值高于正常，而所产生的动作电位0期的幅度和速度都比正常为小，兴奋的传导也比较慢。

(3)超常期：心肌细胞继续复极，膜电位由－80 mV恢复到－90 mV这一段时期内，由于膜电位已经基本恢复，但其绝对值尚低于静息电位，与阈电位水平的差距较小，用以引起该细胞发生兴奋所需的刺激阈值比正常要低，表明兴奋性高于正常，故称为超常期(supranormal period)。

复极完毕，膜电位恢复正常静息水平，兴奋性也恢复正常。

2.期前收缩及代偿性间歇　心肌细胞的有效不应期特别长，一直延续到心肌舒张期开始之后。这个特点使心肌不会像骨骼肌那样产生完全强直收缩而完成收缩和舒张交替的活动，从而保证其泵血功能。

正常情况下，窦房结产生的每一次兴奋传播到心房肌或心室肌的时间，都是在它们前一次兴奋的不应期结束之后，因此，整个心脏能够按照窦房结的节律而兴奋。但在某些情况下，如果心室在有效不应期之后受到人工的或窦房结之外的病理性异常刺激，则可产生一次期前兴奋，称之为期前收缩(premature systole)。期前收缩也有它自己的有效不应期，这样，当紧接在期前收缩之后的一次窦房结兴奋传到心室肌时，常常正好落在期前收缩的有效不应期内，因而不能引起心室兴奋和收缩，形成一次“脱失”，必须等到再下一次窦房结的兴奋传到心室时才能引起心室收缩。这样，在一次期前收缩之后往往出现一段较长的心室舒张期，称为代偿性间歇(compensatory pause)(见图2-4-6)。

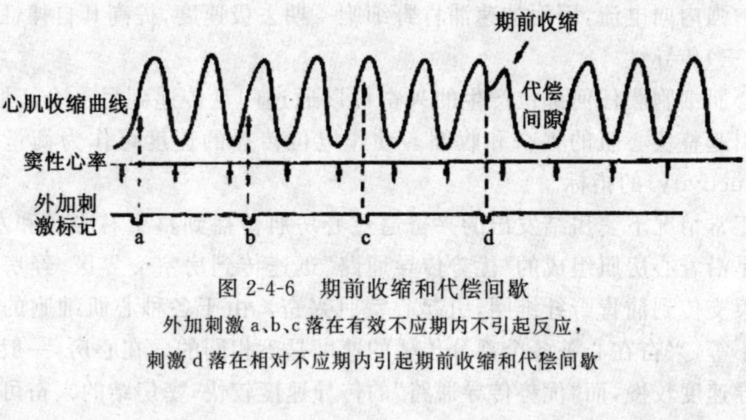

图2-4-6　期前收缩和代偿间歇

外加刺激a、b、c落在有效不应期内不引起反应，
刺激d落在相对不应期内引起期前收缩和代偿间歇

（二）自律性

心肌组织能自动地发生节律性兴奋的特性称为自动节律性，简称自律性（autorhythmicity）。

1.心脏的起搏点　心脏的自律细胞分别存在于窦房结、房室交界区和浦肯野纤维。其中窦房结自律性最高，约为100次/分，浦肯野纤维自律性最低，约25次/分，房室交界，约50次/分。窦房结是主导整个心脏兴奋和跳动的正常部位，故称为正常起搏点（normal pacemaker）。由窦房结控制的心律，称为窦性心律。其他部位自律组织并不表现出它们自身的自动节律性，只是起着兴奋传导作用，故称为潜在起搏点（latent pacemaker）。在异常情况下，窦房结以外的自律组织也可能自动发生兴奋，这些异常的起搏部位则称为异位起搏点（ectopic pacemaker），这种以异位起搏点引起的节律称为异位节律。

2.影响自律性的因素　自律细胞的自律性，是4期膜自动去极化使膜电位从最大复极电位达到阈电位水平而引起的。因此，自律性的高低，既受最大复极电位与阈电位的差距的影响，也取决于4期膜自动去极的速度。

(1)最大复极电位与阈电位之间的差距：最大复极电位绝对值减少或阈电位下移，均使两者之间的差距减少，自动去极化达到阈电位水平所需时间缩短，自律性增高；反之亦然。例如，迷走神经系统兴奋时可使窦房结自律细胞K^+通道开放率增高，故其复极3期内K^+外流增加，最大复极电位绝对值增大，自律性降低，心率减慢。

(2)4期自动去极速度：4期自动去极速度与膜电位从最大复极电位水平达到阈电位水平所需时间密切相关；若去极速度增快，达阈电位水平所需时间缩短，单位时间内发生兴奋的次数增多，自律性增高。4期自动去极速度取决于净内向电流增长的速度，即取决于膜内净正电荷增长速度。例如，儿茶酚胺可以增强内向电流，因而加速浦肯野细胞4期去极速度，提高其自律性。

（三）传导性

心肌细胞膜任何部位产生的兴奋可以通过闰盘传递到另一个心肌细胞，从而引起整块心肌的兴奋和收缩。动作电位传播的速度可作为衡量传导性（conductivity）的指标。

正常情况下窦房结发出的兴奋通过心房肌传播到整个右心房和左心房，尤其是沿着心房肌组成的“优势传导通路”迅速传到房室交界区，经房室束和左右束支传到浦肯野纤维网，引起心室肌兴奋。由于各种心肌细胞的传导性高低不等，兴奋在心脏各个部分传播的速度是不相同的。在心房，一般心房肌的传导速度较慢，而“优势传导通路”的传导速度较快，窦房结的兴奋可以沿着这些通路很快传播到房室交界区。在心室，心室肌的传导速度约为 1 m/s，而心室内传导组织的传导性却高得多，末梢浦肯野纤维传导速度可达 4 m/s，而且它呈网状分布于心室壁，这样，由房室交界传入心室的兴奋就沿着高速传导的浦肯野纤维网迅速而广泛地向左、右两侧心室壁传导。很明显，这种多方位的快速传导对于保持心室的同步收缩是十分重要的。房室交界区细胞的传导性很低，其中又以结区最低。房室交界是正常时兴奋由心房进入心室的唯一通道，交界区这种缓慢传导使兴奋在这里延搁一段时间才向心室传播的现象，称为房-室延搁。房-室延搁可以使心室在心房收缩完毕之后才开始收缩，不至于产生房室收缩重叠的现象。

(四)收缩性

心肌细胞收缩的机制与骨骼肌基本相似，但因心肌的组织结构和电生理特性与骨骼肌不完全相同，其收缩性(contractility)也有明显的特点：

1. 不产生强直收缩　心肌细胞兴奋性变化的主要特点是有效不应期特别长，相当于心肌的整个收缩期和舒张早期。在此期间，不论多强的刺激均不能引起心脏再次兴奋而产生收缩，因此，心肌细胞只能做收缩和舒张交替进行的节律性活动，而不会产生强直收缩，从而有效地实现心脏泵血功能。

2. “全或无”式收缩　心房与心室之间有纤维结缔组织环将二者分开，心房、心室各自构成一个功能合胞体。心肌细胞间可以通过低电阻区的缝隙连接，进行直接的电传递；同时心房和心室内的特殊传导系统传导兴奋的速度很快。窦房结的兴奋几乎可以同时到达所有的心房肌或心室肌，引起心房和心室的各自“全或无”式收缩。由于心肌细胞呈螺旋状排列，当它收缩时会产生绞拧作用，收缩合力使心尖顺时针方向旋转，此种“全或无”式收缩的力量大，使心脏射血的效率更高。

3. 依赖细胞外液的 Ca^{2+}　心肌细胞肌质网不发达，贮存和释放的 Ca^{2+} 量少。兴奋-收缩耦联过程中所需的 Ca^{2+} 大部分要从细胞外液转运进来(平台期 Ca^{2+} 内流)，因此心肌细胞收缩力依赖细胞外液 Ca^{2+} 浓度。当细胞外液中 Ca^{2+} 浓度很低甚至无钙时，虽然心肌细胞能产生动作电位，但却不能引起收缩，这一现象称为“兴奋-收缩脱耦联”。

三、体表心电图

在正常人体，由窦房结发出的一次兴奋，按一定的途径和进程，依次传向心房和心室，引起整个心脏的兴奋。因此，每一个心动周期中，心脏各部分兴奋过程中出现的电变化传播方向、途径、次序和时间等都有一定的规律。这种生物电变化通过心脏周围的导电组织和体液，反映到身体表面，使身体各部位在每一心动周期中也都发生有规律的电变化。将测量电极放置在人体表面的一定部位记录出来的心脏电变化曲线，就是临床上记录的心电图（electrocardiogram，ECG）。心电图反映心脏兴奋的产生、传导和恢复过程中的生物电变化，而与心脏的机械收缩活动无直接关系。

测量电极安放位置和连线方式（称导联方式）不同所记录到的心电图，在波形上有所不同，但基本上都包括一个 P 波，一个 QRS 波群和一个 T 波，有时在 T 波后，还出现一个小的 U 波（见图 2-4-7）。

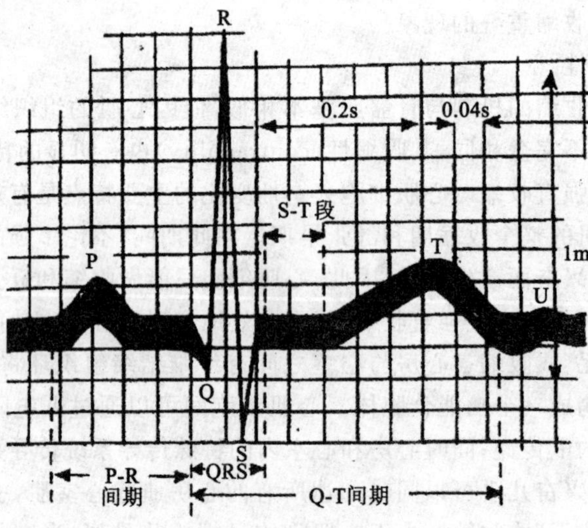

图 2-4-7　正常人心电模式图

1. P 波　P 波反映在左右两心房的去极化过程。P 波波形小而圆钝，历时0.08～0.11 s，波幅不超过 0.25 mV。

2. P-R 间期　P-R 间期是指从 P 波起点到 QRS 波起点之间的时间，历时 0.12～0.20 s。P-R 间期代表由窦房结产生的兴奋经由心房、房室交界和房室束到达心室，并引起心室开始兴奋所需要的时间，故也称为房室传导时间；在房室传导阻滞时，PR 间期延长。

3. QRS 波群　QRS 波群代表左右两心室去极化过程的电位变化。典型的 QRS 波群，包括三个紧密相连的电位波动：第一个向下波为 Q 波，以后是高而尖峭的向上的 R 波，最后是一个向下的 S 波。但在不同导联中，这三个波不一定都出现。正常 QRS 波群历时 0.06～0.10 s，代表心室肌兴奋扩布所需的时间；各波波幅在不同导联中变化较大。

4. S-T 段　S-T 段指从 QRS 波群终点到 T 波起点之间的与基线平齐的线段，它代表心室各部分心肌细胞均处于动作电位的平台期(2 期)，各部分之间没有电位差存在。

5. T 波　T 波反映心室复极(心室肌细胞 3 期复极)过程中的电位变化，波幅一般为 0.1～0.8 mV。T 波的方向与 QRS 波群的主波方向相同。

6. Q-T 间期　Q-T 间期从 QRS 波起点到 T 波终点的时间。代表心室开始兴奋去极到完全复极到静息状态的时间。

知识链接：心电图反映的是整个心脏兴奋的产生、传导和恢复过程中的生物电变化，是每个心动周期中心肌细胞的综合电活动在体表的反映。当心脏发生某些疾病时，将导致心电波形的改变。心电图在临床上应用较普遍，不仅用于心律失常、冠心病、心肌病变和电解质紊乱等疾病的诊断和动态监护，还在心脏电复律、心脏起搏、药物试验等方面有着重要意义。此外，心电遥测可用于宇航员、飞行员和登山运动员的地面心电监护。

第三节　血管生理

一、各类血管的功能特点

不论体循环或肺循环，由心室射出的血液都流经动脉、毛细血管和静脉再返回心房。在体循环，供应各器官的血管相互间又呈并联关系。从生理功能上可将血管分为以下几类：①弹性储器血管：指主动脉、肺动脉主干及其发出的最大的分支。②分配血管：从弹性储器血管以后到分支为小动脉前的动脉管道。③阻力血管：小动脉和微动脉的管径小，对血流的阻力大，称为阻力血管。④交换血管：指真毛细血管，是血管内血液和血管外组织液进行物质交换的场所。⑤容量血管：指静脉系统，循环血量的 60%～70%容纳在静脉中，静脉在血管系统中起着血液储存库的作用，在生理学中将静脉称为容量血管。

二、血流量、血流阻力和血压

血液在心血管系统中流动的力学属于血流动力学的范畴。其基本的研究对象是流量、阻力和压力之间的关系。血流动力学除与一般流体力学有共同点之外，又有它自身的特点。

(一)血流量和血流速度

单位时间内流过血管某一截面的血量称为血流量，也称容积速度，其单位通常以 mL/min 或 L/min 来表示。血液中的一个质点在血管内移动的线速度，称为血流速度。血液在血管流动时，其血流速度与血流量成正比，与血管的截面成反比。

(二)血流阻力

血液在血管内流动时所遇到的阻力，称为血流阻力。血流阻力来自血液流动时血液内部各种成分之间的摩擦和血液与管壁之间的摩擦。在一个血管系统中，可写出计算血流阻力的方程式，即 $R=8\eta L/\pi r^4$。这一算式表示，血流阻力与血管的长度和血液的黏滞度成正比，与血管半径的 4 次方成反比，所以血管半径是影响血流阻力最重要的因素。由于血管的长度变化很小，因此血流阻力主要由血管口径和血液黏滞度决定。对于一个器官来说，如果血液黏滞度不变，则器官的血流量主要取决于该器官的阻力血管的口径。阻力血管口径增大时，血流阻力降低，血流量就增多；反之，当阻力血管口径缩小时，器官血流量就减少。机体对循环功能的调节中，就是通过控制各器官阻力血管和口径来调节各器官之间的血流分配的。

血液黏滞度是决定血流阻力的另一因素。全血的黏滞度为水的黏滞度的 4～5 倍。

(三)血压

血压(blood pressure)是指血管内的血液对于单位面积血管壁的侧压力。计量单位通常以毫米汞柱(mmHg)表示(1 mmHg 等于 0.133 kPa)。

血压的形成，首先是由于心血管系统内有血液充盈。循环系统中血液充盈的程度可用循环系统平均充盈压(mean circulation filling pressure)来表示。在动物实验中，用电刺激造成心室颤动使心脏暂时停止射血，血流也就暂停，因此循环系统中各处的压力很快就取得平衡。此时，在循环系统中各处所测得的压力都是相同的，这一压力数值即循环系统平均充盈压。这一数值的高低取决于循环血量和血管系统容量之间的相对关系。如果血量增多，或血管容量缩小，则循环系统平均充盈压就增高；反之，如果血量减少或血管容量增大，则循环系统平均充盈压就降低。用巴比妥麻醉的狗，循环系统平均充盈压约为 0.93 kPa(7 mmHg)。人的循环系统平均充盈压估计接近这一数值。

形成血压的另一个基本因素是心脏射血。心室肌收缩时所释放的能量可分为两部分，一部分用于推动血液流动，是血液的功能；另一部分形成对血管壁的侧压，并使血管壁扩张，这部分是势能，即压强能。在心舒期，大动脉发生弹性回缩，又将一部分势能转变为推动血液的动能，使血液在血管中继续向前流动。由于心脏射血是间断性的，因此在心动周期中动脉血压发生周期性的变化。另外，由于血液从大动脉流向心房的过程中不断消耗能量，故血压逐渐降低。在机体处于安静状态时，体循环中毛细血管前阻力血管部分血压降落的幅度最大。

三、动脉血压和动脉脉搏

动脉血压通常是指主动脉压而言。由于大动脉中血压降落很小，故在上臂肱动脉处所测得的血压数值，基本上可以代表主动脉血压。

(一)动脉血压正常值

心室收缩时，动脉血压升高，所达到的最高值称为收缩压(systolic pressure)。心室舒张时，动脉血压下降，所达到的最低值称为舒张压(diastolic pressure)。收缩压和舒张压的差值称为脉搏压。简称脉压(pulse pressure)。一个心动周期中每一个瞬间动脉血压的平均值，称为平均动脉压(mean arterial pressure)。简略计算，平均动脉压约等于舒张压＋1/3 脉压。

我国健康青年人在安静状态时的收缩压为 13.3～16.0 kPa (100～120 mmHg)，舒张压为 8.0～10.6 kPa(60～80 mmHg)，脉搏压为 4.0～5.3 kPa(30～40 mmHg)，平均动脉压在 13.3 kPa(100 mmHg)左右。

动脉血压除存在个体差异外，还有性别和年龄的差异。一般说来，女性在更年期前动脉血压比同龄男性的低，更年期后动脉血压升高。男性和女性的动脉血压都随年龄的增长而逐渐升高，收缩压的升高比舒张压的升高更为显著。

(二)动脉血压的形成

循环系统里有足够的血液充盈和心脏射血是形成血压的基本因素。还有形成动脉血压的必要条件是外周阻力。外周阻力(peripheral resistance)主要是指小动脉和微动脉对血流的阻力。假如不存在外周阻力，心室射出的血液将全部流至外周，即心室收缩释放的能量可全部表现为血流的动能，因而对血管壁的侧压力就不会增加。

左心室的射血是间断性的。由于外周阻力的存在，以及主动脉和大动脉管壁具有较大的弹性，在心缩期内大约只有 1/3 流至外周，其余约 2/3 暂时储存在主动脉和大动脉内，使主动脉和大动脉扩张。这样，心室收缩时释放的能量中有一部分以势能的形式储存在弹性储器血管的管壁中。心室舒张时，被扩张的弹性储器血管发生弹性回缩，将在心缩期储存的那部分血液继续推向外周，并使主动脉压在心舒期仍能维持在较高的水平，由于弹性储器血管的作用，使左心室的间断射血变为动脉内的连续血流；另一方面，还使每个心动周期中动脉血压的变动幅度远小于左心室内压的变动幅度。老年人的大动脉管壁硬化，主动脉的直径和容积增大，而弹性减小，弹性储器的功能受损，因此每个心动周期中动脉血压的波动幅度明显增大（见图 2-4-8）。

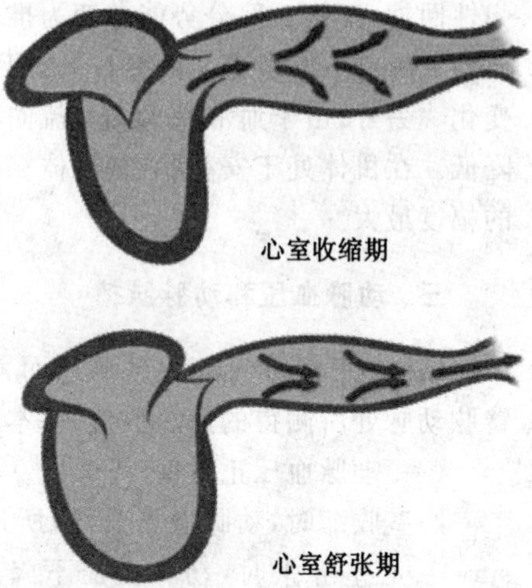

图 2-4-8　大动脉管壁弹性作用示意图

（三）影响动脉血压的因素

凡是能影响动脉血压形成的因素，都能影响动脉血压。现将影响动脉血压因素分述如下：

1.搏出量　如果每搏输出量增大，心缩期射入主动脉的血量增多，心缩期中主动脉和大动脉内增加的血量变多，管壁所受的张力也更大，故收缩期动脉血压的升高更加明显。由于动脉血压升高，血流速度外周阻力和心率的变化不大，则大动脉内增多的血量仍可在心舒期流至外周，到舒张期末，大动脉内存留的血量和每搏输出量增加之前相比，增加并不多。因此，当每搏输出量增加而外周阻力和心率变化不大时，动脉血压的升高主要表现为收缩压的升高，舒张压可能升高不多，故脉压增大。反之，当每搏输出量减少时，则主要使收缩压降低，脉压减小。可见，在一般情况下，收缩压的高低主要反映心脏每搏输出量的多少。

2.心率　如果心率加快，而搏出量和外周阻力都不变，由于心舒期缩短，在心舒期内流至外周的血液减少，故心舒期末主动脉内存留的血量增多，舒张压升高。由于动脉血压升高可使血流速度加快，因此心缩期内可有较多的血液流向外周，收缩压的升高不如舒张压的升高显著，脉压比心率增加前减小。相反，心率减慢时，舒张压降低的幅度比收缩压降低的幅度大，故脉压增大。

3.外周阻力　如果心输出量不变而外周阻力加大，则心舒期中血液向外周流动的速度减慢，心舒期末存留在主动脉中的血量增多，故舒张压升高。在心缩期，由于动脉血压升高使血流速度加快，因此收缩压的升高不如舒张压的升高明显，故脉压加大。可见，在一般情况下，舒张压的高低主要反映外周阻力的大小。

4.主动脉和大动脉的弹性储器作用　由于主动脉和大动脉的弹性储器作用,动脉血压的波动幅度明显小于心室内压的波动幅度。老年人的动脉管壁硬化,大动脉的弹性储器作用减弱,就会使收缩压升高,舒张压降低,故脉压增大。

5.循环血量和血管容积的比例　循环血量和血管系统容量相适应,才能使血管系统足够地充盈,产生一定的体循环平均充盈压。在正常情况下,循环血量和血管容量是相适应的,血管系统充盈程度的变化不大。失血后,循环血量减少。此时如果血管系统的容量改变不大,则体循环平均充盈压必然降低,使动脉血压降低。在另一些情况下,如果循环血量不变而血管系统容量增大时,也会造成动脉血压下降。

上述对影响动脉血压的各种因素,都是在假设其他因素不变的前提下,分析某一因素发生变化时对动脉血压可能发生的影响。实际上,在各种不同的生理情况下,上述各种影响动脉血压的因素可同时发生改变。因此,在某种生理情况下动脉血压的变化,往往是各种因素相互作用的综合结果。

(四)动脉脉搏

在每个心动周期中,动脉内的压力发生周期性的波动(见图 2-4-9)。这种周期性的压力变化可引起动脉血管发生搏动,称为动脉脉搏(arterial pulse)。在手术时暴露动脉,可以直接看到动脉随每次心搏而发生的搏动。用手指也可摸到身体浅表部位的动脉搏动。

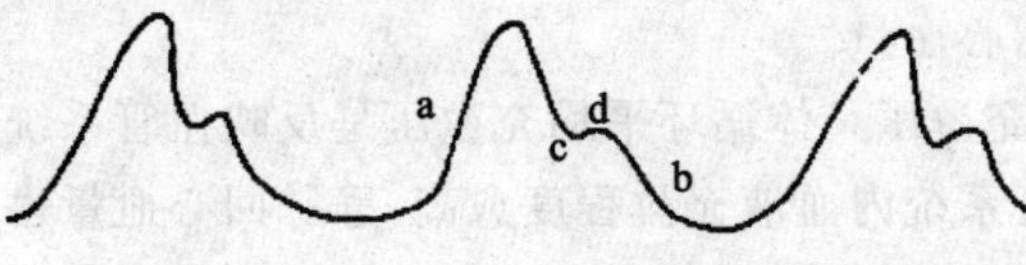

图 2-4-9　正常动脉波形

a.上升支　b.下降支后段　c.降中峡　d.降中波

四、静脉血压和静脉回心血量

静脉数量多、管壁薄,管径较粗,易于扩张,在功能上起着血液储存库的作用。人体安静时循环血量的 60%～70%容纳于静脉系统中,通过有效的调节使循环机能能够适应机体在各种生理状态时的需要。

(一)静脉血压

当体循环血液经过动脉和毛细血管到达微静脉时,血压下降至 2.0～

2.7 kPa(15～20 mmHg)。右心房作为体循环的终点，血压最低，接近于零。

1. 中心静脉压　通常将右心房和胸腔内大静脉的血压称为中心静脉压，中心静脉压的正常变动范围为 0.4～1.2 kPa(4～12 cmH_2O)。中心静脉压的高低取决于心脏射血能力和静脉回心血量。如果心脏射血能力较强，能及时地将回流入心脏的血液射入动脉，中心静脉压就较低。反之，心脏射血能力减弱时，中心静脉压就升高。另一方面，如果静脉回流速度加快，中心静脉压也会升高。因此，在血量增加、全身静脉收缩等情况下，中心静脉压都可能升高。可见，中心静脉压是反映心血管功能的又一指标。临床上在用输液治疗休克时，除须观察动脉血压变化外，也要观察中心静脉压的变化。如果中心静脉压偏低或有下降趋势，常提示输液量不足；如果中心静脉压高于正常并有进行性升高的趋势，则提示输液过快或心脏射血功能不全。当心脏射血功能减弱而使中心静脉压升高时，静脉回流将会减慢，较多的血液滞留在外周静脉内，故外周静脉压升高。

2. 外周静脉压　各器官静脉的血压称为外周静脉压。正常人平卧时，肘静脉压 5～14 cmH_2O。当心功能减弱时，静脉血回流缓慢，血液将滞留在外周静脉而导致静脉压明显升高。因此，测量外周静脉压可作为判断心功能的参考指标。

（二）静脉回心血量及其影响因素

单位时间内的静脉回心血量取决于外周静脉压和中心静脉压的差，以及静脉对血流的阻力。故凡能影响外周静脉压、中心静脉压以及静脉阻力的因素，都能影响静脉回心血量。

1. 体循环平均充盈压　体循环平均充盈压是反映血管系统充盈程度的指标。实验证明，血管系统内血液充盈程度愈高，静脉回心血量也就愈多。当血量增加或容量血管收缩时，体循环平均充盈压升高，静脉回心血量也就增多。反之，血量减少或容量血管舒张时，体循环平均充盈压降低，静脉回心血量减少。

2. 心脏收缩力量　心脏收缩时将血液射入动脉，舒张时则可以从静脉抽吸血液。如果心脏收缩力强，射血时心室排空较完全，在心舒期心室内压就较低，对心房和大静脉内血液的抽吸力量也就较大。右心衰竭时，射血力量显著减弱，心舒期右心室内压较高，血液瘀积在右心房和大静脉内，回心血量大大减少。患者可出现颈外静脉怒张、肝充血肿大、下肢水肿等特征。左心衰竭时，左心房压和肺静脉压升高，造成肺淤血和肺水肿。

3. 体位和重力　静脉血压与静脉血流受重力和体位的影响明显，平卧位时，全身静脉与心脏处于同一水平，重力对静脉血压和静脉血流的影响不大。当变为直立位时，身体低垂部分静脉扩张，容量增大，故回心血量减少。体位改变对静脉回心血量的影响，在高温环境中更加明显。在高温环境中，皮肤血管舒张，皮肤血管中容纳的血量增多。因此，如果人在高温环境中长时间站立不动，回心血量就会明显减少，导致心输出量减少和脑供血不足，可引起头晕甚至昏厥。长期卧床的病人，静脉管壁的紧张性较低，可扩张性较高，加之腹腔和下肢肌肉的收缩力量减弱，对静脉的挤压作用减小，故由平卧位突然站起来时，可因大量血液积滞在下肢，回心血量过小而发生昏厥，造成体位性低血压。

4.骨骼肌的挤压作用　一方面，肌肉收缩时可对静脉发生挤压，使静脉血流加快；另一方面，静脉内有瓣膜存在，使静脉内的血液只能向心脏方向流动而不能倒流。这样，骨骼肌和静脉瓣一起，对静脉回流起着“泵”的作用，作为“静脉泵”或“肌肉泵”。下肢肌肉进行节律性舒缩活动时，例如步行，肌肉泵的作用就能很好地发挥。因为当肌肉收缩时，可将静脉内的血液挤向心脏，当肌肉舒张时，静脉内压力降低，有利于微静脉和毛细血管内的血液流入静脉，使静脉充盈。肌肉泵的这种作用，对于在立位情况下降低下肢静脉压和减少血液在下肢静脉内潴留有十分重要的生理意义。长期站立工作的人，不能充分发挥肌肉泵的作用，易引起下肢静脉淤血，乃至形成下肢静脉曲张。

5.呼吸运动　呼吸运动也能影响静脉回流。胸膜腔内压是低于大气压的，称为胸膜腔负压。由于胸膜腔内压为负压，胸腔内大静脉的跨壁压较大，故经常处于充盈扩张状态。在吸气时，胸腔容积加大，胸膜腔负压值进一步增大，使胸腔内的大静脉和右心房更加扩张，压力也进一步降低，因此有利于外周静脉内的血液回流入右心房。由于回心血量增加，心输出量也相应增加。呼气时，胸膜腔负压值减小，由静脉回流入右心房的血量也相应减少。可见，呼吸运动对静脉回流也起着“泵”的作用。有些人在站立时呼吸加深，显然可以促进身体低垂部分的静脉血液回流。需要指出，呼吸运动对肺循环静脉回流的影响和对体循环的影响不同。吸气时，随着肺的扩张，肺部的血管容积显著增大，能潴留较多的血液，故由肺静脉回流至左心房的血量减少，左心室的输出量也相应减少。呼气时的情况则相反。

五、微循环

微循环(microcirculation)是指微动脉和微静脉之间的血液循环。微循环的功能是进行血液和组织之间的物质交换。

（一）微循环的组成

典型的微循环由微动脉、后微动脉、毛细血管前括约肌、真毛细血管、通血毛细血管、动-静脉吻合支和微静脉等部分组成。图 2-4-10 是一个典型的微循环单元。血液流经微循环时有三条不同的循环路径（见表 2-4-1）。

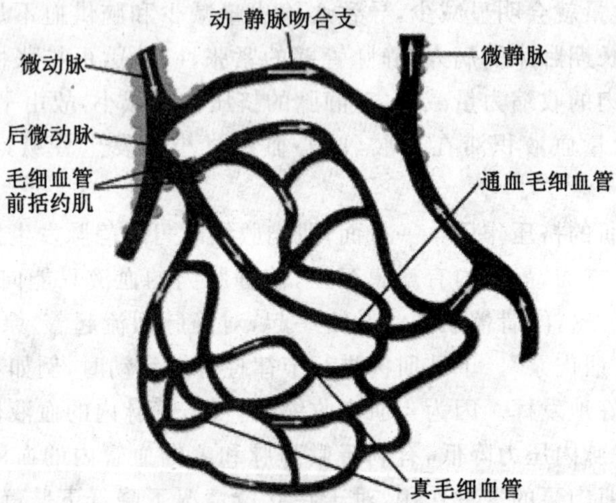

图 2-4-10　微循环模式图

1. 直捷通路　直捷通路指血液从微动脉经后微动脉、通血毛细血管进入微静脉的通路。特点是路径短直，血流阻力小，速度快，经常处于开放状态。此通路的生理意义不在于进行物质交换，而是使部分血液迅速通过微循环进入静脉。骨骼肌组织中直捷通路比较多见。

2. 迂回通路　迂回通路指血液从微动脉经后微动脉、毛细血管前括约肌和真毛细血管再汇集到微静脉的通路。真毛细血管管壁薄，通透性好，数量多，迂回曲折，血流缓慢，真毛细血管交替开放，是血液和组织细胞之间进行物质交换的主要场所，此通路又称为营养性通路。

3. 动-静脉短路　动-静脉短路指血液经微动脉、动-静脉吻合支直接进入微静脉的通路为动-静脉短路。血液流经此路几乎不进行物质交换，又称为非营养通路。在一般情况下，此通路经常处于关闭状态。在人的皮肤中，尤其是手掌、足底、耳郭等处，动-静脉短路较多，在体温调节中发挥重要作用。在某些病理情况下，如感染性或中毒性休克病人，这条通路将大量开放，虽然加速回心血流，但血液不经过真毛细血管网，不能与组织细胞进行物质交换，因此，会加重组织缺血、缺氧，反而使病情恶化。

表 2-4-1 三种微循环血流通路的血流特点及生理意义

血流通路	血流特点	生理意义
直捷通路	通血毛细血管,经常开放,血流速度较快	保证静脉血回流
迂回通路	真毛细血管多,交替开放,管壁薄,血流缓慢	进行物质交换
动-静脉短路	动-静脉吻合支,平时关闭,必要时开放,管壁较厚	调节体温

(二)微循环的功能

微循环的功能主要有两个方面:一是实现血液与组织细胞间的物质交换;二是调节血量。微循环血管数量多,总容量大,通常情况下,仅约 20%的真毛细血管处于开放状态,所以,微循环是个潜在的储血库。当全身循环血量减少(如代偿性失血)时,交感神经兴奋,微动脉收缩,更多的毛细血管关闭,从而补充循环血量,以维持正常的动脉血压。反之,当某种原因引起全身毛细血管大量开放(如休克)时,则血液大量潴留于微循环内,从而导致静脉回心血量和全身循环血量减少,血压进一步下降,加重病情的发展。

六、组织液的生成

组织液存在于组织、细胞的间隙内,绝大部分呈胶冻状,不能自由流动,因此不会因重力作用而流至身体的低垂部分;将注射针头插入组织间隙内,也不能抽出组织液。组织液凝胶的基质是胶原纤维和透明质酸。组织液中有极小一部分呈液态,可自由流动。组织液中各种离子成分与血浆相同。组织液中也存在各种血浆蛋白质,但其浓度明显低于血浆。

(一)组织液的生成

组织液是血浆滤过毛细血管壁而形成的。其生成的动力称为有效滤过压,它取决于四个因素,即毛细血管血压、组织液静水压、血浆胶体渗透压和组织液胶体渗透压。有效滤过压=(毛细血管血压+组织液胶体渗透压)-(血浆胶体渗透压+组织液静水压)。毛细血管动脉端血压为 30 mmHg,静脉端血压为 12 mmHg,血浆胶体渗透压为 25 mmHg,组织液胶体渗透压为 15 mmHg,组织液静水压为 10 mmHg。通过计算在毛细血管动脉端的有效滤过压为 10 mmHg,液体滤出毛细血管;在毛细血管静脉端的有效滤过压力为-8 mmHg,发生重吸收入毛细血管。流经毛细血管的血浆,在毛细血管动脉端以滤过的方式进入组织间隙,其中约 90%在静脉端被重吸收回血液,其余约 10%进行毛细淋巴管,成为淋巴液,再经淋巴系统回流入血液(见图 2-4-11)。

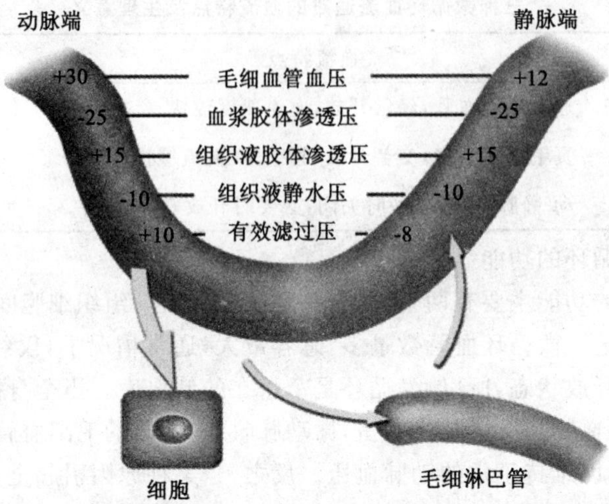

图 2-4-11　组织液生成与回流示意图

（二）影响组织液生成的因素

在正常情况下，组织液不断生成，又不断被重吸收，保持动态平衡，故血量和组织液量能维持相对稳定。如果这种动态平衡遭到破坏，发生组织液生成过多或重吸收减少，组织间隙中就有过多的潴留，形成组织水肿。上述决定有效滤过压的各种因素，如毛细血管血压升高和血浆胶体渗透压降低时，都会使组织液生成增多，甚至引起水肿。静脉回流受阻时，毛细血管血压升高，组织液生成也会增加。淋巴回流受阻时，组织间隙内组织液积聚，可导致组织水肿。此外，在某些病理情况下，毛细血管壁的通透性增高，一部分血浆蛋白质滤过进入组织液，导致组织液胶体渗透压升高，使组织液生成增多，发生水肿。

七、淋巴液的生成和回流

淋巴管系统是组织液向血液回流的一个重要的辅助系统。毛细淋巴管以稍膨大的盲端起始于组织间隙，彼此吻合成网，并逐渐汇合成大的淋巴管。全身的淋巴液经淋巴管收集，最后由右淋巴导管和胸导管导入静脉。因此，组织液包括其中的血浆蛋白质分子可以自由地进入毛细淋巴管。

毛细淋巴管汇合形成集合淋巴管。后者的管壁中有平滑肌，可以收缩。另外，淋巴管中有瓣膜，使淋巴液不能倒流。淋巴管壁平滑肌的收缩活动和瓣膜共同构成“淋巴管泵”，能推动淋巴流动。淋巴管周围组织对淋巴管的压迫也能推动淋巴流动，例如肌肉收缩，相邻动脉的搏动，以及外部物体对身体组织的压迫和按摩等等。凡能增加淋巴生成的因素也都能增加淋巴液的回流量。

淋巴液回流的生理功能:①回收蛋白质:将组织液中的蛋白质分子带回至血液中,是组织液中的蛋白质回到血液循环的唯一途径。②运输脂肪:由肠道吸收的脂肪的80%~90%是经过这一途径被输送入血液的。因此小肠的淋巴呈乳糜状。③调节血浆与组织液之间的液体平衡。④防御和免疫功能:能清除组织液中不能被毛细血管重吸收的较大的分子以及组织中的红细胞和细菌及异物等。同时,淋巴系统还能产生淋巴细胞和浆细胞,参与免疫反应。

知识链接:水肿是一种常见的体征,是组织液生成与回流之间的动态平衡受到破坏的结果,导致液体在组织间隙潴留。常见的原因有:①心力衰竭。例如右心衰竭时,中心静脉压升高,静脉回流受阻,使毛细血管后阻力增大,毛细血管血压升高,可引起全身水肿。②炎症反应。炎症可使局部水肿。③营养不良、严重肝肾疾病。长期饥饿、肝病使血浆蛋白合成减少;或肾病使血浆蛋白丢失时,都可引起血浆胶体渗透压降低,有效滤过压增大,组织液生成增多,造成水肿。④过敏反应。发生过敏反应时,局部组织释放组胺等,使毛细血管通透性增大,部分血浆蛋白渗出毛细血管,使病变部位组织液胶体渗透压升高而发生局部水肿。⑤肿瘤压迫、丝虫病患者由于淋巴管堵塞或肿瘤压迫使淋巴回流受阻,则受阻部位远端会出现组织水肿。

第四节 心血管活动的调节

人体在不同的生理状况下,各器官组织的代谢水平不同,对血流量的需要也不同。机体的神经和体液机制可对心脏和各部分血管的活动进行调节,从而适应各器官组织在不同情况下对血流量的需要,协调地进行各器官之间的血流分配。

一、神经调节

心肌和血管平滑肌接受自主神经支配。机体对心血管活动的神经调节是通过各种心血管反射实现的。

(一)心脏的神经支配

心脏接受心交感神经和心迷走神经的双重支配。

1.心交感神经及其作用 心交感神经的节前神经元位于脊髓第1~5胸段的中间外侧柱,其轴突末梢释放的递质为乙酰胆碱,后者能激活节后神经元膜上的N型胆碱能受体。心交感节后神经元位于星状神经节或颈交感神经节内。节后神经元的轴突组织心脏神经丛，支配心脏各个部分，包括窦房结、房室交界、房室束、心房肌和心室肌。支配窦房结的交感纤维主要来自右侧心交感神经，支配房室交界的交感纤维主要来自左侧心交感神经。在功能上，右侧心交感神经兴奋时以引起心率加快的效应为主，而左侧心交感神经兴奋则以加强心肌收缩能力的效应为主。

心交感节后神经元末梢释放的递质为去甲肾上腺素，与心肌细胞膜上的β_1型肾上腺素能受体结合，可导致心率加快，房室交界的传导加快，心房肌和心室肌的收缩能力加强。这些效应分别称为正性变时作用、正性变传导作用和正性变力作用。作用机制是交感神经末梢释放的去甲肾上腺素和循环血液中的儿茶酚胺都能作用于心肌细胞膜的β_1肾上腺素能受体，使心肌膜上的钙通道激活，Ca^{2+}的内流增加，还可使K^+通透性减少。β受体阻断剂普萘洛尔（心得安）可阻断心交感神经的兴奋作用。

2.心迷走神经及其作用　支配心脏的副交感神经节前纤维行走于神经干中。这些节前神经元的细胞体位于延髓的迷走神经背核和疑核。在胸腔内，心迷走神经纤维和心交感神经一起组成心脏神经丛，并和交感纤维伴行进入心脏，与心内神经节细胞发生突触联系。心迷走神经的节前和节后神经元都是胆碱能神经元。节后神经纤维支配窦房结、心房肌、房室交界、房室束及其分支。心室肌也有少量迷走神经支配。两侧心迷走神经对心脏的支配也有差别，但不如两侧心交感神经支配的差别显著。右侧迷走神经对窦房结的影响占优势；左侧迷走神经对房室交界的作用占优势。

心迷走神经节后纤维末梢释放的乙酰胆碱作用于心肌细胞膜的M型胆碱能受体，可导致心率减慢，心房肌收缩能力减弱，心房肌不应期缩短，房室传导速度减慢，即具有负性变时、变力和变传导作用。刺激迷走神经时也能使心室肌收缩减弱，但其效应不如心房肌明显。迷走神经减弱心肌收缩能力的机制是由于其末梢释放的乙酰胆碱作用于M胆碱能受体后，使细胞膜上K^+通道开放，促进K^+外流，窦房结自动去极化速度减慢；抑制Ca^{2+}通道，肌质网释放Ca^{2+}减少，使心率减慢，房室传导减慢，心肌收缩力减弱，心输出量减少。M受体的阻断剂阿托品可阻断心迷走神经对心脏的抑制作用。

（二）血管的神经支配

除真毛细血管外，血管壁都有平滑肌分布。支配血管平滑肌的神经纤维可分为缩血管神经纤维和舒血管神经纤维两大类，两者统称为血管运动神经纤维。

1. 缩血管神经纤维 缩血管神经纤维是交感神经纤维，故一般称为交感缩血管神经纤维。其节前神经元位于脊髓胸、腰段的中间外侧柱内，末梢释放的递质为乙酰胆碱。节后神经元位于椎旁和椎前神经节内，末梢释放的递质为去甲肾上腺素。血管平滑肌细胞有α和β两类肾上腺素能受体。去甲肾上腺素与α肾上腺素能受体结合，可导致血管平滑肌收缩；与β肾上腺素能受体结合，则导致血管平滑肌舒张。去甲肾上腺素与α肾上腺素能受体结合的能力较与β受体结合的能力强，故缩血管纤维兴奋时引起缩血管效应。α受体阻断剂酚妥拉明可阻断其缩血管效应。

体内几乎所有的血管都受交感缩血管纤维支配，但不同部位的血管中缩血管纤维分布的密度不同。皮肤血管中缩血管纤维分布最密，骨骼肌和内脏的血管次之，冠状血管和脑血管中分布较少。在同一器官中，动脉中缩血管纤维的密度高于静脉，微动脉中密度最高，但毛细血管前括约肌中神经纤维分布很少。

人体内多数血管只接受交感缩血管纤维的单一神经支配。在安静状态下，交感缩血管纤维持续发放约1～3次/秒的低频冲动，称为交感缩血管紧张，这种紧张性活动使血管平滑肌保持一定程度的收缩状态。当交感缩血管紧张增强时，血管平滑肌进一步收缩；交感缩血管紧张减弱时，血管平滑肌收缩程度减低，血管舒张。

2. 舒血管神经纤维 体内有一部分血管除接受缩血管纤维支配外，还接受舒血管纤维支配。舒血管神经纤维主要有以下几种：①交感舒血管神经纤维：主要分布在骨骼肌血管上。末梢释放的递质为乙酰胆碱。交感舒血管纤维在平时没有紧张性活动，只有在动物处于情绪激动状态和发生防御反应时才发放冲动，使骨骼肌血管舒张，血流量增多。②副交感舒血管神经纤维：少数器官如脑膜、唾液腺、胃肠外分泌腺和外生殖器等，其血管平滑肌除接受交感缩血管纤维支配外，还接受副交感舒血管纤维支配。副交感舒血管纤维末梢释放的递质为乙酰胆碱，后者与血管平滑肌的M型胆碱能受体结合，引起血管舒张。副交感舒血管纤维的活动只对器官组织局部血流起调节作用，对循环系统总的外周阻力的影响很小。

（三）心血管中枢

神经系统对心血管活动的调节是通过各种神经反射来实现的。将控制心血管活动有关的神经元集中的部位称为心血管中枢。控制心血管活动的神经元并不是只集中在中枢神经系统的一个部位，而是分布在中枢神经系统从脊髓到大脑皮层的各个水平上，它们各具不同的功能，又互相密切联系，使整个心血管系统的活动协调一致，并与整个机体的活动相适应。

1.延髓心血管中枢 一般认为，最基本的心血管中枢位于延髓。延髓心血管中枢的神经元是指位于延髓内的心迷走神经元和控制心交感神经和交感缩血管神经活动的神经元。这些神经元在平时都有紧张性活动，分别称为心迷走紧张、心交感紧张和交感缩血管紧张。在机体处于安静状态时，这些延髓神经元的紧张性活动表现为心迷走神经纤维和交感神经纤维持续的低频放电活动。

2.延髓以上的心血管中枢 在延髓以上的脑干部分以及大脑和小脑中，也都存在与心血管活动有关的神经元。它们在心血管活动调节中所起的作用较延髓心血管中枢更加高级，特别是表现为对心血管活动和机体其他功能之间的复杂的整合。

各级心血管中枢作为一个完整机构互相配合，共同完成对心血管活动的精确调节，并与整个机体的活动相适应。

（四）心血管反射

当机体处于不同的生理状态，或当机体内外环境发生变化时，可引起各种心血管反射，使心输出量和各器官的血管收缩状况发生相应的改变，动脉血压也可发生变动。心血管反射生理意义在于使循环功能适应当时机体所处的状态或环境的变化。

1.颈动脉窦和主动脉弓压力感觉反射 当动脉血压升高时，可引起压力感受性反射，其反射效应是使心率减慢，外周血管阻力降低，血压回降。因此这一反射也被称为减压反射（depressor reflex）。

（1）动脉压力感觉器：压力感受性反射的感受装置是位于颈动脉窦和主动脉弓血管外膜下的感觉神经末梢，称为压力感受器（见图 2-4-12）。压力感受器并不是直接感觉血压的变化，而是感觉血管壁的机械牵张程度。当动脉血压升高时，动脉管壁被牵张的的程度就升高，压力感觉器发放的神经冲动也就增多。在一定范围内，压力感觉器的传入冲动频率与动脉管壁扩张程度成正比。

（2）传入神经和中枢联系：颈动脉窦压力感受器的传入神经纤维组成颈动脉窦神经。窦神经加入舌咽神经，进入延髓。主动脉弓压力感受器的传入神经纤维行走于迷走神经干内，然后进入延髓。压力感受器的传入神经冲动到达延髓后，通过延髓内的神经通路使交感神经紧张性活动减弱，迷走神经的紧张性活动加强。

（3）反射效应：动脉血压升高时，压力感受器传入冲动增多，通过中枢机制，使心迷走紧张加强，心交感紧张和交感缩血管紧张减弱，其效应为心率减慢，心输出量减少，外周血管阻力降低，故动脉血压下降。反之，当动脉血压降低时，压力感受器传入冲动减少，使迷走紧张减弱，交感紧张加强，于是心率加快，心输出量增加，外周血管阻力增高，血压回升。

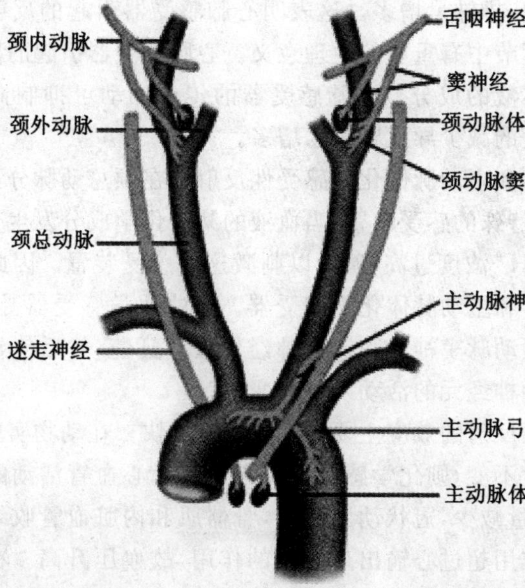

图 2-4-12 颈动脉窦和主动脉弓的压力

(4)压力感受性反射的生理意义：压力感受性反射在心输出量、外周血管阻力、血量等发生突然变化的情况下，对动脉血压进行快速调节的过程中起重要的作用，使动脉血压不致发生过分的波动，因此在生理学中将动脉压力感受器的传入神经称为缓冲神经。

2.心肺感受器引起的心血管反射　在心房、心室和肺循环大血管壁存在许多感受器，总称为心肺感受器，其传入神经纤维行走于迷走神经干内。引起心肺感受器兴奋的适宜刺激有两大类。一类是血管壁的机械牵张。当心房、心室或肺循环大血管中压力升高或血容量增多而使心脏或血管壁受到牵张时，这些机械或压力感受器就发生兴奋。和颈动脉窦、主动脉弓压力感受器相比较，心肺感受器位于循环系统压力较低的部分，故常称之为低压力感受器，而动脉压力感受器则称为高压力感受器。在生理情况下，心房壁的牵张主要是由血容量增多而引起的，因此心房壁的牵张感受器也称为容量感受器。另一类心肺感受器的适宜刺激是一些化学物质，如前列腺素、缓激肽等。有些药物如藜芦碱等也能刺激心肺感受器。

大多数心肺感受器受刺激时引起的反射效应是交感紧张降低，心迷走紧张加强，导致心率减慢，心输出量减少，外周血管阻力降低，故血压下降。在多种实验动物中，心肺感受器兴奋时肾交感神经活动的抑制特别明显，使肾血流量增加，肾排水和排钠量增多。这表明心肺感受器引起的反射在血量及体液的量和成分的调节中有重要的生理意义。心肺感受器引起的反射的传出途径除神经外还有体液的成分。心肺感受器的传入冲动可抑制血管升压素的释放。血管升压素的减少导致肾排水增多。

3.颈动脉体和主动脉体化学感受性反射　在颈总动脉分叉处和主动脉弓区域，存在一些特殊的感受装置，当血液的某些化学成分发生变化时，如缺氧、CO_2 分压过高、H^+ 浓度过高等，可以刺激这些感受装置。因此这些感受装置被称为颈动脉体和主动脉体化学感受器。这些化学感受器受到刺激后，其感觉信号分别由颈动脉窦神经和迷走神经传入至延髓，然后使延髓内呼吸神经元和心血管活动神经元的活动发生改变。

化学感受性反射的效应主要是呼吸加深加快。在动物实验中人为地维持呼吸频率和深度不变，则化学感受器传入冲动对心血管活动的直接效应是心率减慢，心输出量减少，冠状动脉舒张，骨骼肌和内脏血管收缩。由于外周血管阻力增大的作用超过心输出量减少的作用，故血压升高。在动物保持自然呼吸的情况下，化学感受器受刺激时引起的呼吸加深加快，心输出量增加，外周血管阻力增大，血压升高。

化学感受性反射在平时对心血管活动并不起明显的调节作用。只有在低氧、窒息、失血、动脉血压过低和酸中毒情况下才发生作用。

二、体液调节

心血管活动的体液调节是指血液和组织液中一些化学物质对心肌和血管平滑肌的活动发生影响，从而起调节作用。这些体液因素中，有些是通过血液携带的，可广泛作用于心血管系统；有些则在组织中形成，主要作用于局部的血管，对局部组织的血流起调节作用。

（一）肾素-血管紧张素系统

肾素是由肾近球细胞合成和分泌的一种酸性蛋白酶，经肾静脉进入血循环。血浆中的肾素底物，即血管紧张素原，在肾素的作用下水解，产生一个十肽，为血管紧张素Ⅰ。在血浆和组织中，特别是在肺循环血管内皮表面，存在有血管紧张素转换酶，在后者的作用下，血管紧张素Ⅰ水解，产生一个八肽，为血管紧张素Ⅱ。血管紧张素Ⅱ在血浆和组织中的血管紧张素酶A的作用下，再失去一个氨基酸，成为七肽血管紧张素Ⅲ。这一系统称为肾素-血管紧张素系统。

当各种原因引起肾血流灌注减少时，肾素分泌就会增多。血浆中 Na^+ 浓度降低时，肾素分泌也增加。肾素分泌受神经和体液机制的调节。

对体内多数组织、细胞来说，血管紧张素Ⅰ不具有活性。血管紧张素中最重要的是血管紧张素Ⅱ。血管紧张素Ⅱ可直接使全身微动脉收缩，血压升高；也可使静脉收缩，回心血量增多。血管紧张素Ⅱ可作用于交感缩血管纤维使交感神经末梢释放递质增多。血管紧张素Ⅱ还可作用于中枢神经系统内一些神经元的血管紧张素受体，使交感缩血管紧张加强。因此，血管紧张素Ⅱ可以通过中枢和外周机制，使外周血管阻力增大，血压升高。此外，血管紧张素Ⅱ可强烈刺激肾上腺皮质球状带细胞合成和释放醛固酮，后者可促进肾小管对 Na^+ 的重吸收，并使细胞外液量增加。血管紧张素Ⅱ还可引起或增强渴觉，并导致饮水行为。血管紧张素Ⅲ的缩血管效应仅为血管紧张素Ⅱ的10%～20%，但刺激肾上腺皮质合成和释放醛固酮的作用较强。

在某些病理情况下，如失血时，肾素-血管紧张素系统的活动加强，并对循环功能的调节起重要作用。

（二）肾上腺素和去甲肾上腺素

肾上腺素和去甲肾上腺素在化学结构上都属于儿茶酚胺。循环血液中的肾上腺素和去甲肾上腺素主要来自肾上腺髓质的分泌。肾上腺素能神经末梢释放的递质去甲肾上腺素也有一小部分进入血液循环。肾上腺髓质释放的儿茶酚胺中，肾上腺素约占80%，去甲肾上腺素约占20%。

血液中的肾上腺素和去甲肾上腺素对心脏和血管的作用有许多共同点，但并不完全相同，因为两者对不同的肾上腺素能受体的结合能力不同。肾上腺素可与α和β两类肾上腺素能受体结合。在心脏，肾上腺素与β肾上腺素能受体结合，产生正性变时和变力作用，使心输出量增加。在血管，肾上腺素的作用取决于血管平滑肌上α和β肾上腺素能受体分布的情况。在皮肤、肾、胃肠、血管平滑肌上α肾上腺素能受体在数量上占优势，肾上腺素的作用是使这些器官的血管收缩；在骨骼肌和肝的血管，β肾上腺素能受体占优势，小剂量的肾上腺素常以兴奋β肾上腺素能受体的效应为主，引起血管舒张，大剂量时也兴奋α肾上腺素能受体，引起血管收缩。去甲肾上腺素主要与α肾上腺素能受体结合，也可与心肌的 β_1 肾上腺素能受体结合，但和血管平滑肌的 β_2 肾上腺素能受体结合的能力较弱。静脉注射去甲肾上腺素，可使全身血管广泛收缩，动脉血压升高；血压升高又使压力感受性反射活动加强，压力感受性反射对心脏的效应超过去甲肾上腺素对心脏的直接效应，故心率减慢。

（三）血管升压素

血管升压素是下丘脑视上核和室旁核一部分神经元内合成的。这些神经元的轴突行走在下丘脑垂体束中并进入垂体后叶，其末梢释放的血管升压素作为垂体后叶激素进入血循环。血管升压素的合成和释放过程也称为神经分泌。血管升压素在肾远曲小管和集合管可促进水的重吸收，故又称为抗利尿激素。血管升压素作用于血管平滑肌的相应受体，引起血管平滑肌收缩，是已知的最强的缩血管物质之一。在正常情况下，血浆中血管升压素浓度升高时首先出现抗利尿效应；只有当其血浆浓度明显高于正常时，才引起血压升高。这是因为血管升压素能提高压力感受性反射的敏感性，故能缓冲升血压效应。血管升压素对体内细胞外液量的调节起重要作用。在禁水、失水、失血等情况下，血管升压素释放增加，不仅对保留体内液体量，而且对维持动脉血压，都起重要的作用。

（四）心房钠尿肽

心房钠尿肽（atrial natriuretic peptide，ANP）是由心房肌细胞合成和释放的一类多肽，又称心钠素。心房钠尿肽可使血管舒张，外周阻力降低；也可使每搏输出量减少，心率减慢，故心输出量减少。心钠素作用于肾的受体，还可以使肾排水和排钠增多。此外，心钠素还能抑制肾的近球细胞释放肾素，抑制肾上腺球状带细胞释放醛固酮；在脑内，心钠素可以抑制血管升压素的释放。这些作用都可导致体内细胞外液量减少。

当心房壁受到牵拉时，可引起心钠素的释放。在生理情况下，当血容量增多、取头低足高的体位、身体浸入水中（头露出水面）时，血浆心钠素浓度升高，并引起利尿和尿钠排出增多等效应。因此，心钠素是体内调节水盐平衡的一种重要的体液因素。心钠素和另外一些体液因素在血压和水盐平衡的调节中还起相互制约的作用。内皮素和血管升压素也都能刺激心房肌细胞释放心钠素。

总之，血压的调节是复杂的过程，有许多机制参与。每一种机制都在一个方面发挥调节作用，但不能完成全部的、复杂的调节。神经调节一般是快速的、短期的调节，主要是通过对阻力血管口径及心脏活动的调节来实现的；而长期调节则主要是通过肾对细胞外液量的调节实现的。

知识链接：近年原发性高血压发病率增高，主要原因与社会心理和饮食两方面因素相关。社会因素使人们长期心理紧张，导致交感缩血管中枢紧张性增高，交感缩血管神经传出冲动增多，使小动脉收缩导致外周阻力增加，动脉血压升高。高脂饮食将导致血液黏滞度增高，使血流阻力增大，动脉血压升高。对于原发性高血压的预防，在社会心理因素方面要注意生理平衡的调整和心理平衡的调适，以排除对血管活动的影响；在饮食方面要有合理的饮食习惯，降低血液黏滞度，将是原发性高血压有效的预防措施。

复习题：

1. 名词解释：心动周期、窦性心律、搏出量、血压、收缩压、中心静脉压。
2. 比较第一心音与第二心音的产生原因和特点。
3. 简述微循环的血流通路及意义。
4. 简述减压反射的调节过程。
5. 影响心排出量的因素有哪些？
6. 影响动脉血压的因素有哪些？

（夏宁）

第五章 呼吸

知识目标：

1. 掌握肺通气的原理。
2. 掌握肺通气功能的评价。
3. 了解气体交换及在血液中的运输。
4. 理解呼吸运动的调节。

机体与外界环境之间的气体交换过程，称为呼吸(respiration)。通过呼吸，机体从外界环境摄取新陈代谢所需要的 O_2，并将产生的 CO_2 排出体外，因此，呼吸是维持机体新陈代谢和生命活动所必需的基本生理过程之一，一旦呼吸停止，生命也将终止。

在高等动物和人体，呼吸过程由三个相互衔接并且同时进行的环节来完成：①外呼吸(external respiration) 即肺泡毛细血管血液与外界环境之间的气体交换过程，包括肺通气(pulmonary ventilation，外界空气与肺之间的气体交换过程)和肺换气(gas exchange in lungs，肺泡与肺泡毛细血管之间的气体交换过程)。②气体在血液中的运输是衔接外呼吸和内呼吸的中间环节，即由循环血液将 O_2 从肺运输到组织以及将 CO_2 从组织运输到肺的过程。③内呼吸(internal respiration)又称组织换气(gas exchange in tissues)，是指组织毛细血管血液与组织、细胞之间的气体交换过程，有时也将细胞内的生物氧化过程包括在内(见图 2-5-1)。

呼吸过程不仅依靠呼吸系统来完成，还需要血液循环系统的配合，这种协调配合，以及它们与机体代谢水平的相适应，又都受神经和体液因素的调节。

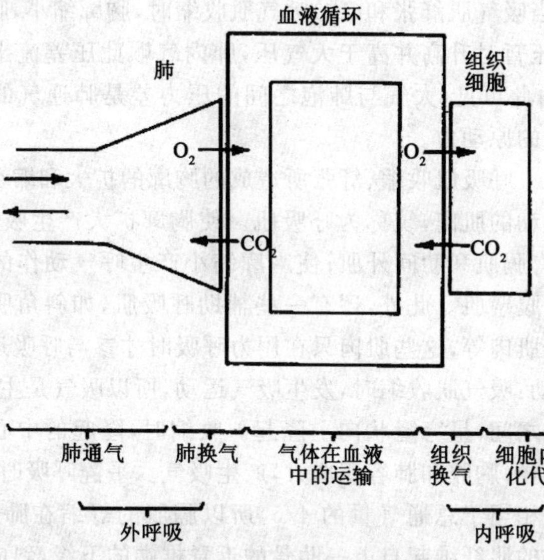

图 2-5-1 呼吸全过程示意图

第一节 肺通气

肺与外界环境之间的气体交换过程，称为肺通气。实现肺通气的器官包括呼吸道、肺泡、胸膜腔、膈和胸廓等。呼吸道是沟通肺泡与外界的通道，还具有加温、湿润、过滤、清洁作用和防御反射等保护功能；肺泡是肺换气的主要场所；胸膜腔是连接肺和胸廓的重要结构，使肺在呼吸过程中能随胸廓的张缩而张缩；膈和胸廓中的胸壁肌则是产生呼吸运动的动力器官。

一、肺通气原理

气体进入肺取决于推动气体流动的动力和阻止气体流动的阻力的相互作用，动力必须克服阻力，才能实现肺通气。

(一)肺通气的动力

气体进出肺是由于大气和肺泡之间存在压力差。在自然呼吸条件下，此压力差产生于肺的舒缩所引起的肺容积的变化。肺本身不具有主动舒缩的能力，它的舒缩是由胸廓的扩大和缩小所引起，而胸廓的扩大和缩小又是由呼吸肌的收缩和舒张所引起。当吸气肌收缩时，胸廓扩大，肺随之扩张，肺容积增大，肺内压暂时下降并低于大气压，空气就顺此压差进入肺，造成吸气(inspiration）。反之，当吸气肌舒张和（或）呼气肌收缩时，胸廓缩小，肺随之缩小，肺容积减小，肺内压暂时升高并高于大气压，肺内气顺此压差流出肺，造成呼气（expiration）。由此可见，大气与肺泡之间的压力差是肺通气的直接动力，呼吸运动是肺通气的原动力。

1.呼吸运动　呼吸肌收缩、舒张所造成的胸廓的扩大和缩小，称为呼吸运动。参与呼吸运动的肌肉，统称为呼吸肌。使胸廓扩大产生吸气动作的肌肉为吸气肌，主要有膈肌和肋间外肌；使胸廓缩小产生呼气动作的是呼气肌，主要有肋间内肌和腹壁肌。此外，还有一些辅助呼吸肌，如斜角肌、胸锁乳突肌和胸背部的其他肌肉等，这些肌肉只在用力呼吸时才参与呼吸运动。

(1)吸气运动：吸气肌收缩时，发生吸气运动，所以吸气是主动过程。膈肌位于胸腔和腹腔之间，呈穹隆状向上隆起。收缩时，隆起的中心下移，从而增大了胸腔的上下径，胸腔和肺容积增大，产生吸气。平静呼吸时因膈肌收缩而增加的胸腔容积相当于总通气量的 4/5，所以膈肌的舒缩在肺通气中起重要作用。肋间外肌的肌纤维起自上一肋骨的近脊椎端的下缘，斜向前下方走行，止于下一肋骨近胸骨端。由于脊椎的位置是固定的，而胸骨可以上下移动，所以当肋间外肌收缩时，肋骨和胸骨都向上提，肋骨下缘还向外侧偏转，从而增大了胸腔的前后径和左右径，产生吸气。

(2)呼气运动：平静呼气时，膈肌和肋间外肌舒张，肺依靠本身的回缩力量而回位，并牵引胸廓缩小，恢复其吸气开始前的位置，产生呼气。所以平静呼吸时，呼气是被动的。用力呼吸时，呼气肌才参与收缩，使胸廓进一步缩小，呼气也有了主动的成分。

(3)平静呼吸和用力呼吸：安静状态下的呼吸称为平静呼吸（eupnea）。每分钟呼吸频率为 12～18 次，吸气是主动的，呼气是被动的。当机体活动时，或吸入气中的二氧化碳含量增加或氧含量减少时，呼吸将加深、加快，此时不仅吸气肌舒缩活动加强，辅助吸气肌与呼气肌也参与呼吸运动，这种呼吸形式称为用力呼吸（forced breathing）或深呼吸（deep breathing）。

(4)腹式呼吸和胸式呼吸：膈肌收缩时，由于膈肌下降，腹腔内的器官因受压迫而使腹壁突出，膈肌舒张时，腹腔内脏恢复正常，这种因膈肌舒缩引起的呼吸运动伴以腹壁的起伏，称为腹式呼吸（abdominal breathing）。肋间外肌舒缩引起肋骨和胸骨运动并伴以胸壁的起伏，称为胸式呼吸（thoracic breathing）。腹式呼吸和胸式呼吸常同时存在，其中某种形式可占优势；只有在胸部或腹部活动受到限制时，才可能单独出现某一种形式的呼吸。

2.肺内压　肺内压是指肺泡内的压力。吸气初，肺容积增大，肺内压下降并低于大气压，空气在此压差推动下进入肺泡，随着肺内气体逐渐增加，肺内压也逐渐升高，至吸气末，肺内压已升高至与大气压相等，气流停止。反之，呼气初，肺容积减小，肺内压升高并高于大气压，肺内气体流出肺，使肺内气体逐渐减少，肺内压逐渐下降，至呼气末，肺内压又降至与大气压相等（见图 2-5-2）。

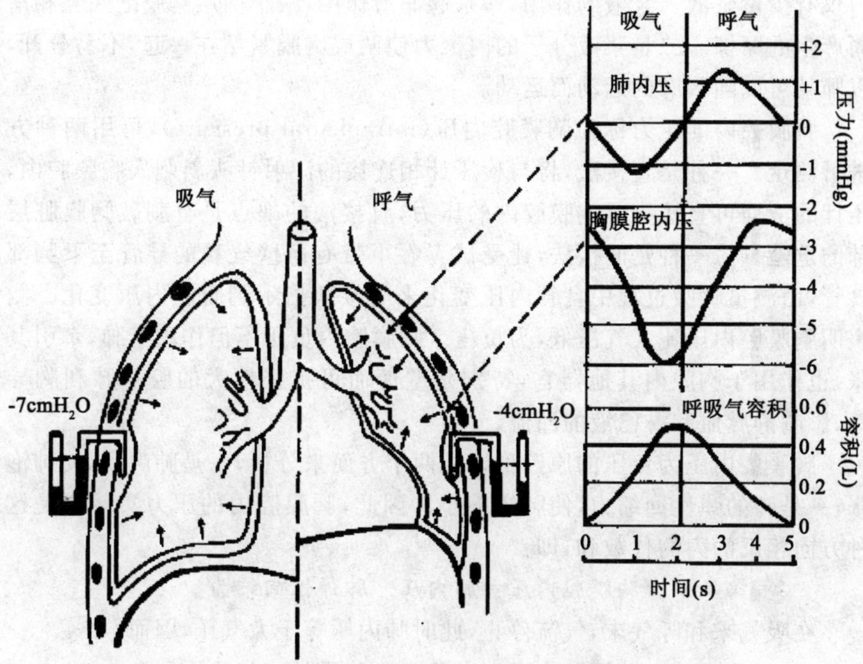

图 2-5-2　吸气和呼气时，肺内压、胸膜腔内压及呼吸气容积的变化过程（右）和胸膜腔内压直接测量示意图（左）

呼吸过程中，肺内压变化的程度与呼吸的缓急、深浅和呼吸道是否通畅有关。若呼吸慢，呼吸道通畅，则肺内压变化较小；若呼吸快，呼吸道不通畅，则肺内压变化较大。用力呼吸时，呼吸深快，肺内压变化的程度增大。

知识链接：在呼吸过程中正是由于肺内压的周期性交替升降，造成肺内压和大气压之间的压力差，这一压力差成为推动气体进出肺的直接动力。临床上，根据这一原理，可用人为的方法造成肺内压和大气压之间的压力差，以维持肺通气，这就是人工呼吸（artificial respiration）。人工呼吸的方法很多，如用人工呼吸机进入正压通气；简便易行的口对口的人工呼吸；节律地举臂压背或挤压胸廓等。

3. 胸膜腔和胸膜腔内压　在呼吸运动过程中，肺容积随胸廓容积的改变而改变。肺为什么能随胸廓运动而舒缩呢？这是因为胸膜腔结构特点和胸膜腔内压决定的。

壁胸膜和脏胸膜之间形成一个密闭的潜在的腔隙，称为胸膜腔。胸膜腔内仅有少量浆液。浆液的作用：一是起润滑作用，减小两层胸膜之间互相滑动而产生的摩擦。二是浆液分子的内聚力使两层胸膜紧贴在一起，不易分开，所以肺就可以随胸廓的运动而运动。

胸膜腔内的压力称为胸膜腔内压(intrapleural pressure)，可用两种方法进行测定。一种是直接法，将与检压计相连接的注射针头斜刺入胸膜腔内，检压计的液面可直接指示胸膜腔内的压力，直接法的缺点是有刺破胸膜脏层和肺的危险。另一种是间接法，让受试者吞下带有薄壁气囊的导管至下胸部的食管，由测量呼吸过程中食管内压变化来间接地指示胸膜腔内压变化。测量表明胸膜腔内压比大气压低，为负压。胸膜腔内负压不但作用于肺，牵引其扩张，也作用于胸腔内其他器官，特别是壁薄而可扩张性大的腔静脉和胸导管等，影响静脉血和淋巴液的回流。

胸膜腔内压为负压的原因可以从两个方面来分析，一是肺内压，使肺泡扩张；一是肺的弹性回缩力，使肺泡缩小。因此，胸膜腔内的压力实际上是这两种方向相反的力的代数和，即：

胸膜腔内压＝肺内压－肺弹性回缩力

在吸气末和呼气末，气流停止，此时肺内压等于大气压，因而

胸膜腔内压＝大气压－肺弹性回缩力

若将大气压视为零，则：

胸膜腔内压＝－肺弹性回缩力

可见，胸膜腔负压是由肺的弹性回缩力造成的。吸气时，肺扩张，肺的弹性回缩力增大，胸膜腔负压增大。呼气时，肺缩小，肺的弹性回缩力减小，胸膜腔负压减小。那为什么在呼气末胸膜腔内压仍然为负？这是在人体的生长发育过程中，胸廓的生长速度比肺的生长速度快，以致胸廓经常牵引着肺，即便在胸廓因呼气而缩小时，仍使肺处于一定程度的扩张状态，只是扩张程度小些而已。所以，正常情况下，肺总是表现出回缩倾向，胸膜腔内压也一直为负压。

胸膜腔负压具有重要的生理意义。它不仅能扩张肺，使肺能随胸廓的扩大而扩张，使肺通气成为可能；它还能加大胸腔内腔静脉和胸导管的跨壁压，使之扩张，有利于静脉血和淋巴液的回流。胸膜腔负压的重要前提是胸膜腔的密闭性。如果因外伤使胸壁破裂或因肺气肿使肺泡破裂，使胸膜腔与大气

相通，空气便进入胸膜腔而形成气胸（pneumothorax）。此时，胸膜腔负压减小或消失，肺因本身弹性回缩力而塌陷，造成肺不张，不仅影响肺通气，也阻碍静脉和淋巴回流。气胸严重时，不但患侧呼吸和循环功能发生障碍，由于纵隔向健侧移位甚至出现纵隔随呼吸左右摆动，也将累及健侧的呼吸和循环功能，此时若不紧急处理，将危及生命。

综上所述，可将肺通气的动力概括如下：呼吸肌的舒缩是肺通气的原动力，它引起胸廓的张缩，由于胸膜腔和肺的结构功能特征，肺便随胸廓的张缩而张缩，肺容积的这种变化又造成肺内压和大气压之间的压力差，此压力差直接推动气体进出肺。

（二）肺通气的阻力

肺通气过程中所遇到的阻力，称为肺通气的阻力，可分为弹性阻力和非弹性阻力两类。前者包括肺弹性阻力和胸廓弹性阻力；后者包括气道阻力、惯性阻力和黏滞阻力。正常状态下，弹性阻力约占肺通气总阻力的70%，非弹性阻力约占30%。肺通气的动力需要克服肺通气的阻力方能实现肺通气，肺通气阻力增大是临床上肺通气障碍最常见的原因。

1. 弹性阻力和顺应性　弹性组织在外力作用下变形时，对抗外力作用的力称为弹性阻力（elastic resistance）。同等大小的外力作用时，弹性阻力大者，变形程度小；弹性阻力小者，变形程度大。一般用顺应性（compliance）来度量弹性阻力。顺应性是指弹性组织在外力作用下发生变形的难易程度。易扩张者顺应性大，弹性阻力小；不易扩张者，顺应性小，弹性阻力大。可见顺应性与弹性阻力成反变关系。

（1）肺弹性阻力和肺顺应性：肺在扩张时产生弹性回缩力，其方向与肺扩张的方向相反，可对抗外力所引起的肺扩张，从而成为吸气的阻力，也是呼气的动力。肺弹性阻力可用肺顺应性（compliance of lung，CL）表示。

1）肺静态顺应性曲线：测定肺顺应性时，进行分步吸气（或打气入肺）或分步呼气（或从肺内抽气），每次吸气或呼气后，屏气，放松呼吸肌，测定肺容积的变化和胸膜腔内压。然后绘制容积-压力（V-P）曲线（图2-5-3），就是肺的顺应性曲线。因为测定是在屏气无气流的情况下进行的，所在是肺静态顺应性。曲线的斜率反映不同肺容量下顺应性或弹性阻力的大小。曲线斜率大，顺应性大，弹性阻力小；曲线斜率小，则意义相反。正常成年人在平静呼气末，肺容积为肺总量的40%左右时，肺顺应性正好位于曲线的中段，此段斜率最大，故平静呼吸时肺弹性阻力小，呼吸省力。当肺充血、肺组织纤维化或肺泡表面活性物质减少时，肺的弹性阻力增加，患者吸气困难；肺气肿时，肺弹性成分大量破坏，肺回缩量减小，弹性阻力减小，患者呼气困难。

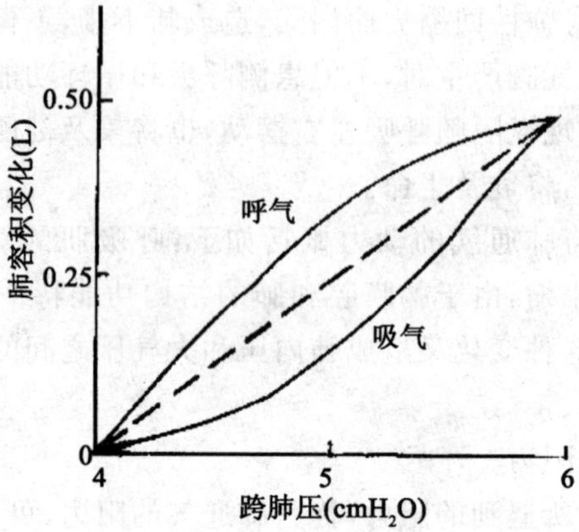

图 2-5-3　肺的静态顺应性曲线
(1 cmH_2O＝0.098 kPa)

2)比顺应性：肺顺应性还受肺总量的影响。吸入同等容积的气体，肺总量较大者，其扩张程度较小，弹性回缩力也较小，弹性阻力小，仅需较小的跨肺压变化，顺应性大；肺总量较小者，其扩张程度大，弹性回缩力也较大，弹性阻力大，需较大的跨肺压变化，顺应性小。由于不同个体间肺总量存在着差别，在比较其顺应性时必须排除肺总量的影响。因而提出比顺应性(specific compliance)的概念，它是指单位肺容量的顺应性，可用以比较不同肺总量个体的肺弹性阻力。

3)肺弹性阻力的来源：肺弹性阻力来自肺的弹性成分和肺泡表面张力，两者均使肺具有回缩倾向，故成为肺扩张的弹性阻力。

肺组织的弹性阻力主要来自弹力纤维和胶原纤维，当肺扩张时，这些纤维被牵拉而倾向于回缩。肺扩张越大，对纤维的牵拉程度也越大，回缩力也越大，弹性阻力也越大，反之则小。肺组织的弹性阻力约占肺总弹性阻力的1/3，肺泡表面张力约占肺总弹性阻力的 2/3。

根据 Laplace 定律，P＝2T/r(P 代表肺泡回缩力，T 代表表面张力，r 代表肺泡半径)。如果大小肺泡的表面张力一样，那么，肺泡内压力将随肺泡半径的大小而反变。小的肺泡，压力大；大的肺泡，压力小。如果这些肺泡彼此连通，小肺泡内的气体将流入大肺泡，小肺泡塌陷，大肺泡膨胀，肺泡将失去稳定性(见图 2-5-4)。但正常状态时并不会发生这种情况，这是因为肺泡存在表面活性物质(alveolar surfactant)。

肺泡表面活性物质由肺泡Ⅱ型细胞合成并释放，主要成分是二棕榈酰卵磷脂(dipalmitoylphosphatidyl choline，DPPC)，分子的一端是非极性疏水的脂肪酸，不溶于水，另一端是极性的易溶于水。因此，DPPC 分子垂直排列于液-气界面，极性端插入水中，非极性端伸入肺泡气中，形成单分子层分布在液-气界面上，并随肺泡的张缩而改变其密度。正常肺泡表面活性物质不断更新，以保持其正常的功能。

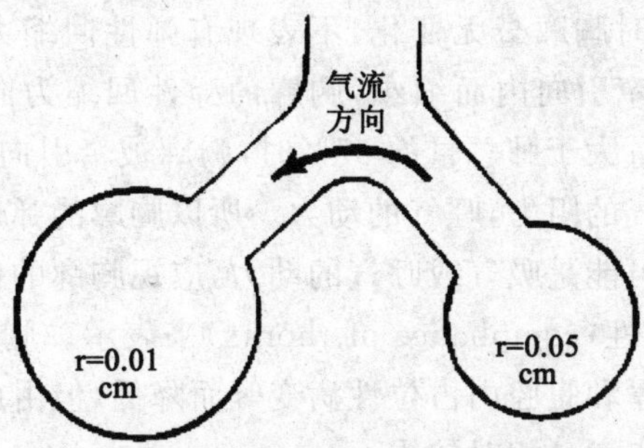

$P=\frac{2\times20}{0.01}$
$=4\times10^{-2}\ N/cm^2$
$\doteq4.0\ cmH_2O$

$P=\frac{2\times20}{0.005}$
$=8\times10^{-2}\ N/cm^2$
$\doteq8.0\ cmH_2O$

图 2-5-4　相联通的大小不同的液泡内压及气流方向示意图
($1\ cmH_2O=0.098\ kPa$)

肺泡表面活性物质降低肺泡表面张力，减小肺泡的回缩力，它可使肺泡表面张力系数下降，显著低于血浆的表面张力。肺泡表面活性物质具有重要的生理意义，主要表现在以下几个方面：①降低吸气阻力，减少吸气做功。②维持肺泡的稳定性。因为肺泡表面活性物质在肺泡内液-气界面的密度可随肺泡半径的变小而增大，也随肺泡半径的增大而减小。所以，在肺泡缩小(呼气)时，表面活性物质的密度增大，降低表面张力的作用加强，肺泡表面张力减小，因而可防止肺泡萎陷；而在肺泡扩大(吸气)时，表面活性物质的密度减小，肺泡表面张力增加，因而可防止肺泡过度膨胀。这样，不同大小肺泡的稳定性便得以维持。③防止肺水肿。肺泡表面张力对肺泡毛细血管血浆和肺组织间液产生“抽吸”作用，使肺组织液生成增加，可导致肺水肿。肺泡表面活性物质可降低肺泡表面张力，减小肺泡回缩力，减弱对肺毛细血管血浆和肺组织间液的“抽吸”作用，从而防止肺水肿的发生。

知识链接：早产儿可因缺乏肺泡表面活性物质发生肺不张和肺泡内表面透明质膜形成，造成新生儿呼吸窘迫综合征(neonatal respiratory distress syndrome，NRDS)，严重时可致死亡。由于肺泡液可进入羊水，所以可抽取羊水并检查其肺泡表面活性物质的含量，协助判断发生这种疾病的可能性，采取措施，加以预防。如含量缺乏，则可延长妊娠时间或用药物（糖皮质类固醇）促进其合成。成年人患肺炎、肺血栓等疾病时，可因肺泡表面活性物质减少而发生肺不张。

(2)胸廓弹性阻力和顺应性：胸廓处于自然位置时的肺容量，相当于肺总量的67%左右，此时胸廓毫无变化，不表现有弹性回缩力。肺容量小于肺总量的67%，胸廓被牵引向内而缩小，胸廓的弹性回缩力向外，是吸气的动力，呼气的阻力；肺容量大于肺总量的67%时，胸廓被牵引向外而扩大，其弹性回缩力向内，成为吸气的阻力，呼气的动力。所以胸廓的弹性阻力既可能是吸气或呼气的阻力，也可能是吸气或呼气的动力，应视胸廓的位置而定。胸廓弹性阻力可用胸廓顺应性（compliance of thorax）来表示。胸廓顺应性可因肥胖、胸廓畸形、胸膜增厚和腹腔内占位性病变等而降低，但由此而引起的肺通气障碍较少见，所以临床意义相对较小。

因为肺和胸廓的弹性阻力呈串联排列，所以肺和胸廓的总弹性阻力是两者弹性阻力之和。

2.非弹性阻力　非弹性阻力（inelastic resistance）包括惯性阻力、黏滞阻力和气道阻力。惯性阻力（inertial resistance）是气流在发动、变速、换向时，因气流惯性所遇到的阻力。平静呼吸时，呼吸频率低、气流流速慢，惯性阻力小，可忽略不计。黏滞阻力（viscous resistance）来自呼吸时组织相对位移所发生的摩擦。气道阻力（airway resistance）来自气体流经呼吸道时气体分子之间和气体分子与气道壁之间的摩擦，是非弹性阻力的主要成因，占80%～90%。非弹性阻力是气体流动时产生的，并随流速加快而增加，故为动态阻力。

气道阻力受气流速度、气流形式和气道口径等因素的影响。速度快、阻力大；流速慢，阻力小。气流形式有层流和湍流，层流阻力小，湍流阻力大。气道口径是影响气道阻力的最重要因素，管径缩小，阻力大增。气道口径受跨壁压、肺实质对气道壁的牵引、自主神经系统调节、化学物质四方面因素影响。

在上述四种因素中，前三种均随呼吸而发生周期性变化，气道阻力也因而出现周期性改变。跨壁压增大，交感神经兴奋都能使气道口径增大，阻力减小；呼气时发生相反的变化，使气道口径变小，阻力增大，这也是为何支气管哮喘病人呼气比吸气更为困难的主要原因。

二、肺通气功能的评价

肺通气过程受呼吸肌的舒缩、肺和胸廓的弹性阻力以及气道阻力等因素的影响。呼吸肌麻痹、肺和胸廓的弹性变化，以及气胸等可引起肺的扩张受限，发生限制性通气不足(restrictive hypoventilation)；而支气管平滑肌痉挛、气道内异物、气管和支气管等黏膜腺体分泌过多以及气道外肿瘤压迫引起气道口径减小或呼吸道阻塞时，则可出现阻塞性通气不足(obstructive hypoventilation)。对患者肺通气功能的测定不仅可明确是否存在肺通气功能障碍及其障碍程度，还能鉴别肺通气功能降低的类型。

(一)肺容积

不同状态下肺所能容纳的气体量称为肺容积(pulmonary volume)。可分为潮气量、补吸气量、补呼气量和余气量。

1.潮气量　每次呼吸时吸入或呼出的气量为潮气量(tidal volume，TV)。平静呼吸时，潮气量为 400～600 mL，一般以 500 mL 计算。运动时，潮气量将增大。

2.补吸气量　平静吸气末，再尽力吸气所能吸入的气量为补吸气量(inspiratory reserve volume，IRV)，又称吸气储备量，正常成年人为 1500～2000 mL。

3.补呼气量　平静呼气末，再尽力呼气所能呼出的气量为补呼气量(espiratory reserve volume，ERV)，又称呼气储备量，正常成年人为 900～1200mL。

4.余气量　最大呼气末尚存留于肺中不能再呼出的气量为余气量(residual volume，RV)，又称残气量，正常成人为 1000～1500 mL。支气管哮喘和肺气肿患者，余气量增加。余气量是由于最大呼气之末，细支气管特别是呼吸性细支气管关闭所致。

(二)肺容量

肺容积中两项或两项以上的联合气量称为肺容量(pulmonary capacity)。包括深吸气量、功能余气量、肺活量和肺总量(见图 2-5-5)。

1.深吸气量　从平静呼气末做最大吸气时所能吸入的气量为深吸气量(inspiratory capacity，IC)，是潮气量和补吸气量之和，为衡量最大通气潜力的一个重要指标。胸廓、胸膜、肺组织和呼吸肌等的病变，可使深吸气量减少而降低最大通气潜力。

2.功能余气量　平静呼气末尚存留于肺内的气量为功能余气量(functional residual capacity，FRC)，是余气量和补呼气量之和，正常成年人约为 2500 mL。肺气肿患者的功能余气量增加，肺实质性病变时减小。功能余气量的生理意义是缓冲呼吸过程中肺泡气 PO_2 和 PCO_2 过度变化。由于功能余气量的稀释作用，吸气时，肺内 PO_2 不至突然升得太高，PCO_2 不致降得太低；呼气时，肺内 PO_2 则不会降得太低，PCO_2 不致升得太高。这样，肺泡气和动脉血液的 PO_2 和 PCO_2 就不会随呼吸而发生大幅度的波动，以利于气体交换。

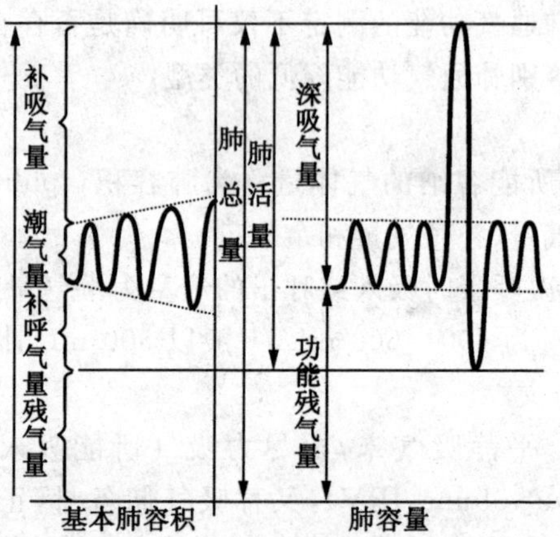

图 2-5-5　肺容积和肺容量示意图

3. 肺活量和时间肺活量　最大吸气后，从肺内所能呼出的最大气量称作肺活量(vital capacity，VC)，是潮气量、补吸气量和补呼气量之和。肺活量有较大的个体差异，与身材大小、性别、年龄、呼吸肌强弱等有关。正常成年男性平均约为 3500 mL，女性为 2500 mL。用力肺活量(forced vital capacity，FVC)是指一次最大吸气后，尽力尽快呼气所能呼出的最大气体量。

肺活量反映了肺一次通气的最大能力，在一定程度上可作为肺通气功能的指标。但由于测定肺活量时不限制呼气的时间，所以不能充分反映肺组织的弹性状态和气道的通畅程度，即通气功能的好坏。例如，某些病人肺组织弹性降低或呼吸道狭窄，通气功能已经受到损害，但如果延长呼气时间，所测得的肺活量是正常的。因此，提出用力呼气量(forced expiratory volume，FEV)，也称时间肺活量(timed vital capacity，TVC)的概念，是指一次最大吸气后尽力尽快呼气，在一定时间内所能呼出的气体量。通常以第 1、2、3 s 末的 FEV 所占 FVC 的百分数来表示，正常人分别为 83%、96%和 99%。时间肺活量是一种动态指标，不仅反映肺活量容量的大小，而且反映了呼吸所遇阻力的变化，所以是评论肺通气功能的较好指标(见图 2-5-6)。阻塞性肺疾病患者往往需要 5～6 s 或更长的时间才能呼出全部肺活量。

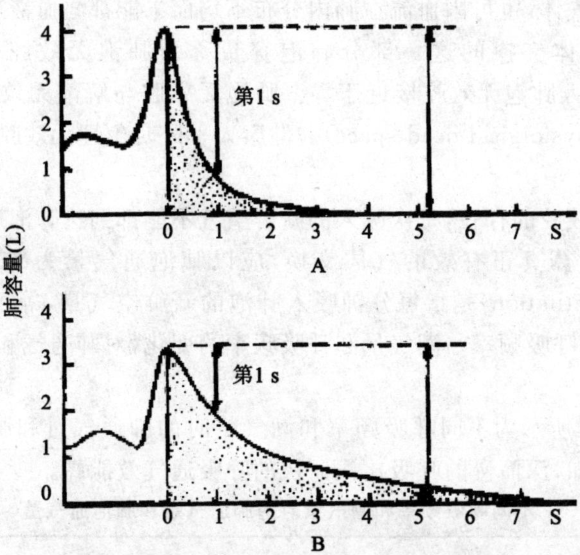

图 2-5-6 时间肺活量

A:正常时间肺活量 B:气道狭窄时的时间肺活量

4.肺总量 肺所能容纳的最大气量为肺总量(total lung capacity,TLC),是肺活量和余气量之和。其值因性别、年龄、身材、运动锻炼情况和体位而异。成年男性平均为 5000 mL,女性 3500 mL。

(三)肺通气量

1.每分通气量 每分通气量(minute ventilation volume)是指每分钟吸入或呼出的气体总量,等于潮气量乘以呼吸频率。平静呼吸时,正常成年人呼吸频率为 12~18 次/分,潮气量 500 mL,则每分通气量为 6~9 L/min。每分通气量随性别、年龄、身材和活动量不同而有差异。

劳动和运动时,每分通气量增大。尽力作深快呼吸时,每分钟所能吸入或呼出的最大气量称为最大随意通气量(maximal voluntary ventilation)。它反映单位时间内充分发挥全部通气能力所能达到的通气量,是估计一个人能进行多大运动量的生理指标之一。测定时,一般只测量 10 s 或 15 s 最深最快的呼出或吸入量,再换算成每分钟的,即为最大随意通气量。最大通气量一般可达 150 L,为平静呼吸时肺通气量的 25 倍。

2.无效腔和肺泡通气量 每次吸入的气体,一部分将留在从上呼吸道至呼吸性细支气管以前的呼吸道内,这部分气体均不参与肺泡与血液之间的气体交换,故称为解剖无效腔(anatomical dead space),其容积约为 150 mL。进入肺泡内的气体，也可因血流在肺内分布不均而未能都与血液进入气体交换，未能发生气体交换的这一部分肺泡容量称为肺泡无效腔（alveolar dead space），正常人肺泡无效腔接近于零。肺泡无效腔与解剖无效腔一起合称生理无效腔（physiolgical dead space）。健康人平卧时生理无效腔等于或接近于解剖无效腔。

由于无效腔的存在，每次吸入的新鲜空气不能都到达肺泡进行气体交换。因此，为了计算真正有效的气体交换，应以肺泡通气量为准。肺泡通气量（alveolar ventilation）是指每分钟吸入肺泡的新鲜空气量，等于（潮气量－无效腔气量）×呼吸频率。潮气量和呼吸频率的变化，对肺通气和肺泡通气有不同的影响。

表 2-5-1 所示为不同呼吸频率和潮气量时的肺通气量和肺泡通气量，由表中数据可知，深而慢的呼吸比浅而快的呼吸通气效能高。

表 2-5-1　不同呼吸频率和潮气量时的肺通气量和肺泡通气量

呼吸频率（次/分）	潮气量（mL）	肺通气量（mL/min）	肺泡通气量（mL/min）
16	500	8000	5600
8	1000	8000	6800
32	250	8000	3200

第二节　呼吸气体的交换

呼吸气体的交换包括肺换气和组织换气两个过程。

一、气体交换的原理

（一）气体的扩散

气体分子总是从分压高处向分压低处发生净转移，这一过程称为气体扩散（diffusion）。最终导致各处气体分压趋于相等。机体内的气体交换就是以扩散方式进行的。通常将单位时间内气体扩散的容积称为气体扩散速率（diffusion rate，D），它受气体的分压差、气体的分子量和溶解度、扩散面积和距离等因素的影响。

1. 气体的分压差　在混合气体中，每种气体分子运动所产生的压力为各该气体的分压，它不受其他气体或其分压存在的影响，在温度恒定时，每一气体的分压只决定于它自身的浓度。混合气的总压力等于各气体分压之和。

2. 气体的分子量和溶解度 质量轻的气体扩散较快，在相同条件下，各气体扩散速率和各气体分子量(MW)的平方根成反比。溶解度(S)是单位分压下溶解于单位容积的溶液中的气体的量，一般以1个大气压，38 ℃时，100 mL液体中溶解的气体的毫升数来表示。溶解度与分子量平方根之比为扩散系数(diffusion coefficient)，取决于气体分子本身的特性。CO_2 的扩散系数是 O_2 的20倍，主要是因为 CO_2 在血浆中的溶解度约为 O_2 的24倍的缘故，虽然 CO_2 的分子量略大于 O_2。

3. 扩散面积和距离 扩散面积越大，所扩散的分子总数也越大，所以气体扩散速率与扩散面积(A)成正比。分子扩散的距离越大，扩散经全程所需的时间越长，因此，扩散速率与扩散距离(d)成反比。

4. 温度 扩散速率与温度(T)成正比。在人体，体温相对恒定，温度因素可忽略不计。

(二)呼吸气体和人体不同部位气体的分压

1. 呼吸气和肺泡气的成分和分压 人体吸入的气体是空气。空气的主要成分是 O_2、CO_2 和 N_2，具有生理意义的是 O_2 和 CO_2。空气中各气体的容积百分比一般不因地域不同而异，但分压却因总大气压的变动而改变(见表2-5-2)。高原大气压降低，各气体的分压也低。吸入的空气在呼吸道内被水蒸气所饱和，所在呼吸道内吸入气的成分已不同于大气，因此各成分的分压也发生相应的改变。从肺内呼出的气体为呼出气，由无效腔的吸入气和来自肺泡的肺泡气两部分气体混合。

表2-5-2 海平面各气体的容积百分比(mL%)和分压(mmHg)

	大气容积百分比	分压	吸入气容积百分比	分压	呼出气容积百分比	分压	肺泡气容积百分比	分压
O_2	20.84	159	19.67	149.3	15.7	120	13.6	104
CO_2	0.04	0.3	0.04	0.3	3.6	27	5.3	40
N_2	78.62	597	74.09	563	74.5	566	74.9	569
H_2O	0.50	3.7	6.20	47	6.20	47	6.20	47
合计	100	760	100	760	100	760	100	760

2. 血液气体和组织气体的分压 不同组织的 PO_2 和 PCO_2 不同，同一组织的 PO_2 和 PCO_2 还受组织活动和水平的影响，表2-5-3所示为安静状态下血液和组织中的 PO_2 和 PCO_2。

表 2-5-3　　血液和组织中气体的分压　　单位:mmHg

	动脉血	静脉血	组织
PO_2	100	40	30
PCO_2	40	46	50

二、气体交换的过程

(一)肺换气

静脉血流经肺毛细血管时，静脉血 PCO_2 为 46 mmHg，比肺泡气的40 mmHg高，CO_2 就在分压差的作用下由血液向肺泡扩散。静脉血 PO_2 为 40 mmHg，比肺泡气的 104 mmHg低，O_2 就在分压差的作用下由肺泡气向血液扩散，最终使血液 PO_2 逐渐上升，最后接近肺泡气的 PO_2，静脉血变为动脉血。O_2 和 CO_2 的扩散都极为迅速，仅需约 0.3 s即可达到平衡。通常，血液流经肺泡毛细血管的时间约 0.7 s，所以当血液流经肺泡毛细血管全长约 1/3 时，已基本完成肺换气。可见，肺换气有很大的储备能力。

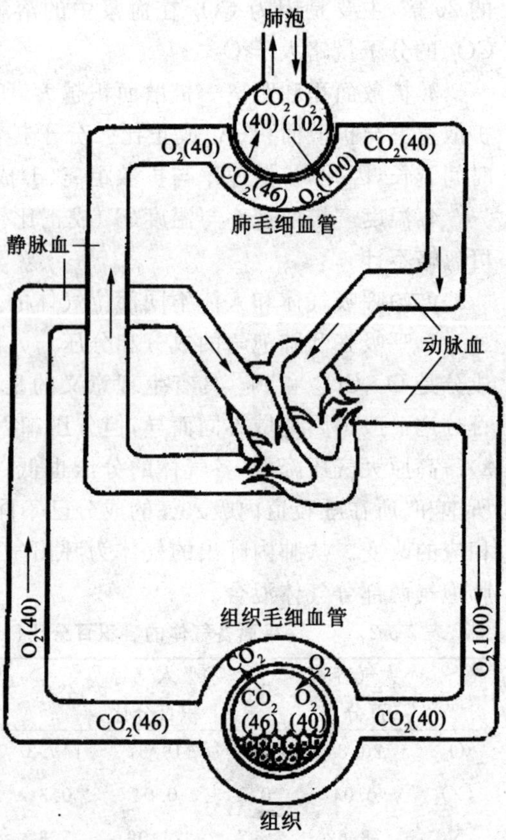

图 2-5-7　气体交换示意图

图中数字为气体分压(mmHg)

(二)组织换气

气体在组织的交换与肺泡处相似，所不同者是交换发生于液相(血液、组织液、细胞内液)之间，而且扩散膜两侧的 O_2 和 CO_2 的分压差随细胞内氧化代谢的强度和组织血流量而异。动脉血流经组织毛细血管时，O_2 顺分压差由血液向细胞扩散，CO_2 则由细胞内向血液扩散，动脉血变成静脉血(见图 2-5-7)。

三、影响气体交换的因素

如前所述，气体扩散速率受气体分压差、扩散面积、扩散距离、温度等影响。除此之外，还受其他因素的影响。

(一)影响肺换气的因素

1.呼吸膜的厚度 肺泡气通过呼吸膜与血液气体进行交换。气体扩散速率与呼吸膜的厚度成反比关系，膜越厚，单位时间内交换的气体量就越少。呼吸膜由六层结构组成：含肺泡表面活性物质的液体层、肺泡上皮细胞层、上皮基膜、肺泡上皮和毛细血管基膜之间的间质层、肺泡毛细血管的基膜和肺泡毛细血管内皮细胞层(见图 2-5-8)。呼吸膜很薄，平均厚度不到 1 μm，有的部位只有 0.2 μm，气体易于扩散通过。任何使呼吸膜增厚或扩散距离增加的疾病，都会降低气体扩散速率，减少扩散量，如肺纤维化、肺水肿等，可出现低氧血症；特别是运动时，由于血流加速，缩短了气体在肺部的交换时间，这时呼吸膜的厚度和扩散距离的改变显得更为重要。

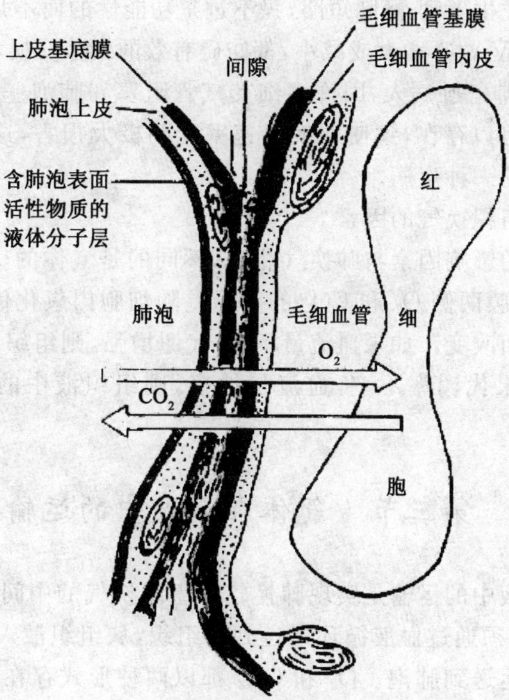

图 2-5-8 呼吸膜结构示意图

2.呼吸膜的面积　气体扩散速率与呼吸膜的面积成正比关系。正常成人的肺有3亿左右的肺泡，总扩散面积约70 m^2。安静状态下，呼吸膜的扩散面积约40 m^2，故有相当大的储备面积。运动时，因肺毛细血管开放数量和开放程度的增加，扩散面积也大大增大。肺不张、肺实变、肺气肿或肺毛细血管关闭和阻塞均使呼吸膜扩散面积减小。

3.通气/血流比值　通气/血流比值（ventilation/perfusion ratio）是指每分肺泡通气量（VA）和每分肺血流量（Q）之间的比值（VA/Q），正常成年人安静时约为4.2/5=0.84。只有适宜的VA/Q才能实现适宜的气体交换，这是因为肺部的气体交换依赖于两个泵协调工作。一个是气泵，使肺泡通气，肺泡气得以不断更新，提供O_2，排出CO_2；一个是血泵，向肺循环泵入相应的血流量，及时带起摄取的O_2，带来机体产生的CO_2。如果VA/Q比值增大，这就意味着通气过剩，血流不足，部分肺泡气未能与血液气充分交换，致使肺泡无效腔增大。反之，VA/Q下降，则意味着通气不足，血流过剩，部分血液流经通气不良的肺泡，静脉血中的气体未能得到充分更新，未能成为动脉血就流回了心脏。等同发生了动-静脉短路，只不过是功能性的而不是解剖结构所造成的。由此可见，VA/Q增大或减小，都妨碍有效的气体交换，可导致血液缺O_2或CO_2潴留。肺气肿病人，因许多细支气管阻塞和肺泡壁的破坏，上述两种VA/Q异常都可以存在，致使肺换气速率受到极大损害，这是造成肺换气功能异常最常见的一种疾病。

（二）影响组织换气的因素

组织换气的影响因素与肺换气相似，不同的是气体的交换发生于液相介质之间，且扩散膜两侧O_2和CO_2的分压差随细胞内氧化代谢的强度和组织血流量的多少而改变。如果血流量不变，代谢增强，则组织液中的PO_2降低，PCO_2升高；如果代谢率不变，血流量增多，则组织液中的PO_2升高，PCO_2降低。

第三节　气体在血液中的运输

气体在血液中的运输是实现肺换气和组织换气的中间环节，从肺泡扩散入血液的O_2必须通过血液循环运送到各组织，从组织散入血液的CO_2也必须由血液循环运送到肺泡。O_2和CO_2都以两种形式存在于血液，即物理溶解和化学结合。

气体在溶液中溶解的量与分压和溶解度成正比，和温度成反比。温度

38 ℃时，1 个大气压(760 mmHg，101.08 kPa)的 O_2 和 CO_2 和在 100 mL 血液中溶解的量分别是 2.36 mL 和 48 mL。按此计算，静脉血 PCO_2 和为 6.12 kPa(46 mmHg)，则每 100 mL 血液含溶解的 CO_2 为(48×6.12)/101.08=2.9 mL；动脉血 PO_2 为 13.3 kPa(100 mmHg)，每 100 mL 血液含溶解的 O_2 为(2.36×13.3)/101.08=0.31 mL。可是，血液中实际的 O_2 和 O_2 为 CO_2 含量比这数字大得多(见表 2-5-4)，以溶解形式存在的 O_2、CO_2 比例极少，显然单靠溶解形式来运输 O_2、CO_2 不能适应机体代谢的需要。例如，安静状态下人体耗 O_2 量约为 250 mL/min，如只靠物理溶解的 O_2 来提供，则需大大提高心输出量或提高肺泡内的 PO_2，这对机体极其不利，所幸在进化过程中形成了 O_2、CO_2 为极为有效的化学结合的运输形式，大大减轻了对心脏和呼吸器官的苛求。

表 2-5-4 血液中 O_2 和 CO_2 的含量 单位：mL/L

	动脉血			静脉血		
	物理溶解	化学结合	合计	物理溶解	化学结合	合计
O_2	0.31	20.0	20.31	0.11	15.2	15.31
CO_2	2.53	46.4	48.93	2.91	50.0	52.91

虽然物理溶解的 O_2、CO_2 很少，但非常重要。因为进入血液的 O_2、CO_2 必须先物理溶解，提高分压，再出现化学结合；O_2、CO_2 从血液释放时，物理溶解的先逸出，分压下降，化学结合的再分离出现补充失去的物理溶解的气体。物理溶解和化学结合的气体两者之间总是处于动态平衡。

一、氧的运输

血液中的 O_2 物理溶解的量极少，仅占血液总 O_2 含量的 1.5%左右，化学结合的量占 98.5%左右。O_2 的化学结合形式是氧合血红蛋白(HbO_2)。O_2 与 Hb 结合的特点有：

1. 反应迅速、可逆，不需要酶的参与，反应方向仅受 PO_2 的影响。当血液流经 PO_2 高的肺部时，Hb 与 O_2 结合，形成 HbO_2；当血液流经 PO_2 低的组织时，HbO_2 迅速解离，释放 O_2，成为去氧 Hb：

$$Hb+O_2 \underset{PO_2\text{ 低的组织}}{\overset{PO_2\text{ 高的肺部}}{\rightleftharpoons}} HbO_2$$

2. Hb 中的 Fe^{2+} 与 O_2 结合后仍是二价铁，所以该反应是氧合(oxygenation)，不是氧化(oxidation)。

3.1 分子 Hb 可以结合 4 分子 O_2。100 mL 血液中，Hb 所能结合的最大 O_2 量称为 Hb 的氧容量，受 Hb 浓度的影响。实际结合的 O_2 量称为 Hb 的氧含量，受 PO_2 的影响。Hb 氧含量和氧容量的百分比称为 Hb 氧饱和度。正常状态下，物理溶解的 O_2 量极少，可忽略不计，因此，Hb 氧容量，Hb 氧含量和 Hb 氧饱和度可分别视为血氧容量（oxygen capacity）、血氧含量（oxygen content）和血氧饱和度（oxygen saturation）。HbO_2 呈鲜红色，去氧 Hb 呈紫蓝色，当血液中去氧 Hb 含量超过 50 g/L 时，皮肤、黏膜呈青紫色，称为发绀。

4. Hb 与 O_2 的结合和解离曲线呈 S 形，与 Hb 的变构效应有关。

二、二氧化碳的运输

血液中 CO_2 以物理溶解和化学结合两种形式运输。化学结合的 CO_2 主要是碳酸氢盐和氨基甲酸血红蛋白。物理溶解的 CO_2 约占总运输量的 5%，化学结合的占 95%（碳酸氢盐形式的占 88%，氨基甲酸血红蛋白形式占 7%）。

从组织扩散入血的 CO_2 首先溶解于血浆，小部分溶解的 CO_2 缓慢地和水结合生成碳酸，碳酸又解离成碳酸氢根和氢离子，H^+ 被血浆缓冲系统缓冲，pH 无明显变化。因为血浆中缺乏碳酸酐酶，反应缓慢，因此，血浆不是 CO_2 运输的主要途径。在血浆中溶解的 CO_2 绝大部分扩散进入红细胞内，在红细胞内主要以碳酸氢盐和氨基甲酸血红蛋白形式运输（见图 2-5-9）。

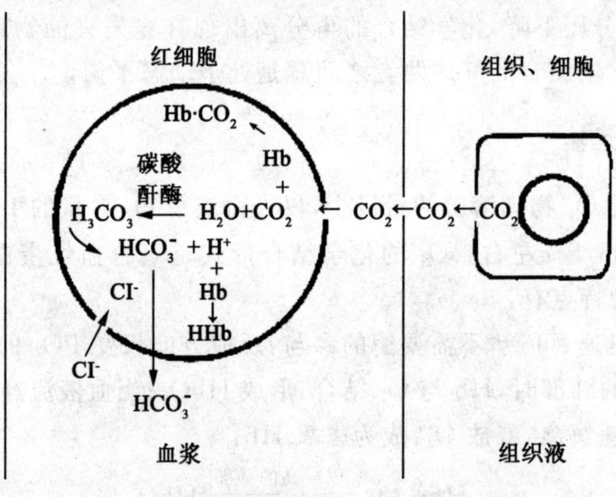

图 2-5-9　CO_2 在血液中的运输示意图

1. 碳酸氢盐　从组织扩散进入血液的大部分 CO_2，在红细胞内与水反应生成碳酸，碳酸又解离成碳酸氢根和氢离子，反应极为迅速，可逆。这是因为红细胞内含有较高浓度的碳酸酐酶，在其催化下，使反应加速 5000 倍，不到 1 s即达平衡。在此反应过程中红细胞内碳酸氢根浓度不断增加，碳酸氢根便顺浓度梯度经红细胞膜扩散进入血浆。红细胞负离子的减少应伴有同等数量的正离子的向外扩散，才能维持电平衡。可是红细胞膜不允许正离子自由通过，小的负离子可以通过，于是，氯离子便由血浆扩散进入红细胞，这一现象称为氯离子转移(chloride shift)。在红细胞内，碳酸氢根与 K^+ 结合，在血浆中则与 Na^+ 结合成碳酸氢盐。上述反应中产生的 H^+，大部分和 Hb 结合，Hb 是强有力的缓冲剂。

在肺部，反应向相反方向(左)进行。因为肺泡气 PCO_2 比静脉血的低，血浆中溶解的 CO_2 首先扩散入肺泡，红细胞内的 HCO_3^- 与 H^+ 生成 H_2CO_3，碳酸酐酶又催化 H_2CO_3 分解成 CO_2 和 H_2O，CO_2 又从红细胞扩散入血浆，而血浆中的 HCO_3^- 便进入红细胞以补充消耗的 HCO_3^-，Cl^- 则出红细胞。这样以 HCO_3^- 形式运输的 CO_2，在肺部又转变成 CO_2 释出。

2. 氨基甲酸血红蛋白　一部分 CO_2 与 Hb 的氨基结合生成氨基甲酸血红蛋白(carbaminohemoglobin)，这一反应无须酶的催化、迅速、可逆，主要调节因素是氧合作用。

$$HbNH_2O_2 + H^+CO_2 \underset{\text{在肺}}{\overset{\text{在组织}}{\rightleftharpoons}} HHbNHCOOH + O_2$$

HbO_2 与 CO_2 结合形成 HbNHCOOH 的能力比去氧 Hb 的小。在组织里，解离释出 O_2，部分 HbO_2 变成去氧 Hb，与 CO_2 结合生成 HbNHCOOH。此外，去氧 Hb 酸性较 HbO_2 弱，去氧 Hb 和 H^+ 结合，也促进反应向右侧进行，并缓冲了 pH 的变化。在肺的 HbO_2 生成增多，促使 HHbNHCOOH 解离释放 CO_2 和 H^+，反应向左进行。氧合作用的调节有重要意义，虽然以氨基甲酸血红蛋白形式运输的 CO_2 仅占总运输量的 7%，但在肺排出的 CO_2 中却有 17.5%是从氨基甲酸血红蛋白释放出来的。

第四节　呼吸运动的调节

呼吸运动是一种节律性的活动，其深度和频率随体内外环境条件的改变而改变。例如劳动或运动时，代谢增强，呼吸加深加快，肺通气量增大，摄取更多的 O_2，排出更多的 CO_2，以与代谢水平相适应。呼吸为什么能有节律地进行？呼吸的浓度和频率又如何能随内外环境条件而改变？这些是本节的中心。

一、呼吸中枢与呼吸节律的形成

呼吸中枢(respiratory center)是指中枢神经系统内产生和调节呼吸运动的神经细胞群。在不同部位横切脑干或破坏脑的实验证明,脑的各级中枢在呼吸节律的产生和调节中发挥不同的作用。

(一)呼吸的中枢

呼吸中枢分布在大脑皮层、间脑、脑桥、延髓和脊髓等部位。脑的各级部位在呼吸节律产生和调节中所起作用不同。正常呼吸运动是在各级呼吸中枢的相互配合下进行的(见图 2-5-10)。

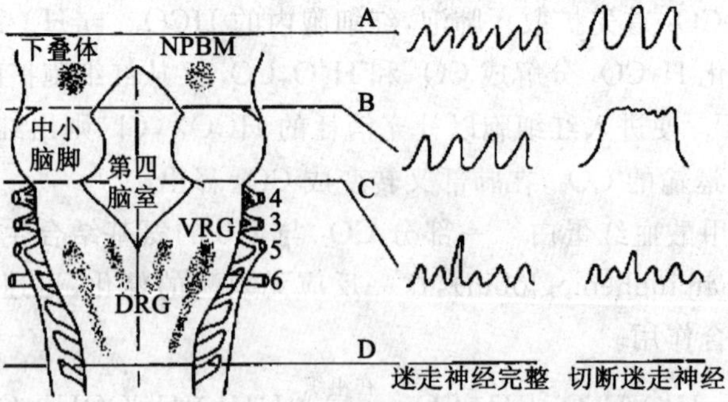

图 2-5-10　脑干呼吸核团和在不同平面横切脑干后呼吸的变化示意图

DRG:背侧呼吸组　VRH:腹侧呼吸组　NPBM:臂旁内侧核

A、B、C、D 为不同平面横切

1. 脊髓　脊髓中支配呼吸肌的运动神经元位于第 3～5 颈段(支配膈肌)和胸段(支配肋间肌和腹肌等)前角。在延髓和脊髓间横断脊髓,呼吸就停止。所以,可以认为节律性呼吸运动不是在脊髓产生的。脊髓只是联系上位脑和呼吸肌的中继站和整合某些呼吸反射的初级中枢。

2. 延髓呼吸中枢　延髓是呼吸活动的基本中枢,如损伤则呼吸停止。延髓中,呼吸神经元大体可分为两组,即背侧呼吸组和腹侧呼吸组。背侧呼吸组大多属吸气神经元,接受来自肺、咽喉和外周化学感受器传入纤维的投射,其轴突下行支配对侧脊髓的膈运动神经元。腹侧呼吸组有吸气和呼气两种神经元,轴突下行至胸段、腰段,支配肋间外肌、肋间内肌和腹壁肌的运动神经元,还有部分轴突支配咽喉部的呼吸辅助肌。

3. 脑桥呼吸中枢　在动物中脑和脑桥之间进行横切,呼吸无明显变化。在延髓和脊髓之间横切,呼吸停止。结果表明呼吸节律产生于脑桥。如果在脑桥上中部之间横切，呼吸将变慢变深，如再切断双侧迷走神经，吸气便大大延长，仅偶尔为短暂的呼气所中断，这种形式的呼吸称为长吸呼吸。结果提示脑桥上部有抑制吸气的中枢结构，称为呼吸调整中枢；来自肺部的迷走传入冲动也有抑制吸气的作用，当延髓失去来自这两方面对吸气活动的抑制作用后，吸气活动不能及时中断，便出现长吸呼吸。再在脑桥和延髓之间横切，不论迷走神经是否完整，长吸式呼吸都消失，而呈喘息样呼吸，呼吸不规则，或平静呼吸，或两者交替出现。因而认为脑桥中下中有活化吸气的长吸中枢。总之，脑桥上部有呼吸调整中枢，中下部有长吸中枢，延髓有呼吸节律基本中枢。

4. 上位脑　呼吸还受脑桥以上部位的影响，如大脑皮层、边缘系统、下丘脑等。大脑皮层可以随意控制呼吸，发动说、唱等动作，在一定限度内可以随意屏气或加强加快呼吸。大脑皮层对呼吸的调节系统是随意呼吸调节系统，下位脑干的呼吸调节系统是自主节律呼吸调节系统。这两个系统的下行通路是分开的。临床上有时可以观察到自主呼吸和随意呼吸分离的现象。例如在脊髓前外侧索下行处主呼吸通路受损后，自主节律呼吸甚至停止，但病人仍可进行随意呼吸。患者靠随意呼吸或人工呼吸来维持肺通气，如未进行人工呼吸，一旦病人入睡，可能发生呼吸停止。

(二)呼吸节律的形成

呼吸节律是怎样产生的，尚未完全阐明，主要有两种学说，即起步细胞学说(theory of pace-maker)和神经元网络学说(theory of neuronal circuit)。起步细胞学说认为，节律性呼吸运动犹如窦房结起搏细胞的节律性兴奋引起整个心脏产生节律性收缩那样，由延髓内具有起步样活动的神经元的节律性兴奋而引起。神经元网络学说认为，呼吸节律的产生依赖于延髓内呼吸神经元之间的相互联系和相互作用。

二、呼吸的反射性调节

呼吸节律虽然产生于脑，但呼吸运动的频率、深度和样式等要受到来自呼吸器官自身以及血液循环等其他器官系统感受器传入冲动的反射性调节。下述其中的一些重要反射：

(一)肺牵张反射

1868 年 Breuer 和 Hering 发现，在麻醉动物肺充气或肺扩张，则抑制吸气；肺放气或肺缩小，则引起吸气。切断迷走神经，上述反应消失，所以是反射性反应。由肺扩张或肺缩小引起的吸气抑制或兴奋的反射为黑-伯反射(Hering-Breuer reflex)或肺牵张反射。肺牵张反射包括肺扩张反射和肺缩小反射。

1.肺扩张反射（pulmonary inflation reflex）　肺扩张反射是肺充气或扩张时抑制吸气的反射。感觉器位于从气管到细支气管的平滑肌中，是牵张感受器，阈值低，适应慢。当肺扩张牵拉呼吸道，使之也扩张时，感觉器兴奋，冲动经迷走神经传入延髓。在延髓内通过一定的神经联系使吸气切断机制兴奋，切断吸气，转入呼气。这样便加速了吸气和呼气的交替，使呼吸频率增加。所以切断迷走神经后，吸气延长、加深，呼吸变得深而慢。

2.肺缩小反射（pulmonary deflation reflex）　肺缩小反射是肺缩小时引起吸气的反射。感受器同样位于气道平滑肌内，但其性质尚不十分清楚。肺缩小反射在较强的肺缩小时才出现，它在平静呼吸调节中意义不大，但对阻止呼气过深和肺不张等可能起一定作用。

（二）呼吸肌本体感受性反射

肌梭和腱器官是骨骼肌的本体感受器，它们所引起的反射为本体感受性反射。如肌梭受到牵张刺激时可以反射性地引起受刺激肌梭所在肌的收缩，为牵张反射，属本体感受性反射。在麻醉猫，切断双侧迷走神经，颈7横断脊髓，牵拉膈肌，膈肌肌电活动增强；切断动物的胸脊神经背根，呼吸运动减弱。呼吸肌本体感受性反射参与正常呼吸运动的调节，在呼吸肌负荷改变时将发挥更大的作用。

（三）防御性呼吸反射

在整个呼吸道都存在着感受器，当受到机械或化学刺激时，引起防御性呼吸反射，以清除激惹物，避免其进入肺泡。

1.咳嗽反射（cough reflex）　咳嗽反射是常见的重要防御反射。它的感受器位于喉、气管和支气管的黏膜。大支气管以上部位的感受器对机械刺激敏感，二级支气管以下部位的对化学刺激敏感。传入冲动经迷走神经传入延髓，触发一系列协调的反射反应，引起咳嗽反射。

咳嗽时，先是短促或深吸气，接着声门紧闭，呼气肌强烈收缩，肺内压和胸膜腔内压急速上升，然后声门突然打开，由于气压差极大，气体更以极高的速度从肺内冲出，将呼吸道内异物或分泌物排出。剧烈咳嗽时，因胸膜腔内压显著升高，可阻碍静脉回流，使静脉压和脑脊液压升高。

2.喷嚏反射（sneeze reflex）　喷嚏反射是和咳嗽类似的反射，不同的是刺激作用于鼻黏膜感受器，传入神经是三叉神经，反射效应是腭垂下降，舌压向软腭，而不是声门关闭，呼出气主要从鼻腔喷出，以清除鼻腔中的刺激物。

（四）化学感受性呼吸反射

化学因素对呼吸的调节也是一种反射性调节，化学因素是指动脉血或脑脊液中的 O_2、CO_2 和 H^+。机体通过呼吸调节血液中的 O_2、CO_2 和 H^+ 的水平，动脉血中 O_2、CO_2 和 H^+ 水平的变化又通过化学感受器调节着呼吸，如此形成的控制环维持着内环境这些因素的相对稳定。

1. 化学感受器(chemoreceptor) 化学感受器是指其适宜刺激为化学物质的感受器。参与呼吸调节的化学感受器因其所在部位的不同，分为外周化学感受器和中枢化学感受器。

(1)外周化学感受器(peripheral chemoreceptor)：颈动脉体和主动脉体是调节呼吸和循环的重要外周化学感受器。在动脉血 PO_2 降低，PCO_2 或 H^+ 浓度升高时受到刺激，冲动经窦神经和迷走神经传入延髓，反射性地引起呼吸加深加快和血液循环的变化。虽然颈动脉体、主动脉体两者都参与呼吸和循环的调节，但是颈动脉体主要调节呼吸，而主动脉体在循环调节方面较为重要。

(2)中枢化学感受器 中枢化学感受器位于延髓腹外侧浅表部位，左右对称，可以分为头、中、尾三个区。中枢化学感受器的生理刺激是脑脊液和局部细胞外液的 H^+。因为如果保持人工脑脊液的 pH 不变，用含高浓度 CO_2 的人工脑脊液灌流脑室时所引起的通气增强反应消失，可见有效刺激不是 CO_2 本身，而是 CO_2 所引起的$[H^+]$的增加。在体内，血液中的 CO_2 能迅速通过血-脑屏障，使化学感受器周围液体中的$[H^+]$升高，从而刺激中枢化学感受器，再引起呼吸中枢的兴奋。可是，脑脊液中碳酸酶含量很少，CO_2 与水的水合反应很慢，所以对 CO_2 的反应有一定的时间延迟。血液中的 H^+ 不易通过血液屏障，故血液 pH 的变化对中枢化学感受器的直接作用不大，也较缓慢。

2. CO_2、H^+ 和 O_2 对呼吸的影响

(1)CO_2 的影响：一定水平的 PCO_2 对维持呼吸和呼吸中枢的兴奋性是必要的，CO_2 是调节呼吸的最重要的生理性体液因子。

吸入含 CO_2 的混合气，将使肺泡气 PCO_2 长高，动脉血 PCO_2 也随之升高，呼吸加深加快，肺通气量增加。通过肺通气量的增大可以增加 CO_2 的清除，肺泡气和动脉血 PCO_2 还可维持于接近正常水平。但是，当吸入气 CO_2 陡升，CO_2 堆积，压抑中枢神经系统的活动，包括呼吸中枢，发生呼吸困难、头痛、头昏，甚至昏迷，出现 CO_2 麻醉。在一定范围内动脉血 PCO_2 的升高，可以加强对呼吸的刺激作用，但超过一定限度则有压抑和麻醉效应。

CO_2 刺激呼吸是通过两条途径实现的，一是通过刺激中枢化学感受器再兴奋呼吸中枢；二是刺激外周化学感受器，冲动窦神经和迷走神经传入延髓呼

吸有关核团，反射性地使呼吸加深、加快，增加肺通气。

(2)H^+ 的影响：动脉血[H^+]增加，呼吸加深加快，肺通气增加；[H^+]降低，呼吸受到抑制。H^+ 对呼吸的调节也是通过外周化学感受器和中枢化学感受器实现的。中枢化学感受器对 H^+ 的敏感性较外周的高，约为外周的 25 倍。但是，H^+ 通过血液屏障的速度慢，限制了它对中枢化学感受器的作用。脑脊液中的 H^+ 才是中枢化学感受器的最有效的刺激。

(3)O_2 的影响：吸入气 PO_2 降低时，肺泡气 PO_2 随之降低，呼吸加深、加快，肺通气增加。一般在动脉 PO_2 下降到 10.64 kPa(80 mmHg)以下时，肺通气才出现可觉察到的增加，可见动脉血 PO_2 对正常呼吸的调节作用不大，仅在特殊情况下低 O_2 刺激才有重要意义。如严重肺气肿、肺心病患者，肺换气受到障碍，导致低 O_2 和 CO_2 潴留。长时间 CO_2 潴留使中枢化学感受器对 CO_2 的刺激作用发生适应，而外周化学感受器对低 O_2 刺激适应很慢，这时低 O_2 对外周化学感受器的刺激成为驱动呼吸的主要刺激。

低 O_2 对呼吸的刺激作用完全是通过外周化学感受器实现的。切断动物外周化学感受器的传入神经或摘除人的颈动脉体，急性低 O_2 的呼吸刺激反应完全消失。低 O_2 可以通过对外周化学感受器的刺激而兴奋呼吸中枢，在一定程度上可以对抗低 O_2 对中枢的直接压抑作用。不过在严重低 O_2 时，外周化学感受性反射已不足以克服低 O_2 对中枢的压抑作用，终将导致呼吸障碍。在低 O_2 时吸入纯 O_2，由于解除了外周化学感受器的低 O_2 刺激，会引起呼吸暂停，临床上给 O_2 治疗时应予以注意。

复习题

1. 名词解释：呼吸、平静呼吸、用力呼吸、腹式呼吸、胸式呼吸、潮气量、肺活量、通气-血流比值、肺牵张反射。

2. 简述肺通气的动力和阻力。

3. 简述影响气体交换的因素。

4. 简述气体在血液中的运输。

（战明侨）

第六章 消化与吸收

知识目标：

1. 了解消化道平滑肌的生理特性。
2. 掌握食物各消化管内的消化过程。
3. 掌握吸收的部位、形式。

第一节 概述

消化器官的主要生理功能是对食物进行消化和吸收，从而为机体新陈代谢提供了必不可少的物质和能量来源。

消化(digestion)是食物在消化道内被分解为小分子物质的过程。消化的方式有两种。一种是通过消化道的运动，将食物磨碎，并使之与消化液充分混合，这种方式称机械性消化(mechanical digestion)。另一种消化方式是通过消化液中的各种消化酶，分别分解蛋白质、脂肪和糖类等大分子物质，使之成为可吸收的小分子物质，这种消化方式称化学性消化(chemical digestion)。正常情况下，这两种方式的消化作用是同时进行，互相配合的。分解后的小分子物质及食物中的小分子物质通过消化道黏膜进入血液和淋巴循环的过程称为吸收(absorption)。消化和吸收是两个同时进行、紧密联系的过程。

一、消化道平滑肌的生理特性

在整个消化道中，除口、咽、食管上端和肛门外括约肌是骨骼肌外，其余部分都是由平滑肌组成的。消化道平滑肌具有肌组织的共同特性，如兴奋性、传导性、收缩性。与骨骼肌、心肌相比，消化道平滑肌兴奋性低，收缩缓慢。消化道平滑肌还具有自律性，有频率慢、不稳定的自发节律性活动。这些性质与平滑肌的电生理特性有关。

消化道平滑肌电活动的电生理变化大致可分为三种，即静息电位、慢波电位和动作电位（见图 2-6-1）。静息电位为－50～－60 mV，不稳定。消化道平滑肌的静息膜电位不稳定，表现为缓慢的起伏波动，即周期性地去极化和复极化，由于其发生频率较慢而被称为慢波电位，又称基本电节律（basal electric rhythm，BER）。当慢波去极化达阈电位水平时，便在慢波的基础上产生动作电位。去极化主要由钙通道开放，Ca^{2+} 的内流形成。复极化由于 K^{+} 通道开放，K^{+} 的外流形成。

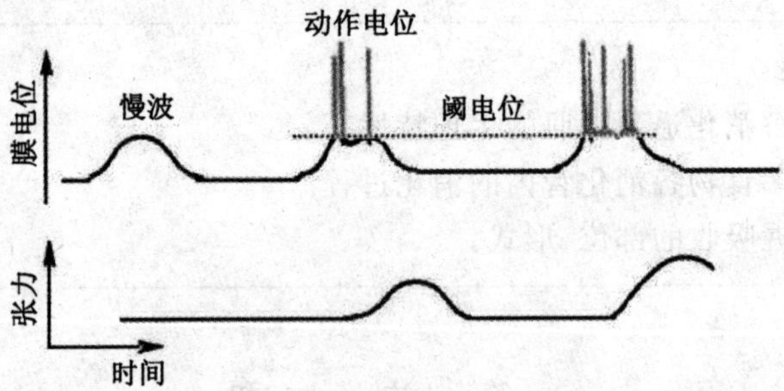

图 2-6-1　消化道平滑肌的电活动

二、消化腺的分泌功能

人每日由各种消化腺（包括唾液腺、胃腺、肝脏、胰腺、小肠腺和大肠腺等）分泌的消化液总量达 6～8 L。消化液主要由水、无机盐、有机物如消化酶和黏液组成。消化液的主要功能为：①稀释食物，使之与血浆的渗透压相等，以利于吸收；②维持消化道内的酸碱环境，使之适应于消化酶活性的需要；③分解食物成分，使之便于吸收；④保护消化道黏膜，防止损伤。

三、消化道的神经支配

神经系统对胃肠功能的调节较为复杂，它是通过外来神经和胃肠的内在神经两个系统相互协调统一而完成的。

（一）内在神经（肠神经系统）

消化道的内在神经是由存在于消化道管壁内的两种神经丛组成的。一种是黏膜下神经丛；另一种是位于环行肌与纵行肌层之间的肌间神经丛。每一神经丛内部及两种神经丛之间都有神经纤维互相联系，共同组成一个消化道内在的神经系统,称为肠神经系统。目前认为,消化管壁内的神经丛构成了一个完整的、相对独立的整合系统,在胃肠活动的调节中具有十分重要的作用。在整体内,内在神经系统的活动又受外来神经纤维的支配。

(二)外来神经

支配消化器官的自主神经被称为外来神经,包括交感神经和副交感神经。交感神经起自脊髓胸腰段侧角,经神经节交换神经元后,发出节后纤维分布于胃、小肠、肝和胰腺等处。交感神经兴奋时,节后纤维释放去甲肾上腺素,引起消化道平滑肌活动减弱,消化液分泌减少,消化道括约肌收缩,抑制消化和吸收活动。副交感神经主要来自迷走神经和盆神经。迷走神经中的副交感神经支配食管下段至横结肠右 2/3 的消化道以及肝、胆囊和胰腺等;盆神经中的副交感神经支配余下的结肠、直肠和肛门内括约肌。副交感神经兴奋时,节后纤维主要释放乙酰胆碱,引起消化道平滑肌运动增强,消化液分泌增加,从而促进消化和吸收活动。

四、胃肠激素

胃肠的黏膜、胰腺及胃肠壁内的神经分泌的激素统称为胃肠激素(gastrointestinal hormone)。胃肠激素在化学结构上几乎都是由氨基酸残基组成的肽类,这些激素对消化道运动和分泌的调节起重要作用。胃肠激素中较重要的有促胃液素、促胰液素、缩胆囊素和抑胃肽等(见表 2-6-1)。近年来的研究证实,一些产生于胃肠道的肽,不仅存在于胃肠道,也存在于中枢神经系统内;而原来认为只存在于中枢神经系统的神经肽,也在消化道中发现。这些双重分布的肽被统称为脑-肠肽(brain-gut peptides)。已知的脑-肠肽有促胃液素、缩胆囊素、P 物质、生长抑素、血管活性肠肽等。

表 2-6-1 几种主要胃肠激素的分泌部位、主要作用和引起释放的因素

激素名称	分泌部位	主要作用	引起释放的因素
促胃液素	胃窦、十二指肠 G 细胞	促进胃液分泌和胃的运动、促进胰酶和胆汁的分泌	迷走神经兴奋、蛋白质的消化产物
促胰液素	十二指肠、空肠 S 细胞	促进胰液和胆汁的分泌,抑制胃液分泌和胃的运动	盐酸、脂肪酸、蛋白质的消化产物

续表

激素名称	分泌部位	主要作用	引起释放的因素
缩胆囊素	十二指肠、空肠I细胞	促进胰酶分泌、促进胆囊收缩和胆汁排放、加强促胰液素的作用	蛋白质和脂肪的消化产物、盐酸
抑胃肽	十二指肠、空肠K细胞	抑制胃液分泌和胃的运动、刺激胰岛素的分泌	葡萄糖、氨基酸、脂肪酸

第二节　口腔内消化

消化过程是从口腔开始的。食物在口腔内停留的时间很短，一般是15～20 s。食物在口腔内咀嚼，被唾液湿润而便于吞咽。由于唾液的作用，食物中的某些成分还在口腔内发生化学变化。

一、唾液及其作用

人的口腔内有三对大的唾液腺：腮腺、颌下腺和舌下腺，还有无数散在的小唾液腺。唾液就是由这些大小唾液腺分泌的混合液。

（一）唾液的性质和成分

唾液为无色无味近中性的低渗液体。唾液中水分约占99％，无机盐有钠、钾、钙、硫氰酸盐、氯等。有机物主要为黏蛋白、唾液淀粉酶、舌脂酶、溶菌酶、免疫球蛋白A、乳铁蛋白、氨基酸、激肽释放酶及血型物质等。每天分泌量为1.0～1.5 L。

（二）唾液的作用

①湿润与溶解食物，以引起味觉并易于吞咽。②清洁和保护口腔：唾液可清除口腔中的残余食物，当有害物质进入口腔时，它可冲淡、中和这些物质，并将它们从口腔黏膜上洗掉。③抗菌作用：唾液中的溶菌酶和免疫球蛋白有杀菌作用。④消化作用：在唾液中，含有唾液淀粉酶，它可使淀粉分解成为麦芽糖。

二、咀嚼与吞咽

（一）咀嚼

咀嚼是由各咀嚼肌有顺序地收缩所组成的复杂的反射性动作。咀嚼的主要作用是由牙齿将食物切碎、研磨并通过舌的搅拌唾液充分混合形成食团。咀嚼还能反射性地引起胃、胰、肝、胆囊等的活动，为以后的消化过程准备有利条件。

(二)吞咽

吞咽是将食团由口腔推送入胃的过程。

食物沿食管下行至胃，这是由食管的蠕动而实现的。蠕动(peristalsis)是指空腔器官平滑肌的顺序收缩，形成一种向前推进的波形运动(见图 2-6-2)。当食团刺激了软腭、咽部和食管等处的感受器，发出传入冲动，抵达吞咽反射的基本中枢延髓，再向食管发出传出冲动而引起吞咽。昏迷、深度麻醉和中枢神经系统疾病的患者，吞咽反射发生障碍，食物和呼吸道的分泌物易误入食管。

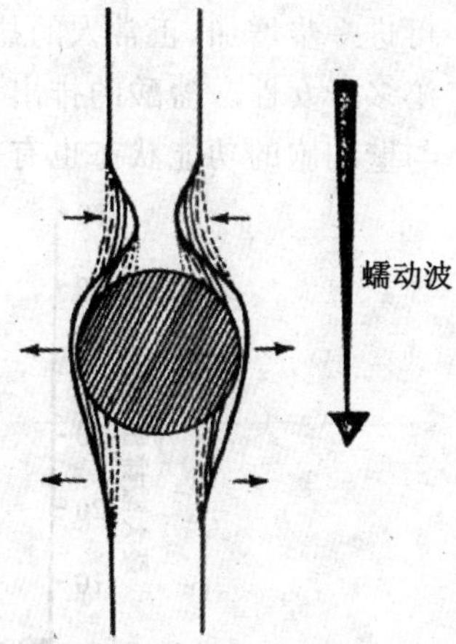

图 2-6-2 食管蠕动的模式图

第三节 胃内消化

胃是消化道中最膨大的部分。成人的容量一般为 1～2 L，具有储存和消化食物的功能。食物入胃后，受到胃液的化学性消化和胃壁运动的机械性消化。

胃黏膜是含有三种外分泌腺和多种内分泌细胞。

胃的外分泌腺有：①贲门腺：为黏液腺。②泌酸腺：由壁细胞、主细胞和颈黏液细胞组成，它们分别分泌盐酸、胃蛋白酶原和黏液，壁细胞还分泌内因子。③幽门腺含有黏液细胞和 G 细胞，前者分泌黏液、HCO_3^- 和胃蛋白酶原，后者分泌促胃液素。胃液是由这三种腺体和胃黏膜上皮细胞的分泌物构成的。

一、胃液及其分泌

(一)胃液的性质、成分和作用

纯净的胃液是一种无色酸性的液体，pH 为 0.9～1.5。正常人每日分泌的胃液量约为 1.5～2.5L。胃液的成分有水，盐酸、胃蛋白酶、黏液、HCO_3^- 和内因子。

1. 盐酸　盐酸也称胃酸，由泌酸腺的壁细胞分泌。正常人空腹时盐酸排出量(基础酸排出量)为 0～5 mmol/h。在食物或药物的刺激下，盐酸排出量可进一步增加，正常人的盐酸最大排出量可达 20～25 mmol/h。男性的酸分泌多于女性。盐酸的排出量反映胃的分泌能力，它主要取决于壁细胞的数量，与壁细胞的功能状态也有一定关系(见图 2-6-3)。

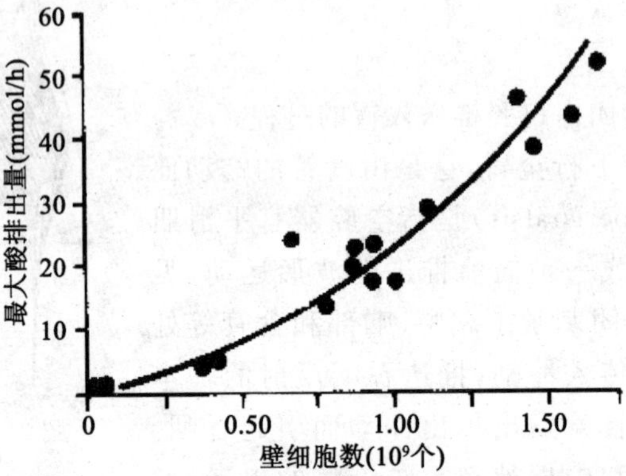

图 2-6-3 胃酸最大排出量与壁细胞数目的关系

胃液中 H^+ 的最大浓度可达 150 mmol/L，比血液中 H^+ 的浓度高三四百万倍，因此，壁细胞分泌 H^+ 是逆浓度梯度进行的主动耗能过程，靠壁细胞顶膜上的 H^+-K^+-ATP 酶又称质子泵(奥美拉唑可抑制此泵)来完成的。

盐酸的主要作用：①杀死随食物进入胃内的细菌。②激活胃蛋白酶原，使之转变为有活性的胃蛋白酶，并为胃蛋白酶作用提供了必要的酸性环境；使蛋白质变性而易于被蛋白酶分解。③盐酸进入小肠后，促进胰液、胆汁和小肠液的分泌。④盐酸所造成的酸性环境，有助于铁和钙的吸收。但若盐酸分泌过多，也会对人体产生不利影响。一般认为，过高的胃酸对胃和十二指肠黏膜有侵蚀作用，因而是溃疡病发病的重要原因之一。

2. 胃蛋白酶原　胃蛋白酶原主要是由泌酸腺的主细胞合成并分泌。分泌入胃腔内的胃蛋白酶原在胃酸的作用下，转变为具有活性的胃蛋白酶。已激活的胃蛋白酶对胃蛋白酶原也有激活作用。胃蛋白酶能水解食物中的蛋白质，其主要分解产物是脲、胨和少量多肽。胃蛋白酶只有在酸性较强的环境中才能发挥作用，其最适 pH 为 2～3。

3. 黏液和碳酸氢盐　胃的黏液是由表面上皮细胞、泌酸腺的颈黏液细胞，贲门腺和幽门腺共同分泌的，其主要成分为糖蛋白。一方面，黏液覆盖在胃黏膜的表面，形成一个厚约 500 μm 的凝胶层，它具有润滑作用，可减少粗糙的食物对胃黏膜的机械性损伤；另一方面，黏液中还有胃黏膜上皮细胞分泌的碳酸氢盐，碳酸氢盐在黏液层形成一个 pH 梯度，可以中和胃液中向黏液扩散的

H^+，避免 H^+ 对胃黏膜的直接侵蚀。黏液和碳酸氢盐共同形成一个胃的抗损伤屏障，称为黏液-碳酸氢盐屏障（见图 2-6-4）。

许多因素如乙醇、胆盐、阿司匹林、幽门螺杆菌均可破坏这个屏障，引起胃炎或溃疡。

4. 内因子　泌酸腺的壁细胞除分泌盐酸外，还分泌一种分子量为50000～60000 的糖蛋白，称为内因子。内因子可与进入胃内的维生素 B_{12} 结合而促进其在回肠的吸收。

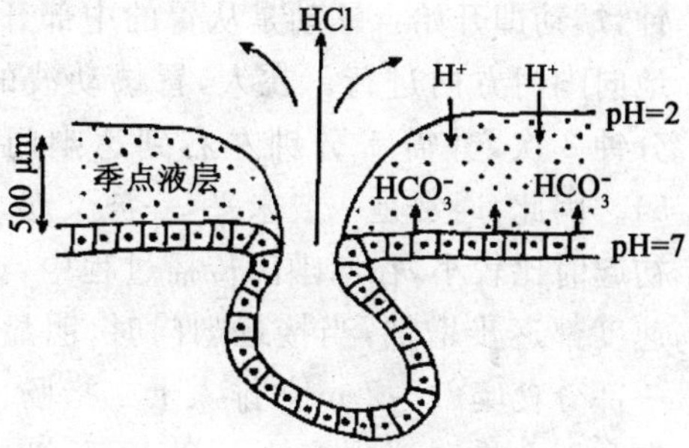

图 2-6-4　胃黏液-碳酸氢盐屏障模式图

知识链接：消化性溃疡是常见病、多发病，是多种原因综合作用的结果，其中主要原因是胃酸分泌过多。由于胃酸过多，破坏了胃黏膜屏障，同时加强了胃蛋白酶的消化作用，使黏膜受到破坏形成溃疡。大多数消化性溃疡病例经严格的内科治疗（减少损害因素以及使用降低胃内酸度和增强黏膜抵抗力的药物）可以治愈，少数有严重并发症或经内科治疗无效者应予外科治疗。

（二）胃液分泌的调节

胃液分泌受许多因素的影响，其中有的起兴奋性作用，有的则起抑制性作用。进食是胃液分泌的自然刺激物，它通过神经和体液因素调节胃液的分泌。

二、胃的运动

胃既有储存食物的功能，又具有泵的功能。胃底和胃体的上端（也称头区）运动较弱，其主要功能是储存食物；胃体的下端和胃窦（也称尾区）则有较明显的运动，其主要功能是磨碎食物、使食物与胃液充分混合，以形成食糜，以及逐步地将食糜排至十二指肠。

（一）胃运动的基本形式

1. 紧张性收缩　胃壁平滑肌经常处于一定程度的持续收缩状态，称为紧张性收缩（tonic contraction）。胃的其他运动形式都是在紧张性收缩的基础上进行的。紧张性收缩对于维持胃的正常形态和位置具有重要意义，胃的紧张性收缩过度降低，常引起胃下垂或胃扩张，导致消化功能障碍。

2. 容受性舒张　当咀嚼和吞咽时，食物对咽、食管等处感受器的刺激，可反射性地引起胃底和胃体上端平滑肌的舒张，称为容受性舒张（receptive re-

laxation)。它适应于大量食物的涌入，而胃内压力变化并不大。

3. 蠕动(peristalsis)　食物进入胃后约5分钟，蠕动即开始。蠕动是从胃的中部开始，有节律地向幽门方向进行。在人，胃蠕动波的频率约每分钟3次，并需1分钟左右到达幽门(见图2-6-5)。因此，通常是一波未平，一波又起。蠕动波在初起时比较小，在向幽门传播过程中，波的深度和速度都逐步增加，当接近幽门时，明显加强，可将一部分食糜(1～2 mL)排入十二指肠。蠕动非常有利于食物和消化液的混合，还可机械地磨碎块状固体食物。总之，蠕动主要的生理意义是：一方面使食物与胃液充分混合，以利于胃液发挥消化作用；另一方面，则可搅拌和粉碎食物，并推进胃内容物通过幽门排入十二指肠。

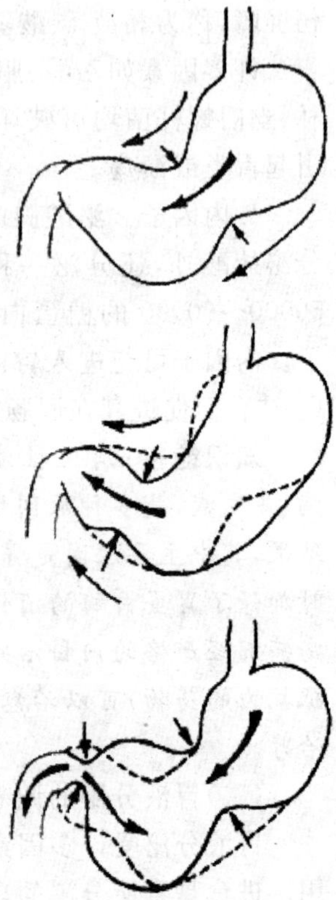

图 2-6-5　胃的蠕动

(二)胃的排空

食物由胃排入十二指肠的过程称为胃的排空(gastric emptying)。一般在食物入胃后5分钟即有部分食糜被排入十二指肠。不同食物的排空速度不同，这和食物的物理性状和化学组成都有关系。稀的、流体食物比稠的或固体食物排空快；切碎的、颗粒小的食物比大块的食物排空快；等渗液体比非等渗液体快。在三种主要食物成分中，糖类的排空速度最快，其次是蛋白质，脂肪最慢。对于混合食物，由胃完全排空通常需要4～6小时。

胃的排空速度受来自胃和十二指肠两方面因素的控制，后者的作用更主要。

胃内容物是促进胃排空的因素，胃内容物对胃壁的机械刺激和化学刺激，通过迷走-迷走反射及促胃液素的分泌，引起胃运动的加强。当食糜，特别是酸或脂肪由胃进入十二指肠后，对十二指肠的机械刺激和化学刺激，通过肠胃反射以及促胰液素、抑胃肽来抑制胃的运动，抑制胃的排空。随着盐酸在肠内被中和，食物消化产物的吸收，它们对胃的抑制性影响便渐渐消失，胃运动又逐渐增强，因而又推送另一部分食糜进入十二指肠，如此重复，使胃排内容物的排空速度能较好地适应十二指肠消化吸收的速度。

(三)呕吐

呕吐(vomiting)是将胃肠内容物从口腔强力驱出的动作。机械的和化学的刺激作用于舌根、咽部、胃、大小肠、胆总管、泌尿生殖器官等处的感受器,都可以引起呕吐。视觉和内耳庭的位置感觉发生改变时,也可引起呕吐。呕吐开始时,先是深吸气,声门紧闭,随着胃和食管下端舒张,膈肌和腹肌猛烈地收缩,压挤胃的内容物通过食管而进入口腔。呕吐中枢的位置在延髓。颅内压增高(脑水肿、肿瘤等情况)可直接刺激该中枢而引起呕吐。

呕吐是一种具有保持意义的防御反射,它可把胃内有害的物质排出。但长期剧烈的呕吐会影响进食和正常消化活动,并且使大量的消化液丢失,造成体内水电解质和酸碱平衡的紊乱。

第四节　小肠内消化

小肠内消化是整个消化过程中最重要的阶段。在这里,食糜受到胰液、胆汁和小肠液的化学性消化以及小肠运动的机械性消化。许多营养物质也都在这一部位被吸收入机体。因此,食物通过小肠,消化过程基本完成。未被消化的食物残渣,从小肠进入大肠。

一、胰液的分泌

胰腺是具有外分泌和内分泌功能的腺体。胰腺的外分泌液为胰液,是由胰腺的腺泡细胞和小导管细胞所分泌的,具有很强的消化能力。

(一)胰液的成分和作用

胰液是无色的碱性液体,pH 为 7.8～8.4,渗透压和血浆相等。人每日分泌的胰液量为 1～2 L。胰液中含有水、碳酸氢盐和多种消化酶。

胰液中碳酸氢盐的含量很高,它是由胰腺内的小导管上皮细胞分泌的。碳酸氢盐的主要作用是中和进入十二指肠的胃酸,使肠黏膜免受强酸的侵蚀;同时也提供了小肠内多种消化酶活动适宜的 pH 环境。

胰液中的消化酶主要有:

1. 胰淀粉酶　胰淀粉酶能水解淀粉、糖原及多数糖类如二糖和三糖,但不能水解纤维素。胰淀粉酶作用的最适 pH 为 7.0。

2. 胰脂肪酶　胰脂肪酶可分解三酰甘油为脂肪酸、一脂酰甘油和甘油。它的最适 pH 为 8.0。胰脂肪酶需要辅脂酶的存在才能发挥作用。辅脂酶可将胰脂肪酶牢固地附着在脂肪颗粒表面。

3.蛋白水解酶　胰液中的蛋白水解酶主要有胰蛋白酶和糜蛋白酶,这两种酶是以不具有活性的酶原形式存在于胰液中的。肠液中的肠激酶可以激活胰蛋白酶原,使之变为具有活性的胰蛋白酶。胰蛋白酶也能激活自身即胰蛋白酶原,胰蛋白酶还能激活糜蛋白酶原。胰蛋白酶和糜蛋白酶可消化蛋白质为小分子的多肽和氨基酸。

正常胰液中还含有DNA酶和RNA酶,能使相应的核酸部分地水解为单核苷酸。

正常情况下,血液循环中有少量的胰消化酶,如胰淀粉酶和胰脂酶;但在急性胰腺炎时血液中的胰酶水平显著升高,所以测定血浆中的胰淀粉酶或胰脂肪酶浓度是诊断急性胰腺炎的一个重要指标。

由于胰液中含有水解三种主要营养物质的消化酶,因而是所有消化液中最重要的一种。临床和实验均证明,当胰液分泌障碍时,即使其他消化腺的分泌都正常,食物中的脂肪和蛋白质仍不能完全消化,从而也影响吸收,但糖的消化和吸收一般不受影响。由于脂肪不能被消化和吸收,可引起脂肪泻。

知识链接:急性胰腺炎是消化系统的常见疾病。常见病因是胆道疾病、酗酒和暴饮暴食等。引起胰腺炎的病因虽有不同,但具有相同的发病过程,是胰腺各种消化酶被激活所致的胰腺自身消化。正常胰腺能分泌多种酶,这些酶通常以无活性的酶原形式存在。在病变情况下,酶原被激活成具有活性的酶,使胰腺发生自身消化。临床通过抑制或减少胰液分泌的方法进行治疗。

二、胆汁的分泌和排出

胆汁是由肝细胞不断生成的。在非消化期,胆汁经肝总管、胆囊管排入胆囊储存;进食后胆囊收缩,胆汁经胆总管被排入十二指肠。

(一)胆汁的性质和成分

正常成年人每日分泌胆汁600～1200 mL,胆汁是一种较浓的具有苦味的有色液汁,pH为7.8～8.6。人的胆汁(由肝直接分泌的胆汁)呈金黄色或橘棕色;而胆囊胆汁(在胆囊中储存过的胆汁)则因浓缩而颜色变深。胆汁的成分很复杂,但是胆汁中没有消化酶。除水分和无机盐外,还有胆汁酸、胆色素、胆固醇、卵磷脂等。胆汁酸与Na^+和K^+结合形成的钠盐或钾盐,称胆盐,它是胆汁参与消化和吸收的主要成分。胆色素是血红蛋白的分解产物,主要是胆红素,颜色是金黄色。

在正常情况下,胆汁中的胆盐(或胆汁酸)、胆固醇和卵磷脂的适当比例是维持胆固醇成溶解状态的必要条件。当胆固醇分泌过多,或胆盐、卵磷脂合成减少时，胆固醇就容易沉积下来，这是形成胆结石的一种原因。

肝细胞利用胆固醇合成胆汁酸（bile acid），包括胆酸、鹅脱氧胆酸，二者为初级胆汁酸。排入肠道后，在肠道细菌作用下，分别转化为次级胆汁酸，为脱氧胆酸、石胆酸。进入肠道中的胆汁酸约有95％在回肠末端被吸收入血，经门静脉进入肝脏，再组成胆汁排入肠内。这个过程称为胆汁酸的肠肝循环（见图2-6-6）。

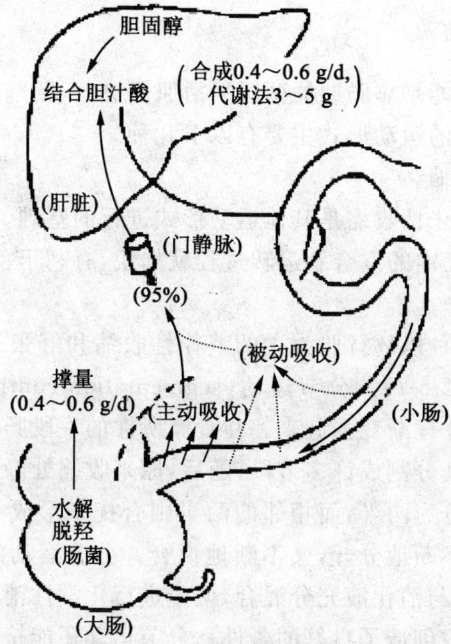

图2-6-6　胆汁酸的肠肝循环

（二）胆汁的作用

胆汁的主要作用是促进脂肪的消化和吸收，再促进脂溶性维生素的吸收，起主要作用的是胆汁酸。胆汁酸作为乳化剂，能降低脂肪的表面张力，使脂肪乳化成微滴，分散在肠腔内，这样便增加了胰脂肪酶的作用面积，使其分解脂肪的作用加速。

三、小肠液的分泌

小肠液是一种弱碱性液体，pH约为7.6，渗透压与血浆相等。小肠液的分泌量很大，成年人每日分泌量为1～3 L。小肠内有两种腺体：十二指肠和肠腺。十二指肠腺分泌碱性液体，内含黏蛋白，因而黏稠度很高，这种分泌物的主要机能是保持十二指肠的上皮不被胃酸侵蚀。小肠腺分泌的小肠液可以稀释消化产物，降低小肠内渗透压，小肠液分泌的同时又被吸收，有利于营养物质的吸收。从小肠腺分泌的消化酶可能只有肠激酶（enterokinase）一种，小肠液中的肠激酶可以激活胰蛋白酶原。小肠上皮细胞表面，特别是绒毛的上皮细胞表面含有多种对多肽、脂肪、糖类起作用的酶类，对食物的营养物质进行进一步的消化。

四、小肠的运动

小肠的运动功能是靠肠壁的两层平滑肌完成的，肠壁的外层是纵行肌，内层是环行肌。小肠的运动形式主要有以下几种。

（一）紧张性收缩

小肠平滑肌紧张性收缩是其他运动形式进行的基础。进食后小肠紧张性升高时，食糜在小肠内的混合和运转过程就加快，有利于食物的消化吸收。

（二）分节运动

分节运动是一种以环行肌为主的节律性收缩和舒张运动，是小肠特征性的运动形式（见图 2-6-7）。分节运动（segmentation contraction）在空腹时几乎不存在，进食后才逐渐变强起来。在食糜所在的一段肠管上，环行肌在许多点同时收缩，把食糜分割成许多节段；随后，原来收缩处舒张，而原来舒张处收缩，使原来的节段分为两半，而相邻的两半则合拢来形成一个的节段；如此反复进行，食糜得以不断地分开，又不断地混合。分节运动的推进作用很小，它的作用在于使食糜与消化液充分混合，便于进行化学性消化；它还使食糜与肠壁紧密接触，为吸收创造了良好的条件。分节运动还能挤压肠壁，有助于血液和淋巴的回流。

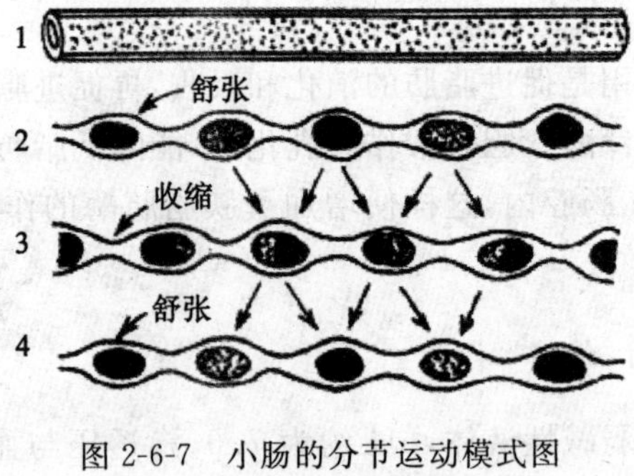

图 2-6-7　小肠的分节运动模式图

（三）蠕动

小肠的蠕动可发生在小肠的任何部位，其速率为 0.5～2.0 cm/s，近端小肠的蠕动速度大于远端。小肠蠕动波很弱，通常只进行一段短距离（约数厘米）后即消失。蠕动的意义在于使经过分节运动作用的食糜向前推进一步，到达一个肠段，再开始分节运动。

在小肠还常可见到一种进行速度很快、传播较远的蠕动，称为蠕动冲。蠕动冲可把食糜从小肠始端一直推送到大肠。蠕动冲可能是由于进食时吞咽动作或食糜进入十二指肠而引起的。小肠蠕动时，肠内容物包括水和气体等被推送而产生的声音称为肠鸣音。肠鸣音的强弱可反映肠蠕动的情况。肠蠕动增强时，肠鸣音亢进；而肠麻痹时，肠鸣音减弱甚至消失。

（四）移行性复合运动

在饥饿时或小肠内容物大部分被吸收后，分节运动停止，而出现周期性的移行性复合运动（MMC）。小肠的 MMC 起源于胃的下部，向肛门方向缓慢移行，每 60～90 分钟发生一次，经 60～90 分钟可到达回肠末端。当一个波群到达回肠末端时，另一波群又在胃部发生。MMC 的主要作用是：①将肠内容物，包括食物残渣、脱落的上皮细胞及细菌清除干净；②阻止结肠内的细菌迁移到终末回肠。因此 MMC 被称为小肠的“管家”。

回肠末端与盲肠交界外的环行肌显著加厚，起着括约肌的作用，称为回盲括约肌。回盲括约肌在平时保持轻度收缩状态。回盲括约肌的主要功能是防止回肠内容物过快地进入大肠，延长食糜在小肠内停留的时间，因此有利于小肠内容物的完全消化和吸收。此外，回盲括约肌还具有活瓣样作用，它可阻止大肠内容物向回肠反流。

第五节 大肠内消化

人类的大肠内没有重要的消化活动。大肠的主要功能在于吸收水分、无机盐和由大肠内细菌合成的维生素 B、维生素 K 等物质，储存未消化的食物残渣并形成粪便。

一、大肠液的分泌

大肠液是由在肠黏膜表面的柱状上皮细胞及杯状细胞分泌的。大肠的分泌物富含黏液和碳酸氢盐，其 pH 为 8.3～8.4。大肠液的主要作用是保护肠黏膜和润滑粪便。

大肠内有许多细菌，占粪便固体重量的20%～30%。细菌主要来自食物和空气，大肠内的酸碱度和温度对一般细菌的繁殖极为适宜，细菌便在这里大量繁殖。细菌中含有能分解食物残渣的酶。糖及脂肪的分解称为发酵，蛋白质的细菌分解称为腐败，其中有的成分由肠壁吸收后运到肝中解毒。大肠内的细菌能利用肠内较为简单的物质合成B族维生素和维生素K，它们由肠内吸收后，对人体有营养作用。

二、大肠的运动和排便

大肠的运动少而慢，对刺激的反应也较迟缓，这些特点对于大肠作为粪便的暂时储存所是适合的。

（一）大肠运动的形式

1.袋状往返运动　这是在空腹时最多见的一种运动形式，由环行肌无规律地收缩所引起，它使结肠袋中的内容物向两个方向做短距离的位移，但并不向前推进。

2.分节或多袋推进运动　这是一个结肠袋或一段结肠收缩，其内容物被推移到下一段的运动。进食后或结肠受到拟副交感药物刺激时，这种运动增多。

3.蠕动　大肠的蠕动是由一些稳定向前的收缩波所组成。收缩波前方的肌肉舒张，往往充有气体；收缩波的后面则保持在收缩状态，使这段肠管闭合并排空。

在大肠还有一种进行很快，且前进很远的蠕动，称为集团蠕动。它通常开始于横结肠，可将一部分大肠物推送至降结肠或乙状结肠。集团蠕动常见于进食后，最常发生在早餐后60分钟之内，可能是胃内食物进入十二指肠，由十二指肠-结肠反射所引起。这一反射主要是通过内在神经丛的传递实现的。

（二）排便反射

食物残渣在大肠内停留的时间较长，一般在十余小时。在这一过程中，食物残渣中的一部分水分被大肠黏膜吸收。同时，经过大肠同细菌的发酵和腐败作用，形成了粪便。粪便中除食物残渣外，还包括脱落的肠上皮细胞和大量的细菌。此外，机体代谢后的废物，包括由肝排出的胆色素衍生物，以及由血液通过肠壁排至肠腔中的某些金属，如钙、镁、汞等的盐类，也随粪便排至体外。

粪便可通过排便反射排出体外。正常的直肠通常是空的，没有粪便在内。当肠的蠕动将粪便推入直肠时，刺激了直肠壁内的感受器，冲动经盆神经和腹下神经传至脊髓腰骶段的初级排便中枢，同时上传到大脑皮层，引起便意。这时，通过盆神经的传出冲动，使降结肠、乙状结肠、直肠收缩，肛门内括约肌舒张。与此同时，阴部神经的冲动减少，肛门外括约肌舒张，使粪便排出体外。此外，由于支配腹肌和膈肌的神经兴奋，腹肌和膈肌也发生收缩，腹内压增加，促进粪便的排出。

正常人的直肠对粪便的压力刺激具有一定的阈值，当达到此阈值时即可引起便意。排便运动受大脑皮层的影响，意识可以加强或抑制排便。若人们对便意经常予以制止，就使直肠渐渐地对粪便压力刺激失去正常的敏感性，加之粪便在大肠内停留过久，水分吸收过多而变得干硬，引起排便困难，这是产生便秘的最常见的原因之一。

第六节 吸收

一、概述

消化管内的吸收是指食物的成分或其消化后的产物，通过上皮细胞进入血液和淋巴的过程。由于吸收为机体提供了营养，因而具有很大的生理意义。

(一)吸收的部位

消化管不同部位的吸收能力与吸收速度是不同的，这主要取决于各部分消化管的组织结构，以及食物在各部位被消化的程度和停留的时间(见图2-6-8)。在口腔和食管内，食物实际上是不被吸收的。在胃内，食物的吸收也很少，胃可吸收乙醇和少量水分。小肠是吸收的主要部位，一般认为，糖类、蛋白质和脂肪的消化产物大部分是在十二指肠和空肠吸收的。回肠有其独特的功能，即主动吸收胆盐和维生素 B_{12}，对于大部分营养成分，当它到达回肠时，通常已吸收完毕，因此回肠主要是吸收功能的储备。大肠主要吸收水分和盐类，一般认为，结肠可吸收进入其内的80%的水和90%的 Na^+ 和 Cl^-。

人的小肠长5～7 m，它的黏膜具有环形皱襞，并拥有大量的绒毛。绒毛是小肠黏膜的微小突出构造，其长度为0.5～1.5 mm。每一条绒毛的外面是一层柱状上皮细胞。柱状上皮细胞顶端有明显的微绒毛。人的肠绒毛上，每一柱状上皮细胞的顶端约有1700条微绒毛。由于环状皱褶、绒毛和微绒毛的存在，最终使小肠的吸收面积比同样长短的简单圆筒的面积增加约600倍，达到200 m^2 左右。小肠除了具有巨大的吸收面积外，食物在小肠内停留的时间较长(3～8 h)，以及食物在小肠内已被消化到适于吸收的小分子物质，这些都是小肠在吸收中发挥作用的有利条件。

（二）吸收的途径与机制

营养物质和水可以两条途径进入血液或淋巴（见图 2-6-9）：一为跨细胞途径，即通过绒毛柱状上皮细胞的顶端膜进入细胞，再通过细胞基底侧膜进入血液或淋巴；另一为旁细胞途径，即物质或水通过细胞间的紧密连接，进入细胞间隙，然后再转入血液或淋巴。营养物质通过膜的机制包括扩散、易化扩散、主动转运及入胞等。

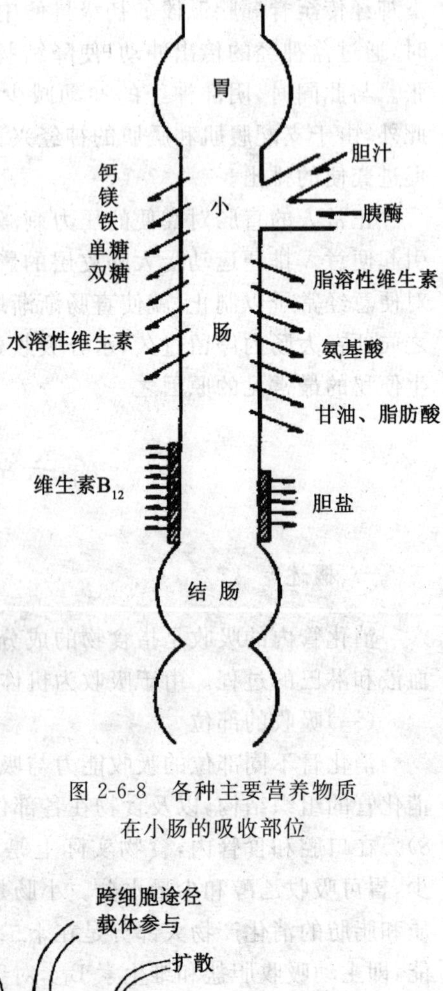

图 2-6-8　各种主要营养物质在小肠的吸收部位

二、主要营养物质的吸收

在正常情况下，小肠每天吸收几百克糖，100 g 或更多的脂肪，50～100 g 氨基酸，50～100 g 各种离子和 7～8L 水。实际上，小肠吸收的能力远远超过这个数字，因此，小肠的吸收具有巨大的储备力。

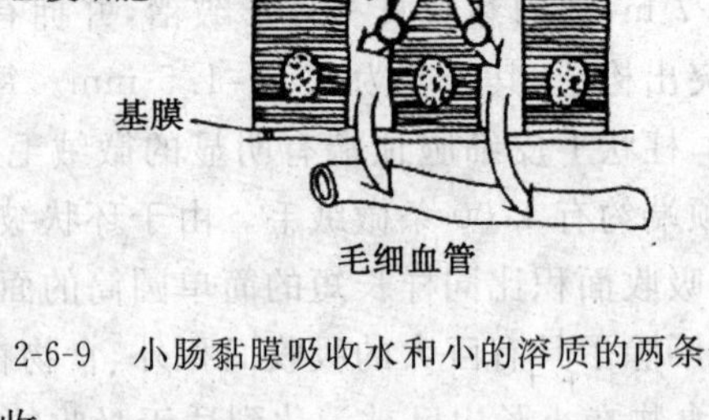

图 2-6-9　小肠黏膜吸收水和小的溶质的两条途径

（一）水分的吸收

人每日由胃肠吸收回体内的液体量约有 9 L 之多。水分的吸收都是被动的，各种溶质，特别是 NaCl 的主动吸收所产生的渗透压梯度是水分吸收的主要动力。细胞膜和细胞间的紧密连接对水的通透性都很大，从而有跨细胞途径和细胞旁途径两种途径转运入血。

（二）无机盐的吸收

一般来说，单价碱性盐类如钠、钾、铵盐的吸收很快，多价盐类则吸收很慢。凡能与钙结合而形成沉淀的盐，如硫酸盐、磷酸盐、草酸盐等，则不能被吸收。

1、钠的吸收　成人每日摄入 250～300 mmol 的钠，消化腺大致分泌相同数量的钠，但从粪便中排出的钠不到 4 mmol，说明肠内容中 95%～99%的钠都被吸收了。

细胞内钠的浓度由于钠泵的作用较周围液体为低，因此，钠可顺电化学梯度通过扩散作用进入细胞内，这是通过膜上钠泵的活动的结果（见图 2-6-10），所以钠是主动吸收的。钠泵是一种 Na^+-K^+ 依赖性 ATP 酶，它可使 ATP 分解产生能量，以维持钠和钾逆浓度的转运。钠的泵出和钾的泵入是耦联的。

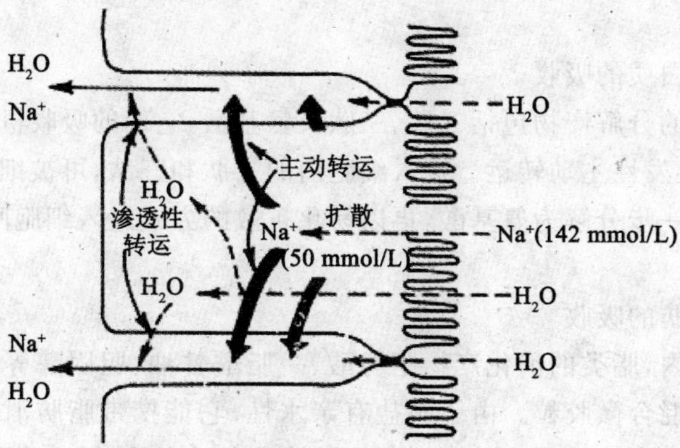

图 2-6-10　小肠黏膜对钠和水的吸收

2. 铁的吸收　人每日吸收的铁约为 1 mg，仅为每日膳食中含铁量的 1/10。铁的吸收与机体对铁的需要有关，缺铁的患者可比正常人的铁吸收量大 1～4 倍。食物中的铁绝大部分是三价的高铁形式，不易被吸收，故需还原为二价亚铁后方被吸收。亚铁吸收的速度比相同量的高铁要快 2～5 倍。维生素 C 能将高铁还原为亚铁而促进铁的吸收。铁在酸性环境中易溶解而便于被吸收，故胃液中的盐酸有促进铁吸收的作用，胃大部切除的病人，常常会伴以缺铁性贫血。铁主要在十二指肠及空肠内被吸收。

3.钙的吸收　食物中的钙30%～80%在肠腔内被吸收。主要影响钙吸收的因素是维生素D和机体对钙的需要。维生素D有促进小肠对钙吸收的作用。儿童和乳母对钙的吸收增加。钙盐只有在水溶液状态(如氯化钙、葡萄糖酸钙溶液)才能被吸收。脂肪酸及肠腔内的酸也能促进钙的吸收。

钙的吸收主要是通过主动转动完成的。肠黏膜细胞的微绒毛上有一种与钙有高度亲和性的钙结合蛋白,它参与钙的转运而促进钙的吸收。

4.负离子的吸收　在小肠内吸收的负离子主要是Cl^-、HCO_3^-。由钠泵产生的电位差可促进肠腔负离子向细胞内移动。但也有证据认为,负离子也可以独立地移动。

(三)糖的吸收

糖类只有分解为单糖时才能被小肠上皮细胞所吸收。肠道中的单糖主要是葡萄糖、半乳糖和果糖。主要吸收的是葡萄糖,大约占80%。

单糖的吸收是消耗能量的主动过程,它可逆着浓度差进行,能量来自钠泵,属于继发性主动转运。在肠黏膜上皮细胞的纹状缘上存在着一种转运体蛋白,它能选择性地把葡萄糖和半乳糖从纹状的肠腔面运入细胞内,然后再扩散入血。

(四)蛋白质的吸收

蛋白质的分解产物包括二肽、三肽及氨基酸,它们的吸收机制与葡萄糖类似,也属于继发性主动转运。进入细胞内的二肽和三肽,可被细胞内的二肽酶和三肽酶进一步分解为氨基酸,再以易化扩散的方式进入细胞间液,然后进入血液循环。

(五)脂肪的吸收

在小肠内,脂类的消化产物脂肪酸、一脂酰甘油、胆固醇等很快与胆汁中的胆盐形成混合微胶粒。由于胆盐有亲水性,它能携带脂肪消化产物通过覆盖在小肠绒毛表面的非流动水层到达微绒毛上。在这里,一脂酰甘油、脂肪酸和胆固醇等又逐渐地从混合胶粒中释出,它们透过微绒毛的脂蛋白膜而进入黏膜细胞(胆盐被遗留于肠腔内)。

长链脂肪酸及甘油酯被吸收后,在肠上皮细胞的内质网中大部分重新合成为三酰甘油,并与细胞中生成的载脂蛋白合成乳糜微粒(chylomicron)。乳糜微粒一旦形成即进入高尔基复合体中,乳糜微粒被包裹在一个囊泡内。囊泡移行到细胞基底-侧膜时,便与细胞膜融合,释出乳糜微粒进入细胞间隙,再扩散入淋巴(见图2-6-11)。

中短链三酰甘油水解产生的脂肪酸和一脂酰甘油,在小肠上皮细胞中不再变化，它们是水溶性的，可以直接进入门脉而不入淋巴。由于膳食的动植物油中含有15个以上碳原子的长链脂肪酸很多，所以脂肪的吸收途径以淋巴为主。

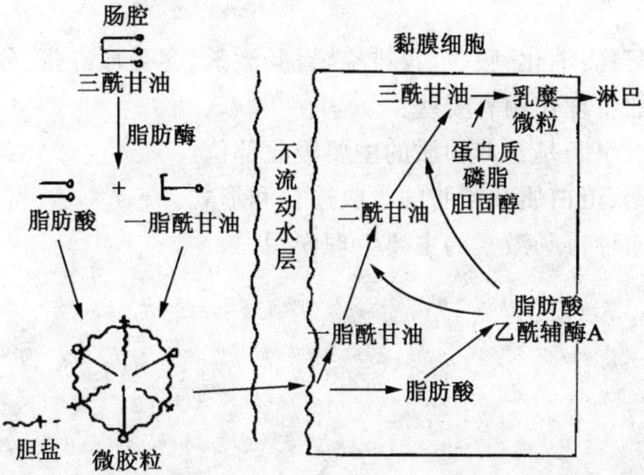

图 2-6-11 脂肪在小肠内消化和吸收的主要方式

(六)胆固醇的吸收

进入肠道的胆固醇主要有两个来源：一是食物中来的；一是肝分泌的胆汁中来的。由胆汁来的胆固醇是游离的，而食物中的胆固醇部分是酯化的。酯化的胆固醇必须在肠腔中经消化液中的胆固醇酯酶的作用，水解为游离胆固醇后才能被吸收。游离的胆固醇通过形成混合微胶粒，在小肠上部被吸收。被吸收的胆固醇大部分在小肠黏膜中又重新酯化，生成胆固醇酯，最后与载脂蛋白一起组成乳糜微粒经由淋巴系统进入血循环。

胆固醇的吸收受很多因素的影响。食物中胆固醇含量越高，其吸收也越多，但两者不呈直线关系。食物中的脂肪和脂肪酸有提高胆固醇吸收的作用，而各种植物固醇(如豆固醇、β-谷固醇)则抑制其吸收。胆盐可与胆固醇形成混合微胶粒而助于胆固醇的吸收，食物中不能被利用的纤维素、果胶、琼脂等容易和胆盐结合形成复合物，妨碍微胶粒的形成，从而能降低胆固醇的吸收；最后，抑制肠黏膜由细胞载脂蛋白合成的物质，可因妨碍乳糜微粒的形成，减少胆固醇的吸收。

(七)维生素的吸收

大多数维生素在小肠上段吸收，但维生素 B_{12} 在回肠被吸收。维生素 B_1、维生素 B_2、维生素 B_6、维生素 PP、维生素 C 及生物素和叶酸，通过依赖于 Na^+ 的同向转运体被吸收。维生素 B_{12} 须先与内因子结合成复合物后，再到回肠被主动吸收。脂溶性维生素(维生素 A、维生素 D、维生素 E、维生素 K)的吸收与脂类消化产物的吸收相同。

复习题

1. 名词解释:消化、吸收、胃排空、胃肠激素、容受性舒张、分节运动。
2. 胃酸的生理作用有哪些?
3. 为什么小肠是营养物质的主要吸收部位?
4. 简述糖、蛋白质和脂肪的吸收途径和形式。
5. 简述四种胃肠激素的主要生理作用。

（夏宁）

第七章　能量代谢与体温

知识目标：

1. 熟悉机体能量的来源和利用。
2. 掌握影响能量代谢的因素。
3. 掌握基础代谢率。
4. 掌握正常体温及其生理波动。

第一节　能量代谢

新陈代谢是机体生命活动的最基本特征，包括合成代谢和分解代谢两个方面。在物质合成分解的过程中伴随能量的变化。生理学中通常将生物体内物质代谢过程中伴随发生的能量的释放、转移、储存和利用称为能量代谢（energy metabolism）。

一、机体能量的来源和利用

（一）能量的来源

机体的能量主要来源于食物中糖、脂肪和蛋白质分子结构中蕴藏的化学能。当这些营养物质被氧化分解时，碳氢键断裂，释放出化学能（见图 2-7-17）。

糖（carbohydrate）是最主要的供能物质。一般情况下，人体所需能量的50％～70％由糖类物质的氧化分解提供。糖在体内的代谢途径可因供氧情况的不同而有所不同，在氧供充足的情况下，葡萄糖进行有氧氧化，生成 CO_2 和水；在缺氧情况下，葡萄糖进行无氧酵解，生成乳酸。脂肪（fat）是机体供能物质储存的主要形式，一般情况下机体所需的能源有 30％～50％来自脂肪。蛋白质(protein)的基本组成单位是氨基酸。一般不供能，只有在某些特殊情况下，如长期不能进食或体力极度消耗时，机体才依靠蛋白质分解供能，以维持基本的生理功能。

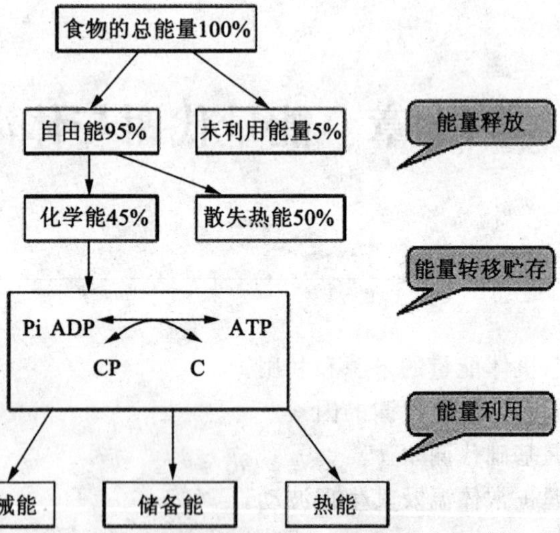

图 2-7-1　机体能量的来源与利用

（二）能量的转移、储存和利用

各种供能物质在体内氧化过程中释放能量。50％以上迅速转化为热能，用于维持体温，并向体外散发。其余不足 50％则以高能磷酸键的形式储存于体内，供机体利用。体内最主要的高能磷酸键化学物是三磷腺苷（adenosine triphosphate，ATP）。当机体需要能量时，ATP 被水解为二磷腺苷（adenosine diphosphate，ADP）及磷酸，同时释放出能量供机体利用。ATP 既是直接的供能物质，又是能量储存的重要形式。生命活动过程中所消耗的 ATP 由营养物质氧化分解释放的能量将 ADP 氧化磷酸化重新生成 ATP 而得到补充。在体内除 ATP 以外，还有其他的高能化合物，如磷酸肌酸（creatine phosphate，CP）等。当物质氧化分解释放的能量过剩时，ATP 将高能磷酸键转给肌酸，在肌酸激酶催化下合成 CP。反之，当组织消耗 ATP 增多，超过营养物质氧化生成 ATP 的速度时，CP 的高能磷酸键又可快速转给 ADP，生成 ATP，以补充 ATP 的消耗。因此，可以认为 CP 是体内 ATP 的储存库，而从机体能量代谢的整个过程来看，ATP 的合成与分解是体内能量转化和利用的关键环节。

二、能量代谢的测定

机体在单位时间内的能量代谢，称为能量代谢率（energy metabolism rate），是评价机体能量代谢水平的常用指标。机体的能量代谢遵循能量守恒定律，因此，测定在一定时间内机体所消耗的食物，或者测定机体所产生的热量与所做的外功，都可测算出整个机体的能量代谢率。测定机体能量代谢率通常采用直接测热法和间接测热法两种方法。

1. 直接测热法　直接测热法（direct calorimetry）是指直接测定受试者安静状态下一定时间内散热量的方法。测定时让受试者居于一个特殊的隔热小室内，受试者应保持安静状态，通过测定一定时间内流经隔热室的水温变化及水的流量，计算出受试者单位时间内发散的总热量。

2. 间接测热法　间接测热法（indirect calorimetry）是指根据受试者安静状态下一定时间内的耗氧量和 CO_2 产生量，推算消耗的能源物质的量，进而计算出产热量的方法。

三、影响能量代谢的因素

影响能量代谢的因素有肌肉活动、精神活动、食物的特殊动力效应和环境温度等。

（一）肌肉活动

肌肉活动对能量代谢的影响最为显著。机体任何轻微的运动都可提高代谢率。人在体育运动或劳动时，由于肌肉活动所消耗的能量需要通过营养物质的氧化来补充，因而可引起机体的耗氧量显著增加。机体耗氧量的增加与肌肉活动的强度成正比，最高可达安静时的 10～20 倍，机体的产热量也随之增高。

表 2-7-1　**机体不同状态时的能量代谢率**

方式	产热量[kJ/(m² · min)]	方式	产热量[kJ/(m² · min)]
静卧休息	2.73	打排球	17.04
出席会议	3.40	打篮球	24.22
擦窗	8.30	踢足球	24.96
扫地	11.36	持重机枪跃进	42.39

（二）精神活动

脑的重量只占体重的 2%，但脑组织的血流量大，在安静状态下，约有 15%的循环血量进入脑循环系统。100 g 脑组织的耗氧量为 3.5 mL/min，约为肌组织耗氧量的 20 倍。人在平静地思考问题时，能量代谢受到的影响并不大，产热量增加一般不超过 4%。而当人处于精神紧张状态时，如烦恼、恐惧或情绪激动时，能量代谢率却可显著增高。这是由于机体随之出现的无意识肌紧张，以及交感神经兴奋，甲状腺激素、肾上腺素等刺激代谢的激素释放增多，使机体代谢活动增强所致。

（三）食物的特殊动力效应

人在进食后的一段时间内，即使在安静状态下，也会出现能量代谢率增高的现象，一般从进食后 1 小时左右开始，延续 7～8 小时。这种因食物使机体产生"额外"热量的现象称为食物的特殊动力效应(specific dynamic action)。实验证明，食物的成分不同，产生的食物特殊动力效应也不同。三大营养物质中，蛋白质产生的食物特殊动力效应最为显著，约为 30%；糖和脂肪的食物特殊动力效应分别为 6%和 4%左右；进食混合性食物约 10%。食物特殊动力作用的机制尚未完全了解。动物实验表明，将氨基酸经静脉注入后仍可见到这种现象，但在切除肝脏后此现象即消失，因而认为食物特殊动力作用与食物在消化道内的消化和吸收无关，可能主要与肝脏处理氨基酸或合成糖原等过程有关。

（四）环境温度

人体安静时的能量代谢，在 20～30 ℃的环境中最为稳定，这主要是由于此时骨骼肌保持在比较松弛的状态。当环境温度低于 20 ℃时，随着温度的不断下降，机体产生寒战和肌紧张增加以御寒，同时增加能量代谢率。当环境温度超过 30 ℃，体内生化反应加速，呼吸、循环功能增强，能量代谢率增加。

四、基础代谢

基础代谢(basal metabolism)是指基础状态下的能量代谢。基础代谢率(basal metabolism rate，BMR)是指单位时间内的基础代谢。所谓基础状态，是指人体处在清醒、安静、不受肌肉活动、精神紧张、食物及环境温度等因素影响时的状态。测定基础代谢率，应在清晨、清醒、静卧、精神安定、室温保持在 20～25 ℃、空腹(食后 12 小时)、体温正常条件下进行。机体在基础状态下的能量消耗主要用于维持血液循环、呼吸等基本生命活动，是人体在清醒时的最低能量代谢水平。因此，基础代谢率常作为评价机体能量代谢水平的指标。

实际测定结果表明，基础代谢率随性别、年龄等不同而有生理变化(见表 2-7-2)。当其他情况相同时，男子的基础代谢率平均值比女子的高；儿童比成年人的高；年龄越大，代谢率越低。

一般来说，如果基础代谢率的相对值在±15%之内，都认为在正常范围；当相对值超过20%时，才有可能是病理性变化。在临床上发现很多疾病都伴有基础代谢率的改变，特别是甲状腺功能障碍，基础代谢率可发生明显的变化。甲状腺功能低下时，基础代谢率将比正常值低20%～40%；甲状腺功能亢进时，基础代谢率将比正常值高25%～80%。因此，基础代谢率的测量是临床诊断甲状腺疾病的重要辅助方法。

表2-7-2　国人正常基础代谢率平均值　单位：kJ/(m^2·h)

年龄(岁)	11～15	16～17	18～19	20～30	31～40	41～50	51以上
男性	195.5	193.4	166.2	157.8	158.7	154.1	149.1
女性	172.5	181.7	154.1	146.4	142.4	142.4	138.6

当人体发热时，基础代谢率将升高。一般情况下，体温每升高1℃，基础代谢率可升高13%左右。其他如糖尿病、红细胞增多症、白血病以及伴有呼吸困难的心脏病等，也伴有基础代谢率升高。当机体处于病理性饥饿时，基础代谢率将降低。其他如阿狄森病、肾病综合征以及垂体肥胖症也常伴有基础代谢率降低。

第二节　体温及其调节

人和高等动物的体温是相对稳定的，故称为恒温动物(homeothermic ammal)。而低等动物，如爬行类、两栖类的体温随环境温度的变化而变化，因而称为变温动物(poikilothermic animal)。温度能影响细胞结构和功能，是机体进行新陈代谢和正常生命活动的必要条件。人体的体温作为基本生命体征之一，是判断健康状况的重要指标。

在各种环境温度下，人体各部位的温度并不完全一致，但脑和躯干核心部位的温度却能保持相对稳定。因此，在研究体温时通常将人体分为核心与表层两个部分。核心部分的温度称为体核体温(core temperature，深部体温)；表层部分的温度称为体壳体温(shell temperature，表层体温)。生理学中所说的体温(body temperature)是指机体核心部分的平均温度。

一、人的正常体温及生理变化

(一)正常体温

由于血液不断循环，可使深部各个器官的温度趋于一致。因此，血液的温度可以代表重要器官温度的平均值。但是，血液温度不易被测量，所以临床上通常用口腔温度、直肠温度和腋窝温度来代表体温。直肠温度（rectal temperature）的正常值为36.9～37.9 ℃，测量时应将温度计插入直肠 6 cm 以上，才能测得机体深部温度。口腔温度（oral temperature）的正常值为36.7～37.7 ℃，测量时应将温度计含于舌下，将口紧闭。口腔温度易受经口呼吸、进食和喝水等影响。测量时要注意避免这些干扰因素。此外，对于不能配合测量的患者，如哭闹的小儿和精神病患者不宜测口腔温度。腋窝温度（axillary temperature）的正常值为 36.0～37.4 ℃。测量时应注意保持腋窝处干燥，让被测者将上臂紧贴胸壁，使腋窝紧闭，形成人工体腔。由于机体内部的热量需经过一定的时间逐渐传导到腋窝，因此，测量腋窝温度的时间一般较长，需要持续 5～10 分钟。测量腋窝温度方便易行，不易发生交叉感染，是临床测定体温最常用的方法。

此外，在临床上或实验研究中有时也检测食管温度和鼓膜温度。食管温度比直肠温度约低 0.3 ℃。食管中央部分的温度与右心的温度大致相等，而且体温调节反应的时间过程与食管温度变化过程一致。所以可将食管温度作为深部温度的一个指标。鼓膜温度的变动大致与下丘脑温度的变化成正比，所以常用鼓膜温度作为脑组织温度的指标。

（二）体温的生理变动

1. 体温的日节律　体温在一昼夜之中呈周期性波动。表现为清晨 2～6 时最低，午后 1～6 时最高，但波动的幅值一般不超过 1 ℃。体温的这种昼夜周期性波动称为昼夜节律（circadian rhythm）或日节律。体温的日节律取决于生物体的内在因素，而与精神活动或肌肉活动状态等无关。目前认为，生物节律主要受下丘脑视交叉上核的控制。

2. 性别的影响　通常情况下，成年女性的平均体温比男性高 0.3 ℃左右。这可能是因为女性皮下脂肪含量较多，散热较少有关。此外，育龄期女性的基础体温随月经周期而发生变动（见图 2-7-2）。在月经周期中，体温在卵泡期较低，排卵日最低，在排卵后体温升高，并一直持续至下次月经开始。因此，育龄期女性通过每天测定基础体温有助于了解有无排卵和排卵的日期。目前认为，排卵后黄体期体温升高是由于黄体分泌的孕激素作用于下丘脑所致。

3. 年龄的影响　儿童和青少年的体温较高；老年人因基础代谢率低而体温偏低；新生儿，特别是早产儿，由于体温调节机制发育尚不完善，调节体温的能力差，所以体温易受环境因素影响而发生变动。因而对婴幼儿应加强保温护理。

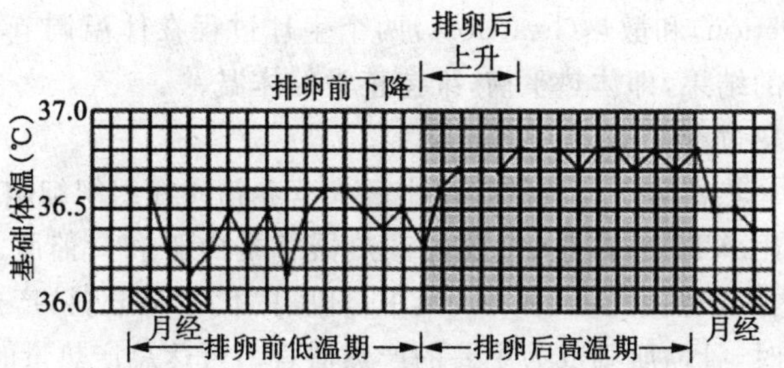

图 2-7-2 女性基础体温曲线

4. 肌肉活动 肌肉活动时代谢加强，产热量增加，导致体温升高。所以，临床上应让受试者安静一段时间后再测体温。测定小儿体温时应防止哭闹。

此外，情绪激动、精神紧张、进食等情况均可对体温产生影响（见图 2-7-3），环境温度的变化对体温也有影响；在测定体温时，应予充分考虑。

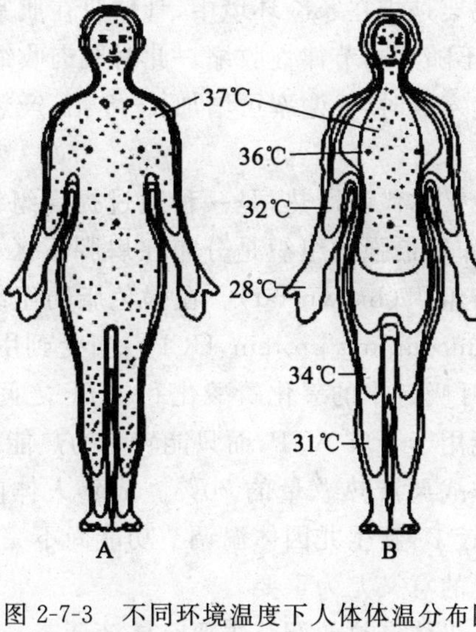

图 2-7-3 不同环境温度下人体体温分布图
A 示环境温度为 32 ℃ B 示环境温度为 23 ℃

二、人体的产热和散热

机体内营养物质代谢所释放的化学能，其中 50％以上直接转变为热能，其余不足 50％的化学能储存于 ATP 等高能化合物分子中，经过能量转化与利用，除做外功外，最终也变成热能，并与维持体温的热量一起，由循环血液传导到机体表层并散发于体外。人体之所以能维持体温相对稳定，是因为产热

(heat production)和散热(heat loss)两个生理过程在体温调节机制控制下取得动态平衡的结果，即体热平衡，维持正常的体温。

(一)产热过程

1. 主要产热器官　体内的热量由三大营养物质在组织细胞中进行分解代谢及机体利用ATP时产生，主要的产热器官是内脏和骨骼肌。机体在安静时，主要由内脏产热，约占56%。其中，肝脏的代谢最旺盛，产热量最高。当运动或劳动时，骨骼肌则成为主要的产热器官。可达总产热量的90%。

2. 产热的形式　体内可通过多种形式产热，如基础代谢产热、骨骼肌运动产热、食物特殊动力效应产热以及战栗和非战栗产热等。在安静状态下，机体的产热量大部分来自全身各组织器官的代谢活动，在寒冷环境中由于散热量增加，机体主要依靠战栗产热(shivering thermogenesis)和非战栗产热(non-shivering thermogenesis)两种形式来增加产热量。

(1)战栗产热：战栗是指在寒冷环境中，骨骼肌在肌紧张的基础上，屈肌和伸肌同时收缩，发生不随意的节律性收缩。此时肌肉收缩不对外做功，能量全部转化为热量。发生寒战时，代谢率可增加4～5倍，产热量明显增多，有利于维持体热平衡。

(2)非战栗产热：又称代谢产热，是一种通过提高组织代谢率来增加产热的形式。其中，产热作用最强的组织是分布在肩胛下区、颈部大血管周围、腹股沟等处的褐色脂肪组织(brown fat)。在褐色脂肪组织细胞的线粒体内膜上存在解耦联蛋白(uncoupling protein，UCP)，当受到甲状腺激素、肾上腺素作用时，可使线粒体呼吸链中的氧化磷酸化和ATP之间的耦联被解除，氧化分解所释放能量不能用于合成ATP，而只能转化为热能散发。褐色脂肪组织的代谢产热量约占非战栗产热总量的70%。成年人体内仅有少量褐色脂肪组织，新生儿体内则较多，新生儿因体温调节功能尚不完善，不能发生战栗，故非战栗产热对新生儿的意义尤为重要。

3. 产热的调节　机体产热的调节主要有体液调节和神经调节两种形式。

(1)体液调节：甲状腺激素是调节非战栗产热活动最重要的体液因素。如果机体暴露在寒冷环境中数周，甲状腺的活动明显增强，甲状腺激素大量分泌，可使代谢率增加20%～30%。甲状腺激素作用的特点是作用缓慢，但持续时间较长。肾上腺素、去甲肾上腺素和生长激素等也可刺激产热，它们的特点是作用较快，但维持时间较短。

(2)神经调节：寒冷刺激可使位于下丘脑后部的战栗中枢兴奋，经传出通路到达脊髓前角运动神经元，引起战栗。还可使交感神经兴奋，促使肾上腺髓质释放肾上腺素和去甲肾上腺素增多,使代谢产热增加。

(二)散热过程

1. 散热的部位 人体的主要散热部位是皮肤。当环境温度低于表层温度时,大部分体热通过皮肤的辐射、传导和对流散热。小部分体热通过皮肤汗液蒸发、呼吸、排尿和排粪等方式散热。当环境温度高于表层温度时,蒸发散热便成为机体唯一的散热方式。

2. 散热的方式

(1)辐射散热(thermal radiation):是指机体以热射线的形式将热量传给外界较冷物质的一种散热形式。辐射散热量的多少主要取决于皮肤与环境间的温度差以及机体有效辐射面积。温度差越大,辐射散热量就越多,反之,温度差越小,辐射散热量就越少。四肢表面积比较大,因而是辐射散热的重要部位。

(2)传导散热(thermal conduction):是指机体的热量直接传给与之接触的较冷物体的一种散热方式。传导散热量的多少主要取决于皮肤温度与接触物体间的温度差、接触面积以及与皮肤接触的物体的导热性能等。在体内由于脂肪的导热性能较差,因而肥胖者身体深部的热量不易传向表层,在炎热的天气里容易出汗。棉毛织物是热的不良导体,故穿衣有利于保存体热。水和冰的导热性能较好,临床上常利用冰帽、冰袋等给高热患者降温。

(3)对流散热(thermal convection):是指通过气体流动而实现热量交换的一种散热方式。人体周围总是绕有一薄层同皮肤接触的空气,人体的热量传给这一层空气,由于空气不断流动,已被体表加温的空气流走,较冷的空气流来,体热便不断散发到体外空间。对流是传导散热的一种特殊形式。对流散热量的多少,除取决于皮肤与周围环境之间的温度差和机体的有效散热面积外,受风速影响极大。风速越大,对流散热量也越多;相反,风速越小,对流散热量也越少。风扇能加快空气流动,可增加散热;衣服能减少对流散热量,起到保温作用。

(4)蒸发散热(evaporation):是指水分在体表发生汽化时吸收热量而散发体热的一种方式。在正常体温条件下,蒸发 1 g 水可散热 2.43 kJ。影响蒸发散热的主要因素有环境温度、湿度和风速。湿度大,阻碍水分蒸发。因此,高温、湿度大且空气流动较少的环境中,蒸发散热困难,容易导致体热瘀积,发生中暑(heat stroke)。蒸发散热可分为不感蒸发和发汗两种形式。

1)不感蒸发(insensible evaporation):是指体内的水从皮肤和呼吸道黏膜表面不断渗出而被汽化的过程。由于这种蒸发不被察觉,且与汗腺活动无关,故得此名,其中水分在皮肤表面的蒸发又称不显汗(insensible perspiration)。

一般情况下，人体 24 小时的不感蒸发量约为 1000 mL，其中皮肤表面蒸发量约为 600～800 mL，呼吸道黏膜蒸发量为 200～400 mL，临床补液时，应注意补充由不感蒸发丢失的这部分体液量。对高热病人用酒精擦浴，就是利用蒸发散热达到降温目的。

2）发汗（sweating）：是指汗腺主动分泌汗液的过程。通过汗液蒸发可有效带走大量体热。发汗由于可被意识到，故又称可感蒸发（sensible evaporation）。小汗腺可见于全身皮肤，分泌能力以躯干最强。人在安静状态下，当环境温度达 30 ℃左右时便开始发汗。如果空气湿度大，而且着衣较多时，气温达 25 ℃便可引起人体发汗。人进行劳动或运动时，气温虽在 20 ℃以下，亦可出现发汗，而且汗量往往较多。

3. 散热的调节

（1）皮肤血流量的调节：机体通过辐射、传导和对流的方式散热多少，主要取决于皮肤和环境之间的温度差，而皮肤温度的高低与皮肤的血流量有关。机体通过交感神经调节皮肤血管的口径，调节皮肤的血流量，使散热量符合当时条件下体热平衡的需要。如在炎热环境中，交感神经紧张性降低，皮肤小动脉舒张，动-静脉吻合支开放，皮肤血流量显著增多，全身皮肤的血流量最多可达到心输出量的 12%。可使较多的体热从机体深部被带到表层，使皮肤温度升高，加强散热。另外，汗腺活动增强时，皮肤血流量增多也给汗腺分泌带来必要的水源。在寒冷环境中，交感神经紧张性增强，皮肤血管收缩，血流量减少，以减少散热。当环境温度在 20～30 ℃时，机体的产热量没有大幅度变化，此时，机体无需发汗，也无需战栗，仅通过调节皮肤血管血流量，即可控制机体的散热量，以维持体热平衡。

（2）发汗的调节：汗腺受交感胆碱能纤维支配，当交感神经兴奋时，末梢释放 ACh 增多，通过作用于 M 受体，使汗腺分泌增多。正常人在安静状态下，当环境温度达到 30 ℃左右时便开始发汗；如果空气湿度较高且衣着较多，气温在 25 ℃时便可引起发汗，加之湿度较高时汗液不易被蒸发，体热不易散失，可反射性引起大量发汗。在劳动或体育运动时，气温虽在 20 ℃以下，也可发汗，而且发汗量往往较多。汗液的成分中水约占 99%，固体成分约占 1%。固体成分中，大部分为 NaCl，也有乳酸及少量 KCl 和尿素等。汗液是低渗的，当机体大量发汗时可导致血浆晶体渗透压升高，造成高渗性脱水。当发汗速度加快时，由于汗腺管不能充分吸收 NaCl，汗液中的 NaCl 浓度较高，此时机体在丢失大量水的同时，也丢失大量 NaCl，因此，在短时间内大量出汗时应注意在补充水的同时补充 NaCl，以免引起水和电解质平衡紊乱。

在体内有三种情况能引起汗腺分泌汗液。①温热性发汗(thermal sweating):是指由温热性刺激引起的发汗。控制温热性发汗的中枢位于下丘脑的体温调节中枢。当机体接受温热性刺激时,发汗中枢(sweating center)通过支配汗腺的交感胆碱能纤维使全身小汗腺分泌汗液。温热性发汗的生理意义在于通过汗液的蒸发散热,维持体温的相对稳定。②精神性发汗(mental sweating):是指精神紧张或情绪激动时引起的发汗。其中枢位于大脑皮层运动区,通过支配汗腺的交感肾上腺素能纤维引起发汗,发汗部位主要在掌心、足底及前额等处。精神性发汗与体温调节的关系不大,而是机体应激反应的表现之一。③味觉性发汗(gustatory sweating):是指进食辛辣食物时,口腔内的痛觉神经末梢受到刺激,反射性地引起头部和颈部发汗。

三、体温调节

(一)体温调节的基本方式

体温调节有自主性和行为性体温调节两种基本方式。自主性体温调节(automatic thermoregulation)是指在体温调节中枢的控制下,通过改变皮肤的血流量、战栗、发汗等生理性调节反应,以维持产热和散热的动态平衡,使体温保持在相对稳定的水平。行为性体温调节(behavioral thermoregulation)是指有意识地进行有利于建立体热平衡的行为活动,如改变姿势、增减衣物、人工改善气候条件等。

(二)自主性体温调节

自主性体温调节属于典型的生物反馈控制系统。下丘脑的体温调节中枢属于控制部分,传出信息控制受控系统的活动,如骨骼肌战栗产热,皮肤血管口径改变,汗腺分泌,从而使机体的产热量和散热量保持平衡。当内外环境因素干扰使体温变化时,温度检测装置即存在于皮肤及机体深部的温度感受器,将干扰信息反馈至体温调节中枢,经过中枢的整合作用,发出适当的调整受控系统活动的信息,建立起当时条件下的体热平衡。此外,通过前馈系统,及时启动体温调节机制,避免体温出现大幅波动。

1. 温度感受器　根据感受器存在的部位,可将温度感受器分为外周温度感受器和中枢温度感受器。

(1)外周温度感受器(peripheral thermoreceptor):是存在于皮肤、黏膜、内脏和肌肉中的对温度变化敏感的游离神经末梢,包括热感受器和冷感受器。当温度升高时,热感受器兴奋;当温度降低时,冷感受器兴奋。热感受器和冷感受器各自有特定的最敏感温度范围,热感受器的敏感温度在较高温度侧,冷感受器的敏感温度则在较低温度侧。在皮肤的温度感受器呈点状分布，且冷感受器较多，因此，人体对冷刺激较为敏感。

(2)中枢温度感受器(central thermoreceptor)：是存在于中枢神经系统内对温度变化敏感的神经元，包括热敏神经元(温度升高时发放冲动频率增加)和冷敏神经元(温度降低时发放冲动频率增加)。实验证明，下丘脑、脑干网状结构和脊髓等处都含有温度敏感神经元。其中，下丘脑的视前区-下丘脑前部(preoptic-anterior hypothalamus area，PO/AH)中的热敏神经元居多；而在脑干网状结构和下丘脑的弓状核，则冷敏神经元较多。

2.体温调节中枢　实验证明，只要保持下丘脑及以下的结构完整，恒温动物就能维持体温的相对恒定，说明调节体温的中枢主要位于下丘脑。现已证明，下丘脑 PO/AH 是机体最重要的体温调节中枢，PO/AH 的温度敏感神经元不仅能感受局部脑温的变化，对下丘脑以外的部位，如中脑、延髓、脊髓以及皮肤、内脏等处的温度变化也能发生反应。若破坏 PO/AH，与体温调节有关的产热和散热反应都将明显减弱或消失。这也进一步说明 PO/AH 是体温调节中枢整合机构的中心部位。

3.体温调节过程　一般可用体温调定点学说(set point theory)解释机体在各种环境温度下保持体温相对稳定的机制。该学说认为，体温的调节类似于恒温器的工作原理。一般认为，人的正常体温调定点为 37 ℃，体温调节中枢按照这个设定温度进行调节活动，当体温与调定点的水平一致时，说明机体的产热量与散热量取得平衡；当体温高于调定点水平时，体温调节中枢促使机体产热活动减弱，散热活动加强；当体温低于调定点水平时，体温调节中枢促使机体产热活动加强，散热活动减弱，直到体温回到调定点水平。

如果某种原因使调定点上移，便出现发热(fever)。由细菌所致的发热是由于热敏神经元的阈值因受到热原(pyrogen)的作用而升高，体温调定点被重新设置，如上移到 39 ℃，这种现象称为重调定。此时，机体出现战栗等产热反应，直到体温升高到 39 ℃时才出现散热反应。只要致热因素不消除，产热与散热两个过程就继续在此新的体温水平上保持着平衡。应该指出的是，发热时体温调节功能并无阻碍，而只是由于调定点上移，体温才被调节到发热水平。

(三)行为性体温调节

恒温动物和变温动物都具有行为性体温调节的能力。例如，人能根据气候变化而增减衣着，使用冷暖空调等。动物表现为在寒冷环境下晒太阳，而在炎热环境下躲在树阴下或钻进洞穴中。

四、温度习服

机体较长时间处在低温或高温环境时，能够逐渐产生适应性变化，使机体的最大调节能力增强，这种现象称为温度习服（thermal acclimation），包括热习服和冷习服。

热习服（heat acclimation）是指机体反复或持续暴露于高温环境后所产生的适应性变化，表现为引起发汗的体温阈值降低，发汗反应的潜伏时缩短，发汗量增加，汗液中钠盐含量减少，以及引起皮肤血管扩张的体温阈值降低，皮肤血流量增加等。冷习服（cold acclimation）是指机体反复或持续暴露于冷环境后逐渐出现的适应性改变。例如，基础代谢率增加，非战栗性产热增加，细胞膜流动性改变，细胞骨架重新构建，热绝缘层增厚等。

复习题

1. 名词解释：能量代谢、基础代谢率。
2. 简述能量的来源、转移、储存和利用。
3. 简述影响能量代谢的因素。
4. 体温及生理波动。
5. 简述人体产热和散热过程。

（崔虎威）

第八章　尿的生成和排出

知识目标：

1. 了解肾的功能解剖。
2. 理解肾血流量的调节。
3. 掌握肾小球的滤过、肾小管和集合管的重吸收以及肾小管和集合管的分泌与排泄过程。
4. 理解尿液的浓缩和稀释。
5. 了解尿的排放。

肾是维持机体内环境相对稳定的最重要的器官之一。通过尿的生成和排出，可以：①排除机体的大部分代谢终产物以及进入体内过剩的物质和异物；②调节细胞外液量和渗透压；③保留体液中的重要电解质如钠、钾、碳酸氢盐以及氯离子等，排出氢离子，维持酸碱平衡。

尿的生成包括肾小球的滤过、肾小管和集合管的重吸收以及肾小管和集合管的分泌与排泄三个基本过程。

第一节　肾的功能解剖和肾血流量

一、肾的功能解剖

（一）肾单位和集合管

肾单位是肾的基本结构和功能单位，它与集合管共同完成泌尿功能。人的两侧肾约有 10^6 个肾单位（nephron），每个肾单位包括肾小体和肾小管两部分（见图 2-8-1）。肾小体包括肾小球和肾小囊两部分。肾小球是一团毛细血管网，其两端分别与入球小动脉和出球小动脉相连。肾小球的包囊称为肾小囊，有两层上皮细胞，内层（脏层）紧贴在毛细血管壁上，外层（壁层）与肾小管壁相连，两层上皮之间的腔隙称为囊腔，与肾小管管腔相通。血浆中某些成分通过肾小球毛细血管网向囊腔滤出，滤出时必须通过肾小球毛细血管内皮细胞、内皮基膜和肾小囊脏层上皮细胞，这三者构成滤过膜（见图 2-8-2）。

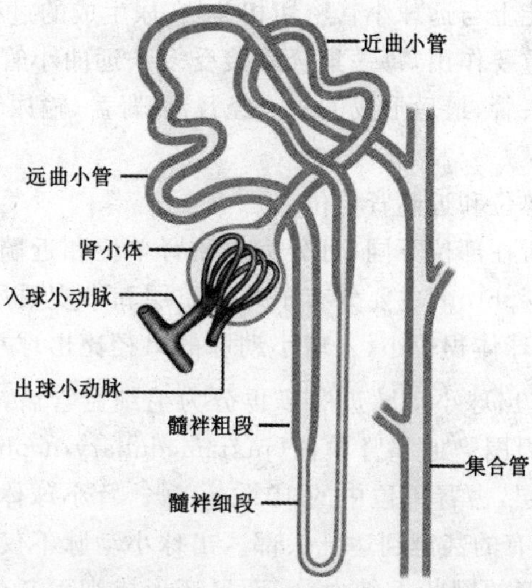

图 2-8-1 肾单位示意图

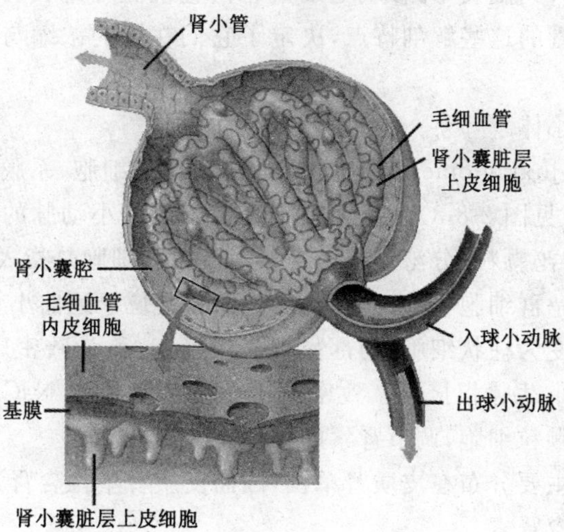

图 2-8-2 滤过膜示意图

肾小管由近球小管、细段和远球小管三部分组成。近球小管包括近球小管曲部（近曲小管）和近球小管直部（髓袢降支粗段）；细段包括髓袢降支细段和髓袢升支细段；远球小管包括远球小管直部（髓袢升支粗段）和远球小管曲部（远曲小管）。由髓袢降支粗段、细段、髓袢升支粗段共同组成的“U”形结构称为髓袢。

集合管在功能上与远球小管密切相关，在尿生成的过程中，特别是在尿液浓缩过程中起着重要作用，每一集合管接受多条远曲小管运来的液体。许多集合管又汇入乳头管，最后形成的尿液经肾盏、肾盂、输尿管而进入膀胱，由膀胱排出体外。

（二）皮质肾单位和近髓肾单位

肾单位按其所在部位不同，可分为皮质肾单位和近髓肾单位两类。皮质肾单位（cortical nephron）主要分布于外皮质层和中皮质层，占肾单位总数的85％～90％，肾小球体积较小，入球小动脉的口径比出球小动脉的粗，两者口径之比约为2∶1。出球小动脉进一步再分为毛细血管后，几乎全部分布于皮质部分的肾小管周围。近髓肾单位（juxtamedullary nephron）主要分布于靠近髓质的内皮质层，占肾单位中的10％～15％，肾小球体积较大，髓袢长，可深入到内髓质层，有的甚至到达乳头部。出球小动脉不仅形成缠绕邻近的近曲小管或远曲小管的网状毛细血管，而且还形成细而长的“U”形直小血管。直小血管可深入到髓质，并形成毛细血管网包绕髓袢升支和集合管。近髓肾单位和直小血管的这些解剖特点，决定了它们在尿的浓缩与稀释过程中起着重要作用。

（三）近球小体

近球小体（juxtaglomerular apparatus）由球旁细胞、系膜（间质）细胞和致密斑三者组成（见图2-8-3）。球旁细胞是位于入球小动脉的中膜内的肌上皮样细胞，内含分泌颗粒，分泌颗粒内含肾素。系膜细胞是指入球小动脉和出球小动脉之间的一群细胞，具有吞噬功能。致密斑位于远曲小管的起始部分，此处的上皮细胞变为柱状细胞，局部呈现斑纹隆起，称为致密斑，致密斑与入球小动脉和出球小动脉相接触。致密斑可感受小管液中NaCl含量的变化，并将信息传递至颗粒细胞，调节肾素的释放。

近球小体主要分布在皮质肾单位，因而皮质肾单位含肾素较多，而近髓肾单位则几乎不含肾素。

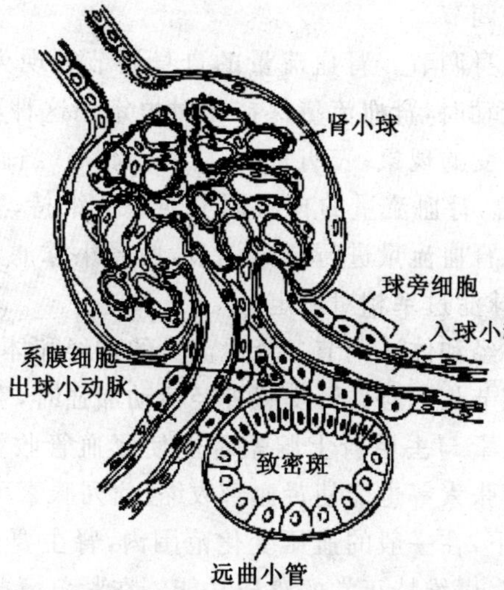

图 2-8-3　近球小体

（四）肾的神经支配

肾交感神经主要从胸 12 至腰 2 脊髓发出，其纤维经腹腔神经丛支配肾动脉、肾小管和球旁细胞。肾交感神经末梢释放去甲肾上腺素，调节肾血流量、肾小球滤过率、肾小管的重吸收和肾素释放。

（五）肾的血液供应

肾动脉由腹主动脉垂直发出，其分支经叶间动脉→弓形动脉→小叶间动脉→入球小动脉。入球小动脉进入肾小体后，分支成肾小球毛细血管网，后者汇集成出球小动脉而离开肾小体。出球小动脉又分支成肾小管周围毛细血管网，缠绕于肾小管和集合管的周围。所以，肾血液供应要经过两次毛细血管网，然后才汇合成静脉，由小叶间静脉→弓形静脉→叶间静脉→肾静脉。

二、肾血液循环的特征及其调节

（一）肾血液循环的特征

正常成人安静时每分钟有 1200 mL 血液流过两侧肾，相当于心输出量的 1/5～1/4，而肾脏仅占体重的 0.5%左右，因此肾脏是机体供血量最丰富的器官。肾血流依部位不同供血不均，其中约 94%的血液分布在肾皮质层，约 5%的血液分布在外髓，其余不到 1%供应内髓。

肾血流量的调节包括肾血流量的自身调节和神经体液调节。

（二）肾血流量的调节

1.肾血流量的自身调节　肾血流量的自身调节表现为动脉血压在 80～180 mmHg 范围内变动时，肾血流量保持相对恒定。这种不依赖肾外神经支配使肾血流量保持不变的现象，表明它具有自身调节。当血压低于 80 mmHg 或高于 180 mmHg 时，肾血流量的自身调节便不能维持，肾血流量将随血压的变化而变化。通过肾血流量进行自身调节，使肾小球滤过率不会因血压波动而改变，维持肾小球滤过率相对恒定。

2.肾血流量的神经和体液调节　肾血流量的神经和体液调节使肾血流量与全身的血液循环调节相配合。肾交感神经活动加强时，引起肾血管收缩，肾血流量减少。肾上腺素与去甲肾上腺素都能使肾血管收缩，肾血流量减少。血管升压素和血管紧张素等也能使肾血管收缩，前列腺素可使肾血管扩张。

总之，通常情况下，在一般的血压变化范围内，肾主要依靠自身调节来保持血流量的相对稳定，以维持正常的泌尿功能。在紧急情况下，全身血液将重新分配，通过交感神经及肾上腺素的作用来减少肾血流量，使血液分配到脑、心脏等重要器官，这对维持脑和心脏的血液供应有重要意义。

第二节　肾小球的滤过功能

循环血液经过肾小球毛细血管时，血浆中的水和小分子溶质，包括少量分子量较小的血浆蛋白，可以滤入肾小囊的囊腔而形成超滤液（ultrafiltrate），也称原尿（initial urine）。

单位时间内（每分钟）两肾生成的超滤液量称为肾小球滤过率（glomerular filtration rate，GFR），正常成年人的肾小球滤过率为 125 mL/min 左右。肾小球滤过率和肾血浆流量的比例称为滤过分数（filtration fraction，FF），正常成年人的滤过分数约为 19％。

一、滤过膜及其通透性

人体两侧肾全部肾小球毛细血管总面积约为 1.5 m^2，这样大的滤过面积有利于血浆的滤过。在正常情况下，人两肾的全部肾小球滤过面积可以保持稳定。但是在急性肾小球肾炎时，由于肾小球毛细血管管腔变窄或完全阻塞，以致有滤过功能的肾小球数量减少，有效滤过面积也因而减少，导致肾小球滤过率降低，结果出现少尿甚至无尿。不同物质通过肾小球滤过膜的能力决定于被滤过物质的分子大小及其所带的电荷。一般来说，有效半径小于 2.0 nm

的中性物质可以自由滤过，如葡萄糖。有效半径大于 4.2 nm 的大分子物质不能滤过，如血浆白蛋白。有效半径介于 2.0～4.2 nm 的各种物质，随着有效半径的增加，它们被滤过的量逐渐降低。

滤过膜的通透性还决定于滤过物质所带的电荷。滤过膜各层含有许多带负电荷的物质，主要为糖蛋白。这些带负电荷的物质排斥同样带负电荷的血浆蛋白，限制它们的滤过。在病理情况下，滤过膜上带负电荷的糖蛋白减少或消失，就会导致带负电荷的血浆蛋白滤过量比正常时明显增加，从而出现蛋白尿。

二、有效滤过压

肾小球滤过作用的动力是有效滤过压（见图 2-8-4）。肾小球有效滤过压＝（肾小球毛细血管血压＋囊内液胶体渗透压）－（血浆胶体渗透压＋囊内压）。由于肾小囊内的滤过液中蛋白质浓度较低，其胶体渗透压可忽略不计。因此，肾小球有效滤过压＝肾小球毛细血管压－（血浆胶体渗透压＋囊内压）。正常情况下，肾小球毛细血管血压约为 45 mmHg，肾小球毛细血管始端胶体渗透压约为 25 mmHg，囊内压约为 10 mmHg，则肾小球毛细血管始端的有效滤过压＝ 45－（25＋10）＝10 mmHg。在血液流经肾小球毛细血管时，由于不断生成滤过液，血液中血浆蛋白浓度逐渐增加，血浆胶体渗透压也随之升高。因此，有效滤过压也逐渐下降。当有效滤过压下降到零时，就达到滤过平衡（filtration equilibrium），滤过便停止了。由此可见，并不是肾小球毛细血管全段都有滤过作用，只有从入球小动脉端到滤过平衡这一段才有滤过作用。

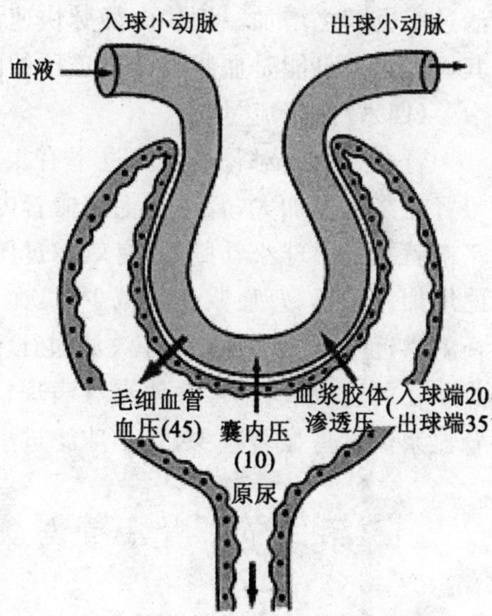

图 2-8-4 有效滤过压（单位：mmHg）

三、影响肾小球滤过的因素

影响肾小球滤过的因素很多，除滤过膜的通透性和滤过面积外，还包括肾小球毛细血管血压、血浆胶体渗透压、囊内压和肾血浆流量等因素。

（一）肾小球毛细血管血压

由于肾血流量具有自身调节机制，动脉血压变动于 80～180 mmHg 时，肾小球毛细血管血压维持稳定，肾小球滤过率保持不变。当动脉血压降到 80 mmHg 以下时，肾小球毛细血管血压下降，有效滤过压降低，肾小球滤过率也减少。当动脉血压降到 40 mmHg 以下时，肾小球有效滤过压降低到零，无原尿滤过，因而无尿。

（二）囊内压

在正常情况下，囊内压比较稳定。肾盂或输尿管结石、肿瘤压迫或其他原因引起的输尿管阻塞，都可使肾盂内压显著升高，此时囊内压也将升高，致使有效滤过压降低，肾小球滤过率减少，导致少尿或无尿。

（三）血浆胶体渗透压

在正常情况下，血浆胶体渗透压不会有很大变动。但若全身血浆蛋白的浓度明显降低时，血浆胶体渗透压也将降低。此时有效滤过压将升高，肾小球滤过率也随之增加。例如由静脉快速注入生理盐水时，肾小球滤过率将增加，其原因之一可能是血浆胶体渗透压的降低。

（四）肾血浆流量

肾血浆流量对肾小球滤过率有很大影响，主要影响滤过平衡的位置。如果肾血浆流量加大，肾小球毛细血管内血浆胶体渗透压的上升速度减慢，滤过平衡就靠近出球小动脉端，有效滤过压和滤过面积就增加，肾小球滤过率将随之增加。相反，肾血浆流量减少时，血浆胶体渗透压的上升速度加快，滤过平衡就靠近入球小动脉端，有效滤过压和滤过面积就减少，肾小球滤过率将减少。在严重缺氧、中毒性休克等病理情况下，由于交感神经兴奋，肾血流量和肾血浆流量将显著减少，肾小球滤过率也因而显著减少，导致少尿或无尿。

第三节　肾小管与集合管的物质转运功能

人两肾每天生成的超滤液达 180 L，而终尿仅为 1.5 L。这表明滤过液中约 99%的水被肾小管和集合管重吸收，只有约 1%排出体外。不仅如此，滤过液中的葡萄糖全部被肾小管重吸收回血；钠、尿素也不同程度地重吸收；肌酐、尿酸和 K^+ 等还被肾小管分泌入管腔中。

一、肾小管与集合管的物质转运方式

肾小管和集合管的物质转运包括重吸收和分泌与排泄。重吸收是指物质从小管液中转运至血液中，分泌与排泄是指上皮细胞本身产生的物质或血液中的物质转运至肾小管腔内。

物质通过细胞的转运包括被动转运和主动转运。被动转运是指溶质顺电化学梯度通过肾小管上皮细胞的过程。水的渗透压差是水的转运动力，水从渗透压低的一侧通过细胞膜进入渗透压高的一侧。

主动转运是指溶质逆电化学梯度通过肾小管上皮细胞的过程。主动转运需要消耗能量，根据主动转运过程中能量来源的不同，分为原发性主动转运和继发性主动转运。原发性主动转运所需要的能量由 ATP 水解直接提供。例如，Na^+ 和 K^+ 的主动转运是靠细胞膜上的 Na^+ 泵水解 ATP 直接提供能量的。继发性主动转运所需的能量来自其他溶质顺电化学梯度转运时释放的。例如，一些物质的继发性主动转运的动力直接来自 Na^+ 顺电化学梯度转运时释放的能量。许多物质的转运都与 Na^+ 的主动转运相耦联，例如小管液中的葡萄糖、氨基酸、有机酸和 Cl^- 等物质的重吸收都与 Na^+ 同向转运(cotransport)有关。同向转运是指两种物质与细胞膜上的同向转运体(cotransporter，symporter)特殊蛋白质结合，以相同方向通过细胞膜的转运；而肾小管细胞分泌 H^+ 是与 Na^+ 的逆向转运相耦联。逆向转运(antiport)是指两种物质与细胞膜上的逆向转运体(antiport)又称交换体(exchanger)结合，以相反方向通过细胞膜的转运。

二、各段肾小管和集合管的转运功能

(一)近球小管

肾小球滤过流经近球小管后，滤过液中 65％～70％的 Na^+、Cl^-、K^+ 和水被重吸收，80％的 HCO_3^- 被重吸收，葡萄糖、氨基酸则全部被重吸收；H^+ 分泌到肾小管中。可见近球小管是重吸收最主要的部位(见图 2-8-5)。

1. Na^+、Cl^- 和水的重吸收　在近球小管前半段，大部分 Na^+ 与葡萄糖、氨基酸同向转运，与 H^+ 逆向转运而被主动重吸收；在近球小管后半段，Na^+ 和 Cl^- 主要通过细胞旁路而被被动重吸收。水的重吸收是被动的，水随 NaCl 等溶质重吸收而被重吸收，是靠渗透作用而进行的。

2. HCO_3^- 重吸收与 H^+ 的分泌　HCO_3^- 的重吸收与小管上皮细胞管腔膜上的 Na^+-H^+ 交换有密切关系。HCO_3^- 在血浆中以钠盐($NaHCO_3$)的形式存在，超滤液中的 $NaHCO_3$ 进入肾小管后可解离成 Na^+ 和 HCO_3^-。通过 Na^+-H^+ 交换，H^+ 由细胞内分泌到小管液中，Na^+ 进入细胞内，并与细胞内的 HCO_3^- 一起被转运回血。如果超滤液中的 HCO_3^- 超过了分泌的 H^+ 的量，HCO_3^- 就不能全部被重吸收，余下的便随尿液排出体外。

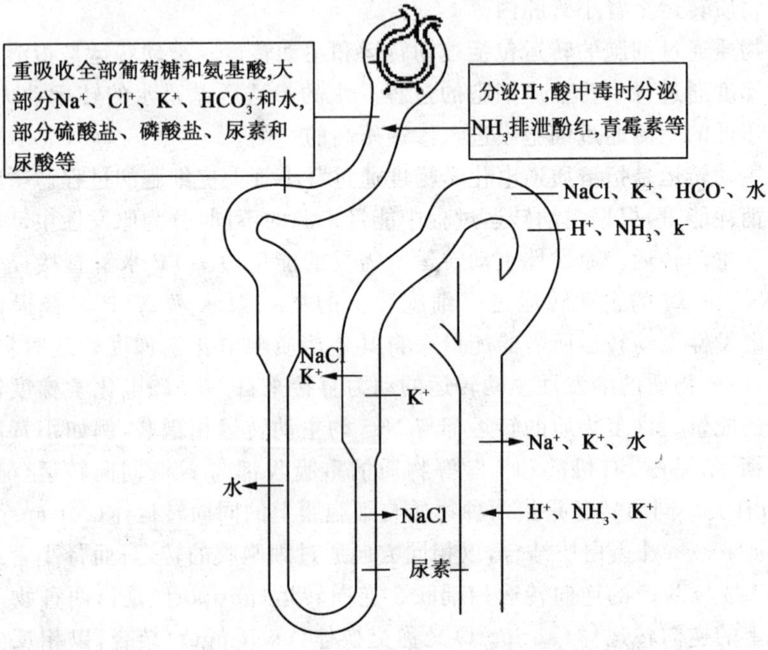

图 2-8-5 肾小管和集合管的重吸收和分泌与排泄

3. K^+ 的重吸收 实验证明，肾小球滤过的 K^+，65%～70%在近球小管重吸收回血，而尿中的 K^+ 主要是由远曲小管和集合管分泌的。

4. 葡萄糖重吸收 肾小球滤过液中的葡萄糖浓度与血糖浓度相同，但尿中几乎不含葡萄糖，这说明葡萄糖全部被重吸收因血。实验证明，重吸收葡萄糖的部位仅限于近球小管，尤其是在近球小管前半段，其他各段肾小管都没有重吸收葡萄糖的能力。因此，如果在近球小管以后的小管液中仍含有葡萄糖，则尿中将出现葡萄糖。葡萄糖的重吸收与 Na^+ 同向转运密切相关。

近球小管对葡萄糖的重吸收有一定限度，当血液中葡萄糖浓度超过180 mg/100mL时，肾小管对葡萄糖的重吸收已达到极限，尿中开始出现葡萄糖，此时的血糖浓度称为肾糖阈(renal threshold for glucose)。当血糖浓度超过 300 mg/100 mL 后，全部肾小管对葡萄糖的吸收均已达到极限，此值即为葡萄糖吸收极限量。正常人两肾的葡萄糖重吸收的极限量，男性平均为

375 mg/min，女性平均为 300 mg/min。

5.其他物质的重吸收和分泌　小管液中氨基酸的重吸收与葡萄糖的重吸收机制相同，只是转运葡萄糖的和转运氨基酸的同向转运体可能不同，也就是说同向转运体具有特异性。体内代谢产物和进入体内的某些物质如青霉素、酚红、大部分的利尿药等，由于与血浆中蛋白结合而不能通过肾小球滤过，它们均在近球小管被主动分泌到小管液中而排出体外。

（二）髓袢

近球小管液流经髓袢过程中，约 20%的 Na^+、Cl^- 和约 15%的水被重吸收。髓袢升支粗段的 NaCl 重吸收在尿液稀释和浓缩机制中具有重要意义。

（三）远球小管和集合管

在远曲小管和集合管，大约 12%的 Na^+、Cl^- 和不同量的水被重吸收，并分泌不同量的 K^+ 和 H^+。水、NaCl 的重吸收以及 K^+ 和 H^+ 的分泌可根据机体的水、盐平衡状况来进行调节。如机体缺水或缺盐时，远曲小管和集合管可增加水、盐的重吸收；当机体水、盐过剩时，则水、盐重吸收明显减少，水和盐从尿排出增加。因此，远曲小管和集合管对水和盐的转运是可被调节的。水的重吸收主要受抗利尿激素调节，而 Na^+ 和 K^+ 的转运主要受醛固酮调节。

K^+ 的排泄量视 K^+ 的摄入量而定，高钾饮食可排出大量的钾，低钾饮食则尿中排钾量少，使机体的钾摄入量与排出量保持平衡，维持机体 K^+ 浓度的相对恒定。

H^+ 的分泌除了近球小管细胞通过 Na^+-H^+ 交换分泌 H^+，促进$NaHCO_3$ 重吸收外，远曲小管和集合管的闰细胞也可分泌 H^+，H^+ 的分泌是一个逆电化学梯度进行的主动转运过程。

远曲小管和集合管的上皮细胞在代谢过程中不断地生成 NH_3，主要是由谷氨酰胺脱氨而来。NH_3 具有脂溶性，能通过细胞膜向小管液周围组织间液和小管液自由扩散，扩散量取决于两种液体的 pH。NH_3 的分泌与 H^+ 的分泌密切相关，H^+ 分泌增加促使 NH_3 分泌增多。NH_3 与 H^+ 结合并生成 NH_4^+ 后，可进一步与小管液中的强酸盐（如 NaCl 等）的负离子结合，生成酸性铵盐（NH_4Cl 等）并随尿排出。强酸盐的正离子（如 Na^+）则与 H^+ 交换而进入肾小管细胞，然后和细胞内 HCO_3^- 一起被转运回血。

第四节　尿液的稀释和浓缩

尿的渗透浓度可由于体内缺水或水过剩等不同情况而出现大幅度的变

动。当体内水过剩时，将排出渗透浓度低于血浆渗透浓度的低渗尿，即尿液被稀释；当体内缺水时，将排出渗透浓度高于血浆渗透浓度的高渗尿，即尿液被浓缩。肾对尿液进行稀释和浓缩的能力，在维持体液平衡和渗透压恒定中起到极为重要的作用（见图 2-8-6）。

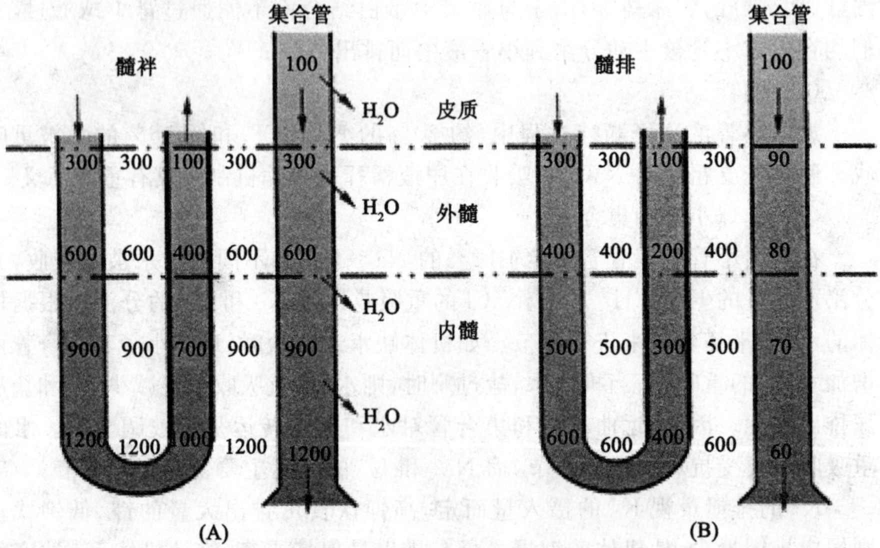

图 2-8-6　尿液的稀释和浓缩

第五节　尿生成的调节

尿的生成有赖于肾小球的滤过作用和肾小管、集合管的重吸收和分泌与排泄作用。因此，机体对尿生成的调节也就是通过对滤过作用、重吸收、分泌与排泄作用的调节来实现的。肾小球滤过作用的调节在前文已述，本节主要论述肾小管和集合管重吸收和分泌与排泄的调节。肾小管和集合管功能的调节包括肾内自身调节和神经、体液调节。

一、肾内自身调节

肾内自身调节包括小管液中溶质浓度的影响、球-管平衡和管-球反馈等。

（一）小管液中溶质的浓度

小管液中溶质形成的渗透压，是对抗肾小管重吸收水分的力量。如果小管液中溶质浓度很高，渗透压很大，就会阻碍肾小管特别是近球小管对水的重吸收，小管液中的 Na^+ 被稀释而浓度下降，小管液中与细胞内的 Na^+ 浓度差变小，Na^+ 重吸收减少，因此，不仅尿量增多，NaCl 排出也增多。例如糖尿病患者的多尿，就是由于小管液中葡萄糖含量增多，肾小管不能将葡萄糖完全重吸收回血，小管液渗透压因而增高，结果妨碍了水和 NaCl 的重吸收所造成的。临床上使用利尿剂如甘露醇等，利用它来提高小管液中溶质的浓度，借以达到利尿和消除水肿的目的。这种利尿方式称为渗透性利尿。

（二）球-管平衡

实验证明，不论肾小球滤过率增加或减少，近球小管的重吸收率始终占肾小球滤过率的 65%～70%，这种现象称为球-管平衡（glomerulotubular balance），为定比重吸收（constant fraction reabsorption）。球-管平衡的生理意义在于使尿中排出的溶质和水不因肾小管滤过率的增减而出现大幅度的变动。

定比重吸收的机制与肾小管周围毛细血管血压和胶体渗透压改变有关。在肾血流量不变的前提下，当肾小球滤过率增加时，进入近球小管旁毛细血管的血液量就会减少，血浆蛋白的浓度相对地增高，此时毛细血管内血压下降而胶体渗透压升高。在这种情况下，小管旁组织间液就加速进入毛细血管，组织间液内静水压因之下降，组织间液内静水压下降使得小管细胞间隙内的 Na^+ 和水加速通过基膜而进入小管旁的组织间隙，并且通过紧密连接回流至肾小管腔内的回漏量因此而减少，最后导致 Na^+ 和水重吸收量增加。这样，重吸收仍可达到肾小球滤过率的 65%～70%。肾小球滤过率如果减少，便发生相反的变化，重吸收百分率仍能保持 65%～70%。

知识链接：在充血性心力衰竭时，肾灌注压和血流量可明显下降。但由于出球小动脉发生代偿性收缩，所以肾小球滤过率仍能保持水平。此时，近球小管旁毛细血管血压下降而血浆胶体渗透压增高，将导致 Na^+ 和水的重吸收增加，重吸收百分率将超过 65%～70%，于是因体内钠盐潴留和细胞外液量增多而发生水肿。

（三）管-球反馈

管-球反馈是肾血流量和肾小球滤过率自身调节的重要机制之一。当肾血流量和肾小球滤过率增加时，到达远曲小管致密斑的小管液的流量增加，致密斑发生信息，使肾血流量和肾小球滤过率恢复至正常。相反，肾血流量和肾小球滤过率减少时，流经致密斑的小管液流量就下降，致密斑发生信息，使肾血流量和肾小球滤过率增加至正常水平。这种小管液流量变化影响肾血流量和肾小球滤过率的现象称为管-球反馈（tubuloglomerular feed back）。致密斑与入球小动脉和出球小动脉相邻。致密斑发出的信息通过某种途径影响入球小动脉的口径，从而影响肾血流量和肾小球滤过率。

二、神经和体液调节

（一）交感神经系统

肾交感神经兴奋通过下列作用影响尿生成：①入球小动脉和出球小动脉收缩，而前者血管收缩比后者更明显，因此，肾小球毛细血管的血浆流量减少和肾小球毛细血管血压下降，肾小球的有效滤过压下降，肾小球滤过率减少。②刺激近球小体中的球旁细胞释放肾素，导致血液循环中的血管紧张素Ⅱ和醛固酮含量升高，增加肾小管对 NaCl 和水的重吸收。③增加近球小管和髓袢重吸收 Na^+、Cl^- 和水。

（二）抗利尿激素

抗利尿激素（antidiuretic hormone，ADH）又称血管升压素（vasopressin，AVP），是由下丘脑视上核和室旁核的神经元分泌的一种激素。主要作用是提高远曲小管和集合管上皮细胞对水的通透性，从而增加水的重吸收，使尿液浓缩，尿量减少。

调节抗利尿激素的主要因素是血浆晶体渗透压和循环血量、动脉血压（见图 2-8-7）。血浆晶体渗透压的改变可明显影响抗利尿激素的分泌。

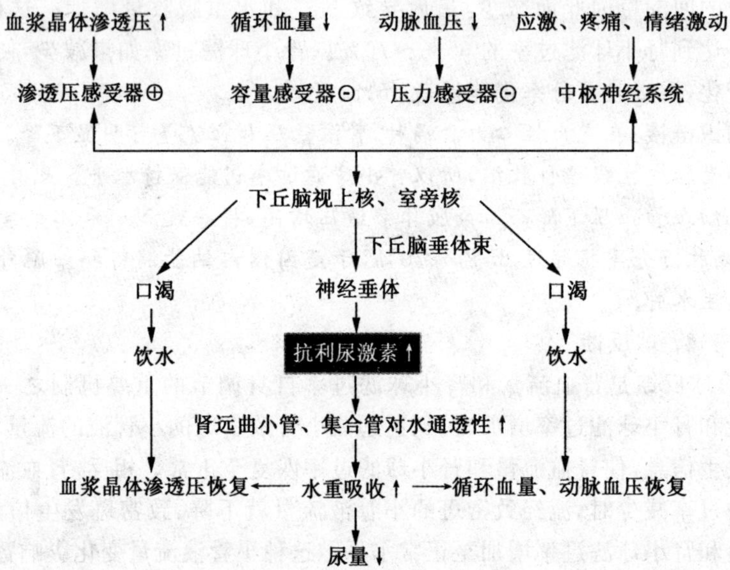

图 2-8-7　抗利尿激素分泌调节

大量发汗、严重呕吐或腹泻等情况使机体失水时，血浆晶体渗透压升高，可引起抗利尿激素分泌增多，使肾对水的重吸收活动明显增强，导致尿液浓缩和尿量减少。相反，大量饮清水后，尿液被稀释，尿量增加，从而使机体内多余的水排出体外。例如，正常人一次饮用 100 mL 清水后，约过半小时，尿量就开始增加，到第一小时末，尿量可达最高值，随后尿量减少，2～3 小时后尿量恢复到原来水平。如果饮用的是等渗盐水(0.9% NaCl 溶液)，则排尿量不出现饮清水后那样的变化(见图 2-8-8)。这种大量饮用清水后引起尿量增多的现象，称为水利尿。循环血量的改变能反射性地影响抗利尿激素的释放。血量过多时，左心房被扩张，刺激了容量感受器，传入冲动经迷走神经传入中枢，抑制了下丘脑-垂体后叶系统释放抗利尿激素，从而引起利尿，由于排出了过剩的水分，正常血量因而得到恢复。血量减少时，发生相反的变化。动脉血压升高，刺激颈动脉窦压力感受器，可反射性地抑制抗利尿激素的释放。

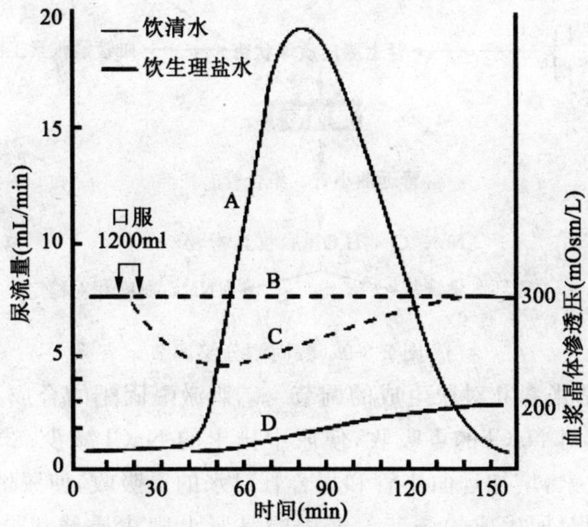

图 2-8-8　一次性饮入大量清水或等量生理盐水后尿量及血浆晶体渗透压的变化

(三)肾素-血管紧张素-醛固酮系统

肾素主要是由球旁细胞分泌的一种蛋白水解酶，能催化血浆中的血管紧张素原转变成血管紧张素Ⅰ。血液和组织中，特别是肺组织中有血管紧张素转换酶，转换酶可使血管紧张素Ⅰ降解，生成血管紧张素Ⅱ。血管紧张素Ⅱ可刺激肾上腺皮质球状带合成和分泌醛固酮(见图 2-8-9)。

肾素的分泌受多方面因素的调节。肾内有两种感受器与肾素分泌的调节有关。一种是入球小动脉处的牵张感受器，另一种是致密斑感受器。当动脉血压下降，循环血量减少时，肾内入球小动脉的压力也下降，血流量减少，于是对小动脉壁的牵张刺激减弱，激活了牵张感受器，肾素释放量因此而增加；同时，由于入球小动脉的压力降低和血流量减少，激活了致密斑感受器，肾素释放量也可增加。

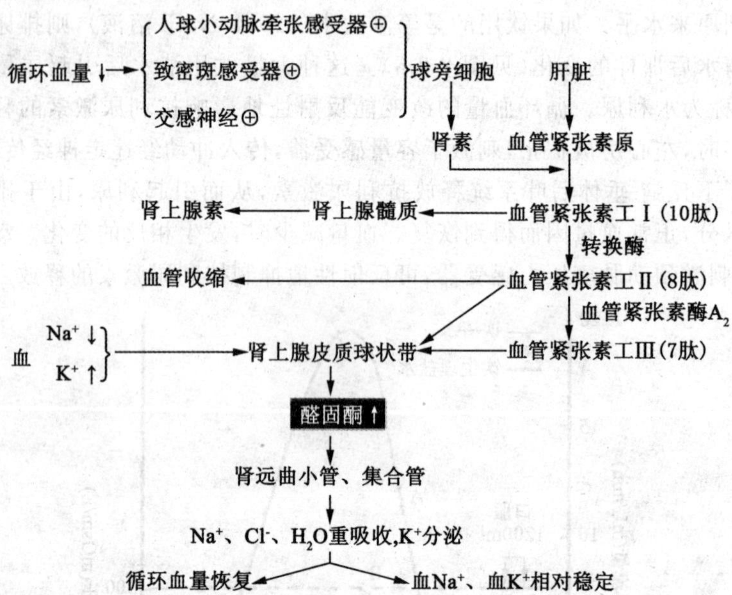

图 2-8-9　醛固酮分泌调节

1. 血管紧张素Ⅱ对尿生成的调节　①刺激醛固酮的合成和分泌；②直接刺激近球小管对 NaCl 的重吸收，使尿中排出的 NaCl 减少；③刺激垂体后叶释放抗利尿激素，增加远曲小管和集合管对水的重吸收，使尿量减少。

2. 醛固酮对尿生成的调节　醛固酮是肾上腺皮质球状带分泌的一种激素。它对肾的作用是促进远曲小管和集合管重吸收 Na^+，同时促进 K^+ 的排出，所以醛固酮有保 Na^+ 排 K^+ 作用（见图 2-8-10）。

醛固酮进入远曲小管和集合管的上皮细胞后，与胞浆受体结合，形成激素-受体复合物；后者通过核膜，与核中的 DNA 特异性结合位点相互作用，调节特异性 mRNA 转录，最后合成多种醛固酮诱导蛋白（aldosterone-induced protein）。醛固酮诱导蛋白可能是：①管腔膜的 Na^+ 通道蛋白，增加管腔的 Na^+ 通道数量。②线粒体中合成的 ATP 酶，增加 ATP 的生成，为上皮细胞活动提供更多的能量。③基侧膜的 Na^+ 泵，增加 Na^+ 泵的活性，促进细胞内的

Na^+泵回血液和K^+进入细胞，提高细胞内的K^+浓度，有利于K^+分泌；由于Na^+重吸收增加，造成了小管腔内的负电位，有利于K^+的分泌和Cl^-的重吸收。结果，在醛固酮的作用下，远曲小管和集合管对Na^+重吸收增强的同时，Cl^-和水的重吸收也增加，导致细胞外液量增多；K^+的分泌量增加。

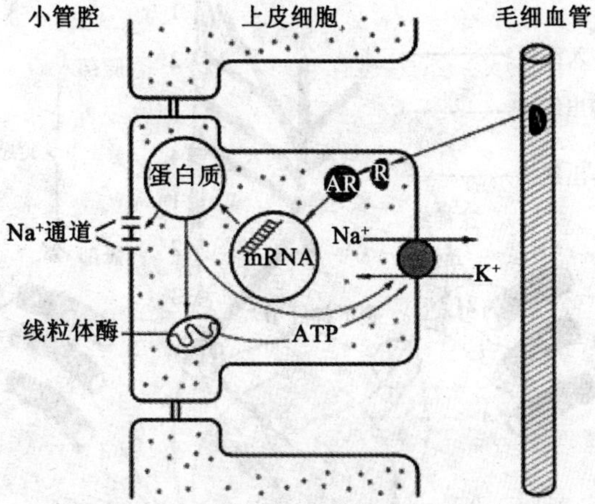

图 2-8-10　醛固酮的作用机制

醛固酮的分泌除了受血管紧张素调节外，血K^+浓度升高或血Na^+浓度降低，可直接刺激肾上腺皮质球状带增加醛固酮的分泌，导致保Na^+排K^+，从而维持了血Na^+和血K^+浓度的平衡；反之，血K^+浓度降低或血Na^+浓度升高，醛固酮分泌减少。

（四）心房利尿钠肽

心房利尿钠肽（atrial natriuretic peptide，ANP）是心房肌合成的激素，能促进 NaCl 和水的排出。

第六节　尿的排放

尿的生成是个连续不断的过程，生成的尿液不断被输送入输尿管。输尿管中的尿液通过输尿管的周期性蠕动而被输送到膀胱。尿液在膀胱内储存并达到一定量时，能引起反射性排尿动作，将尿液经尿道排放于体外。

一、膀胱与尿道的神经支配

膀胱逼尿肌和尿道内括约肌受交感神经和副交感神经支配。由 2～4 骶髓发出的盆神经中含副交感神经纤维，它的兴奋可使膀胱逼尿肌收缩、尿道内括约肌松弛，促进排尿。交感神经纤维是由腰髓发出，经腹下神经到达膀胱，它的兴奋可使膀胱逼尿肌松弛、尿道内括约肌收缩，抑制排尿。

尿道外括约肌受阴部神经支配，它的兴奋可使尿道外括约肌收缩，这一作用受意识控制。当阴部神经活动抑制时，尿道外括约肌松弛（见图 2-8-11）。

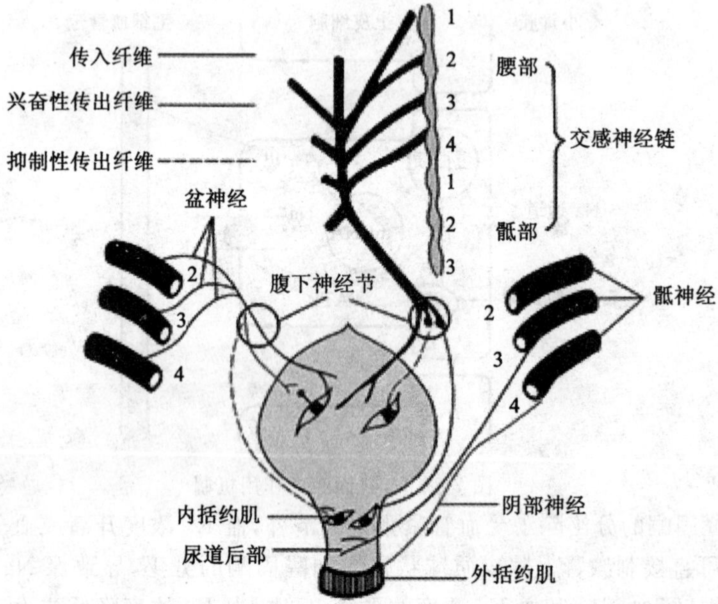

图 2-8-11　膀胱与尿道的神经支配

二、排尿反射

在正常情况下，膀胱逼尿肌在副交感神经紧张冲动的影响下，处于轻度收缩状态，使膀胱内压经常保持在 10 cmH_2O，由于膀胱具有较大的伸展性，因此膀胱内压稍升高后可以很快回降。当尿量增加到 400～500 mL 时膀胱内压才明显升高。如果膀胱内尿量增加到 700 mL，膀胱内压随之增加至 35 cmH_2O时，膀胱逼尿肌便出现节律性收缩，尿意也明显增加，但此时还可有意识地控制排尿。当膀胱内压达到 70 cmH_2O 以上时，便出现明显的痛感以致不得不排尿。可见，引起排尿反射的主要因素是膀胱内压的升高。

排尿过程是一种反射活动。当膀胱尿量充盈到一定程度（400～500 mL）时，膀胱壁的牵张感受器受到刺激而兴奋。冲动沿盆神经传入，到达骶髓的排尿反射初级中枢；同时，冲动也上传到脑干和大脑皮层的排尿反射高位中枢，并产生排尿欲。排尿反射进行时，冲动沿盆神经传出，引起膀胱逼尿肌收缩、尿道内括约肌松弛，于是尿液进入后尿道。这时尿液还可以刺激尿道的感受器，冲动沿阴部神经再次传到脊髓排尿中枢，进一步加强其活动，使尿道外括约肌开放，于是尿液被强大的膀胱内压驱出。尿液对尿道的刺激可进一步反射性地加强排尿中枢活动。这是一种正反馈，它使排尿反射一再加强，直至尿液排完为止。在排尿末期，由于尿道海绵体肌肉收缩，可将残留于尿道的尿液排出体外。此外，在排尿时，腹肌和膈肌的强大收缩也产生较高的腹内压，协助克服排尿的阻力。

大脑皮层等排尿反射高位中枢能对脊髓初级中枢施加易化或抑制性影响，以控制排尿反射活动。小儿大脑发育未臻完善，对初级中枢的控制能力较弱，所以小儿排尿次数多，且易发生夜间遗尿现象。

排尿或储尿任何一方发生障碍，均可出现排尿异常(abnormality of micturition)。临床上常见的有尿频、尿潴留和尿失禁。排放次数过多者称为尿频，常常是由于膀胱炎症或机械性刺激而引起。膀胱中尿液充盈过多而不能排出者称为尿潴留，多是由于腰骶部脊髓损伤使排尿反射初级中枢的活动发生障碍所致。当脊髓受损，初级排尿中枢失去高位中枢的控制时，排尿便失去了意识控制，可出现尿失禁。

复习题

1.名词解释：肾小球滤过率、球-管平衡、渗透性利尿、水利尿、尿频、尿潴留、尿失禁。

2.简述肾血液循环的特征及其调节。

3.简述影响肾小球滤过的因素。

4.糖尿病病人为什么出现多尿现象？

5.排尿反射过程。

（李嘉琳）

第九章　感觉器官的功能

知识目标：

1. 了解感受器的一般生理特性。
2. 掌握眼的折光功能和感光功能。
3. 掌握耳的听觉功能。
4. 掌握前庭器官的功能。

第一节　概述

一、感受器与感觉器官

感受器是指分布于体表或体内的专门感受机体内、外环境变化的结构或装置。为了更好地完成感觉功能，有些感受器还需有一些附属结构，这构成了复杂的感觉器官，如眼、耳、前庭器官等。

二、感受器的一般生理特性

（一）感受器的适宜刺激

各种感受器都有其最敏感、最易接受的刺激形式，这种刺激就是该感受器的适宜刺激。如视网膜中感光细胞的适宜刺激是一定波长（380～760 nm）的光波。

（二）感受器的换能作用

感受器能将它们所接受的各种能量形式的刺激如电能、光能等，转换为生物电能，最终以神经冲动的形式传入中枢，这种能量转换称为感受器的换能作用。

（三）感受器的编码功能

感受器在感受刺激的过程中，不仅发生了能量的转换，而且把刺激所包含的信息也编入动作电位中，起到信息转移的作用，这就是感受器的编码功能。

（四）感受器的适应现象

当某一强度恒定的刺激持续作用于一感受器时，传入神经上产生动作电位的频率会逐渐降低，这一现象称为感受器的适应现象。各种感受器适应的快慢有很大差别，有的感受器适应快，如触觉、嗅觉感受器，有利于机体不断接受新的刺激；有的感受器适应慢，如痛觉感受器等，有利于机体对某些生理功能进行检测。

第二节　视觉器官

视觉器官也称眼，包括折光系统和感光系统两部分。外界物体发出的光，经眼的折光系统折射后，刺激视网膜上的感光系统，将光能转变为生物电能，沿视神经传入视觉中枢，经分析整合，产生视觉。研究表明，人脑获得的外界信息中，有70%以上来自视觉。

一、眼的折光功能

（一）眼的折光系统、折光成像和简化眼

眼的折光系统包括角膜、房水、晶状体和玻璃体。眼的折光成像原理与凸透镜折光成像原理相似，但复杂得多。为了研究方便，通常用简化眼来说明折光系统的成像功能。

简化眼由一个前后径为 20 mm 的单球面折光体构成，其折射率为 1.333，球面的曲率半径为 5 mm，即节点 n 在球形界面后方 5 mm 的位置，外界光线进入眼球时只折射一次。这个模型与生理安静状态下的人眼一样，正好能使 6 m 以外的平行光线聚焦在视网膜上，形成一个清晰的物像（见图 2-9-1）。

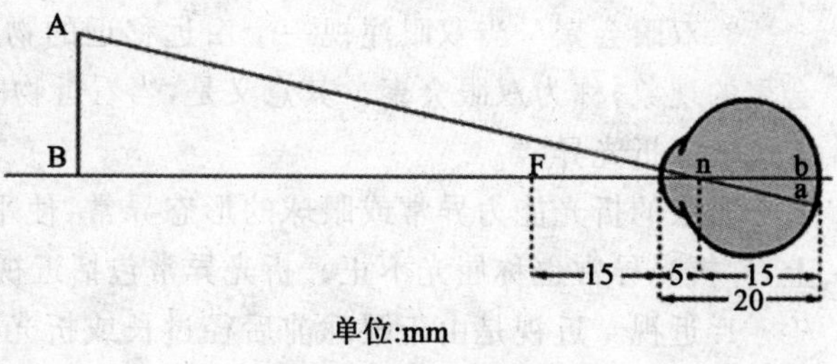

图 2-9-1　简化眼模式图

（二）眼的调节

当看 6 m 内的近物时，眼会进行适当的调节。眼的调节包括晶状体的调节，瞳孔的调节和双眼会聚。

1. 晶状体的调节　晶状体呈双凸透镜形，富有弹性，其周边部借睫状小带与睫状体相连。睫状体内有睫状肌。晶状体的凸度可随睫状肌的舒缩而改变。

正常人眼在安静时，晶状体处于扁平状态，此时看 6 m 外的远物时，从物体上发出的所有进入人眼的光线可认为是平行光线，经折射后正好成像在视网膜上，不需要调节即可看清远物。当看近物时，近物的光线呈辐射状，若眼仍处于安静状态，物像将落在视网膜的后方，造成视物不清，但此时会反射性地引起副交感纤维兴奋，使睫状肌收缩，睫状小带松弛，晶状体靠自身的弹性使凸度加大，折光能力增强，物像前移，正好落在视网膜上。物体距眼睛越近，入眼光线的发散程度越大，需要晶状体作的调节也就越大。可见，人眼看近物时的调节能力，主要取决于晶状体的调节。晶状体的调节能力可用近点来表示，近点是指人眼能看清物体的最近距离，近点越近，表示晶状体的调节能力越强。随着年龄的增长，晶状体的弹性减弱，眼的调节能力降低，这种现象称为老视，俗称老花眼。

2. 瞳孔的调节　在生理状态下，有两种情况可改变瞳孔的大小：一种是当视近物时，可反射性地引起双侧瞳孔缩小，称为瞳孔近反射或瞳孔调节反射。另一种是当环境较亮时瞳孔缩小，当环境变暗时瞳孔散大，这种瞳孔的大小随光线强弱而改变的反应称为瞳孔对光反射。瞳孔对光反射是双侧性的。瞳孔对光反射的中枢在中脑，临床上常把它作为判断神经系统病变的部位及病情危重程度的重要指标。

3. 双眼会聚　当双眼注视一个由远移近的物体时，两眼视轴同时向鼻侧会聚的现象，称为双眼会聚。其意义是，当看近物时，避免复视。

（三）折光异常

若眼的折光能力异常或眼球的形态异常，使平行光线不能成像在视网膜上，称折光异常也称屈光不正。折光异常包括近视、远视和散光（见图 2-9-2）。

1. 近视　近视是由于眼球前后径过长或折光能力过强，物体成像于视网膜之前。表现为视远物不清。近视可配凹透镜矫正。

2. 远视　远视是由于眼球前后径过短或折光能力过弱，物体成像于视网膜之后。其特点是不论看远看近都需要进行调节，故易出现视疲劳。远视可配凸透镜矫正。

3.散光　散光是由于角膜表面各方向上的曲率半径不同,这就使入眼的平行光线不能在视网膜上形成焦点,导致视物不清或变形。散光可用柱透镜矫正。

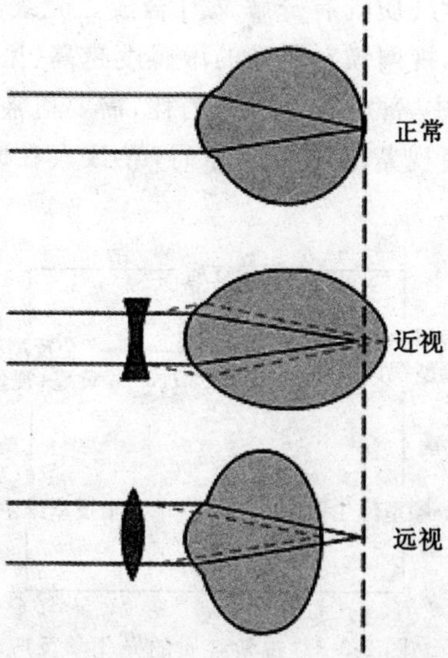

图 2-9-2　眼的折光异常及矫正

二、眼的感光换能功能

外界光线经过折光系统在视网膜上形成物像。但这只是物理范畴的像,它只有被视网膜上的感光细胞感受,并被转换为神经冲动,传入视觉中枢,才能形成主观意识上的"像"。

(一)视网膜的结构特点

视网膜从外向内由色素上皮、感光细胞、双极细胞和神经节细胞 4 层结构组成。其中神经节细胞的轴突在视网膜内表面聚成视神经,并穿过视网膜,此处称为视神经乳头。

(二)视网膜的感光功能

视网膜感光细胞有视锥细胞和视杆细胞。

1.视锥细胞　视锥细胞主要分布在视网膜中央部,其光敏感度低,只接受强光刺激,能分辨颜色,视物精确度高。

2.视杆细胞　视杆细胞主要分布于视网膜周边部,其光敏感度高,能感受弱光刺激,但不能分辨颜色,视物精确度低。

（三）视网膜的光化学反应与换能

1. 视杆细胞的光化学反应与换能　视杆细胞所含的感光色素是视紫红质，它在光照下被分解为视黄醛和视蛋白，而在暗处又重新合成视紫红质。实际上暗处视物时，视紫红质既有分解又有合成。光线越暗，合成越大于分解，合成的视紫红质越多，视网膜对弱光的敏感度越高（见图 2-9-3）。视紫红质在分解和再合成的过程中，部分视黄醛被消耗，需要血液中的维生素 A 来补充。若缺乏维生素 A，可使视紫红质合成障碍，导致人在暗处视力下降而形成夜盲症。

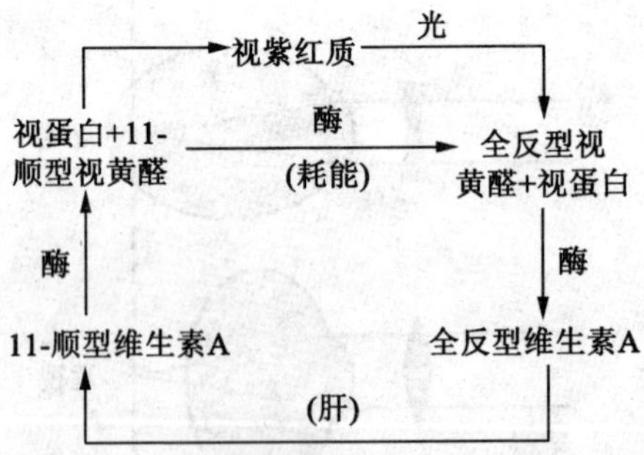

图 2-9-3　视紫红质的光化学反应

2. 视锥细胞与色觉　在视网膜上有三种视锥细胞，分别含有对红、绿、蓝三种色光敏感的感光色素。不同的色光作用于视网膜时，使三种视锥细胞按不同比例兴奋，产生不同的色觉。某些人由于视网膜上缺乏某种视锥细胞，不能辨别相应的颜色，称为色盲。色盲分全色盲和部分色盲。临床上常见的是红绿色盲（部分色盲），色盲多数和遗传因素有关。若对某种颜色的识别能力比正常人差，称为色弱，常由后天因素引起。

三、与视觉有关的几个现象

（一）暗适应与明适应

人从亮处进入暗处，最初看不清物体，经过一段时间，逐渐能看清暗处的物体，称为暗适应。反之，从暗处进入强光下，最初感到耀眼的光亮，不能视物，待片刻后才能恢复视力，称为明适应。

明适应主要由于视紫红质在强光下迅速分解，产生耀眼光感，当视杆细胞中的视紫红质减少后，视锥细胞承担起亮处的感光任务。而暗适应是由于在亮处时，视杆细胞内的视紫红质大量分解，剩余量少，待到暗处视紫红质再合成，量相应增多时，暗视觉逐步恢复。

（二）视力

视力也称视敏度，是指眼对物体细微结构的分辨能力，即分辨物体上两点间最小距离的能力（见图 2-9-4）。视力可用视角表示。视角是指物体上两点发出的光入眼后在节点相交时形成的夹角。视角越小，表示视力越好。

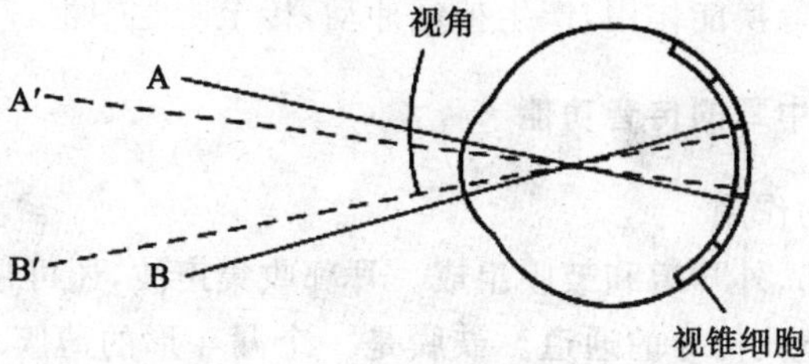

图 2-9-4　视敏度原理

（三）视野

单眼固定注视正前方一点时，该眼能看到的空间范围称为视野（见图 2-9-5）。受面部结构影响，鼻侧和上侧视野较小，颞侧和下侧视野较大。不同色光测得的视野大小依次为：白色＞黄色＞蓝色＞红色＞绿色。临床上检查视野可帮助诊断视网膜的某些病变及神经系统疾病。

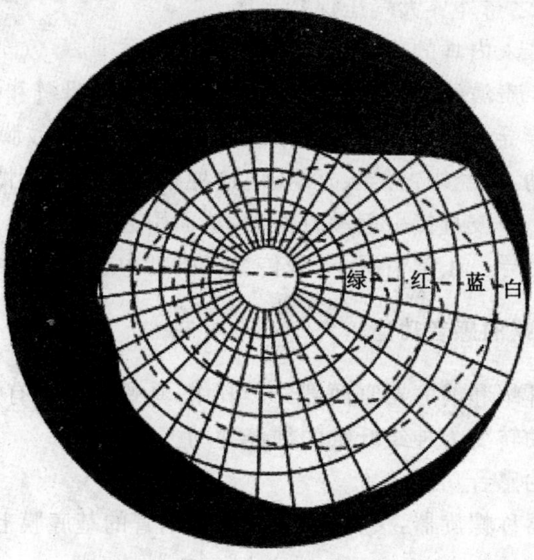

图 2-9-5　右眼视野图

第三节　听觉器官

听觉的感觉器官是耳。物体振动时发出的声波，通过外耳、中耳传至内耳，经内耳的感音换能作用，产生神经冲动，传至听觉中枢，产生听觉。

一、外耳与中耳的传音功能

（一）外耳的作用

外耳由耳郭、外耳道和鼓膜组成。耳郭收集声波，还可帮助判断声源的方向。外耳道是声波传导的通道。鼓膜是一个漏斗形的薄膜，能将声波如实地传向内耳。

（二）中耳的作用

中耳由听骨链、鼓室和咽鼓管等组成，它们在声波传导过程中起重要的作用。听骨链由锤骨、砧骨、镫骨依次连接而成，构成一个固定角度的杠杆系统。声波由鼓膜经听骨链传至内耳前庭窗时，振动的压强增大，而振幅减小。这样既可提高传音效率，又可避免造成内耳的损伤。咽鼓管的主要功能是调节鼓室内的压力，使之与外界大气压保持平衡。

（三）声波传入内耳的途径

1. 气传导　声波经外耳道引起鼓膜振动，再经听骨链和前庭窗传入内耳，这种方式称气传导。这是声波传导的主要途径。此外，鼓膜的振动也可引起鼓室内空气振动，再经蜗窗传入耳蜗，但这种气传导在一般情况下并不重要。

2. 骨传导　声波直接引起颅骨振动，从而引起耳蜗内淋巴的振动，这种传导方式称为骨传导。正常情况下，骨传导在听觉中起的作用很小。

二、内耳耳蜗的感音功能

内耳包括耳蜗和前庭器官两部分。其中，耳蜗与听觉有关，它的作用是把传入的机械振动转变为神经纤维的神经冲动。

（一）耳蜗的感音功能

声波感受器称螺旋器，又称柯蒂器，位于蜗管的基底膜上，由毛细胞、支持细胞等组成。

声波从前庭窗传入耳蜗，通过内、外淋巴的振动引起基底膜振动，从而引起螺旋器振动，使毛细胞受刺激而发生电位改变。该电位激发毛细胞底部的神经末梢产生动作电位，此动作电位传入大脑，引起听觉。

（二）耳蜗对声音的初步分析

根据行波理论，基底膜上的振动是以行波方式进行的：振动的频率越低，传播越远，最大行波振幅出现的部位越靠近基底膜蜗顶处，且最大振幅出现后，行波很快消失；反之，频率越高，振动越局限在基底膜底部（见图 2-9-6）。

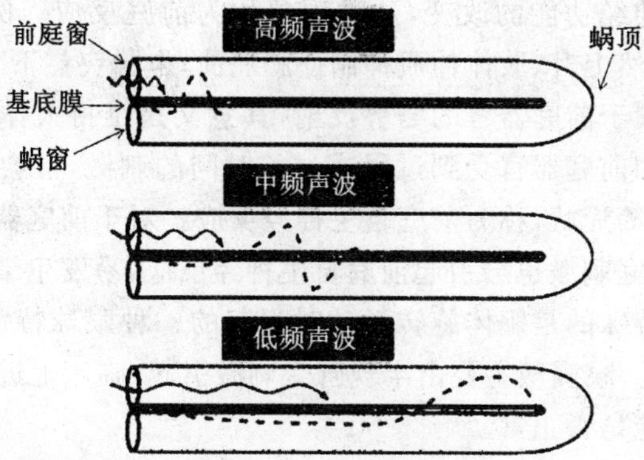

图 2-9-6 行波学说

第四节 前庭器官

前庭器官由内耳的前庭和半规管组成，它们在维持身体平衡中起重要作用。

一、前庭的功能

前庭包括椭圆囊和球囊，两囊内分别有椭圆囊斑和球囊斑，内有毛细胞。它们的作用是感受头部空间位置和直线变速运动。当人体头部位置改变或做直线变速运动时，会引起内淋巴振动，刺激毛细胞，使之兴奋，神经冲动经前庭神经传入中枢，产生头部空间位置或直线变速运动的感觉，同时引起姿势反射，以维持身体平衡。

二、半规管的功能

在人的两侧内耳中，各有三条互相垂直的半规管。每条半规管一端有一膨大的壶腹，内有壶腹嵴，壶腹嵴内也有毛细胞。壶腹嵴是旋转变速运动的感受器。当身体做旋转变速运动时，由于惯性作用内淋巴会滞后或超前于半规管的运动，使毛细胞兴奋，此信息经前庭神经传入中枢，产生不同的旋转变速运动的感觉，并引起姿势反射以维持身体平衡。

三、前庭反应

当前庭器官受刺激兴奋时，除了引起位置觉和运动觉外，还能引起各种姿势反射和自主神经功能的改变，这种现象称为前庭反应。例如，人在乘电梯时，由于电梯突然上升，肢体伸肌抑制使腿屈曲；电梯突然下降时，伸肌紧张使腿伸直。这些属于前庭器官的姿势反射，其意义是维持人体一定的姿势和保持身体平衡。如前庭器官受到过强或过长时间的刺激，常会引起恶心、呕吐、眩晕、皮肤苍白等症状，称为前庭自主神经反应。对于前庭器官功能过度敏感的人，一般的前庭刺激也会引起前庭自主神经反应，易发生晕车、晕船等现象。前庭反应中最特殊的是躯体旋转运动时引起的一种眼球特殊运动，称为眼震颤（见图 2-9-7）。眼震颤主要由半规管受刺激引起，临床上进行眼震颤试验可以判断前庭功能是否正常。

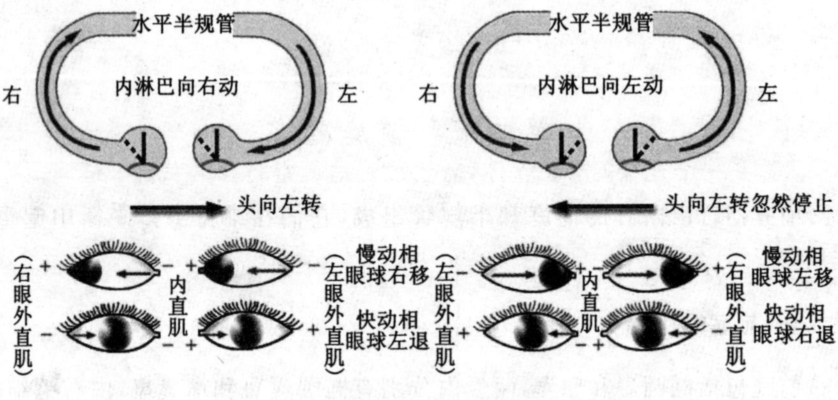

图 2-9-7　眼震颤

复习题

1. 名词解释：感受器、感觉器官、双眼会聚、近视、远视、散光、老视、色盲、色弱、暗适应、明适应、视力、视野、气传导、骨传导。

2. 简述感受器的一般生理特性。

3. 简述眼的调节方式及过程。

（徐晓霞）

第十章 神经系统

知识目标：

1. 掌握神经元及反射活动的一般规律。
2. 掌握神经系统的感觉功能。
3. 掌握神经系统对躯体运动的调节。
4. 掌握神经系统对内脏活动的调节。

人体是一个复杂的有机整体，需要准确地调整自身的状态来适应复杂多变的环境，而实现这一调节功能的系统主要是神经系统。神经系统由中枢神经系统和周围神经系统组成。本章节重点介绍中枢神经系统。

第一节 概述

一、神经元和神经纤维

(一)神经元

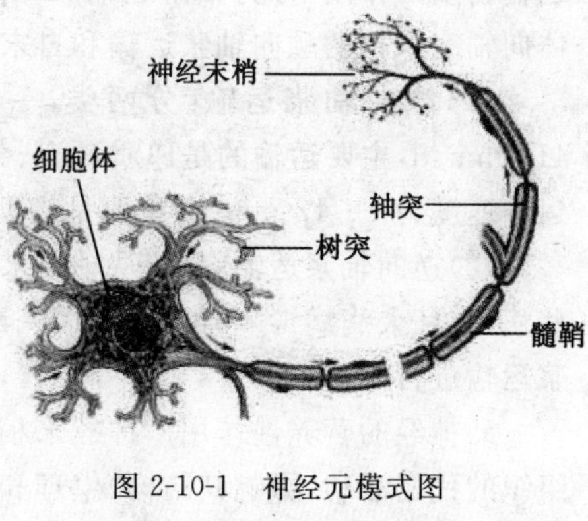

图 2-10-1 神经元模式图

神经元(neuron)是神经系统的基本结构与功能单位。典型的神经元结构上可分为胞体和突起两部分，突起又分树突和轴突两种。胞体是神经元活动的中心，主要功能是合成蛋白质，接收刺激和整合信息。树突可有一个或多个，主要功能是接受传入的信息。轴突一般只有一个，细而长，主要功能是传出信息，其末端有许多分支，每个分支末梢膨大，形成突触小体。轴突能产生和传导兴奋，并有轴浆运输和营养性作用(见图 2-10-1)。

(二)神经纤维

轴突外面包绕髓鞘或神经膜，称为神经纤维。神经纤维的主要功能是传导兴奋，在神经纤维上传导的动作电位称为神经冲动(nerve impulse)。

1.神经纤维的分类　根据传导速度，将神经纤维分为 A、B、C 三类：A 类的传导速度为 12～120 m/s，B 类为 3～115 m/s，C 类为 0.6～12.3 m/s，A 类又分为 α、β、γ、δ 四类，这种分类方法多用于传出神经。根据来源与直径，可分为Ⅰ、Ⅱ、Ⅲ、Ⅳ四类，Ⅰ类纤维中包括Ⅰa 和Ⅰb 两类，这种分类方法多用于传入神经。根据有无髓鞘，可分为有髓神经纤维和无髓神经纤维。

2.神经纤维传导速度　不同种类的神经纤维具有不同的传导速度。这与神经纤维直径大小、有无髓鞘以及温度高低有关。一般来说，直径较大、有髓鞘的神经纤维传导速度快；反之传导速度慢。在一定范围内，温度升高可以加快传导速度。测定传导速度有助于诊断神经纤维的疾患和估计神经损伤的预后。

3.神经纤维传导兴奋的特征　①完整性：要求神经纤维保持结构和功能的完整才能传导信息。②绝缘性：一条神经干中包含着许多条神经纤维，每条纤维传导冲动时基本上互不干扰。③双向性：实验中，人为刺激神经纤维的任何一点引发冲动时，冲动可向两端传导。④相对不疲劳性：由于冲动传导耗能极少，因此神经传导具有相对不疲劳性。

4.轴浆运输　轴突内的胞质称为轴浆，是经常在流动的。轴浆流动能够运输物质的作用，称为轴浆运输(axoplasmic transport)。轴浆运输分为自胞体向轴突末梢的顺向轴浆运输和自末梢到胞体的逆向轴浆运输两类。

(1)顺向轴浆运输：分两类，一类是快速轴浆运输，其运输速度约为 410 mm/d，主要运输的是递质囊泡、分泌颗粒等；另一类是慢速轴浆运输，其运输速度为 1～12 mm/d，主要是借助于微管、微丝的延长。

(2)逆向轴浆运输：是指从轴突末梢向胞体的轴浆运输，神经生长因子、某些病毒(狂犬病病毒)和毒素(破伤风毒素)由外周进入中枢可能是通过逆向轴浆运输进行的。

5.神经的营养性作用　神经末梢释放一些营养性因子，持续调节所支配组织的代谢活动，影响其结构、生理和生化，这种作用称为神经的营养性作用(neurotrophic action)。例如，损伤周围神经时出现的肌肉萎缩，就是由于失去了神经营养性作用的结果。

二、突触

由于人体是一个有机的整体，神经系统在发挥调节功能时，至少由两个或更多的神经元和其他细胞互相联系、共同协调来完成。突触(synapse)就是指神经元之间互相接触并传递信息的部位。根据传递方式的不同，突触分为化学性突触(包括经典突触和非定向突触)和电突触。

(一)经典突触的基本结构

经典突触由突触前膜、突触间隙和突触后膜三部分组成(见图 2-10-2)。突触前膜和后膜较一般的神经元膜稍厚，约 7.5 nm。突触间隙 20～40 nm，其间有黏多糖和糖蛋白。神经元的轴突末梢首先分成许多小支，每个小支的末梢部分膨大呈球状，称为突触小体。

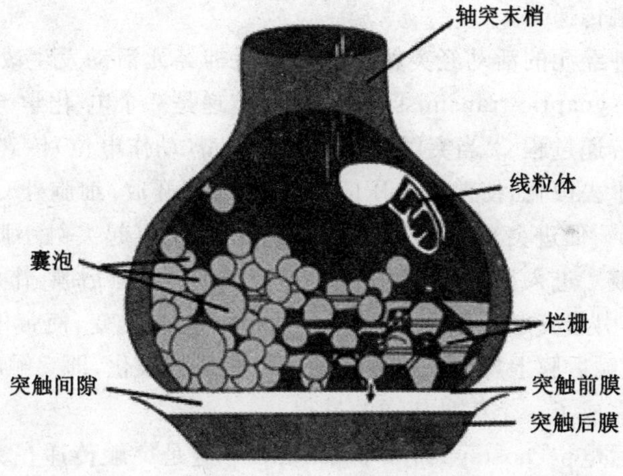

图 2-10-2　突触结构模式图

在突触小体的轴浆内，含有较多的线粒体和大量聚集的囊泡(突触小泡)。突触小泡的直径为 20～80 nm，它们含有高浓度的神经递质。根据神经元相互接触的部位，突触组成可分为三类：①轴突与胞体相接触；②轴突与树突相接触；③轴突与轴突相接触。其中，轴突与树突接触最为常见(见图 2-10-3)。

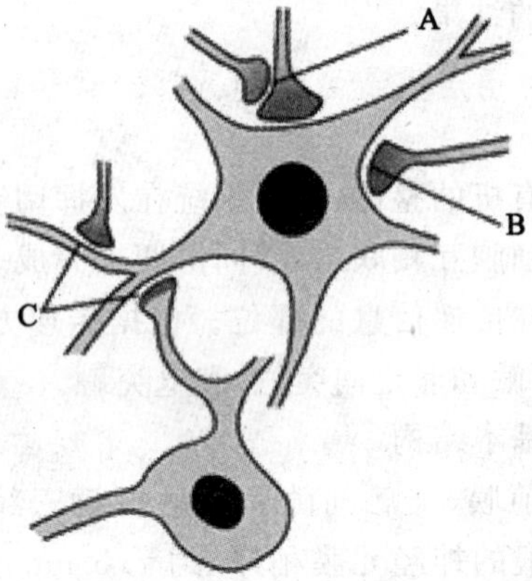

图 2-10-3　经典突触的分类示意图

A：轴-轴突触　B：轴-体突触　C：轴-树突触

（二）突触传递

突触前神经元的活动经突触引起突触后神经元活动发生改变的过程，称为突触传递（synaptic transmission）。突触传递是一个电-化学-电的过程。

1. 突触传递过程　当突触前神经元的兴奋（动作电位）传到神经末梢时，突触前膜发生去极化，使前膜电压门控 Ca^{2+} 通道开放，细胞外 Ca^{2+} 内流入突触小体内，Ca^{2+} 促进突触小泡与前膜融合和胞裂，引起突触小胞内神经递质的量子式释放。进入突触间隙的递质，经扩散到达突触后膜，作用于后膜上的特异性受体，引起突触后膜上某些离子通道通透性改变，使带电离子进出后膜，结果在突触后膜上发生一定程度的去极化或超极化，即突触后电位。这样就通过突触完成了一个信息传递的过程。

2. 突触后电位（postsynaptic potential）　这是突触传递在突触后神经元中所产生的电位变化。有兴奋性突触后电位和抑制性突触后电位。

（1）兴奋性突触后电位（excitatory postsynaptic potential，EPSP）：是突触前膜释放兴奋性递质，作用于突触后膜上的受体，引起突触后膜对 Na^+、K^+ 等离子的通透性增加（主要是 Na^+），导致 Na^+ 内流，出现局部去极化电位，使该突触后神经元的兴奋性升高，这种电位变化称为兴奋性突触后电位。

（2）抑制性突触后电位（inhibitory postsynaptic potential，IPSP）：是突触前膜释放抑制性递质，作用于突触后膜上的受体，引起突触后膜主要对 Cl^- 通透性增加，导致 Cl^- 内流，出现局部超极化电位，使该突触后神经元的兴奋性降低，这种电位变化称为抑制性突触后电位。

3.突触传递的特征

(1)单向传递:突触传递只能由突触前神经元传给突触后神经元,不可逆向传递。

(2)总和:突触是通过突触后电位传递信息,突触后电位是局部电位,可以总和。

(3)突触延搁:突触传递信息必须经历递质释放、扩散及其作用于后膜引起突触后电位,这种传递需较长时间的特性即为突触延搁。

(4)兴奋节律的改变:在一个反射活动中,如果同时分别记录传入神经和传出神经的冲动频率,可发现两者的频率并不相同。因为突触后神经元常同时接受多个突触前神经元的信号传递,最后传出冲动的节律取决于影响因素的综合效应。

(5)对内外环境变化的敏感性:神经元间的突触最易受内环境变化的影响。缺氧、酸碱度、离子浓度变化等均可改变突触的传递能力。

(6)易疲劳性:突触是反射弧中最易疲劳的环节,突触传递发生疲劳的原因可能与递质的耗竭有关,疲劳的出现是防止中枢过度兴奋的一种保护性抑制。

三、神经递质

神经递质(neurotransmitter)是指神经元之间或神经元与效应器细胞之间传递信息的化学物质。下面仅介绍几种主要的神经递质和受体。

(一)乙酰胆碱及其受体

乙酰胆碱(acetylcholine,ACh)是由胆碱和乙酰辅酶A在胆碱乙酰转移酶的催化作用下在胞质内合成的,合成后被输送到末梢储存在突触小泡内。

以乙酰胆碱为递质的神经元称为胆碱能神经元。在中枢分布极为广泛,如脊髓前角运动神经元、丘脑后部腹侧的特异性感觉投射神经元、脑干网状结构上行激动系统内的某些神经元以及纹状体内的部分神经元。以乙酰胆碱作为递质的神经纤维,称为胆碱能纤维。在外周,包括支配骨骼肌的躯体运动神经纤维、所有自主神经的节前纤维、大多数副交感节后纤维(少数释放肽类或嘌呤类)、少数交感神经节后纤维(支配小汗腺分泌和骨骼肌血管舒张)。

能与乙酰胆碱特异性结合的受体称为胆碱能受体。分为毒蕈碱受体(M受体)和烟碱受体(N受体)两类。毒蕈碱受体主要分布于副交感神经节后纤维支配的效应器细胞膜上,当M受体激活时,会产生心脏活动抑制,支气管平滑肌、消化道平滑肌、膀胱逼尿肌、虹膜环形肌收缩,消化腺、汗腺分泌增加和骨骼肌血管舒张等,这些作用称为毒蕈碱样作用(M样作用)。M样作用可被

M 受体拮抗剂阿托品阻断。烟碱受体分为 N_1 和 N_2 受体，N_1 受体分布于自主神经节的突触后膜上，可被六烃季铵阻断。N_2 受体位于骨骼肌的终板膜上，可被十烃季铵阻断。筒箭毒碱可阻断 N_1 和 N_2 受体，临床上常作为肌肉松弛剂。

（二）去甲肾上腺素和肾上腺素及其受体

去甲肾上腺素（norepinephrine）、肾上腺素（epinephrine）和多巴胺（dopamine）都属于儿茶酚胺。它们的合成原料是酪氨酸，酪氨酸在胞质内酪氨酸羟化酶和多巴脱羧酶作用下生成多巴胺，后者进入突触小泡储存；突触小泡内的多巴胺在多巴胺-β-羟化酶催化下转变为去甲肾上腺素；在肾上腺髓质嗜铬细胞和部分脑干神经元内还含有苯乙醇胺氮位甲基转移酶，可将去甲肾上腺素甲基化为肾上腺素。脑内的多巴胺主要由黑质合成，沿黑质-纹状体投射系统上行达纹状体，参与对躯体运动、精神情绪活动、垂体内分泌功能以及心血管活动等的调节。在中枢，以去甲肾上腺素作为递质的神经元称为去甲肾上腺素能神经元，其胞体主要位于中脑网状结构、脑桥的蓝斑和延髓网状结构的腹外侧部，参与心血管活动、情绪、体温、摄食和觉醒等的调节。以肾上腺素为递质的神经元称为肾上腺素能神经元，其胞体主要分布于延髓，可能参与心血管的调节活动。

去甲肾上腺素是外周神经末梢释放的一种重要的神经递质。末梢能释放去甲肾上腺素作为递质的神经纤维，称为肾上腺素能纤维。大部分交感神经节后纤维都属于肾上腺素能纤维。

肾上腺素能受体是指能与去甲肾上腺素结合的受体，可分为 α 型肾上腺素能受体（简称 α 受体）和 β 型肾上腺素能受体（简称 β 受体）。α 又分 α_1 和 α_2 两种亚型。β 又分 β_1、β_2 和 β_3 三种亚型。

1. α 受体　儿茶酚胺与 α 受体结合后所产生的平滑肌效应主要是兴奋性的，如血管收缩、子宫收缩等。但对小肠为抑制性效应，使小肠的平滑肌舒张。酚妥拉明为 α 受体阻断剂，可消除去甲肾上腺素引起的血管收缩、血压升高作用。

2. β 受体　β 受体主要有 β_1 受体和 β_2 受体两种亚型。β_1 受体分布于心脏组织中，如窦房结、房室传导系统、心肌等处，其作用是兴奋性的，促使心率加快、心缩力加强。在脂肪组织中也有 β_1 受体，可促进脂肪的分解代谢。β_2 受体分布于支气管、胃、肠、子宫及许多血管平滑肌细胞上，作用是抑制性的，即促使这些平滑肌舒张。β_3 可能参与脂肪的分解。普萘洛尔（心得安）是重要的 β 受体阻断剂，它对 β_1、β_2 两种受体都有阻断作用。阿替洛尔能阻断 β_1 受体，使心率减慢，对支气管平滑肌作用很小；丁氧胺则主要阻断 β_2 受体。

值得注意的是，受体不仅存在于突触后膜，在突触前膜上也存在，称为突触前受体。突触前受体的主要作用是调节神经末梢递质的释放。当突触前膜释放某种递质过多时，可激活突触前受体，通过负反馈作用抑制该递质的释放。临床上用 α_2 受体激动剂可乐定治疗高血压。

第二节　神经系统的感觉分析功能

感觉是指体内外的各种刺激作用于感受器，然后被转换成神经冲动，经特定的途径传送到中枢，经过中枢分析，产生各种感觉。在对感觉的分析过程中，中枢神经系统各部位的功能是不同的。

一、脊髓的感觉传导与分析功能

脊髓是重要的感觉传导通路。由脊髓上传到大脑皮层的感觉传导路径可分为两类，一为浅感觉传导路径，另一为深感觉传导路径。浅感觉传导路径传导痛觉、温度觉和触压觉；其传入由后根进入脊髓，然后在后角更换神经元，第二级神经元再发出纤维在脊髓中央管前交叉至对侧，分别经脊髓丘脑侧束（痛觉、温觉）和脊髓丘脑前束（粗触压觉）上行抵达丘脑。深感觉传导路径传导本体感觉，其传入纤维由后根进入脊髓后，在同侧后索上行，抵达延髓下部薄束核和楔束核后更换神经元，第二级神经元发出纤维进行交叉到对侧，经内侧丘系至丘脑。精细触压觉，其传导路径和深感觉传导路径一致。因此，浅感觉传导路径是先交叉再上行，而深感觉传导路径是先上行再交叉；在脊髓半离断的情况下，浅感觉的障碍发生在离断的对侧，本体觉和精细触压觉的障碍发生在离断的同侧。在脊髓空洞症患者，中央管部分有空腔形成，破坏了在中央管前进行交叉的浅感觉传导路径，造成浅感觉障碍。痛觉、温觉传入纤维进入脊髓后，在进入水平的 1～2 个节段内更换神经元交叉到对侧，粗触压觉传入纤维进入脊髓后分成上行与下行纤维，分别在多个节段内更换神经元交叉至对侧，因此较局限地破坏中央管前交叉的浅感觉传导路径，仅使相应节段双侧皮节的痛觉、温觉发生障碍，而粗触压觉基本不受影响，造成脊髓空洞症患者出现痛觉、温觉和粗触压觉障碍的分离现象。

二、丘脑及其感觉投射系统

丘脑的各种细胞群大致分为三大类：第一类细胞群称为特异感觉接替核，

是接受感觉的投射纤维，并经过换元投射到大脑皮层感觉区，包括后外侧腹核和后内侧腹核、内侧膝状体、外侧膝状体等。后外侧腹核为脊髓丘脑束与内侧丘系的换元站，同躯干、肢体感觉的传导有关；后内侧腹核为三叉丘系的换元站，与头面部感觉的传导有关。内侧膝状体是听觉路的换元站，发出纤维向大脑皮层听区投射。外侧膝状体是视觉传导路的换元站，上述细胞群是所有特定的感觉冲动（除嗅觉外）传向大脑皮层的换元接替站，称为特异感觉接替核。第二类细胞群称为联络核，接受感觉接替核和其他皮层下中枢来的纤维（但不直接接受感觉的投射纤维），经过换元主要有丘脑前核、腹外侧核、丘脑枕等。在功能上与各种感觉在丘脑和大脑皮层水平的联系协调有关，总称为联络核。第三类细胞群称为非特异投射核，是靠近中线的所谓内髓板以内的各种结构，主要是髓板内核群，这些细胞群可以通过多突触接替换元后，弥散地投射到整个大脑皮层，起着维持大脑皮层兴奋状态的重要作用。

根据丘脑各部分向大脑皮层投射特征的不同，可把丘脑分成两大系统，特异投射系统和非特异投射系统。特异投射系统是指第一类细胞群，它们投向大脑皮层的特定区域，具有点对点的投射关系，能引起特定的感觉。非特异投射系统是指第三类细胞群，它们弥散地投射到大脑皮层的广泛区域，不具有点对点的投射关系，维持和改变大脑皮层的兴奋状态。第二类细胞群在结构上大部分也与大脑皮层有特定的投射关系，投射到皮层的特定区域，所以也可以归属于特异投射系统（见图 2-10-4）。

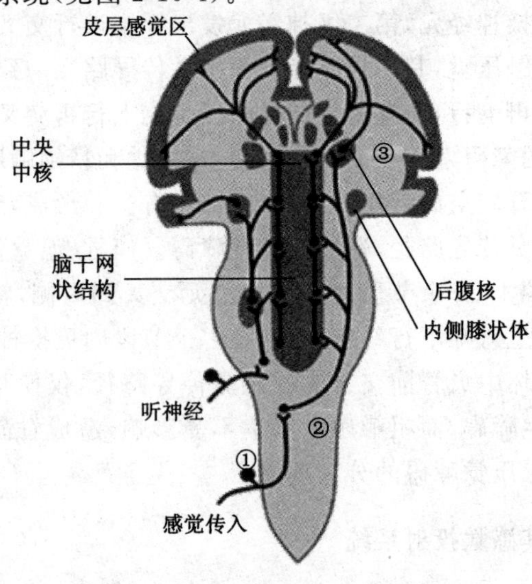

图 2-10-4　感觉投射系统示意图

在脑干网状结构内具有上行唤醒作用的功能系统，这一系统称为脑干网状结构上行激动系统(ascending reticular activating system)。目前知道，上行激动系统主要就是通过丘脑非特异投射系统发挥作用的，其作用就是维持与改变大脑皮层的兴奋状态。特异投射系统向大脑皮层传导时，发出侧支与脑干网状结构内神经元发生突触联系，网状结构接受刺激反复换元上行，抵达丘脑的第三类细胞群，进一步向大脑皮层作弥散性投射。由于这一系统是一个多突触接替的上行系统，因此易于受药物的影响而发生传导阻滞。例如，巴比妥类催眠药作用可能就是由于阻断了上行激动系统的传导；一些全身麻醉药(如乙醚)也可能是首先抑制了上行激动系统和大脑皮层的活动而发挥麻醉作用的。

三、大脑皮层的感觉分析功能

大脑皮层是产生感觉的最高级中枢。各种感觉传入投射到大脑皮层的不同区域。

(一)体表感觉代表区

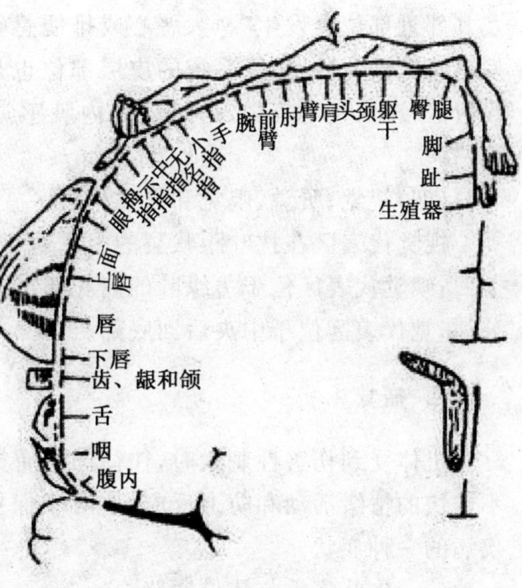

图 2-10-5　人大脑皮层体表感觉区示意图

全身体表感觉的投射区是中央后回，称为第一感觉区。体表感觉投射规律如下：①交叉投射，即一侧传入冲动向对侧皮层投射，但头面部感觉的投射是双侧性的。②投射区域的大小与感觉分辨精细程度有关，分辨愈精细，代表区愈大，感觉灵敏度高的拇指、示指、唇的皮层代表区面积大。③呈倒立的投射，即下肢的感觉区在皮层的顶部，上肢感觉区在中间，头面部感觉区在底部，但头面部的内部安排仍是正立的(见图 2-10-5)。

在人脑中央前回与岛叶之间还有第二感觉区。第二感觉区面积远比第一感觉区小，刺激第二感觉区可以产生麻木感，这种感觉具有双侧性；但人类切除第二感觉区后，并不产生显著的感觉障碍。有人认为，第二感觉区与痛觉有较密切的关系，它可能接受痛觉传入的投射。

（二）本体感觉代表区

中央前回是运动区。在较低等的哺乳类动物（如猫、兔等），体表感觉区与运动区基本重合在一起，称为感觉运动区。在灵长类动物（如猴、猩猩），体表感觉区与运动区逐渐分离，前者位于中央后回，后者位于中央前回，但这种分化也是相对的。本体感觉是指肌肉、关节等的位置觉和运动觉，代表区主要在中央前回。接受来自肌肉、关节等处的感觉信息，从而感知身体在空间的位置、姿势以及身体各部分在运动中的状态。

（三）内脏感觉代表区

内脏感觉在皮层也有代表区。人脑电刺激的研究发现，第二感觉区和运动辅助区（supplementary motor area）都与内脏感觉有关。刺激第二感觉区及其邻近部位会发生味觉、恶心或排便感等，刺激运动辅助区会产生心悸、脸发热感等。此外，边缘系统的皮层部位也是内脏感觉的投射区域。内脏感觉投射区较小，且不集中，这可能是内脏感觉定位不够准确和性质模糊的原因之一。

（四）视觉、听觉、嗅觉和味觉代表区

视觉代表区在枕叶距状裂的上下缘；听觉代表区位于颞叶的颞横回和颞上回；嗅觉代表区位于边缘叶的前底部，包括梨状区皮层前部和杏仁核的一部分；味觉代表区位于中央后回底部。

四、痛觉

机体受到伤害性刺激时，往往产生痛觉。痛觉是一组复杂的感觉，常伴有不愉快的情绪活动和防卫反应，这对于保护机体是重要的。疼痛又常是许多疾病的一种症状。

（一）皮肤痛觉与传导通路

伤害性刺激作用于皮肤时，可先后出现两种性质不同的痛觉，即快痛和慢痛。快痛是一种尖锐而定位清楚的“刺痛”，在刺激时很快发生，撤除刺激后很快消失。慢痛是一种定位不明确的“烧灼痛”，它在刺激后过 0.5～1.0 s 才能被感觉到，痛感强烈而难以忍受，撤除刺激后还持续几秒钟，并伴有情绪反应及心血管和呼吸等方面的变化。

一般认为痛觉的感受器是游离神经末梢。引起痛觉不需要特殊的适宜刺激，任何形式的刺激只要达到一定强度有可能或已造成组织损伤时，都能引起痛觉，但其机制还不清楚。有人认为，这种游离神经末梢是一种化学感受器，当各种伤害性刺激作用时首先引致组织内释放某致痛物质（例如 K^+、H^+、组胺、5-羟色胺、缓激肽、前列腺素等),然后作用于游离神经末梢产生痛觉传入冲动,进入中枢引起痛觉。

疼痛的二重性质说明在痛觉位存在着不同传导速度的神经纤维。实验证明,传导快痛的外周神经纤维主要是有髓鞘的 Aδ 类纤维,其兴奋阈较低;传导慢痛的外周神经纤维主要是无髓鞘的 C 类纤维,其兴奋阈较高。

(二)内脏痛的特征与牵涉痛

内脏痛是临床常见的症状。内脏痛有与皮肤痛相比较有下列特征:①缓慢、持续、定位不清楚和对刺激的分辨能力差。②能使皮肤致痛的刺激(切割、烧灼等),作用于内脏一般不产生疼痛;而机械性牵拉、缺血、痉挛和炎症等刺激作用于内脏,则能产生疼痛。③内脏痛一般都有牵涉痛。

内脏疾病往往引起远隔的体表部位发生疼痛或痛觉过敏,这种现象称为牵涉痛。例如,心肌缺血时,可发生心前区、左肩和左上臂的疼痛;胆囊病变时,右肩区会出现疼痛;阑尾炎时,常感上腹部或脐区有疼痛(见表 2-10-1)。

表 2-10-1 常见内脏疾病牵涉痛的部位和压痛区

患病内脏器官	心脏	胃、胰	肝、胆	肾、输尿管	小肠、阑尾
体表疼痛部位	心前区、左肩、左臂尺侧	左上腹、肩胛间	右上腹、右肩部	腰部、腹股沟	上腹部或脐周

知识链接:疼痛是临床上最常见的症状之一,病人往往是因为感觉到身体有明显的疼痛而就医。疼痛不同于其他感觉,常伴有心率增快、血压升高、呼吸急促等生理变化。剧烈疼痛可使心脏的活动减弱、血压下降,甚至引起休克。同时,疼痛常伴随焦虑、烦躁、惊恐等情绪反应。疼痛的主观体验及所伴的各种反应,常因机体当时的功能状态、心理和所处的环境不同而有很大差别。如在战场上战士负伤当时往往不觉明显疼痛,而同样程度的创伤在平时就会疼痛难忍。临床证明,给某些疼痛患者使用安慰剂(如生理盐水),可使疼痛暂时缓解,说明心理活动对疼痛有很大影响。

第三节 神经系统对躯体运动的调节

躯体运动是人类和动物最基本的功能之一。各种躯体运动是在神经系统的控制下,通过骨骼肌的收缩和舒张完成的。躯体运动最基本的中枢在脊髓,最高中枢在大脑皮质。

一、脊髓和脑干运动元

在脊髓的前角中，存在大量运动神经元，即α、β和γ运动神经元，在脑干的大多数神经核中也存在脑运动神经元。α运动神经元和脑运动神经元发出轴突直达所支配的肌肉。因此它们是躯体运动反射的最后通路。α运动神经元和γ运动神经元，都是释放乙酰胆碱作为递质的，α运动神经元支配梭外肌，γ运动神经元支配梭内肌。在一般情况下，γ运动神经元的兴奋性较高，从而调节着肌梭对牵拉刺激的敏感性。

由一个α运动神经元及其支配的全部肌纤维所组成的功能单位，称为运动单位。运动单位的大小，决定于神经元轴突末梢分支数目的多少，一般是肌肉愈大，运动单位也愈大。例如，一个眼外肌运动神经元只支配6～12根肌纤维，而一个四肢肌(如三角肌)的运动神经元所支配的肌纤维数目可达2000根。前者有利于肌肉进行精细的运动，后者有利于产生巨大的肌张力。同一个运动单位的肌纤维，可以和其他运动单位的肌纤维交叉分布，使其所占有的空间范围比该单位肌纤维截面的总和大10～30倍；因此，即使只有少数运动神经元活动，在肌肉中产生的张力也是均匀的。

二、脊髓对躯体运动的调节

(一)牵张反射

骨骼肌受到外力牵拉而伸长时，能反射性地引起受牵拉的同一肌肉收缩，称为牵张反射(stretch reflex)。牵张反射可分为腱反射和肌紧张两种类型。

1.腱反射　腱反射指快速牵拉肌腱时引起的牵张反射。例如，当膝关节半屈曲位时，叩击股四头肌肌腱，可使股四头肌因受牵拉而发生一次快速的收缩，称为膝跳反射；当叩击跟腱时，可引起腓肠肌快速的反射性收缩，称为跟腱反射。腱反射是单突触反射，比较简单。临床上如果腱反射减弱或消失，常提示该反射弧的神经或脊髓中枢部分有损伤；而腱反射亢进，提示控制脊髓的高级中枢的作用减弱，可能是高级中枢有病变的指征。

2.肌紧张　肌紧张指缓慢持续牵拉肌腱时发生的牵张反射，其表现为受牵拉肌肉能发生轻度而持续的收缩，阻止被拉长。肌紧张是维持躯体姿势最基本的反射活动。例如，由于重力影响，支持体重的关节趋向于被重力所弯曲，关节弯曲必使伸肌肌腱受到持续牵拉，从而产生牵张反射引起该肌的收缩，对抗关节的屈曲，维持站立姿势。由于重力经常作用于关节，因此这种牵张反射也就持续存在。肌紧张与腱反射的反射弧基本相似，感受器也是肌梭，但中枢的突触接替可能不止一个，即可能是多突触反射。肌紧张的反射是在同一肌肉内的不同运动单位进行交替性的收缩而不是同步性收缩，所以肌紧张能持久维持而不易疲劳。

（二）屈肌反射与对侧伸肌反射

在脊动物的皮肤接受伤害性刺激时，受刺激一侧的肢体出现屈曲的反应，关节的屈肌收缩而伸肌弛缓，称为屈肌反射。屈肌反射具有保持性意义。如刺激强度加大，则可以在同侧肢体发生屈肌反射的基础上出现对侧肢体伸直的反射活动，称为对侧伸肌反射。对侧伸肌反射是姿势反射之一，具有维持姿势的生理意义，动物一侧肢体屈曲，对侧肢体伸直以支持体重。

（三）脊休克

在动物中将脊髓与延髓的联系切断，也就是将脊髓与高位中枢离断，用以研究脊髓单独的功能。与高位中枢离断的脊髓，暂时丧失反射活动的能力，进入无反应状态，这种现象称为脊休克(spinal shock)。脊休克的主要表现为：骨骼肌紧张性减低甚至消失，血压下降，外周血管扩张，发汗反射不出现，粪尿潴留，动物躯体与内脏反射活动均减退以至消失。脊休克是暂时现象，一些以脊髓为基本中枢的反射活动可逐渐恢复，最先恢复的是屈肌反射和腱反射等比较原始的反射，而后是对侧伸肌反射和搔爬反射等较复杂的反射，血压也逐渐回升到一定水平，并具有一定程度的排粪、排尿能力。不同种类动物恢复的时间也不一样，如蛙在脊髓离断后数分钟内即恢复，犬需几天时间，而人类恢复最慢，需数周至数月。脊休克的产生并不是切断损伤的刺激性影响引起的，因为反射恢复后进行第二次脊髓切断损伤并不能使脊休克重现。所以，脊休克的产生原因是由于离断的脊髓突然失去了高位中枢的调节。脊休克的产生与恢复，说明脊髓可以完成某些简单的反射活动，但正常时它们是在高位中枢调节下进行活动的。

三、脑干对肌紧张的调节

低位脑干通过网状结构内的易化区和抑制区实现对肌紧张的调节。

（一）脑干网状结构易化区

脑干网状结构中加强肌紧张和肌运动的区域，称为脑干网状结构易化区。易化区的范围较广，包括延髓网状结构的背外侧部分、脑桥被盖、中脑中央灰质及被盖等部位。此外，前庭核、小脑前叶两侧部等部位也有加强肌紧张的作用。

(二)脑干网状结构抑制区

脑干网状结构中抑制肌紧张和肌运动的区域,称为脑干网状结构抑制区。抑制区较小,位于延髓网状结构的腹内侧部。此外,大脑皮层运动区、纹状体和小脑前叶蚓部等部位也有抑制肌紧张的作用,这种作用可能是通过加强脑干网状结构抑制区的活动来实现的(见图 2-10-6)。

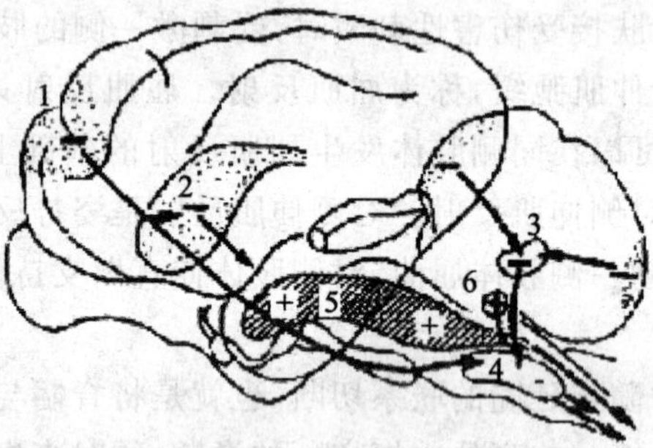

图 2-10-6　猫脑干网状结构下行抑制和易化系统示意图

+表示易化区　－表示抑制区　1.大脑皮层　2.尾状核　3.小脑　4.网状结构抑制区　5.网状结构易化区　6.延髓前庭区

正常情况下,易化区的活动较强,抑制区的活动较弱,两者在一定水平上保持相对平衡,以维持正常的肌紧张。

(三)去大脑僵直

在中脑上下丘之间切断脑干的动物,称为去大脑动物。在中脑上下丘切断脑干后,动物出现四肢伸直、头尾昂起、脊柱挺硬等伸肌(抗重力肌)过度紧张的现象,称为去大脑僵直(decerebrate rigidity)(见图 2-10-7)。

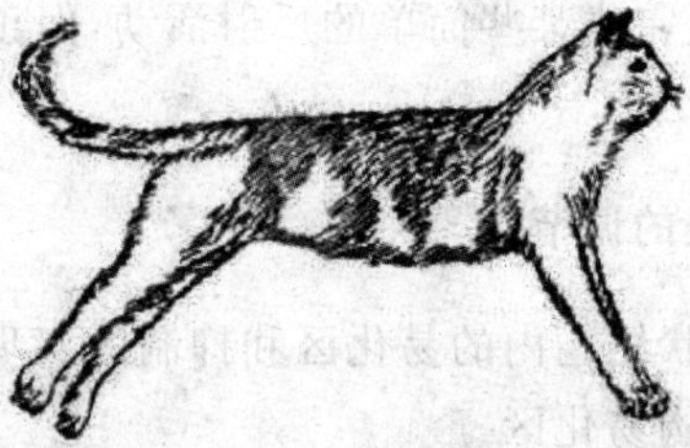

图 2-10-7　去大脑僵直

去大脑僵直的发生是因为切断了大脑皮层、纹状体等部位与网状结构的功能联系,造成易化区和抑制区之间的活动失衡,抑制区活动明显减弱,而易化区活动相对占优势的结果。当人类患某些脑部疾病时，也可以出现头后仰、上下肢僵硬伸直等类似动物去大脑僵直的现象，提示病变已严重侵犯脑干，是预后不良的信号。

四、姿势反射

中枢神经系统调节骨骼肌的肌紧张或产生相应的运动，以保持或改正身体空间的姿势，这种反射总称为姿势反射。前述的牵张反射、对侧伸肌反射就是最简单的姿势反射。

五、小脑对肌肉运动的调节

小脑对于维持姿势、调节肌紧张、协调随意运动均有重要的作用。根据小脑的传入、传出纤维的联系，可以将小脑划分为三个主要的功能部分，即前庭小脑、脊髓小脑和皮层小脑（见图 2-10-8）。

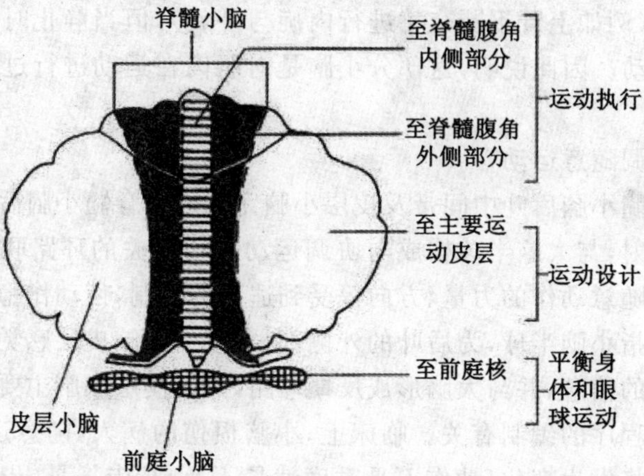

图 2-10-8 小脑结构示意图

（一）维持身体平衡

维持身体平衡是由前庭小脑完成的。前庭小脑主要由绒球小结叶构成，绒球小结叶的平衡功能与前庭器官及前庭核活动有密切关系。实验观察到，切除绒球小结叶的猴，由于平衡功能失调而不能站立，只能躲在墙角里依靠墙壁而站立；但其随意运动仍然很协调，能很好地完成吃食动作。在第四脑室附近出现肿瘤的患者，由于肿瘤往往压迫损伤绒球小结叶，患者站立不稳，但其肌肉运动协调仍良好。在动物实验中还观察到，犬切除小结叶后，则运动病不再发生；猫切除小结叶后，可出现位置性眼震颤(positional nystagmus)，当头位固定于特定位置时眼震颤即出现。以上均说明绒球小结叶对调节前庭核的活动有重要作用。

（二）调节肌紧张

调节肌紧张是由脊髓小脑完成的。脊髓小脑由小脑前叶和后叶的中间带区构成。这部分小脑主要接受脊髓传入纤维的投射，其感觉传入冲动主要来自肌肉与关节等本体感受器；但是前叶还接受视觉、听觉的传入信息，而后叶的中间带区还接受脑桥纤维的投射。前叶与肌紧张调节有关。前叶蚓部有抑制肌紧张的作用，前叶两侧部有加强肌紧张的作用，小脑前叶对肌紧张的调节既有抑制又有易化的双重作用。在进化过程中，前叶的肌紧张抑制作用逐渐减弱，而肌紧张的易化作用逐渐占主要地位。

后叶中间带有加强肌紧张的作用。受害动物或患者不能完成精巧动作，肌肉在完成动作时抖动而把握不住动作的方向（称为意向性震颤），行走摇晃呈酩酊蹒跚状，如动作越迅速则协调障碍也越明显。患者不能进行拮抗肌轮替快复动作（例如上臂不断交替进行内旋与外旋），但当静止时则看不出肌肉有异常的运动。因此说明，这部分小脑是对肌肉在运动进行过程中起协调作用的。

（三）协调随意运动

这是脊髓小脑后叶中间带及皮层小脑完成的。脊髓小脑后叶中间带接受脑桥纤维投射，与大脑半球构成与协调运动密切相关的环路联系。这种环路联系可以使随意动作的力量、方向等受到适当的控制，使动作稳定和准确。皮层小脑主要指小脑半球，为后叶的外侧部，它接受大脑皮层感觉区、运动区、联络区等传来的信息，并与大脑形成反馈环路，因而皮层小脑主要与运动计划的形成及运动程序的编制有关。临床上，小脑损伤的病人，随意运动的力量、方向及准确度将发生变化，动作不是过度就是不及，行走摇晃，步态蹒跚。这种小脑损伤后的动作性协调障碍，称为小脑性共济失调（cerebellar ataxia）。

六、基底神经节

基底神经节包括纹状体、丘脑底核、黑质。尾核、壳核和苍白球统称纹状体；其中苍白球是较古老的部分，称为旧纹状体，而尾核和壳核则进化较新，称为新纹状体。尾核、壳核、苍白球与丘脑底核、黑质在结构与功能上是紧密相连的。其中苍白球是纤维联系的中心，尾核、壳核、丘脑底核、黑质均发出纤维投射到苍白球，而苍白球也发出纤维与丘脑底核、黑质相联系。

基底神经节具有重要的运动调节功能，它与随意运动的稳定、肌紧张的控制及本体感觉传入信息的处理有关。基底神经节损伤的临床表现可分为两大类：一类是运动过少而肌紧张增强，如帕金森病（震颤麻痹），其病变部位主要在黑质，多巴胺递质释放减少；另一类是运动过多而肌紧张降低，如舞蹈病（手足徐动），其病变部位主要在纹状体，乙酰胆碱、γ-氨基丁酸释放减少。

知识链接：帕金森病又称震颤麻痹。其症状是全身肌紧张增强，肌肉强直，随意运动减少，动作缓慢，面部表情呆板，常出现静止性震颤。病理学研究表明，帕金森病的主要病变部位在中脑黑质，由于黑质细胞受损，使脑内多巴胺含量大大减少。中脑黑质内含多巴胺神经元，而纹状体内存在乙酰胆碱递质系统。目前认为：黑质上行抵达纹状体的多巴胺递质系统具有抑制纹状体内乙酰胆碱递质系统的功能。而帕金森病的产生，是因为黑质的多巴胺递质释放减少，导致纹状体内乙酰胆碱递质系统功能亢进，因而出现上述一系列症状。

舞蹈病主要表现为不自主的上肢和头部的舞蹈样动作，并伴有肌张力降低等。舞蹈病的主要病变部位在纹状体，其发病原因主要是纹状体内胆碱能和γ-氨基丁酸能神经元的功能减退，使黑质多巴胺神经元功能相对亢进所致。

七、大脑皮层对躯体运动的调节

（一）大脑皮层的主要运动区

大脑皮层是调节躯体运动的最高级中枢。大脑皮层的一些区域与躯体运动有密切的关系，这些区域称为大脑皮层运动区（见图2-10-9）。运动区有下列功能特征：①对躯体和四肢运动的支配具有交叉的性质，即一侧皮层主要支配对侧躯体的肌肉。头面部肌肉的支配多数是双侧性的，像咀嚼运动、喉运动及脸上运动的肌肉的支配是双侧性的；然而面神经支配的下部面肌及舌下神经支配的舌肌却主要受对侧皮层控制。因此，在一侧内囊损伤后，头面部多数肌肉并不完全麻痹，但对侧下部面肌及舌肌发生麻痹。②具有精细的功能定位，功能代表区的大小与运动的精细复杂程度有关；运动愈精细而复杂的肌肉，其代表区也愈大。③从运动区的上下分布来看，其定位安排呈身体的倒影；下肢代表区在顶部（膝关节以下肌肉代表区在皮层内侧面），上肢代表区在中间部，头面部肌肉代表区在底部（头面部代表区内部的安排仍为正立而不是倒置）。

由大脑皮层运动区发出的运动信号主要通过皮质脊髓束（包括皮质脊髓前束和皮质脊髓侧束）和皮质脑干束下行最后抵达脊髓前角和脑干的运动神

经元来控制躯体的运动。皮质脊髓前束主要控制躯干以及四肢近端的肌肉，与姿势的维持和粗大的运动有关；皮质脊髓侧束控制四肢远端肌肉，与精细的、技巧性的运动有关。人类皮质脊髓侧束受损将出现巴宾斯基征阳性，表现为用钝物划足趾外侧时出现拇趾背屈、其他四趾外展呈扇形。巴宾斯基征（Babinski sign）是一种较原始的屈肌反射，由于正常情况下脊髓受高位中枢的控制，这一反射被抑制表现不出来，当皮质脊髓侧束受损后，该抑制作用解除，出现巴宾斯基征阳性。临床上可根据此体征来判断皮质脊髓侧束有无损伤。婴儿由于皮质脊髓侧束发育不完全，成人在深睡或麻醉状态下都可出现巴宾斯基征阳性。

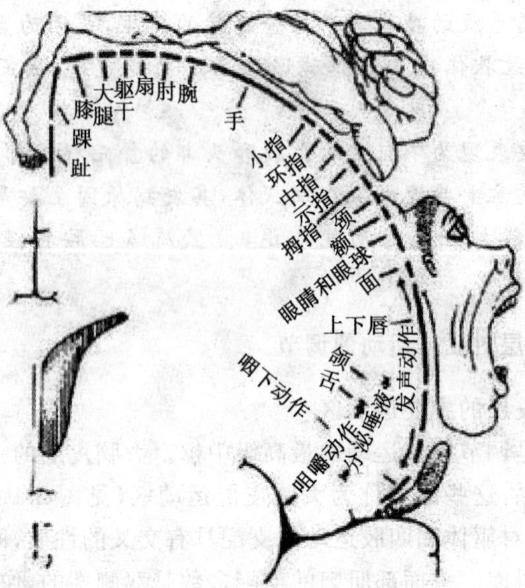

图 2-10-9　人大脑皮层运动区示意图

第四节　神经系统对内脏活动的调节

一、自主神经系统

自主神经系统是指调节内脏功能的神经装置，也可称为植物性神经系统或内脏神经系统。实际上，自主神经系统还是接受中枢神经系统的控制的，并不是完全独立自主的。按一般惯例，自主神经系统仅指支配内脏器官的传出神经，而不包括传入神经；并将其分成交感神经和副交感神经两部分。主要调节心肌、平滑肌、腺体的活动(见图 2-10-10)。

(一)交感和副交感神经的特征

交感神经起自脊髓胸腰段灰质的侧角。副交感神经的起源比较分散,一部分起自脑干的副交感神经核,一部分起自脊髓骶段灰质的侧角。交感神经的全身分布广泛,几乎所有内脏器官都受它支配;而副交感神经的分布较局限,某些器官不具有副交感神经支配。例如,皮肤和肌肉内的血管、一般的汗腺、竖毛肌、肾上腺髓质、肾就只有交感神经支配。

刺激交感神经的节前纤维,反应比较弥散;刺激副交感神经的节前纤维,反应比较局限,因为一根交感节前纤维往往和多个节内神经元发生突触联系,而副交感神经则不同。例如,猫颈上神经节内的交感节前与节后纤维之比为1∶11～1∶17,睫状神经节内的副交感节前与节后纤维之比为 1∶2。

(二)交感和副交感神经系统的功能

自主神经系统的功能在于调节心肌、平滑肌和腺体(消化腺、汗腺、部分内分泌腺)的活动(见表 2-10-2)。除少数器官外,一般组织器官都接受交感和副交感的双重支配。在具有双重支配的器官中,交感和副交感神经的作用往往具有拮抗的性质。例如,对于心脏,迷走神经具有抑制作用,而交感神经具有兴奋作用;对于小肠平滑肌,迷走神经具有增强其运动的作用,而交感神经却具有抑制作用。在某些外周效应器上,交感和副交感神经的作用是一致的,例如唾液腺的交感神经和副交感神经支配都有促进分泌的作用;但两者的作用也有差别,前者的分泌黏稠,后者的分泌稀薄。

自主神经对效应器的支配,一般具有持久的紧张性作用。例如,切断支配心脏的迷走神经,则心率增加,说明心迷走神经本来有紧张性冲动传出,对心脏具有持久的抑制作用;切断心交感神经,则心率减慢,说明心交感神经也有紧张性冲动传出。又如,切断支配虹膜的副交感神经,则瞳孔散大;切断其交感神经,则瞳孔缩小,也说明自主神经的活动具有紧张性。自主神经中枢具有紧张性冲动传出的原因是多方面的,其中有反射性和体液性原因。例如,来自主动脉弓和颈动脉窦区域的压力和化学感受器的传入冲动,对维持自主神经的紧张性活动有重要作用;而中枢神经组织内 CO_2 浓度,对维持交感缩血管中枢的紧张性活动有重要作用。

自主神经的外周性作用与效应器本身的功能状态有关。例如,刺激交感神经可引致动物无孕子宫的运动受到抑制,而对有孕子宫却可加强其运动(因为无孕与有孕子宫的受体不一样);又如,胃幽门如果原来处于收缩状态,则刺激迷走神经使之舒张,如原来处于舒张状态,则刺激迷走神经使之收缩。

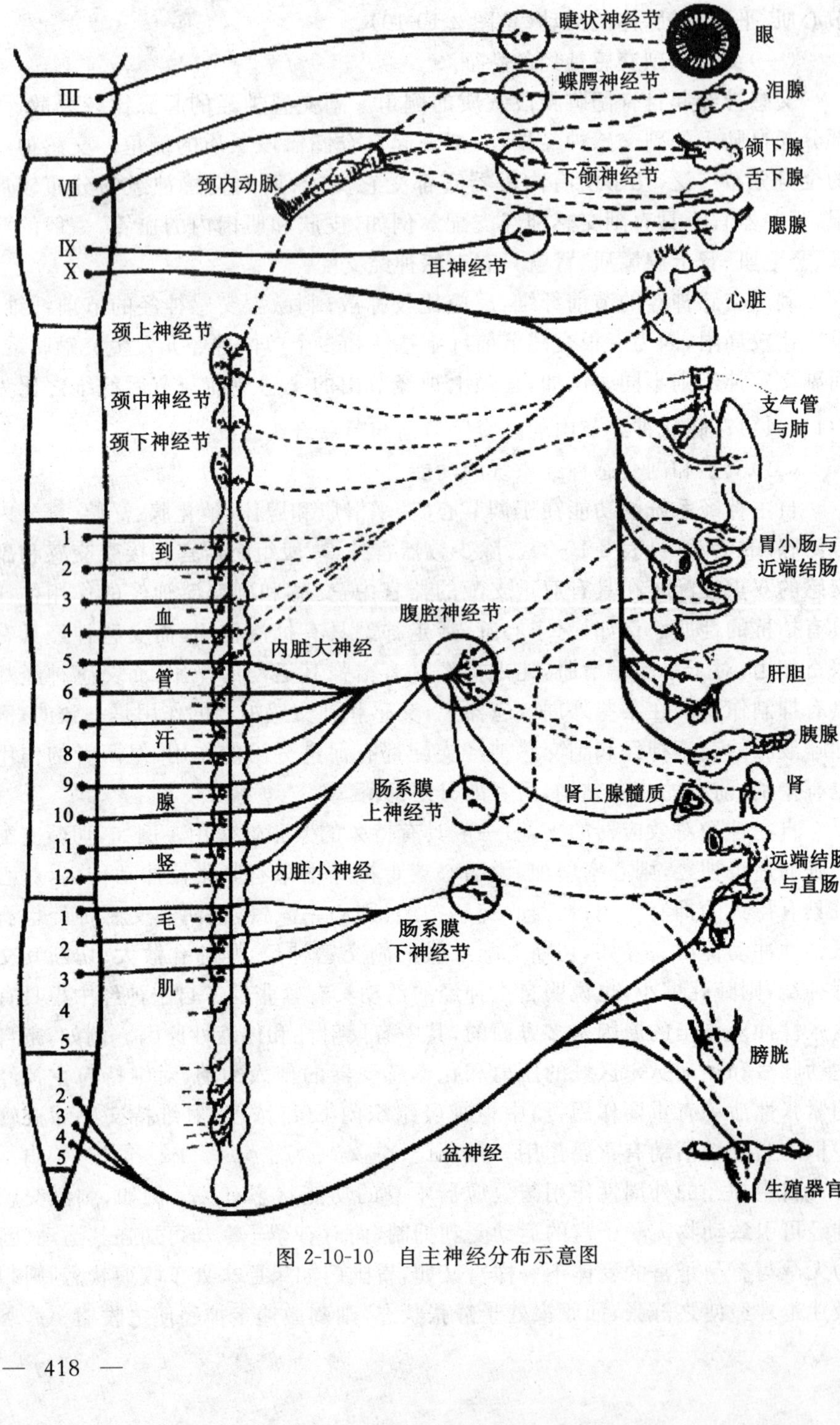

图 2-10-10　自主神经分布示意图

表 2-10-2　自主神经的主要功能

器官	交感神经	副交感神经
循环器官	心跳加快，心肌收缩力加强腹腔内脏血管、皮肤血管以及分布于唾液腺与外生殖器官的血管均收缩，肌肉血管可收缩（肾上腺素能）或舒张（胆碱能）	心跳减慢，心肌收缩减弱部分血管（如软脑膜动脉与分布于外生殖器的血管等）舒张
呼吸器官	支气管平滑肌舒张	支气管平滑肌收缩，促进黏膜腺分泌
消化器官	分泌黏稠唾液，抑制胃肠运动，促进括约肌收缩，抑制胆囊活动	分泌稀薄唾液，促进胃液、胰液分泌，促进胃肠运动和括约肌舒张，促进胆囊收缩
泌尿生殖器官	促进肾小管的重吸收，使逼尿肌舒张和括约肌收缩，使有孕子宫收缩，无孕子宫舒张	使逼尿肌收缩和括约肌舒张
眼	瞳孔扩大	瞳孔缩小
皮肤	竖毛肌收缩，汗腺分泌	
代谢	促进糖原分解，促进肾上腺髓质激素分泌	促进胰岛素分泌

副交感神经系统的活动，不如交感神经系统的活动那样广泛，而是比较局限的。其整个系统的活动主要在于保护机体、休整恢复、促进消化、积蓄能量以及加强排泄和生殖功能等方面。

二、各级中枢对内脏活动的调节

（一）脊髓

脊髓是某些内脏反射活动，如血管张力、排尿、排便、发汗和勃起等的基本中枢，调节这些内脏活动的交感神经及部分副交感神经节前神经元位于脊髓胸腰段或骶段。临床上观察到，脊髓损伤的病人在脊休克期过去以后，上述内脏反射可以逐渐恢复，说明脊髓对内脏活动的确具有一定的调节能力，但由于失去了高位中枢的控制，这些反射远不能适应正常生理需要。

（二）脑干

脑干中有许多重要的内脏活动中枢。许多基本生命活动（如循环、呼吸、消化等）的反射性调节在延髓水平可初步完成，故延髓是基本的生命中枢。此外，中脑还有瞳孔对光反射中枢，脑桥有呼吸调整中枢、角膜反射中枢。

（三）下丘脑

下丘脑与大脑皮层、丘脑、脑干网状结构、腺垂体等有密切的功能联系，能把内脏活动与机体的其他生理过程联系起来，与躯体运动及情绪反应等都有密切的关系，是调节内脏活动的较高级中枢。

1.摄食行为调节　实验表明，如果损毁动物下丘脑外侧区，动物会拒绝摄食，用电流刺激该区动物则多食；如果损毁下丘脑腹内侧核，动物食量会大增并逐渐肥胖，而刺激该核，动物将停止摄食。提示下丘脑外侧区有摄食中枢，而腹内侧核中存在饱中枢。一般情况下，摄食中枢与饱中枢之间具有交互抑制的关系。

2.水平衡调节　人体对水平衡的调节包括摄水与排水两个方面。实验表明，下丘脑内控制饮水的区域在外侧区，与摄食中枢靠近。破坏下丘脑外侧区后，动物除拒食外，饮水量也明显减少。下丘脑控制排水的功能是通过改变抗利尿激素的分泌来完成的。下丘脑内存在着渗透压感受器，可根据血浆渗透压的变化来调节抗利尿激素的分泌。

3、对情绪反应的影响　下丘脑和情绪反应的关系极为密切。在间脑水平以上切除大脑的猫，可出现一系列交感神经活动亢进的现象，如张牙舞爪、毛发竖起、心跳加速、呼吸加快、瞳孔扩大、血压升高等，好似发怒一样，故称为“假怒”。在平时，下丘脑的这种活动由于受到大脑皮层的抑制，不易表现出来；切除大脑后，抑制被解除，轻微的刺激也可引发“假怒”。临床上，人类的下丘脑疾病也常常出现不正常的情绪反应。

下丘脑还是调节体温的基本中枢和控制日节律的关键部位，并且能够合成多种调节腺垂体功能的肽类物质，对人体内分泌功能的调节也有十分重要的作用。

（四）大脑皮层

大脑皮层是内脏活动最高级的调节和整合中枢，使机体能适应复杂的、变化多端的外环境，并保持内环境的稳定。与内脏活动关系密切的皮层结构是边缘系统和新皮层的某些区域。刺激边缘系统和新皮层的不同部位引起的内脏活动是很复杂的，如血压可以升高或降低，呼吸可以加快或减慢，胃肠运动可以加强或减弱，瞳孔可以扩大或缩小等。这提示，大脑皮层是许多初级中枢活动的调节者，能通过促进或抑制各级初级中枢的活动，调节更为复杂的生理活动。临床上常见的情绪、精神活动，特别是一些心理应激均可影响内脏活动；许多条件反射的建立，也使很多内脏活动的反射在非条件刺激到来之前，已提前做好了准备。

知识链接：人们在日常生活中，不可避免地受到来自各方面的心理和社会刺激，产生情绪反应。情绪对人体内脏功能的影响主要通过自主神经及内分泌活动的改变而引起。在不同的情绪状态下，可引起人体循环、呼吸、消化、物质代谢等活动的变化。积极的、愉快的情绪可动员人的各种潜力，提高工作效率，有益健康；过于紧张、消极的情绪则可使自主神经功能紊乱而导致疾病。人如果持续处于高度紧张状态，可使交感神经紧张度过强，迷走神经紧张度降低，导致心动过速、心绞痛、心肌梗死、高血压等。尤其是病人更易受情绪的影响，因而医护人员不仅要重视对病人躯体疾病的护理和治疗，同时也要重视对病人的心理治疗与护理。

复习题

1. 名词解释：突触、胆碱能受体、肾上腺素能受体、胆碱能纤维、肾上腺素能纤维、M样作用、牵涉痛、牵张反射、腱反射、脊休克、去大脑僵直。
2. 简述突触传递的基本过程。
3. 简述兴奋性突触和抑制性突触传递的过程。
4. 牵张反射有几种类型？各有何生理意义？
5. 简述交感神经和副交感神经的生理意义。

（夏宁）

第十一章　内分泌

知识目标：

1. 了解激素的分类、分泌方式、作用特性。
2. 理解下丘脑-垂体系统的内分泌功能。
3. 掌握甲状腺的内分泌功能及甲状腺激素的作用。
4. 掌握肾上腺的内分泌功能及肾上腺皮质激素的作用。
5. 掌握胰岛的内分泌功能及胰岛素的作用。

第一节　概述

内分泌(endocrine)是指腺细胞所分泌的物质直接进入血液或其他体液中，并对靶细胞产生调节效应的一种分泌形式。

内分泌系统是由内分泌腺和分散于某些器官组织中的内分泌细胞所组成的一个体内信息传递系统，它与神经系统、免疫系统密切联系，相互配合，共同调节机体的各种功能活动，维持内环境相对稳定。

人体主要的内分泌腺有垂体、甲状腺、甲状旁腺、肾上腺、胰岛、性腺、松果体和胸腺等(见图 2-11-1)。散在于组织器官中的内分泌细胞分布极广，如胃肠道黏膜、下丘脑、心血管、肺、肾脏、胎盘、皮肤等。

由内分泌腺或散在的内分泌细胞所分泌的，以体液为媒介，在细胞之间递送调节信息的高效能生物活性物质，称为激素(hormone)。被激素作用的细胞、组织和器官，分别称为靶细胞、靶组织和靶器官。

大多数激素经血液运输到远距离靶组织或靶细胞而发挥作用，这种方式称为远距分泌(telecrine)或血分泌(hemocrine)。某些激素可不经血液运输，而由组织液扩散作用于邻近细胞发挥作用，这种方式称为旁分泌（paracrine）。如果内分泌细胞所分泌的激素在局部扩散，又返回作用于该内分泌细胞而发挥反馈作用，这种方式称为自分泌（autocrine）。下丘脑有许多具有内分泌功能的神经细胞，这类神经细胞既能产生和传导神经冲动，又能合成和释放激素，故称神经内分泌细胞。它们所产生的激素称神经激素，可沿轴突借轴浆流动运送至末梢而释放入血液，这种方式称神经分泌（neurocrine）。

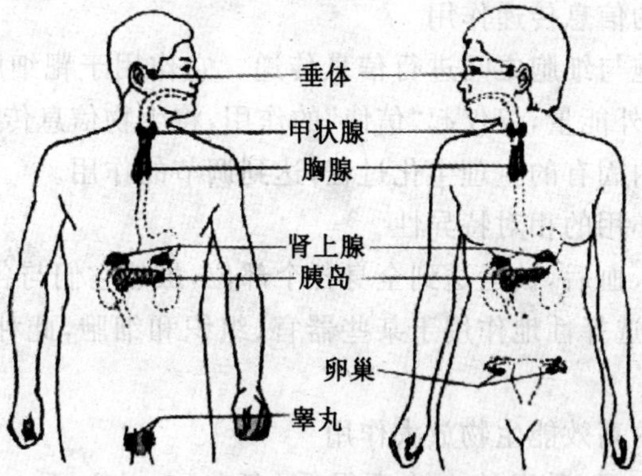

图 2-11-1　人体主要内分泌腺

一、激素的分类

激素的种类繁多，来源复杂，按其化学结构可分为胺类、多肽和蛋白质类、脂类三种。多数胺类、多肽和蛋白质类激素属于亲水性激素，与靶细胞膜受体结合产生调节效应；类固醇激素和甲状腺激素等属于亲脂性激素，可直接进入靶细胞内发挥作用。

（一）胺类激素

胺类激素（amine hormones）多为氨基酸的衍生物，如去甲肾上腺素、肾上腺素、甲状腺激素等。

（二）多肽和蛋白质类激素

多肽和蛋白质类激素（ peptide and protein hormones）包括从最小的三肽分子到由近 200 个氨基酸残基组成的多肽链及蛋白质。这类激素种类繁多，分布广泛。如下丘脑调节性多肽、神经垂体激素、胰岛素、降钙素和胃肠激素等。

（三）脂类激素

脂类激素（lipid hormones）指以脂质为原料合成的激素，主要为类固醇激素(steroid hormones)和脂肪酸衍生的生物活性廿烷酸类(eicosanoids)物质。

1.类固醇激素　类固醇激素因其共同前体是胆固醇而得名。如皮质醇、醛固酮、雌激素、孕激素以及雄激素等。

2.廿烷酸类　如前列腺素族、血栓素类和白三烯类。

二、激素作用的一般特性

(一)激素的信息传递作用

激素在细胞与细胞之间进行信息传递。它作用于靶细胞,既不添加新功能,也不提供额外能量,仅仅起“信使”的作用,将生物信息传递给靶细胞,增强或减弱靶细胞内固有的生理生化过程,达到调节的作用。

(二)激素作用的相对特异性

激素释放入血后,被运送到全身各个部位,虽然它们与各处的组织细胞有广泛接触,但只选择性地作用于某些器官、组织和细胞,此种特性称为激素作用的特异性。

(三)激素的高效能生物放大作用

在生理状态下,激素的血浓度很低,多在 pmol/L 至 nmol/L 的数量级。激素与受体结合后,通过引发细胞内信号转导程序,经逐级放大,可产生效能极高的生物放大效应。

(四)激素间的相互作用

1.协同作用　表现为多种激素联合作用时所产生的效应大于各激素单独作用所产生效应的总和。

2.拮抗作用　指不同激素间的调节结果相反。

3.允许作用　有的激素本身并不能直接对某些器官组织或细胞产生生物效应,但在它存在的条件下,却可使另一种激素的作用明显增强,这种现象称为激素的允许作用。

三、激素的分泌调节

正常情况下,内分泌腺都保持着一定的分泌活动,称为基础分泌。当内外环境因素改变时,激素的分泌活动在基础分泌的基础上可加强或减弱,使激素的分泌量增加或减少,从而使靶细胞、靶器官的活动与内外环境因素的变化相适应。激素分泌随内外环境的变化而改变,主要是通过神经调节完成的;而体内激素水平维持相对稳定,则主要是通过反馈调节实现的。反馈调节是一种自我调节。受控的内分泌细胞或腺体产生的激素可对控制部分的内分泌细胞或腺体发挥调节作用。

第二节　下丘脑与垂体内分泌

下丘脑与垂体在形态与功能上的联系非常密切，可将它们看作一个下丘脑-垂体功能单位（hypothalamus-hypophysis unit）。这个功能单位包括下丘脑-神经垂体系统和下丘脑-腺垂体系统。下丘脑内一些神经元兼有神经元和内分泌细胞的功能，可汇集和整合不同来源的信息，将神经活动的电信号转变为激素分泌的化学信号，协调神经调节与体液调节的关系，广泛参与机体功能调节。因此，下丘脑-垂体功能单位不仅是内分泌系统的调控中枢，也是神经内分泌功能的高级枢纽（见图 2-11-2）。

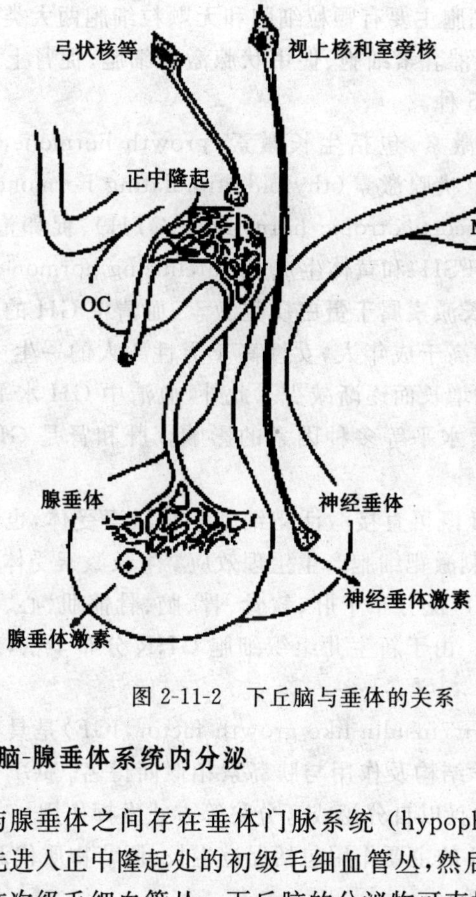

图 2-11-2　下丘脑与垂体的关系

一、下丘脑-腺垂体系统内分泌

下丘脑与腺垂体之间存在垂体门脉系统（hypophyseal portal system）。垂体上动脉先进入正中隆起处的初级毛细血管丛，然后再汇集成几条长门脉血管进入垂体次级毛细血管丛。下丘脑的分泌物可直接释放到垂体门脉血管血中，而无须通过体循环。

(一)下丘脑调节肽

下丘脑促垂体区的肽能神经元能合成并分泌一些调节腺垂体活动的肽类激素，统称为下丘脑调节肽(hypothalamic regulatory peptides，HRP)。

下丘脑调节肽包括9种，分别是促甲状腺激素释放激素(TRH)、促性腺激素释放激素(GnRH)、生长激素释放抑制激素即生长抑素(GHRIH)、生长激素释放激素(GHRH)、促肾上腺皮质激素释放激素(CRH)、促黑素细胞激素释放因子(MRF)、促黑素细胞激素释放抑制因子(MIF)、催乳素释放因子(PRF)、催乳素释放抑制因子(PIF)。

(二)腺垂体激素

腺垂体包括远侧部、中间部和结节部，远侧部是腺垂体的主要部分，约占垂体总重量的75%，细胞主要有颗粒细胞和无颗粒细胞两大类。其中颗粒细胞包括生长激素细胞、催乳素细胞、促甲状腺激素细胞、促肾上腺皮质激素细胞及促性腺激素细胞5种。

腺垂体分泌多种激素，包括生长激素(growth hormone，GH)、催乳素(prolactin，PRL)、促甲状腺激素(thyroid stimulating hormone，TSH)、促肾上腺皮质激素(adrenocorticotropic hormone，ACTH)、促卵泡激素(follicle stimulating hormone，FSH)和黄体生成素(luteinizing hormone，LH)等。

1.生长激素　生长激素属于蛋白质类激素，血清中GH的水平受年龄和性别的影响，一般儿童高于成年人，女性高于男性。人的一生中，青春期GH分泌率最高，随年龄的增长而逐渐减少。此外，血清中GH水平还受睡眠、体育锻炼、血糖及性激素水平等多种因素的影响。肝和肾是GH降解的主要部位。

(1)作用机制：GH既可直接激活靶细胞生长激素受体，也可诱导产生胰岛素样生长因子间接刺激靶细胞产生生理效应。生长激素受体(growth hormone receptor，GHR)广泛分布于肝、软骨、骨、脑、骨骼肌、心、肾以及脂肪细胞和免疫系统细胞等。由于新生儿组织细胞GHR分布丰富，对GH的作用敏感。

胰岛素样生长因子(insulin-like growth factor，IGF)是具有促生长作用的肽类物质，因其化学结构及作用与胰岛素相似而得名。IGF在肝以外的多数组织中都能生成，并且以自分泌或旁分泌等方式发挥作用。

(2)生物作用：GH的主要作用包括促进生长、调节物质代谢、参与机体的应激反应与免疫调节等。

1)促进生长:GH 直接刺激骨生长板前软骨细胞分化为软骨细胞,同时加宽骺板,骨基质沉积,促进骨的纵向生长。IGF 使软骨细胞增殖成为骨细胞,促进骨生长发育。

知识链接:幼年期 GH 分泌不足,患儿生长缓慢,身材矮小,称为侏儒症(dwarfism);幼年期 GH 分泌过多可患巨人症(gigantism)。成年后,如果 GH 分泌过多,由于骨骺已闭合,长骨不再生长,但肢端的短骨、颅骨及软组织可异常生长,表现为手足粗大,指趾末端如杵状,鼻大唇厚,下颌突出及内脏器官增大等现象,称为肢端肥大症(acromegaly)。

2)调节物质代谢:GH 能抑制外周组织摄取和利用葡萄糖,减少葡萄糖消耗,升高血糖水平;能促进脂肪分解,增强脂肪酸氧化,提供能量;既促进蛋白质合成,又促进蛋白质分解,总效应是合成大于分解。

此外,GH 能刺激 B 淋巴细胞产生抗体,维护免疫系统功能。

(3)分泌调节:GH 的分泌主要受下丘脑 GHRH 与 GHIH 的双重调节,前者促进 GH 分泌,后者抑制 GH 的分泌,同时 GH 对下丘脑和腺垂体有负反馈调节作用。

睡眠、饥饿、运动、低血糖等可引起 GH 分泌增多。甲状腺激素、雌激素、睾酮以及应激刺激也能促进 GH 分泌。

2.催乳素　催乳素属于蛋白质类激素,其分子结构 92%与 GH 十分相似,故二者作用有相似部分。

(1)生物作用:

1)对乳腺的作用:PRL 可促进乳腺发育,发动并维持乳腺泌乳。在女性青春期乳腺的发育中,雌激素、孕激素、生长素、皮质醇、胰岛素、甲状腺激素及 PRL 起着重要的作用。到妊娠期,PRL、雌激素与孕激素分泌增多,使乳腺组织进一步发育,由于血中雌激素与孕激素浓度过高,抑制 PRL 的泌乳作用,所以乳腺具备泌乳能力却不泌乳。分娩后,血中的雌激素和孕激素浓度大大降低,PRL 发挥始动和维持泌乳的作用。

2)对性腺的作用:PRL 对卵巢的黄体功能有一定的作用, PRL 与 LH 配合,促进黄体形成并维持分泌孕激素,但大剂量的 PRL 又能使黄体溶解,减少激素分泌。临床上患闭经溢乳综合征的妇女,表现特征为闭经、溢乳与不孕,患者一般都存在无排卵与雌激素水平低落,而血中 PRL 浓度却异常增高。

在男性,PRL 能维持和增加睾丸间质细胞 LH 受体的数量,提高睾丸间质细胞对 LH 的敏感性,促进雄性性成熟。

3)参与应激反应:在应激状态下,血中 PRL 浓度升高,而且往往与

ACTH 和 GH 浓度的增高一同出现，刺激停止数小时后才逐渐恢复到正常水平。故将 PRL、ACTH、GH 合称为应激反应中腺垂体分泌的三大激素。

4)调节免疫功能：PRL 可协同一些细胞因子促进淋巴细胞增殖，直接或间接促进 B 淋巴细胞分泌 IgM 和 IgG，增加抗体产量。同时，T 淋巴细胞等又能产生 PRL，以旁分泌或自分泌方式发挥作用。

(2)分泌调节：PRL 的分泌受下丘脑 PRF 与 PIF 的双重控制，前者促进 PRL 的分泌，后者抑制 PRL 的分泌。PIF 主要是多巴胺，可通过下丘脑或直接对腺垂体 PRL 分泌有抑制作用。除多巴胺外，GHIH、GABA 也有抑制分泌 PRL 的作用。TRH、血管活性肠肽、缩宫素、神经紧张肽等能促进 PRL 的分泌。在哺乳期，吸吮乳头的刺激引起传入神经冲动，经脊髓上传至下丘脑，使 PRF 神经元发生兴奋，PRF 释放增多，促使腺垂体分泌 PRL 增加。

3.促激素　腺垂体分泌 TSH、ACTH、FSH 及 LH 四种垂体促激素，入血后特异地作用于各自的靶腺，再经靶腺激素调节全身组织细胞的活动。TSH 的靶腺是甲状腺，促进甲状腺增生和甲状腺激素的合成与分泌。ACTH 的靶腺是肾上腺皮质，促进肾上腺皮质增生和糖皮质激素的合成与分泌。FSH 与 LH 的靶腺是两性的性腺，促进卵泡生长发育成熟并分泌大量雌激素，促进卵泡排卵、黄体生成和分泌。对于男性性功能，FSH 又名配子(精子)生成素(gametogenous hormone)，能促进睾丸的精子生成；LH 又名间质细胞刺激素(interstitial cell stimulating hormone)，能促进睾丸间质细胞分泌雄激素。TSH、ACTH、FSH 及 LH 分别与下丘脑以及各自外周内分泌靶腺构成下丘脑-腺垂体-甲状腺轴、下丘脑-腺垂体-肾上腺皮质轴和下丘脑-腺垂体-性腺轴系统。

二、下丘脑-神经垂体内分泌

神经垂体为下丘脑的延伸结构，不含腺细胞。下丘脑视上核和室旁核等部位合成的抗利尿激素(ADH)和缩宫素(OT)运送至神经垂体储存，当机体需要时释放入血。

(一)ADH 的作用与分泌的调节

1.生物作用　抗利尿激素能提高远曲小管和集合管对水的通透性，促进水的吸收，是尿液浓缩和稀释的关键性调节激素。当出现脱水、失血等情况时，ADH 释放增多，可使血管收缩，血压升高，故也称血管升压素(VP)。

2.分泌调节　ADH 的分泌主要受血浆晶体渗透压、循环血量和动脉血压变化的调节，其中以血浆晶体渗透压改变的调节作用最强，分别通过刺激渗透压感受器、容量感受器和压力感受器而发挥作用。

(二)OT 的作用与分泌的调节

1. 生物作用　OT 的主要作用包括:①分娩时,刺激子宫平滑肌强烈收缩。②刺激乳腺的平滑肌收缩,促进乳汁排出。由于该过程一般由婴儿吸吮乳头而引发,故称为射乳反射(milk ejection reflex)。

2. 分泌调节　OT 分泌的调节属于神经-内分泌调节。分娩时,胎儿对子宫颈产生机械性扩张,通过正反馈机制促进 OT 分泌。

第三节　甲状腺内分泌

甲状腺是人体内最大的内分泌腺,其重量为 20～25g。甲状腺由许多甲状腺滤泡组成,滤泡壁的腺泡上皮细胞是甲状腺激素合成与释放的部位。在甲状腺组织中,还有滤泡旁细胞,可分泌降钙素。

一、甲状腺激素的合成与运输

甲状腺激素主要有两种,即甲状腺素,又称四碘甲腺原氨酸(T_4)和三碘甲腺原氨酸(T_3),在腺体或血液中 T_4 含量较 T_3 多,约占总量的 90%,但 T_3 的生物学活性较 T_4 强约 5 倍,是甲状腺激素发挥生理作用的主要形式。

(一)甲状腺激素的合成

甲状腺激素合成的主要原料是碘和酪氨酸。碘主要来源于食物,人每天从食物中摄取的碘为 100～200 g,其中约 1/3 被甲状腺摄取。甲状腺激素的合成过程包括三个步骤:①甲状腺腺泡聚碘;②碘的活化;③酪氨酸的碘化与甲状腺激素的合成。

(二)甲状腺激素的储存、释放、运输和代谢

合成的 T_4 和 T_3 是以甲状腺球蛋白的形式储存于腺泡腔的胶质中。在适宜刺激下,甲状腺上皮细胞通过胞饮作用将腺泡腔中的甲状腺球蛋白吞入上皮细胞内,在溶酶体蛋白水解酶的作用下,释放 T_3、T_4 进入血液。T_3、T_4 释放入血后,99%是以结合的形式存在,1%以游离形式存在,且主要为 T_3。只有游离型的甲状腺激素才能进入组织,发挥其生理效应。血浆中 T_4 的半衰期约为 7 天,T_3 的半衰期为 7 天。肝、肾、垂体、骨骼肌是甲状腺激素降解的主要部位。脱碘是 T_4 和 T_3 降解的主要方式。80%的 T_4 在外周组织脱碘酶的作用下生成 T_3 和 rT_3,成为血液中 T_3 的主要来源。

二、甲状腺激素的生物学作用

甲状腺激素的主要作用是促进人体代谢和生长发育的过程。

（一）对代谢的影响

1. 对能量代谢的影响　甲状腺激素能增加体内绝大多数组织细胞（除了性腺、淋巴结、肺、皮肤、脾和脑之外）的能量代谢水平，增加组织的耗氧量，增加产热，使基础代谢率增高。

2. 对物质代谢的影响

（1）蛋白质代谢：甲状腺激素对蛋白质代谢的影响因量不同而有差异，正常生理水平的甲状腺激素促进蛋白质的合成。T_3 和 T_4 增多时加强蛋白质的分解代谢，使尿氮排出增多。甲状腺功能低下的病人，蛋白质合成减少，肌肉乏力，组织间隙中黏蛋白增多，并结合大量离子和水分子，在组织中形成一种特殊的、指压不凹陷的水肿，称为黏液性水肿（见图 2-11-3）。

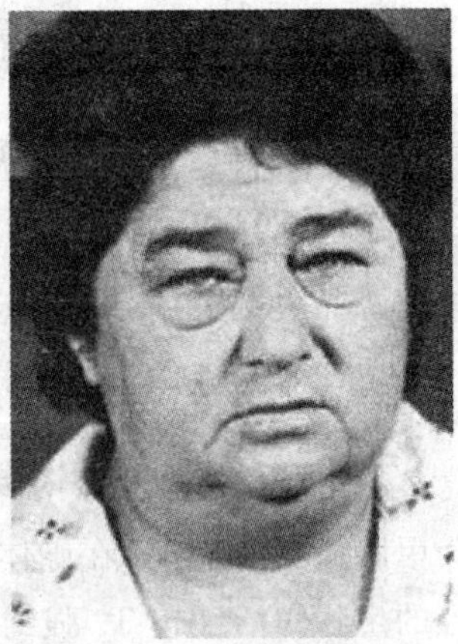

图 2-11-3　黏液性水肿

（2）糖代谢：甲状腺激素可促进小肠对糖的吸收，增强糖原分解和糖异生作用，使血糖升高；同时又增强外周组织对糖的利用，使血糖降低。

甲状腺激素还可加强肾上腺素、胰高血糖素、皮质醇和生长激素升高血糖的作用。

（3）脂肪代谢：甲状腺激素可促进脂肪酸氧化，加速胆固醇降解，并增强儿茶酚胺与胰高血糖素对脂肪的分解作用。甲状腺激素也可促进胆固醇的合成，但分解的速度超过合成。

（二）对生长发育的影响

T_3、T_4 是促进机体生长、发育的重要激素，尤其是对婴儿脑和长骨的生长发育影响极大。T_3、T_4 对生长发育的影响，在出生后最初的 4 个月内最为明显。先天性甲状腺功能不足的患者，不仅身材矮小，而且脑不能充分发育，智力低下，称呆小症（克汀病）。甲状腺激素影响生长、发育的机制与它促进神经细胞的生长以及骨的生长有关。

（三）其他作用

甲状腺激素可提高中枢神经系统的兴奋性，还可使心跳加快、加强，心输出量增大，外周血管扩张。

三、甲状腺激素分泌的调节

甲状腺机能活动主要受下丘脑-垂体-甲状腺轴的调节。此外,还可进行一定程度的自身调节和神经调节。

(一)下丘脑-垂体-甲状腺轴

下丘脑分泌的促甲状腺激素释放激素经垂体门脉系统至腺垂体,有促进促甲状腺激素合成和释放的作用。促甲状腺激素对甲状腺激素合成、释放的每个环节,从细胞聚碘到甲状腺球蛋白水解释放 T_3、T_4,均有促进作用。促甲状腺激素还能刺激甲状腺腺泡细胞核酸与蛋白质的合成,使腺细胞增生,腺体增大。血液中 T_3、T_4 浓度升高时,促甲状腺激素的合成与分泌即减少,T_3、T_4 的释放也随之减少;反之则增多。这种负反馈作用是体内 T_3、T_4 浓度维持生理水平的重要机制。例如,当饮食中缺碘造成甲状腺激素合成减少时,甲状腺激素对腺垂体的负反馈作用减弱,促甲状腺激素的分泌量增多,从而刺激甲状腺细胞增生,甲状腺肿大,临床上称为单纯性甲状腺肿(见图 2-11-4)。

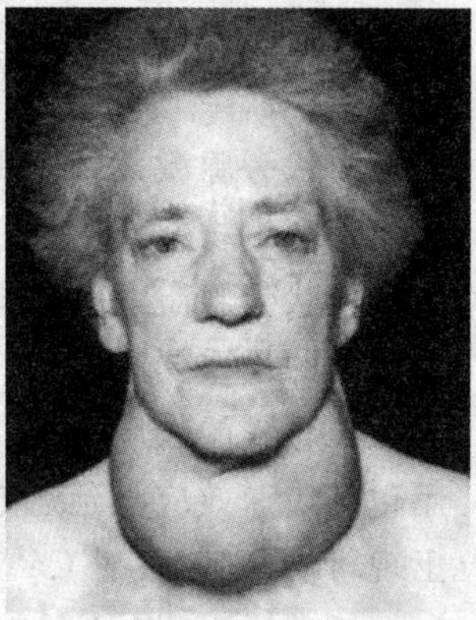

图 2-11-4 单纯性甲状腺肿

(二)自身调节

甲状腺能根据碘供应的情况,调整自身对碘的摄取和利用以及甲状腺激素的合成与释放,这种调节完全不受促甲状腺激素影响,故称自身调节或自我调节。

四、降钙素

降钙素(CT)主要是由甲状腺腺泡旁细胞分泌的肽类激素,胸腺也有分泌降钙素的功能。

(一)生物学作用

降钙素的主要作用是降低血钙和血磷,其受体主要分布在骨和肾。

1.对骨的作用 降钙素抑制破骨细胞活动,使成骨细胞活动增强。由于溶骨过程减弱和成骨过程加速,骨盐沉积,导致血钙、血磷浓度下降。

2.对肾脏的作用 降钙素降低肾小管对钙、磷、钠、氯等的重吸收,增加它们在尿中的排出量。此外,还可抑制小肠吸收钙和磷。

（二）分泌调节

降钙素的分泌主要受血钙浓度的调节，血钙浓度增加时分泌增加；反之，分泌减少。此外，胰高血糖素和某些胃肠道激素，如促胃液素、缩胆囊素也可促进降钙素分泌。

第四节　甲状旁腺内分泌

甲状旁腺激素(PTH)是由甲状旁腺细胞合成分泌的激素。

（一）生物学作用

甲状旁腺激素的生理作用主要是升高血钙和降低血磷，是调节血钙和血磷水平的最重要激素。

1. 对骨的作用　甲状旁腺激素动员骨钙入血，使血 Ca^{2+} 浓度升高。其作用包括快速效应与延迟效应两个时相。快速效应在 PTH 作用后数分钟即可出现，使骨细胞膜对 Ca^{2+} 的通透性迅速增高，骨液中的 Ca^{2+} 进入细胞，然后钙泵活动增强，将 Ca^{2+} 转运至细胞外液中，引起血钙升高。延迟效应在甲状旁腺激素作用后 12～14 小时出现，经数天甚至几周后才达高峰，其效应是通过激活破骨细胞的活动而实现的，加速骨组织的溶解，使钙、磷进入血液。

2. 对肾脏的作用　甲状旁腺激素抑制近球小管对磷酸盐的重吸收，增加尿磷排出，使血磷下降。同时，甲状旁腺激素促进远球小管对钙的重吸收，减少尿钙排出，使血钙升高。

（二）分泌调节

血浆钙浓度是调节甲状旁腺激素分泌的最重要的因素。血钙浓度降低可直接刺激甲状旁腺细胞分泌甲状旁腺激素。血中钙浓度是以负反馈形式调节甲状旁腺激素分泌的，当血钙升高时，甲状旁腺活动减弱，甲状旁腺激素分泌减少。当血钙浓度降低时，甲状旁腺激素分泌增多。在甲状旁腺激素作用下，促进肾脏重吸收钙增多，并促使骨内钙的释放，结果使已降低了的血钙浓度迅速回升。较长时间的低血钙，可刺激甲状旁腺增生。

此外，血磷升高也可引起甲状旁腺激素的分泌，这是由于血磷升高可使血钙降低，间接地引起了甲状旁腺激素的释放。降钙素也能促进甲状旁腺激素的分泌。

第五节　肾上腺内分泌

肾上腺由皮质和髓质两部分构成。

一、肾上腺皮质内分泌

肾上腺皮质由三层不同的细胞组成，从外向内分别为球状带、束状带和网状带。球状带细胞分泌盐皮质激素，主要是醛固酮；束状带细胞分泌糖皮质激素，主要是皮质醇；网状带细胞分泌性激素，主要是雄激素，也有少量雌激素。

（一）糖皮质激素的生理作用

1.对物质代谢的影响

（1）糖代谢：糖皮质激素是调节机体糖代谢的重要激素之一，它促进糖异生，升高血糖。这是由于它促进蛋白质分解，促进较多的氨基酸进入肝，同时增强肝脏内与糖异生有关酶的活性，致使糖异生过程大大加强。

糖皮质激素又有抗胰岛素作用，降低肌肉与脂肪等组织细胞对胰岛素的反应性，以致外周组织对葡萄糖的利用减少，促使血糖升高。

（2）蛋白质代谢：糖皮质激素促进肝外组织，特别是肌肉组织蛋白质分解，加速氨基酸转移至肝，生成肝糖原。

（3）脂肪代谢：糖皮质激素促进脂肪分解，增强脂肪酸在肝内的氧化过程，有利于糖异生作用。但全身不同部位的脂肪组织对糖皮质激素的敏感性不同，四肢敏感性较高，面部、肩部、颈部、躯干部的敏感性较低，却对胰岛素（它可促进脂肪合成）的敏感性较高。

（4）水盐代谢：皮质醇有较弱的储钠排钾的作用，即对肾远曲小管和集合管重吸收 Na^+ 和排出 K^+ 有轻微的促进作用。

2.在应激反应中的作用　当机体遇到感染、缺氧、饥饿、创伤、疼痛、手术、寒冷及精神紧张等刺激时，垂体分泌促肾上腺皮质激素增加，导致血中糖皮质激素浓度升高，并产生一系列的非特异性反应，称之为应激反应。引起应激反应的刺激称应激刺激。

在应激反应中，下丘脑-腺垂体-肾上腺皮质系统功能增强，提高机体对应激刺激的耐受能力和生存能力。药理剂量的糖皮质激素有抗炎、抗过敏、抗中毒、抗休克的作用。

3.对其他器官组织的作用

（1）对血细胞的影响：糖皮质激素可促进骨髓造血功能，使血液中红细胞和血小板的数量增多。它能促使附着在小血管壁边缘的粒细胞进入血液循环，使血液中中性粒细胞增多。抑制淋巴细胞DNA的合成过程，因而使淋巴细胞数量减少。对巨噬细胞系统吞噬和分解嗜酸粒细胞的活动有增强作用，使血中嗜酸粒细胞的数量减少。

(2)对心血管系统的影响：糖皮质激素能增强血管平滑肌对儿茶酚胺的敏感性（允许作用），有利于提高血管的张力和维持血压。糖皮质激素可降低毛细血管壁的通透性，减少血浆的滤出，有利于维持血容量。离体实验表明，糖皮质激素可增强心肌的收缩力，但在整体条件下对心脏的作用并不明显。

(3)对消化系统的影响：糖皮质激素能增加胃酸分泌和胃蛋白酶原的生成，因而有加剧和诱发溃疡病的可能。

(4)对神经系统的影响：糖皮质激素有提高中枢神经系统兴奋性的作用。

此外，糖皮质激素还可增强骨骼肌收缩力；促进胎儿肺泡表面活性物质的合成等。

（二）糖皮质激素分泌的调节

糖皮质激素的分泌可分为基础分泌和应激分泌两种形式。前者是指在正常生理状态下的分泌，后者是指应激刺激时机体发生适应性反应时的分泌。但无论是基础分泌还是应激分泌，均由下丘脑-腺垂体-肾上腺皮质轴进行调节，以维持血中糖皮质激素的相对稳定和在不同状态下的生理需要（见图2-11-5）。

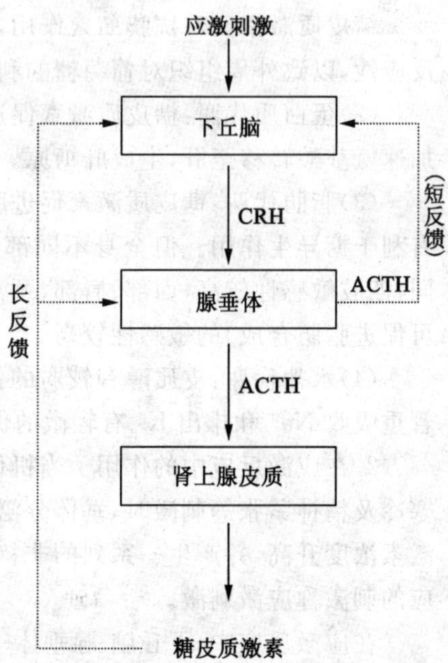

图2-11-5　下丘脑-腺垂体-肾上腺皮质轴

下丘脑促垂体区神经细胞合成释放的促肾上腺皮质激素释放激素(CRH)是一种小分子肽类激素，它通过垂体门脉系统被运送到腺垂体，促使腺垂体合成、分泌促肾上腺皮质激素(ACTH)，促肾上腺皮质激素可促进肾上腺皮质合成、分泌糖皮质激素，同时也刺激束状带和网状带发育生长。

在下丘脑-垂体-肾上腺皮质轴中，还存在着反馈调节。当垂体分泌的促肾上腺皮质激素在血中浓度达到一定水平时，通过短反馈作用于下丘脑促肾上腺皮质激素释放激素神经元，抑制促肾上腺皮质激素释放激素的释放。当血液中糖皮质激素浓度升高时，又可反馈作用于下丘脑和腺垂体，抑制促肾上腺皮质激素释放激素和促肾上腺皮质激素的分泌，这种反馈即长反馈。但在应激状态下，可能由于下丘脑和腺垂体对反馈刺激的敏感性降低，使这些负反馈作用暂时失效，促肾上腺皮质激素和糖皮质激素的分泌大大增加。

二、肾上腺髓质内分泌

肾上腺髓质内的嗜铬细胞能合成和分泌肾上腺素和去甲肾上腺素。

（一）肾上腺髓质激素的生理作用

肾上腺素与去甲肾上腺素的生理作用广泛而多样，其主要生理作用已在有关章节中分别介绍。这里主要讨论其在应急反应中的作用和对代谢的影响。

1. 在应急反应中的作用　当机体内外环境急剧变化时，如运动、低血压、创伤、寒冷、恐惧等紧急情况，不仅肾上腺皮质激素大量分泌，而且出现交感神经系统与肾上腺髓质同时活动的现象。人们把交感-肾上腺髓质系统活动的加强称之为应急反应。当这一系统活动加强时，髓质激素大量分泌，作用于中枢神经系统，提高其兴奋性，使反应灵敏；同时心率加快，心缩力加强，心输出量增加；呼吸频率增加，每分通气量增加；促进肝糖原与脂肪分解，使糖与脂肪酸增加，为骨骼肌、心肌等活动提供更多的能源。这些变化，有利于随时调整机体各种机能，以应付环境急变，使机体度过紧急时刻而“脱险”。

2. 对代谢的作用　肾上腺素和去甲肾上腺素能加强肝糖原、肌糖原分解；加速脂肪分解，促使乳酸合成糖原，抑制胰岛素的分泌，使血糖升高。另外，还能增加组织耗氧量和机体产热量。

（二）肾上腺髓质激素分泌的调节

支配肾上腺髓质的神经属交感神经节前纤维，其末梢释放乙酰胆碱，通过N型胆碱受体引起细胞释放肾上腺素和去甲肾上腺素。在应激情况下，可使肾上腺素和去甲肾上腺素分泌量增加到基础分泌量的1000倍，较长时间的交感神经兴奋可促进儿茶酚胺某些合成酶的数量增加和活性增强。促肾上腺皮质激素与糖皮质激素也可增强某些合成酶的活性，促进肾上腺素和去甲肾上腺素的合成和分泌。肾上腺髓质激素的分泌也存在负反馈调节，当血中儿茶酚胺的浓度增加到一定程度时，又可反馈地抑制儿茶酚胺的某些合成酶类的活性，使儿茶酚胺合成减少，浓度下降。

第六节　胰岛内分泌

胰岛细胞可分为四种类型：A 细胞约占 20％，分泌胰高血糖素；B 细胞约占 75％，分泌胰岛素；D 细胞约占 5％，分泌生长抑素；PP 细胞数量很少，分泌胰多肽。

一、胰岛素

胰岛素为含 51 个氨基酸残基的小分子蛋白质。正常人空腹状态下，血清胰岛素浓度为 35～145 pmol/L，半衰期只有 5～6 分钟。

（一）胰岛素的生物学作用

胰岛素是促进合成代谢、维持血糖正常水平最重要的激素。

1. 对糖代谢的影响　胰岛素加速全身组织，特别是肝脏、肌肉和脂肪组织摄取和利用葡萄糖，促进肝糖原和肌糖原的合成，抑制糖异生，从而使血糖降低。

2. 对脂肪代谢的影响　胰岛素可促进脂肪的合成与储存，促进葡萄糖进入脂肪细胞，合成三酰甘油和脂肪酸。胰岛素还抑制脂肪酶的活性，减少脂肪的分解。

3. 对蛋白质代谢的影响　胰岛素可促进氨基酸进入细胞内；促进脱氧核糖核酸、核糖核酸和蛋白质的合成；抑制蛋白质的分解。由于能促进蛋白质合成，所以胰岛素对机体的生长有调节作用，但需与生长素共同作用，促生长效果才显著。

（二）胰岛素分泌的调节

1. 血糖水平　血糖水平是调节胰岛素分泌最重要的因素。当血糖浓度升高时，胰岛素分泌明显增加，从而促进血糖降低；血糖浓度降低至正常水平时，胰岛素的分泌回到基础水平，从而维持血糖浓度相对稳定。此外，血中脂肪酸、酮体和氨基酸（主要为精氨酸和赖氨酸）浓度升高均可促进胰岛素分泌。

2. 激素的作用　胰高血糖素可直接作用于相邻的 B 细胞，刺激其分泌胰岛素。胰高血糖素又可以通过升高血糖而间接刺激胰岛素分泌。胃肠道激素如促胃液素、促胰液素、缩胆囊素和抑胃肽等都有刺激胰岛素分泌的作用，这一调节有重要的生理意义。生长素、糖皮质激素、甲状腺激素可通过升高血糖浓度而间接促进胰岛素的分泌，肾上腺素则抑制胰岛素的分泌。

3. 神经调节　胰岛受迷走神经和交感神经支配。迷走神经兴奋时，可通过胰岛 B 细胞膜上的 M 受体，引起胰岛素的释放，也可刺激胃肠道激素的分泌而间接促进胰岛素分泌。交感神经兴奋B细胞膜上α受体，抑制胰岛素的分泌。

二、胰高血糖素

（一）胰高血糖素的生物学作用

胰高血糖素是体内促进分解代谢、促进能量动员的激素。胰高血糖素最重要的作用是升高血糖。它能促进肝糖原分解，促进糖异生，使血糖浓度升高，并能使氨基酸加快进入细胞转化为葡萄糖。胰高血糖素还能促进脂肪分解，生成酮体增多。

（二）胰高血糖素分泌的调节

血糖浓度是最重要的调节因素。血糖升高抑制胰高血糖素的分泌，下降则起促进作用。氨基酸可促进胰高血糖素的分泌。胰岛素可直接作用于A细胞，抑制胰高血糖素的分泌，也可通过降低血糖间接刺激胰高血糖素的分泌。交感神经兴奋，通过α受体促进胰高血糖素的分泌，迷走神经则通过M受体抑制其分泌。

血糖浓度相对稳定是机体内环境稳态的内容之一。血糖浓度主要受胰岛素和胰高血糖素调节，而血糖浓度对它们的分泌又有调节作用。这就构成一个闭合的自动反馈调节系统，使血糖浓度稳定于正常水平。

知识链接：Ⅰ型糖尿病又称胰岛素依赖型糖尿病（IDDM）、青少年糖尿病、青年发病型糖尿病，多在35岁以前发病，占糖尿病患者的10%以下。Ⅰ型糖尿病是由于胰腺B细胞功能受损，体内胰岛素绝对缺乏，引起血糖水平持续升高，出现糖尿。依赖胰岛素治疗，并且终身使用。Ⅱ型糖尿病又称成人发病型糖尿病，多在35～40岁之后发病，占糖尿病患者的90%以上。Ⅱ型糖尿病患者体内产生胰岛素的能力并非完全丧失，有的患者体内胰岛素甚至产生过多，但胰岛素的作用效果却大打折扣。因此患者体内的胰岛素是一种相对缺乏，可以通过某些口服药物刺激体内胰岛素的分泌。

复习题

1.名词解释：内分泌、激素、允许作用、应激反应、应急反应。

2.简述激素作用的一般特性。

3.简述腺垂体激素的生理作用。

4.简述甲状腺激素、甲状旁腺激素、肾上腺皮质激素、胰岛素和胰高血糖素的生理作用及调节。

（徐晓霞）

第十二章　生殖

知识目标：

1. 掌握睾丸的生精功能。
2. 了解睾丸的内分泌功能。
3. 掌握卵巢的功能。
4. 理解月经周期及其形成机制。

生殖(reproduction)是指生物体发育成熟后，能够产生与自身相似的子代个体的生理功能，是生物体繁衍的重要生命活动。人的生殖过程是通过两性生殖系统的共同活动而实现的，包括两性生殖细胞(精子和卵子)的生成、受精、着床、胚胎发育及胎儿分娩等重要环节。

第一节　男性生殖

男性的主性器官是睾丸，附属器官包括输精管道(附睾、输精管、射精管和尿道)、附属腺(精囊腺、前列腺和尿道球腺)以及外生殖器等。睾丸具有生成精子和内分泌的功能，附属性器官的功能是完成精子的成熟、储存、运输和排射。

一、睾丸的生精作用

睾丸的生精作用(spermatogenesis)是指精原细胞(spermatogonium)发育为成熟精子的过程。从精原细胞发育成为精子的整个过程称为一个生精周期。人类的生精周期平均需要2个半月左右的时间。

（一）精子的生成过程

精子的生成是一个连续的过程，自青春期开始后，紧贴在生精小管基膜上的精原细胞开始分裂，通过多次有丝分裂变成初级精母细胞。然后形成次级精母细胞，这时染色体数目减少一半，为 22 条常染色体和 1 条 X 或 Y 性染色体。此后随即进行第二次成熟分裂形成精子细胞。最后，靠近管腔的精子细胞经过复杂的形态变化形成精子，释放入曲细精管腔内（见图 2-12-1）。

新生成的精子没有运动能力，被输送至附睾进一步成熟，需停留 18～24 小时后，才获得运动能力。精子形如蝌蚪状，分为头、尾两部分，头部主要由核、顶体及后顶体鞘组成，尾部又称鞭毛。正常男性射精每次射出精液 3～6 mL，每毫升精液含 3 亿～5 亿个精子，如果每毫升少于 0.2 亿个则不易使卵子受精。

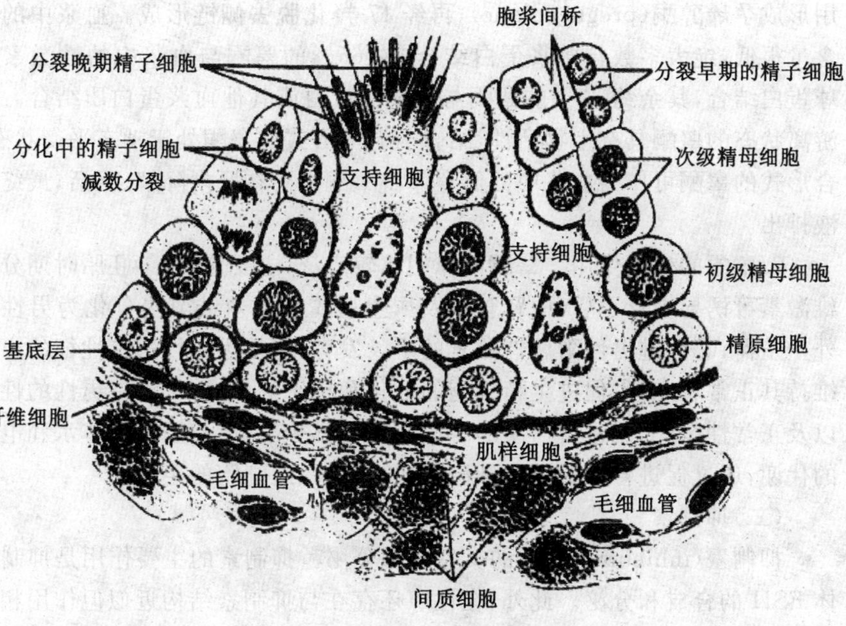

图 2-12-1　睾丸生精小管中精子的发生

知识链接：正常情况下，精子生成和存活的适宜温度低于体温 1～2 ℃。阴囊内的温度比腹腔内低 2 ℃左右，较适精子存活。如果由于某种原因，睾丸滞留于腹腔，未能下降到阴囊内，称为隐睾症，可引起男性不育。另外，长期吸烟、过量饮酒、放射线照射以及某些药物等，也可影响男性精子生成。

（二）支持细胞的作用

支持细胞在精子的生成和发育过程中具有重要的作用，主要包括：①支持、保护和营养作用；②参与形成血-睾屏障；③分泌功能。

二、睾丸的内分泌功能

（一）雄激素

雄激素（androgen）由睾丸的间质细胞分泌，主要包括睾酮（testosterone，T）、脱氢表雄酮（dehydroepiandrosterone，DHEA）、雄烯二酮（androstenedione）和雄酮（androsterone）等几种。其中，睾酮的生物活性最强，在进入靶组织后可转变为活性更强的双氢睾酮（dihydrotestosterone，DHT）。

1.睾酮的合成、运输和代谢　在间质细胞内，胆固醇经羟化、侧链裂解作用形成孕烯醇酮（pregnenolone），再经17-羟化脱去侧链形成。血浆中的睾酮含量很低，绝大多数与血浆蛋白结合，约65%的睾酮与血浆中的性激素结合球蛋白结合，其余约33%的睾酮与血浆白蛋白或其他血浆蛋白质结合。只有游离状态的睾酮具有生物活性，结合与游离形式的睾酮处于动态平衡状态，结合形式的睾酮可作为血浆中的储存库。睾酮主要在肝内降解、灭活，最终随尿液排出。

2.睾酮的生理作用　睾酮的作用比较广泛，主要包括：①胚胎时期分泌的雄激素可诱导中肾小管、中肾管以及尿生殖窦和生殖结节等分化为男性的内外生殖器；②促进男性附属性器官的生长发育；③促进男性第二性征的出现并维持其正常状态；④促进生精细胞的分化和精子的生成；⑤维持男性的性行为以及正常性欲；⑥促进蛋白质的合成并抑制其分解，参与调节机体水和电解质的代谢，通过促进肾合成促红细胞生成素，刺激红细胞的生成。

（二）抑制素

抑制素（inhibin）由睾丸的支持细胞分泌。抑制素的主要作用是抑制腺垂体FSH的合成和分泌。此外，在性腺还存在与抑制素结构近似但作用相反的物质，称为激活素（activin）。激活素可促进腺垂体FSH的分泌。

三、睾丸功能的调节

睾丸的生精作用和内分泌功能均受下丘脑-腺垂体的调节。下丘脑、腺垂体和睾丸在功能上联系密切，构成下丘脑-腺垂体-睾丸轴（hypothalamus-adenohypophysis-testesaxis）。睾丸分泌的激素又通过反馈机制影响下丘脑-腺垂体的功能，从而维持生精过程和各种激素水平的稳态。此外，睾丸内生精细胞、支持细胞和间质细胞之间还存在复杂的局部调节机制。

(一)下丘脑-腺垂体对睾丸活动的调节

下丘脑合成和分泌的促性腺激素释放激素(GnRH)经垂体门脉系统直接作用于腺垂体,促进腺垂体促性腺细胞分泌促卵泡激素(FSH)和黄体生成素(LH)。这两种促性腺激素协同作用,共同调节睾丸的生精作用及内分泌活动。

1. 对生精功能的调节　FSH 与支持细胞 FSH 受体结合后,促进支持细胞分泌雄激素结合蛋白(ABP)。ABP 与睾酮结合转运至曲细精管内,维持局部高浓度,促进生精功能。LH 对生精过程也有调节作用,但并非直接影响生精细胞,而是通过刺激睾丸间质细胞分泌睾酮,通过睾酮的作用间接地发挥作用。

2. 对分泌功能的调节　LH 经血液循环到达睾丸后,与间质细胞膜中的 LH 受体相结合,促进胆固醇进入线粒体内合成睾酮。此外,LH 还可增强间质细胞中与睾酮合成有关酶的活性,从而加速睾酮的合成。如果垂体分泌 LH 不足,将引起睾丸间质细胞萎缩,睾酮合成减少。FSH 也可促进睾酮的分泌,但 FSH 的这种作用并非直接作用于间质细胞促进睾酮合成,而是通过诱导 LH 受体间接实现的,说明 FSH 和 LH 对间质细胞分泌睾酮具有协同作用。

(二)睾丸激素对下丘脑-腺垂体的反馈调节

睾丸分泌的雄激素和抑制素在血液中的浓度变化,可对下丘脑-腺垂体进行反馈调节。

1. 雄激素　当血中睾酮浓度升高到一定水平后,可作用于下丘脑和腺垂体,抑制 GnRH 和 LH 的分泌,但对 FSH 的分泌无影响。研究表明,在下丘脑与垂体都存在雄激素受体,提示睾酮的负反馈作用可发生在下丘脑与垂体两个水平。

2. 抑制素　FSH 可促进抑制素的分泌,抑制素又可对腺垂体 FSH 的合成和分泌发挥选择性抑制作用。机体通过这一负反馈环路可调节腺垂体 FSH 的分泌。

(三)睾丸内的局部调节

睾丸内部,特别是在支持细胞与间质细胞和支持细胞之间还存在局部调节系统,对睾丸的功能具有调节作用。睾丸间质细胞可产生胰岛素样生长因子(IGF)、转化生长因子(TGF)、表皮生长因子(EGF)等生长因子;睾丸间质中的巨噬细胞能分泌肿瘤坏死因子、白介素等细胞因子;睾丸支持细胞能合成雄激素结合蛋白(ABP)、转铁蛋白(TF)和细胞内视黄醇结合蛋白(CRBP)等；这些生长因子、细胞因子、转运蛋白均参与睾丸功能的局部调节。

第二节　女性生殖

女性的主性器官是卵巢，附属器官包括输卵管、子宫、阴道及外阴等。卵巢具有生成卵子和内分泌的功能。

一、卵巢的生卵作用

卵巢的生卵作用是成熟女性最基本的生殖功能。卵泡(ovarian follicle)是卵巢的基本功能单位，由卵母细胞和卵泡细胞组成。青春期前，原始卵泡(primordial follicle)生长一直受到抑制。青春期开始后，在下丘脑-腺垂体-性腺轴的调控下，原始卵泡开始发育，卵巢的形态和功能发生周期性的变化，称为卵巢周期(ovarian cycle)。卵巢周期分三个阶段，即卵泡期(follicular phase)、排卵(ovulation)和黄体期(luteal phase)(见图 2-12-2)。

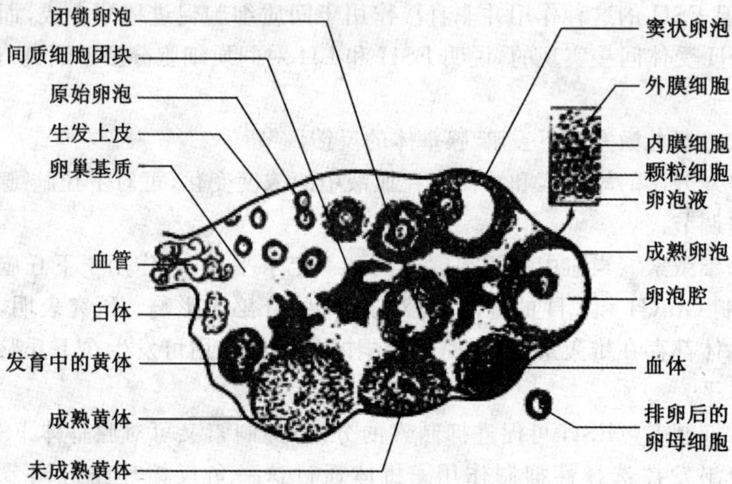

图 2-12-2　卵巢的生卵及黄体生成示意图

(一)卵泡期

卵泡期是指原始卵泡发育为成熟卵泡的时期。

1. 原始卵泡　原始卵泡由初级卵母细胞和卵泡细胞构成，聚集在卵巢皮质部位，形成原始卵泡库。

2. 初级卵泡　原始卵泡开始生长发育时，初级卵母细胞不断增大，周围的卵泡细胞分化增殖达 6～7 层，同时卵泡细胞合成和分泌黏多糖，包绕在卵母细胞周围形成透明带，生成初级卵泡。

3. 次级卵泡　初级卵泡进一步发育，颗粒细胞增殖至 6～12 层，卵泡内出现空腔，称卵泡腔。卵泡腔中的卵泡液含有激素、血浆蛋白质、黏多糖和电解质等，这些卵泡液将卵细胞及周围包裹的卵泡细胞推向一侧形成卵丘。包裹的卵泡细胞呈放射状排列，称为放射冠。

4. 成熟卵泡　是卵泡发育的最后阶段。此时，卵泡液急骤增加，卵泡腔扩大，卵泡体积显著增大，在排卵前 48 小时，卵泡直径可达 18～20 mm 以上。

原始卵泡中的卵母细胞在胚胎 3～7 个月时，开始进行第一次成熟分裂，成为初级卵母细胞，并停止于双线期，直至青春期前，初级卵母细胞不再生长。青春期后，在 LH 分泌高峰的刺激下，部分初级卵母细胞完成第一次成熟分裂，形成较大的次级卵母细胞和较小的第一极体，细胞内染色体减半。次级卵母细胞随即开始第二次成熟分裂并停止于分裂中期，直到排卵后受精时，精子激活使第二次成熟分裂完成，并排出第二极体。卵泡的发育是一个连续、漫长的过程，一个初级卵母细胞的发育成熟需要经过几个月经周期才能完成，仅从次级卵泡发育至成熟卵泡排卵就需 85 天左右。

（二）排卵

成熟卵泡在 LH 的作用下，向卵巢表面移动，卵泡壁破裂，出现排卵孔，卵细胞与透明带、放射冠及卵泡液排出，此过程称为排卵。排出的卵子被输卵管伞俘获送入输卵管。

（三）黄体期

排卵后，残余卵泡壁内陷，卵泡膜血管破裂，血液进入卵泡腔，形成血体。之后卵泡腔中的血液被吸收，卵泡细胞和内膜细胞增殖，在 LH 作用下转化为黄体细胞而形成黄体，此为月经黄体（corpus luteum of menstruation）。若卵子未能受精，排卵后 9～10 天黄体逐渐转变为纤维组织，成为白体。一般黄体寿命为 12～16 天，平均 14 天。若排卵后受精，胚胎分泌人绒毛膜促性腺激素（human chorionic gonadotropin，hCG），可使黄体发育成妊娠黄体（corpus luteum of pregnancy），持续 3～4 个月转变为白体。

在女性胚胎期，卵巢内可有 600 万～700 万个原始卵泡，大部分卵泡退化闭锁，出生时，卵泡数量约 200 万个，至青春期时，进一步减少到 30 万～40 万个。青春期后卵泡发育，每个月经周期中可有 15～20 个原始卵泡同时开始生长发育，但通常只有 1～2 个卵泡发育成熟并排卵，其他卵泡在发育过程中退化并形成闭锁卵泡。在女性整个生命周期中，只有400～500个卵泡可发育成熟并排卵。

二、卵巢的内分泌功能

卵巢主要合成及分泌雌激素、孕激素和少量雄激素。体内的雌激素有三种，包括雌酮(estrone)、雌二醇(estradiol，E_2)和雌三醇(estriol，E_3)，其中雌二醇的生物活性最强。卵巢分泌的雌激素主要为雌酮和雌二醇，两者可相互转化，最终代谢产物为雌三醇。孕激素主要有黄体酮(progesterone，P)和17α-羟孕酮，其中孕酮的生物活性最强。

(一)卵巢性激素的合成、运输和代谢

卵巢性激素的合成也以胆固醇为原料，首先合成孕烯醇酮，再合成雄激素、雌激素和孕激素等性激素。卵巢细胞(卵泡内膜细胞、卵泡细胞和黄体细胞)含有合成雄激素、雌激素和孕激素所需的全部酶系统，但在卵巢不同细胞中各种酶的浓度存在一定差异，从而决定合成的最终产物不同。

卵巢雌激素的合成需要卵泡内膜细胞和卵泡颗粒细胞共同参与，雌激素主要经卵泡周围的毛细血管进入体循环，小部分存留于卵泡内。在排卵后的黄体期，卵巢黄体细胞能分泌大量孕酮，颗粒细胞能合成和分泌少量孕酮，妊娠时胎盘能合成大量孕酮，以维持妊娠。

雌激素和孕激素在血中主要以结合型存在，游离存在的量很少。其中，雌激素在血液循环中约70%与特异的性激素结合球蛋白(SHBG)结合，约25%与血浆白蛋白结合，其余为游离型。血浆中的孕酮约48%与皮质类固醇结合球蛋白或皮质醇结合球蛋白(CBG)结合，约50%与血浆白蛋白结合，其余为游离型。雌激素和孕激素主要在肝脏代谢失活，以葡萄糖醛酸盐或硫酸盐的形式由尿排出，小部分经粪便排出。因此，肝功能障碍可导致体内雌激素过多。

(一)雌激素的生理作用

雌激素对女性生殖系统有着重要的调控作用，对全身许多器官组织也有影响，主要包括：①促进子宫、输卵管、阴道、外阴等生殖器官的发育和成熟，并维持其正常功能。②协同FSH促进卵泡发育，诱导排卵前LH峰的出现而诱发排卵。③促进子宫发育，子宫内膜增生、腺体增加，子宫颈分泌黏液，有利于精子穿透及存活。促进子宫平滑肌增生肥大，使子宫收缩力增强，增加子宫平滑肌对缩宫素的敏感性。④促进输卵管发育和节律性收缩，有利于精子与卵子的运行。⑤使阴道黏膜上皮细胞增生、角化，糖原含量增加。⑥刺激乳腺增生,促进乳房发育,乳头、乳晕着色,促使脂肪沉积,维持女性第二性征。⑦促进骨的成熟及骨骺愈合,对中枢神经系统有保护作用等。

(二)孕激素的生理作用

孕激素主要作用于子宫内膜和子宫平滑肌,为受精卵的着床做好准备,并维持妊娠。由于孕酮受体含量受雌激素的调节,因此,孕酮的绝大部分作用需要在雌激素作用的基础上才能发挥。其主要作用包括:①影响生殖器官的生长发育和功能。②促进乳腺的发育。③升高基础体温。④孕激素与雌激素有拮抗作用,能促进钠、水排泄,还能使血管和消化道肌张力下降。

(三)雄激素的生理作用

女性体内的雄激素,主要由卵泡内膜细胞和肾上腺皮质网状带细胞产生,适量的雄激素配合雌激素可刺激女性阴毛与腋毛的生长。女性体内雄激素分泌过多时,可引起男性化与多毛症。

(四)抑制素的生理作用

抑制素可通过诱导 FSH 受体的表达,促进卵泡内膜细胞分泌雄激素,抑制颗粒细胞分泌孕激素等多种方式,调控卵泡的生长发育。

三、卵巢功能的调节

卵巢的周期性活动受下丘脑-腺垂体的调节,而卵巢分泌激素的周期性变化又使子宫内膜发生周期性变化,卵巢分泌激素同时又对下丘脑-腺垂体活动进行反馈调节,形成下丘脑-腺垂体-卵巢轴(hypothalamus-adenohypophysis-ovanes axis)。

(一)月经周期

在卵巢激素的影响下,周期性的子宫内膜脱落出血经阴道排出的现象,称为月经(menstruation)。每隔 1 个月左右,子宫内膜发生一次增厚,血管增生、腺体生长分泌以及子宫内膜坏死脱落并伴随出血的周期性变化,称为月经周期(menstrual cycle)。成年女性月经周期变动在 20～40 天,平均为 28 天,每次月经持续 3～5 天。

月经周期中子宫内膜周期性的变化分为月经期、增生期和分泌期三期。前两期相当于卵巢周期的卵泡期,分泌期相当于黄体期。

1.月经期　月经周期第 1～5 天,由于卵巢内的黄体退化,雌激素和孕激素分泌量骤然下降,子宫内膜缺乏性激素的支持,引起子宫内膜功能层的螺旋动脉发生收缩、痉挛,造成子宫内膜缺血、缺氧,子宫内膜的功能层失去营养而剥离、出血,经阴道流出,即为经血,故称为月经期。

2.增生期　月经周期第6～14天，在卵泡分泌的雌激素作用下，子宫内膜增厚，子宫腺增多，螺旋动脉增长并弯曲，此期称为增生期。至增生期末，卵巢内的成熟卵泡排卵，子宫内膜由增生期转入分泌期。

3、分泌期　月经周期第15～28天，子宫内膜在雌激素作用的基础上又受到孕激素的刺激，使内膜细胞体积增大，糖原含量增加，腺管增长而变弯曲，分泌含糖原的黏液，使子宫内膜进入子宫周期的分泌期。

(二)卵巢周期的激素调节

卵巢的周期性变化是在下丘脑-腺垂体-卵巢轴的调控下完成的。下丘脑的神经分泌细胞分泌GnRH，它通过下丘脑与垂体之间的门静脉系统进入垂体前叶，垂体在其作用下释放FSH与LH，二者直接控制卵巢的周期性变化。卵巢所分泌的性激素可以逆向影响下丘脑和腺垂体的促性腺激素的分泌功能。雌激素既能产生正反馈，也能产生负反馈；孕激素通过对下丘脑的负反馈作用，影响垂体促性腺激素的分泌。雌孕激素协同作用时，负反馈影响更显著。垂体的促性腺激素能在下丘脑的促性腺激素释放激素的调节下分泌，也可通过血液循环对下丘脑的促性腺激素释放激素产生负反馈作用。

第三节　妊娠、分娩与避孕

一、妊娠

妊娠(pregnancy)是指子代新个体的产生和孕育的过程，包括受精、着床、妊娠的维持及胎儿的生长。

(一)受精

受精(fertilization)是指精子与卵子融合成为受精卵的过程，受精的部位在输卵管壶腹部。每一个精子和卵子各带23条染色体，受精卵则含有23对染色体，因此具有父母双方的遗传特性。

1.精子的运行　精子射入阴道后，需要经过子宫颈、子宫腔、输卵管等几道生理屏障，才可以到达受精部位，即输卵管壶腹部。子宫颈是精子通过的第一个关口，排卵前，在雌激素的作用下，宫颈黏液清亮、稀薄，黏液蛋白纵行排列成行，有利于精子的穿行；排卵后，在孕激素的作用下，宫颈黏液黏稠，黏液蛋白卷曲，交织成网，能阻止精子通过。精子在子宫腔内的移动，除依靠精子本身的运动外，精液中含有很高浓度的前列腺素，可刺激子宫收缩，收缩后的松弛造成子宫腔内负压，可把精子吸入宫腔内；精子在输卵管的移动受输卵管蠕动的影响，排卵前，在雌激素的作用下，输卵管的蠕动由子宫向卵巢方向移行，推动精子由峡部运行至壶腹部；排卵后，黄体分泌的大量孕酮能抑制输卵管的蠕动。

2.精子获能 精子必须在女性生殖道内停留一段时间，才能获得使卵子受精的能力，称为精子获能(sperm capacitation)。精子获能使精子获得穿透卵子透明带的能力。

3.顶体反应 获能的精子在输卵管壶腹部与卵子相遇后，精子头部的顶体外膜与精子细胞膜融合、破裂，形成许多小孔，释放出包含多种蛋白水解酶的顶体酶，使卵子外围的放射冠及透明带溶解，这一过程称为顶体反应(acrosomal reaction)。精子进入卵细胞后立即激发卵细胞完成第二次成熟分裂，并形成第二极体。进入卵细胞的精子，尾部迅速退化，细胞核膨大形成雄性原核，并与雌性原核融合，形成一个具有23对染色体的受精卵。

(二)着床

着床(implantation)是指胚泡植入子宫内膜的过程。受精后，受精卵逐渐移至子宫腔，在移动过程中，不断进行细胞分裂，在受精后第2～4天，分裂成桑葚胚。在受精后第4～5天，桑葚胚进入子宫腔并继续分裂发育成胚泡。在受精后第5～9天，胚泡的滋养层细胞靠近并黏附于子宫内膜，通过与子宫内膜的相互作用逐渐进入子宫内膜中，至受精后第11～12天，胚泡几乎全部植入子宫内膜中。着床部位一般在子宫底部、子宫体的前壁或后壁。着床成功的关键在于胚泡的分化、到达子宫的时间与子宫内膜发育程度是否一致。

知识链接：胚泡着床发生在子宫以外的部位，称为异位妊娠，也称宫外孕，最常见的部位是输卵管。常由于输卵管管腔或周围的炎症，引起管腔通畅不佳，阻碍受精卵正常运行，使之在输卵管内停留、着床、发育，最终将导致输卵管妊娠流产或破裂。在流产或破裂前往往无明显症状，也可有停经、腹痛、少量阴道出血。破裂后表现为急性剧烈腹痛，反复发作，阴道出血，以至休克。治疗以手术为主，纠正休克的同时开腹探查，切除病侧输卵管。

(三)妊娠的维持及激素调节

正常妊娠的维持主要依赖于垂体、卵巢及胎盘分泌的各种激素的相互配合。①受精与着床前，卵巢黄体分泌大量孕激素和雌激素，使子宫内膜进入分泌期，为妊娠做好准备。②受精后第6天左右，胚泡滋养层细胞开始分泌人绒毛膜促性腺激素，并刺激月经黄体转化为妊娠黄体，继续分泌孕激素和雌激素。③胎盘形成后，可分泌大量的蛋白质激素、肽类激素和类固醇激素，调节母体与胎儿的代谢活动。

1.人绒毛膜促性腺激素　人绒毛膜促性腺激素(hCG)是由胎盘绒毛组织的合体滋养层细胞分泌的一种糖蛋白激素。卵子受精后第6天左右，滋养层细胞开始分泌hCG，到妊娠8～10周时达高峰，随后分泌逐渐减少，到妊娠20周左右降至较低水平，并一直维持到妊娠末期。在妊娠早期，hCG刺激月经黄体转变成妊娠黄体。因为hCG在妊娠早期即出现，所以检测母体血中或尿中的hCG浓度，可作为诊断早期妊娠的一个指标。

2.类固醇激素　胎盘能分泌大量孕激素和雌激素。孕激素由胎盘的合体滋养层细胞分泌。妊娠第6周，胎盘开始分泌孕酮，12周以后孕酮含量迅速增加，至妊娠末期达到高峰。胎盘分泌的雌激素中，90%是雌三醇，是胎儿与胎盘共同参与合成的。因此，检测孕妇血中雌三醇的含量，可反映胎儿在子宫内的情况，可用来判断胎儿是否存活。如雌三醇突然降低，则预示胎儿危险或发生宫内死亡。

3.其他蛋白质激素和肽类激素　胎盘还可以分泌人绒毛膜生长激素、绒毛膜促甲状腺激素、ACTH、TRH、GnRH及内啡肽等。

二、分娩

分娩(parturition)是成熟胎儿及其附属物从母体子宫产出体外的过程。全程分为三期，也称为三个产程。第一产程，即宫口扩张期，指从规律的子宫收缩开始到子宫颈完全扩张，此阶段可长达数小时；第二产程，即胎儿娩出期，是从子宫颈口完全扩张到胎儿娩出为止，一般需要1～2小时；第三产程，胎盘娩出期，在胎儿娩出后10分钟左右，胎盘与子宫分离并排出母体，同时子宫肌强烈收缩，压迫血管以防止过量失血。整个过程是通过胎儿和母体间的相互作用，调节子宫肌的收缩而完成的。

分娩属于正反馈调节，胎儿对子宫颈部的刺激可引起OT的释放和子宫底部肌肉收缩增强，迫使胎儿对子宫颈的刺激更强，从而引起更多的OT释放及子宫的进一步收缩，直至胎儿完全娩出为止。

三、避孕

避孕(contraception)是指采用科学的方法使妇女暂不受孕。避孕主要通过控制生殖过程中以下环节来达到不受孕的目的：抑制精子与卵子的生成；阻止精子与卵子的结合；阻止精子获能、生存；阻止受精卵着床、发育。目前常用的避孕方法有以下几种。

1.避孕药　主要指类固醇激素类避孕药，包括复合型口服避孕药、仅含孕激素的避孕药、孕激素注射针剂、孕激素皮下埋植剂、激素贴剂等。

2.屏障避孕法　使用避孕工具阻止精子进入阴道或子宫腔，使之不能与卵细胞结合形成受精卵。例如，避孕套和阴道隔膜。

3.宫内节育器　宫内节育器是一种直接放置在子宫腔内的小型器械，有多种形状和尺寸。

4.自然避孕法　自然避孕法是指不依赖机械或药物的避孕方法。如利用月经周期推算、基础体温测量等方法进行安全期避孕。

5.绝育　绝育是采用手术方法达到永久性不育目的的方法。女性绝育通常采用输卵管结扎术或黏堵术；男性绝育通常采用输精管结扎术。

复习题

1.名词解释：生殖、排卵、受精、精子获能、着床、分娩。

2.简述雄激素、雌激素、孕激素各自的生理作用。

3.简述精子和卵子的生成过程。

（瞿学烨）